MANUAL DO RESIDENTE EM CIRURGIA CARDÍACA

Mário Issa | Antônio Flávio Sanchez de Almeida
Renato T. Arnoni | Janayna T. Rabelato

MANUAL DO RESIDENTE EM CIRURGIA CARDÍACA

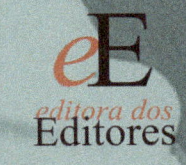

editora dos Editores

MANUAL DE RESIDENTES EM CIRURGIA CARDÍACA

Editores: Mário Issa, Antônio Flávio Sanchez de Almeida, Renato T. Arnoni e Janayna T. Rabelato

Capa, projeto gráfico, diagramação e produção editorial:
Futura (rogerio@futuraeditoracao.com)

Foto da capa: Dr. Emerson Domingos da Costa @anestesia.emerson

Revisão: Isabel Góes.

Todos os direitos reservados. Nenhuma parte deste livro poderá ser reproduzida, sejam quais forem os meios empregados, sem a permissão, por escrito, da editora. Aos infratores aplicam-se sanções previstas nos artigos 102, 104, 106 e 107 da Lei nº 9.610, de 19 de fevereiro de 1998.

ISBN: 978-65-6103-069-4

Editora dos Editores
São Paulo: Rua Marquês de Itu, 408 – sala 104 – Centro. (11) 2538-3117
Rio de Janeiro: Rua Visconde de Pirajá, 547 – sala 1.121 – Ipanema
www.editoradoseditores.com.br

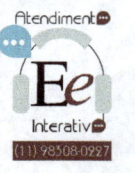

Impresso no Brasil
Printed in Brazil
1ª impressão – 2025
© 2025 Editora dos Editores

Este livro foi criteriosamente selecionado e aprovado por um Editor científico da área em que se inclui. A Editora dos Editores assume o compromisso de delegar a decisão da publicação de seus livros a professores e formadores de opinião com notório saber em suas respectivas áreas de atuação profissional e acadêmica, sem a interferência de seus controladores e gestores, cujo objetivo é lhe entregar o melhor conteúdo para sua formação e atualização profissional. Desejamos-lhe uma boa leitura!

Dados Internacionais de Catalogação na Publicação (CIP)
(Câmara Brasileira do Livro, SP, Brasil)

Manual de residentes em cirurgia cardíaca/Mário Issa...[et al.]. -- 1. ed. -- São Paulo : Editora dos Editores, 2025.

Outros autores: Antônio Flávio Sanchez de Almeida, Renato T. Arnoni, Janayna T. Rabelato.
Bibliografia.
ISBN 978-65-6103-069-4

1. Cardiologia. 2. Coração - Cirurgia. 3. Coração - Doenças - Diagnóstico. 4. Coração - Doenças - Prevenção. 5. Coração - Doenças - Tratamento I. Issa, Mário. II. Almeida, Antônio Flávio Sanchez de. III. Arnoni, Renato T. IV. Rabelato, Janayna T.

25-254062

CDD-616.12
NLM-WG-100

Índices para catálogo sistemático:

1. Cardiologia: Medicina 616.12
Aline Graziele Benitez - Bibliotecária - CRB-1/3129

DEDICATÓRIA AO DR. PAULO PAREDES PAULISTA

Quando ingressei no Instituto Dante Pazzanese de Cardiologia, em 1989, tinha como referência Dr. Paulo Paredes Paulista, renomado cirurgião cardiovascular, diretor da Divisão de Cirurgia, altamente qualificado e, na visão de um residente recém ingressado, um ser inatingível.

Porém ao longo de uma convivência de décadas, fui testemunha ocular, de um ser humano simples e acessível, dono de uma mente privilegiada e uma técnica apurada e inigualável, equilíbrio perfeito e virtudes essenciais entre a decisão acertada e a execução excepcional de uma cirurgia, com o objetivo de obter o melhor resultado para os mais de 25 mil pacientes operados, que em suas mãos, tiveram o melhor que a medicina e a cirurgia cardiovascular poderiam oferecer.

Centenas de residentes em formação, do Brasil e da América Latina, puderam presenciar a postura e atitude de um ícone da nossa especialidade, um exemplo a ser seguido.

A palavra que melhor define nosso sentimento, médicos e pacientes, ao grande mestre Dr. Paulo Paulista é gratidão.

Muito obrigado por nos ensinar o verdadeiro significado da medicina, da cirurgia cardiovascular e de como superar os seguidos desafios, diariamente.

Do seu sempre discípulo,

Mário Issa.

APRESENTAÇÃO

Foi com imenso prazer que recebi o convite para escrever algumas palavras para o Manual de Cirurgia realizado pelos colegas do Instituto Dante Pazzanese de Cardiologia.

Durante minha carreira tive oportunidade de acompanhar e vivenciar a grande evolução da medicina, principalmente na área de cardiologia e mais especificamente na cirurgia cardiovascular.

O Dante Pazzanese teve uma grande importância em várias dessas evoluções.

Começamos com as máquinas de circulação extracorpórea, cuja evolução permitiu a diminuição das alterações do sangue e seus componentes.

Os oxigenadores desempenharam um papel importante com a chegada dos oxigenadores de membrana em substituição aos de bolha. A própria evolução dos de membrana permitiu a realização de cirurgias em pacientes cada vez com menor peso, trazendo bons prognósticos às cirurgias em cardiopatias congênitas.

A proteção miocárdica com o aparecimento de novas drogas permitiu o tratamento de cardiopatias cada vez mais complexas com resultados satisfatórios.

Todas essas melhorias nos permitiram técnicas cirúrgicas mais sofisticadas, sempre em benefício dos pacientes a curto e longo prazo.

Assim foi nas cirurgias valvares, onde técnicas conservadoras de plastias das valvas adquiriram importância fundamental no tratamento das mesmas. Quando não era possível a sua utilização acompanhamos a grande melhoria das próteses valvares, tanto as biológicas como as mecânicas, permitindo uma sobrevida maior sem complicações para os pacientes submetidos a esse tratamento.

No campo das cirurgias de coronárias, vimos a utilização de enxertos arteriais junto aos vasculares, com excelente resultado a longo prazo. Isso sem contarmos com as táticas utilizadas, tais como as cirurgias minimamente invasivas, como as revascularizações sem emprego da circulação extracorpórea e as cirurgias videoassistidas.

As cardiopatias congênitas, antes restritas aos pequenos defeitos do coração, ganharam impulso com técnicas para as cardiopatias complexas, como a transposição dos grandes vasos e aqui não podemos deixar de citar a importancia da cirurgia de Jatene que ganhou destaque mundial. Poderíamos citar inúmeras outras técnicas para correção de cirurgias complexas e nas quais os cirurgiões brasileiros tiveram grande importância.

Todas essas melhorias foram acompanhadas de uma evolução no pós operatório, com o aprimoramento dos médicos intensivistas e o aparecimento de equipamentos cada vez mais completos, o que permitiu que os pacientes fossem beneficiados em sua recuperação.

Muito mais poderíamos dizer, mas tenho certeza de que as páginas desse manual trarão ensinamentos de grande valia para os colegas mais novos ou mesmo para os estudantes que almejam seguir essa bonita carreira que é a cirurgia cardiovascular.

O manual foi feito com dedicação e competência pelos colegas do Dante Pazzanese e tenho certeza que todos poderão ganhar muito conhecimento com sua leitura

Antoninho Sanfins Arnoni

PREFÁCIO

A compreensão mais profunda dos mecanismos das moléstias, o desenvolvimento tecnológico e os avanços científicos têm possibilitado um aprimoramento na arte de tratar, com o alívio dos sintomas, o prolongamento da vida e, muitas vezes, a cura da doença.

Nesse cenário, insere-se a obra "Cirurgia Cardíaca", sob os auspícios da Editora dos Editores.

A história da Cirurgia Cardíaca no Brasil está intimamente ligada ao Instituto Dante Pazzanese de Cardiologia, na figura do pioneiro Adib Domingos Jatene e de seus sucessores.

A publicação desse livro é dedicada ao leitor que busca uma obra de caráter prático no manejo das técnicas de tratamento cirúrgico das doenças cardiovasculares; contempla diferentes aspectos da Cirurgia Cardíaca, tanto no diagnóstico, como no tratamento e no pós-operatório, bem como nos aspectos anatômicos, anestésicos, entre outros e possibilitará aos estudantes de medicina e aos médicos, em especial os residentes, fácil acesso aos temas abordados.

Ari Timerman

COLABORADORES

Alexandre Miranda Dourado
Bacharel em ciências biológicas, modalidade médica pela Universidade de Guarulhos.
Perfusionista pela Sociedade Brasileira de Circulação Extracorpórea.

Almiro Carlos Ferro Junior
Médico Cirurgião Cardiovascular Assistente do Instituto Dante Pazzanese de Cardiologia.
Membro Especialista pela SBCCV.

Aloysio Abdo Silva Campos
Residente de Cirurgia Cardiovascular do Instituto Dante Pazzanese de Cardiologia.

Aminy Rampinelli Loureiro
Cardiologista e Cardiointensivista pelo Instituto Dante Pazzanese de Cardiologia.
Médica intensivista titulada pela AMIB.
Médica assistente da UTI pós-operatória do IDPC e Diarista do Hospital Paulistano.

Ana Beatriz Silva Barbosa
Residente de Cirurgia Cardiovascular do Instituto Dante Pazzanese de Cardiologia.
Pós-graduada em Medicina Intensiva pelo Hospital Israelita Albert Einstein.

André Feldman
Coordenador dos Serviços de Cardiologia dos Hospitais Rede D'Or São Luiz – Regional-SP.
Cardiologista do Instituto Dante Pazzanese de Cardiologia.
Doutorado em Ciências Médicas pela USP/IDPC.
Prof. Pleno Pós-graduação em Cardiologia pela USP.
Especialista em Cardiologia pela Sociedade Brasileira de Cardiologia (SBC) e em Medicina Intensiva (AMIB).

André Luis Mendes Martins
Cirurgião Cardiovascular do Instituto Dante Pazzanese de Cardiologia.
Membro titular pela Sociedade Brasileira de Cirurgia Cardiovascular.
Membro habilitado do Departamento de Estimulação Cardíaca (DECA) da SBCCV.

Antoninho Sanfins Arnoni
Ex-diretor da Divisão de Cirurgia Cardiovascular do Instituto Dante Pazzanese de Cardiologia.
Ex-diretor e Cirurgião Cardiovascular do Hospital Edmundo Vasconcelos.
Ex-presidente da SCICVESP.
Membro titular da SBCCV e da Academia Brasileira de Cirurgia Cardiovascular.

Antonio Flávio Sanchez de Almeida
Coordenador do programa de residência em Cirurgia Cardiovascular do Instituto Dante Pazzanese de Cardiologia.
Médico Cirurgião Cardiovascular do Instituto Dante Pazzanese de Cardiologia.
Pós-graduação na USP/IDPC.

Antônio Agostinho Moura Filho
Médico formado pelo Centro Universitário Christus.
Residente de Cirurgia Cardiovascular do Instituto Dante Pazzanese de Cardiologia.

Arturo Adrian Diaz Jara
Cirurgião Cardiovascular formado pelo Instituto Dante Pazzanese de Cardiologia.
Cirurgião assistente do Hospital Regional do Litoral Norte.

Attila Santos Berriel
Residente de Cirurgia Cardiovascular do Instituto Dante Pazzenese de Cardiologia.

Barbara Daltro Marques Packer
Cardiologista e Arritmologista clínica.
Médica assistente da Unidade de Terapia Intensiva do pós-operatório do Instituto Dante Pazzenese de Cardiologia.

Cecília Monteiro Boya Barcellos
Assistente do Serviço Médico de Estimulação Cardíaca do Instituto Dante Pazzanese de Cardiologia (IDPC).
Responsável pela coordenação do Centro Cirúrgico na área de Estimulação Cardíaca.
Cardiologista (SBC/AMB) com área de atuação em Estimulação Cardíaca Eletrônica Artificial (ABEC/SBCCV).

Cely Saad Aboud Medeiros
Presidente da Comissão de Infecção Hospitalar do Instituto Dante Pazzanese de Cardiologia no período de 1991 a 2004.
Infectologista da Unifesp e do Instituto de Infectologia Emílio Ribas.
Mestre e Doutora em ciências pela Unifesp.

Cristiane Célia Pereira
Biomédica pela UNILUS.
Perfusionista especialista pela SBCEC.
Especialista em ECMO pela ELSO e Fundação Cardiovascular da Colômbia.

Daniel Chagas Dantas
Cirurgião cardiovascular do Instituto Dante Pazzanese de Cardiologia.
Membro especialista da SBCCV.

Daniel Peres Guimarães
Cirurgião Cardiovascular Pediátrico do Instituto Dante Pazzanese de Cardiologia.
Membro especialista da SBCCV.

Diego Gamarra Moreira, MD
Cirurgião Cardiovascular Pediátrico do Instituto Dante Pazzanese de Cardiologia.
Membro especialista de ECMO pela ELSO.
Pós-graduação em cardiologia pelo Hospital Israelita Albert Einstein.

Dimytri Alexandre de Alvim Siqueira
Cardiologista Intervencionista do Instituto Dante Pazzanese de Cardiologia.
Chefe da Seção Médica de Intervenção em valvopatias adquiridas do Instituto Dante Pazzanese de Cardiologia.

Dorival Júlio Della Togna
Chefe da seção de Endocardite e responsável pela enfermaria de Valvopatias do Instituto Dante Pazzanese de Cardiologia.

Edson Gary Moreira Moreira
Residente de Cirurgia Cardiovascular do Instituto Dante Pazzanese de Cardiologia.

Germano de Sousa Leão
Residente de Cirurgia Cardiovascular do Instituto Dante Pazzanese de Cardiologia.

Giovanna Paula Macedo de Lacerda Guedes
Médica pela Universidade do Estado do Amazonas (UFA).
Residente de Cirurgia Cardiovascular no Instituto Dante Pazzanese de Cardiologia.

Guilherme D`andréa Saba Arruda
Médico Coordenador da Cardiologia dos Hospitais Rede D`Or Regional São Paulo.
Médico Coordenador da UTI Cardiológica do Hospital São Luiz – Unidade Anália Franco.
Médico assistente da UTI de Pós-operatório de Cirurgia Cardíaca do Instituto Dante Pazzanese de Cardiologia.
Especialista em Cardiologia pela Sociedade Brasileira de Cardiologia-SBC e em Medicina Intensiva-AMIB.

Guilherme Lenz Santos
Médico pela Faculdade de Medicina de Petrópolis.
Residente de Cirurgia Cardiovascular do Instituto Dante Pazzanese de Cardiologia.

Iuri Betuel Gomes António
Cirurgião Cardiovascular formado pelo Instituto Dante Pazzanese de Cardiologia.
Cirurgião Cardiovascular do Complexo Hospitalar de Doenças cardiopulmonares Cardeal Dom Alexandre do Nascimento – Angola.

Jaime Anger
Doutoramento em Ciências da Saúde.
Cirurgião Plástico Instituto Dante Pazzanese de Cardiologia de São Paulo Equipe de Retaguarda em Cirurgia Plástica do Hospital Israelita Albert Einstein

Janayna Thainá Rabelato
Cirurgiã Cardiovascular assistente do Instituto Dante Pazzanese de Cardiologia.
Membro adjunto do Colégio Brasileiro de Cirurgiões.
Membro do Thoracic Surgery Residents Association.

Jesus Antônio G Saurith
Médico pela Pontifícia Universidade Javeriana – Colômbia.
Médico Cirurgião Cardiovascular pelo Instituto Dante Pazzanese de Cardiologia.

Jose Cícero Stocco Guilhen
Professor adjunto do departamento de cirurgia da UNIFESP.
Cirurgião Cardíaco Pediátrico do Instituto Dante Pazzanese de Cardiologia.

Karina Ap Antonelli Novello
Biomédica formada pela Universidade Anhembi Morumbi.
Especialista em Circulação Extracorpórea e Suporte avançado de vida pela Universidade Estadual de Campinas e SBCEC.
Perfusionista do IDPC com experiência em ECMO, perfusão neonatal, pediátrica e de adultos.

Karlos Jennysson Sousa Soares
Cirurgião cardiovascular pelo Instituto Dante Pazzanese de Cardiologia.
Membro especialista da SBCCV.

Leonardo Albuquerque
Cirurgião Cardíaco formado pelo Instituto Dante Pazzanese de Cardiologia.
Chefe do Serviço de Cirurgia Cardíaca do Hospital Regional de São José dos Campos – SP.

Luiz Minuzzo
Cardiologista pelo Instituto Dante Pazzanese de Cardiologia.
Médico-assistente do Setor de Valvopatias do Instituto Dante Pazzanese de Cardiologia.

Marcela Dalla Bernardina Sena
Residente de Cirurgia Cardiovascular do Instituto Dante Pazzanese de Cardiologia.

Matheus Botossi Meirelles
Cirurgião Cardiovascular pelo Instituto Dante Pazzanese de Cardiologia.
Cirurgião cardiovascular no Hospital do Amor, Barretos – SP.

Matheus Cristino Martins
Médico pela Universidade Federal do Estado do Rio de Janeiro
Cirurgião Geral pelo Hospital Orêncio de Freitas.
Residente de Cirurgia Cardiovascular do Instituto Dante Pazzanese de Cardiologia.

Melina Moroz Bärg
Residente de Cirurgia Cardiovascular do Instituto Dante Pazzanese de Cardiologia.

Mário Issa
Diretor da Divisão de Cirurgia e Cirurgião Cardiovascular do Instituto Dante Pazzanese de Cardiologia.
Pós-graduação na USP/IDPC.

Natanael Ponte de Oliveira
Residente de Cirurgia Cardiovascular do Instituto Dante Pazzanese de Cardiologia.

Omar Alonzo Pozo Ibañez
Cirurgião Cardíaco Pediátrico do Instituto Dante Pazzanese de Cardiologia.
Membro titular da Sociedade Brasileira de Cirurgia Cardiovascular.

Oscar Hardold Torrico Lizarraga
Cirurgião Cardiovascular formado pelo Instituto Dante Pazzanese de Cardiologia.

Paulo de Tarso Jorge Medeiros
Diretor do Serviço Médico de Estimulação Cardíaca do Instituto Dante Pazzanese de Cardiologia (IDPC).
Doutorado e Pós-Doutorado pela Faculdade de Medicina da Universidade de São Paulo (FMUSP).

Paulo Henrique Paulista
Cirurgião Cardiovascular do Instituto Dante Pazzanese de Cardiologia.

Pedro Eduardo Ricciardi Cosac
Médico formado pelo Centro Universitário das Faculdades Associadas de Ensino (FAE).
Residente de Cirurgia Cardiovascular do Instituto Dante Pazzanese de Cardiologia.

Pedro Esteban Ulloa Alavarado
Cirurgião Cardíaco formado pelo Instituto Dante Pazzanese de Cardiologia.

Rafael Dib de Paulo Tajra
Médico formado pela Universidade Federal do Ceará.
Cirurgião Cardíaco formado pelo Instituto Dante Pazzanese de Cardiologia.

Renato Tambellini Arnoni
Cirurgião Cardiovascular do Instituto Dante Pazzanese de Cardiologia e Hospital Edmundo Vasconcelos.
Diretor técnico do Hospital Edmundo Vasconcelos.
Doutor em Ciências pela Universidade de São Paulo.

Vitor Lucena Carneiro
Cirurgião Cardiovascular Assistente do Instituto Dante Pazzanese de Cardiologia.

Vivian Lerner Amato
Doutora em Ciências, área de concentração Cardiologia, pela Universidade de São Paulo.
Chefe da enfermaria de coronariopatias do Instituto Dante Pazzanese de Cardiologia.
Diretora da Divisão Hospitalar do Instituto Dante Pazzanese de Cardiologia.

INTRODUÇÃO

"The heart alone of all the viscera cannot withstand injury. This is expected because when the main source of strength is destroyed no strength can be brought to the organs which depend on it."

Aristóteles (384 AC)

A cirurgia cardiovascular é uma especialidade nova, cujos desafios ainda são superados na rotina do centro cirúrgico. O desenrolar dessa especialidade confunde-se com o desenvolvimento do Instituto Dante Pazzanese de Cardiologia ao longo dos anos. Faremos uma breve introdução sobre a história dos pioneiros desbravadores da cirurgia cardíaca.

O primeiro caso de intervenção cirúrgica no coração é atribuído a Ludwing Rehn, que, em setembro de 1896, suturou com sucesso um ferimento cardíaco em um jovem. No mesmo ano, Stephen Paget, em seu livro *Surgery of the Chest*, escreveu: "A cirurgia do coração provavelmente atingiu os limites impostos pela natureza a todas as operações: nenhum método novo e nenhuma nova descoberta pode vencer as dificuldades que acompanham um ferimento no coração".

Quase cinquenta anos depois, Robert E. Gross e John P. Hubbard publicaram, no *Journal of the American Medical Association*, a ligadura do canal arterial em uma menina de sete anos. Este acontecimento é considerado como o marco inicial da era moderna da cirurgia cardíaca. Gross, nessa época, era médico residente no Children's Hospital em Boston.

Em 1944, o Dr. Alfred Blalock, em Baltimore, realizou aquela que seria o segundo e importante marco no desenvolvimento do tratamento cirúrgico das cardiopatias: a anastomose subclávia-pulmonar no tratamento dos casos de Tetralogia de Fallot.

Vários grupos trabalhavam, nos anos 30 e 40, em projetos para o desenvolvimento de uma máquina coração-pulmão. Em 1945, o Dr. Clarence Dennis, na Universidade de Minnesota, era um destes pesquisadores. Em abril de 1951, o equipamento por ele desenvolvido foi usado em uma operação para o fechamento de defeito do septo interatrial em um paciente de seis anos. Este foi o primeiro caso operado com o uso de uma máquina de circulação extracorpórea no mundo. Apesar de ter demonstrado a possibilidade do uso da máquina, a operação não teve sucesso, tendo o paciente falecido logo após o procedimento.

Em maio de 1953, o Dr. John Gibbon, no Massachusetts General Hospital, realizou, com sucesso, o primeiro fechamento de defeito do septo interatrial, com o uso de uma máquina de circulação extracorpórea. Após três anos, Hugo Felipozzi realiza a primeira operação com circulação extracorpórea no Brasil, com a correção de um defeito do septo atrial.

Depois disso, podemos afirmar que a cirurgia cardíaca fez o desenvolvimento vertiginoso de novas técnicas como a comissurotomia mitral, ressecção de aneurisma de ventrículo esquerdo e aneurisma de aorta torácica.

Entre o final da década de 50 e início da década de 60, Dr. Dwight Harken implanta, pela primeira vez, uma prótese aórtica com uma gaiola e bola em seu interior.

Nesse mesmo período, o prédio do Instituto Dante Pazzanese de Cardiologia estava iniciando seus atendimentos e o Dr. Dante Pazzanese convidou o Prof. Dr Euryclides de Jesus Zerbini para assumir o cargo de chefe da seção de cirurgia cardiovascular. Nessa época, o acompanharam Prof. Dr. Adib Jatene, Dr. Luiz Losso e Dr. Rubem Arruda.

Em 1961, Dr. Adib Jatene trouxe a circulação extracorpórea para as cirurgias cardíacas do Instituto, então realizadas na Beneficência Portuguesa, a mortalidade baixou e as complicações desapareceram progressivamente e não estavam mais relacionadas ao processo de perfusão e sim à gravidade da doença.

No ano seguinte, instituiu a Residência Médica na especialidade. Os primeiros residentes dessa área foram Dr Paulo Paredes Paulista e Dr. Pier Paolo Gembrini, recém-chegado da Itália.

Na tentativa de aumentar o número de cirurgias, o Dr. Adib Jatene desenvolveu o sistema de circulação extracorpórea sem hélice no laboratório da Cirurgia Experimental, nas dependências do Instituto. Concomitantemente, no mesmo laboratório, foram produzidas as válvulas artificiais com protótipos trazidos dos Estados Unidos. Anos mais tarde, o desenvolvimento do primeiro marca-passo implantável brasileiro nascia daqueles corredores.

Em maio de 1967, o Dr. René Favaloro, na Cleveland Clinic, realizou sua operação pioneira, utilizando a veia safena como ponte para tratar as obstruções coronarianas. Após um ano, o primeiro enxerto aortocoronário de safena no Brasil foi realizado pelo Dr. Adib Jatene.

A Sociedade Brasileira de Cirurgia Cardiovascular foi fundada em 1969, inicialmente como Departamento de Cirurgia Cardiovascular da Sociedade Brasileira de Cardiologia (SBC), em São Paulo, com o objetivo de congregar especialistas em Cirurgia Cardiovascular e aprimorar o estudo científico. O Prof. Euryclides de Jesus Zerbini e Prof. Dr. Adib D. Jatene foram os profissionais fundamentais para a criação desse processo, que anos mais tarde teria sede inicial no Instituto.

Esses marcos conferiram ao Instituto a natural liderança no âmbito da cirurgia cardíaca brasileira, consolidada pela Correção geométrica do aneurisma de Ventrículo esquerdo em 1971 e pela Correção anatômica da Transposição das Grandes Artérias em 1975.

A cada década, a cirurgia cardíaca teve crescimento exponencial, principalmente nos anos 1990, com a inauguração do Prédio II com centro cirúrgico mais amplo, mais de 100 leitos de enfermaria e mais de 25 leitos de unidade pós-operatória.

Após a chefia do Prof. Dr Adib Jatene, assumiram o cargo da Divisão de Cirurgia, Dr Paulo Paulista, Dr. Luiz Carlos Bento de Souza e Dr. Antoninho Arnoni. Atualmente, o cargo é ocupado pelo Dr. Mário Issa.

Nos últimos 20 anos, com uma equipe atual de 13 cirurgiões cardiovasculares, além dos mais de 30 médicos residentes, foram realizados mais de 80.000 procedimentos cirúrgicos de alta complexidade.

Isto demonstra que a cirurgia cardíaca no Instituto continua robusta e produtiva, atendendo à competência e determinação aos princípios em que foi fundada. Mantendo o cuidado humanístico aos pacientes do Instituto, qualidade indispensável nesse hospital. Agregando preparo técnico e acesso à tecnologia de ponta a um serviço público de saúde.

Trata-se, na verdade, de um velho adágio latino proferido muitas vezes pelo Prof. Dr. Zerbini (omnia labor vincit). Espero que essa história inspire os jovens operários do coração.

Janayna Thainá Rabelato
Mário Issa

SUMÁRIO

I
FUNDAMENTOS DA PREPARAÇÃO CIRÚRGICA

1 PRÉ-OPERATÓRIO 3
Vivian Lerner Amato

2 CUIDADOS PRÉ-OPERATÓRIOS EM CIRURGIA DE DOENÇAS VALVARES 12
Dorival Júlio Della Togna · Luiz Minuzzo

3 ANESTESIA EM CIRURGIA CARDÍACA 19
Radel Saurith

4 ANESTESIA EM CONGÊNITO 23
Radel Saurith

5 ANATOMIA CIRÚRGICA DO CORAÇÃO 25
Melina Moroz Bärg · Antônio Flávio Sanchez de Almeida

6 MONITORIZAÇÃO HEMODINÂMICA NO PÓS-OPERATÓRIO DE CIRURGIA CARDÍACA 32
André Feldman · Guilherme D'Andréa Saba Arruda

II
PROCEDIMENTOS BÁSICOS NA SALA DE OPERAÇÃO

7 PROCEDIMENTOS BÁSICOS NA SALA DE CIRURGIA — ADULTOS 39
Pedro Eduardo Ricciardi Cosac · Arturo Adrian Diaz Jara

8 PROCEDIMENTOS BÁSICOS NA SALA DE CIRURGIA — CONGÊNITO 43
Alef de Carvalho Vieira · Jesus Antônio G Saurith

9 PROTEÇÃO MIOCÁRDICA 52
Aloysio Abdo Silva Campos · Almiro Carlos Ferro Junior

10 TORACOTOMIA MEDIANA 58
Guilherme Lenz Santos · Natanael Ponte de Oliveira · Antonio Flávio Sanchez de Almeida

11	**TORACOTOMIA LATERAL EM CARDIOPATIAS CONGÊNITAS** 66
	Oscar Torrico · Daniel Peres Guimarães
12	**ABORDAGEM CIRÚRGICA DE ARTÉRIA FEMORAL** 70
	Germano de Sousa Leão · Almiro Carlos Ferro Júnior
13	**TORACOTOMIA NAS REOPERAÇÕES** 76
	Almiro Carlos Ferro Júnior · Daniel Chagas Dantas

III
DISSECÇÃO E PREPARO DE ENXERTOS

14	**VEIA SAFENA MAGNA** 83
	Marco Antônio Coral · Almiro Carlos Ferro Junior
15	**ARTÉRIA TORÁCICA INTERNA – (MAMÁRIA INTERNA ESQUELETIZADA E PEDICULADA)** 88
	Matheus Cristino Martins · Janayna Thainá Rabelato
16	**ARTÉRIA RADIAL** 94
	Marcela Dalla Bernardina Sena · Janayna Thainá Rabelato · André Luis Mendes Martins
17	**OUTROS ENXERTOS** 100
	Attila Santos Berriel · Almiro Carlos Ferro Jr.

IV
PREPARO DO CORAÇÃO E CANULAÇÃO

18	**PREPARO DO CORAÇÃO – ADULTOS** 107
	Pedro Ulloa · Almiro Carlos Ferro Junior
19	**PREPARO DO CORAÇÃO – CONGÊNITO** 113
	Edson Gary Moreira Moreira · Omar Alonzo Pozo Ibañez
20	**CIRCULAÇÃO EXTRACORPÓREA** 117
	Cristiane Célia Pereira · Karina Ap Antonelli Novello
21	**OXIGENAÇÃO POR MEMBRANA EXTRACORPÓREA (ECMO)** 123
	Matheus Botossi Meirelles · Alexandre Miranda Dourado · Mário Issa
22	**BALÃO INTRA-AÓRTICO E DISPOSITIVOS DE ASSISTÊNCIA VENTRICULAR** 135
	Janayna Thainá Rabelato · Daniel Chagas Dantas

V
PREPARO DO CORAÇÃO, CANULAÇÃO E DESCANULAÇÃO

23	**MARCA-PASSO PROVISÓRIO E DEFINITIVO** 143
	Cecília Monteiro Boya Barcellos · Paulo de Tarso Jorge Medeiros
24	**NOÇÕES DE CIRURGIA DE REVASCULARIZAÇÃO MIOCÁRDICA** 159
	Janayna T. Rabelato · Paulo H. Paulista · Mário Issa

25	**ANEURISMA DE VENTRÍCULO ESQUERDO**	166
	Ana Beatriz Silva Barbosa · Renato Tambellini Arnoni	
26	**NOÇÕES DE CIRURGIAS VALVARES**	172
	Giovanna de Lacerda Guedes · Vitor Lucena · Janayna T. Rabelato · Antoninho Sanfins Arnoni	
27	**ENDOCARDITE INFECCIOSA**	183
	Janayna Thaina Rabelato · Renato Tambellini Arnoni	
28	**NOÇÕES DE CIRURGIA DA AORTA**	189
	Iuri Betuel Gomes António · Mário Issa	
29	**DISSECÇÃO DE AORTA**	197
	Rafael Guimarães Vianna · Daniel Chagas Dantas · Mário Issa	
30	**NOÇÕES DE TRANSPLANTE CARDÍACO**	205
	Almiro Carlos Ferro Jr · Carolina Casadei · Daniel Chagas Dantas · Renato Tambellini Arnoni	
31	**PRINCIPAIS CARDIOPATIAS CONGÊNITAS**	212
	Diego Gamarra Moreira · Jose Cícero Stocco Guilhen	
32	**NOÇÕES BÁSICAS DE TAVI**	222
	Antônio Agostinho Moura Filho · Karlos Jennysson Sousa Soares · Dimytri Alexandre de Alvim Siqueira	
33	**NOÇÕES BÁSICAS DE CIRURGIA CARDÍACA MINIMAMENTE INVASIVA**	229
	Rafael Dib de Paulo Tajra · Leonardo Albuquerque	
34	**MANEJO E CUIDADOS NO PÓS-OPERATÓRIO DE CIRURGIA CARDÍACA**	237
	Aminy Rampinelli Loureiro · Barbara Daltro Marques Packer	
35	**MANEJO DE INFECÇÕES DE SÍTIO CIRÚRGICO APÓS CIRURGIA CARDÍACA**	242
	Janayna Thaina Rabelato · Celly Aboud · Jaime Anger	

I
FUNDAMENTOS DA PREPARAÇÃO CIRÚRGICA

1

PRÉ-OPERATÓRIO

VIVIAN LERNER AMATO

INTRODUÇÃO

O preparo pré-operatório adequado está relacionado com menor mortalidade e complicações. A cirurgia de revascularização miocárdica é um procedimento de grande porte; quanto mais minuciosos formos na avaliação do paciente, melhores resultados deveremos obter.

Esse preparo se inicia na decisão acertada sobre o melhor procedimento a ser adotado para cada caso, seguido de anamnese e exame físico com detalhes direcionados especificamente a cada paciente que será operado, além dos exames laboratoriais e demais exames subsidiários.

O cálculo do risco operatório, baseado em escores, pode também ser realizado, embora seus resultados devam ser adaptados ao nosso meio.[1,2]

EXAMES PRÉ-OPERATÓRIOS

Alguns exames são obrigatórios, enquanto outros são solicitados para avaliação clínica mais ampla.

Sugerimos sempre que na internação seja anotada a medicação que o paciente faz uso domiciliar e os níveis de colesterol total e frações e triglicérides, além da Hb glicada, obtidos na avaliação pré-operatória, para que no momento da alta hospitalar sejam ajustadas, de forma adequada, a medicação hipolipemiante e para diabetes, caso o paciente esteja fora da meta desejada.

- **Exames laboratoriais:** hemograma, coagulograma (TP, TTPA, fibrinogênio), glicemia de jejum, Hb glicada, sódio, potássio, ureia, creatinina, colesterol total e frações, triglicérides, TGO e TGP, T4 livre e TSH, sorologias para HIV, hepatite B e hepatite C; avaliar parâmetros fora dos valores normais ou das metas definidas para o paciente portador de doença coronariana, sua interferência com a cirurgia, necessidade de modificação da medicação atual ou investigação após a alta hospitalar.
- **Eletrocardiograma.**
- **Raios X de tórax**.
- **Ecocardiograma doppler colorido transtorácico:** avaliação do diâmetro das cavidades, diâmetro da raiz da aorta e aorta ascendente, contratilidade global e regional, fração de ejeção, alterações valvulares, presença de hipertensão pulmonar.
- **Doppler colorido de carótidas e vertebrais:** a indicação de solicitação deste exame pode diferir entre as sociedades; optamos por solicitar para pacientes com idades igual ou superior a 65 anos, presença de sopro carotídeo, história de acidente vascular cerebral ou episódio isquêmico transitório prévios, insuficiência arterial periférica.
- **Tomografia de tórax sem contraste:** pacientes com idades igual ou superior a 70 anos, ou portadores de doença arterial periférica.
- **Outros exames:** angiotomografia de aorta ou angiorressonância de aorta nos casos de aumento do diâmetro da aorta; angiografia de carótidas em alguns casos com obstruções carotídeas detectadas no doppler de carótidas; espirometria para pacientes

com doença pulmonar obstrutiva crônica (DPOC) mais grave; doppler arterial de membros inferiores, no caso de doença arterial periférica; doppler venoso de membros inferiores, no caso de doença venosa crônica ou safenectomia prévia e outros.

AVALIAÇÃO CLÍNICA E PREVENÇÃO DE COMPLICAÇÕES

Anamnese e exame físico geral

Deverá ser obtida história da doença atual, antecedentes familiares, antecedentes como dislipidemia, hipertensão arterial sistêmica, diabetes melito, insuficiência renal, doença pulmonar obstrutiva crônica ou outras patologias e cirurgias prévias; hábitos como tabagismo (tempo e quantidade), etilismo (tempo e quantidade) e uso de drogas ilícitas (tempo e quantidade).

Cuidadoso exame físico geral deverá ser realizado; a relação dos medicamentos em uso deverá ser revisada; medicamentos que interferem com a cirurgia deverão ser suspensos.

De grande importância lembrar que a presença de doença coronariana não exclui outras patologias associadas como valvopatias, doenças da aorta, neoplasias e que podem até aquele momento não ter sido diagnosticadas.

Avaliação cardíaca

Deverá ser investigada, além da história diretamente relacionada a doença coronariana, a existência de outros sintomas que possam estar relacionados como palpitações, desmaios, síncopes. Ausculta cardíaca cuidadosa deverá ser realizada para avaliação de arritmias e sopros, além da avaliação do eletrocardiograma, ecocardiograma e Raios X de tórax.

O ecocardiograma é de extrema importância na avaliação não somente da contratilidade ventricular global e segmentar e fração de ejeção, como na avaliação de possíveis valvopatias, muitas vezes não diagnosticadas até então (especialmente estenose aórtica e insuficiência mitral), além dos diâmetros da raiz da aorta e aorta ascendente e possíveis calcificações desta. Não é de forma alguma infrequente o achado de dilatação de aorta, com indicação de abordagem.

Insuficiência arterial periférica

Deve-se questionar sobre a presença de claudicação intermitente e, em caso positivo, seu grau.

Pulsos periféricos em membros inferiores deverão ser palpados (pediosos, tibiais, poplíteos e femorais). A presença de insuficiência arterial periférica pode prejudicar de forma significativa a cicatrização da safenectomia, levando a quadros dramáticos no pós-operatório. A detecção desta pode modificar o planejamento cirúrgico no sentido de optar-se pela não retirada da safena no membro acometido, ou pela retirada da safena na região menos isquêmica, ou ainda, nos casos mais graves, pela não utilização das safenas. Em casos específicos pode-se solicitar doppler arterial de membros inferiores e avaliação pela cirurgia vascular.

Também os pulsos dos membros superiores deverão ser palpados. Diminuição ou ausência de pulsos em braços, ou diferenças nas medidas de pressão arterial entre os braços, são indicativos de lesão ou oclusão de artéria subclávia, o que resultaria na impossibilidade de utilização do enxerto de artéria torácica interna *in situ* no lado acometido. Em caso de suspeita no exame clínico, o doppler de artéria subclávia deverá ser solicitado para confirmação. Também a inversão de fluxo pela artéria vertebral no doppler de carótidas é indicativa de lesão significativa de artéria subclávia naquele lado específico, desde que em casos de lesão significativa ou oclusão desta artéria, a irrigação do braço passa a ser realizado pela artéria vertebral.

O abdômen deverá ser palpado e auscultado na investigação de aneurisma de aorta abdominal.

Na cinecoronariografia, no ecocardiograma, assim como no Raios X de tórax, o diâmetro da aorta deverá ser observado; em caso de aumento deste, uma angiotomografia de aorta (ou angiorressonância de aorta) deverá ser solicitada.

Doença cerebrovascular

Deverá ser investigado antecedentes de acidente vascular cerebral (AVC) ou episódio isquêmico transitório (EIT). Ausculta do pescoço deverá ser realizada a procura de sopros carotídeos.

A prevalência de doença carotídea em pacientes encaminhados para cirurgia de revascularização miocárdica é variável a depender do grupo e idade avaliados; Roffi *et al.*,[3] em artigo de revisão demonstraram prevalência de estenose carotídea maior ou igual a 50% variando entre 10,3% e 22,3%, estenose carotídea maior ou igual a 80% variando entre 4% e 10%. Em estudo realizado em nosso meio avaliando 1169 pacientes com idades maior ou igual a 65 anos, submetidos a cirurgia de revascularização miocárdica no período de 2006 a 2010, a prevalência de lesões carotídeas maiores ou iguais a 50% foi de 19,9%, sendo de 8,6% para lesões maiores ou iguais a 70% e de 2% para pacientes com pelo menos uma carótida com oclusão total.[4]

Há correlação entre o grau de acometimento das artérias coronárias e a presença de doença carotídea. Em análise de Steinvil et al.,[5] que incluiu 1605 pacientes encaminhados para cinecoronariografia, foi observado estenose carotídea maior que 50% em 5,9%, 6,6%, 13%, 17,8% e 31,3%, em pacientes com coronárias normais ou lesões não obstrutivas, uniarteriais, biarteriais, triarteriais e portadores de lesão de tronco de coronária esquerda respectivamente. Nesta mesma análise foram identificados como preditores independentes de lesão carotídea maior que 70% ou oclusão total, lesão de tronco de coronária esquerda ou acometimento triarterial, idade avançada, história prévia de acidente vascular cerebral, tabagismo e diabetes melito.[5]

Diversos estudos têm demonstrado associação significativa entre a presença de doença carotídea e a ocorrência de AVC perioperatório. A recente diretriz de **Doença Arterial Periférica**, da Sociedade Europeia de Cardiologia, menciona taxas AVC de 1,8%, 3,2%, 5,2% e 9% para pacientes com lesões carotídeas menores que 50%, lesões unilaterais entre 50 e 99%, lesões bilaterais entre 50 e 99% e oclusão unilateral respectivamente, quando não há abordagem carotídea estagiada ou concomitante a cirurgia coronária.[6]

Demonstrou-se em estudos, no entanto, que lesões carotídeas são responsáveis por cerca de 30 a 40% dos acidentes vasculares cerebrais perioperatórios, sendo o restante atribuído ao grau de aterosclerose de aorta ascendente (fator considerado fundamental) que poderá embolizar ou mesmo dissecar na manipulação cirúrgica, embolizações relacionadas a circulação extracorpórea ou arritmias como fibrilação atrial e alterações hemodinâmicas.[7-9]

Não é claro se a relação entre presença de lesão carotídea tem relação direta com a ocorrência de AVC perioperatório ou se é apenas um marcador de maior gravidade de aterosclerose e de comprometimento de aorta ascendente.

A prevalência de aterosclerose em aorta ascendente, da mesma forma que a prevalência de lesão carotídea, eleva-se com a idade.[6,9] Nos casos nos quais se observa intensa calcificação deste vaso no Raios X de tórax, cinecoronariografia ou ecocardiograma, assim como nos pacientes idosos ou portadores de doença arterial periférica melhor avaliação poderá ser realizada com tomografia computadorizada de tórax sem contraste no pré-operatório.

(indicação II ao nível de evidência C pela diretriz europeia 2018;[9] vide **Exames Pré-Operatórios**). Ecocardiograma epiaórtico, sempre que possível, deverá ser realizado no intraoperatório para orientar o cirurgião em relação aos melhores pontos para manipulação da aorta (indicação IIa, nível de evidência B pela diretriz americana de 2021 e nível de evidência C pela diretriz europeia).[9,10]

Optamos por solicitar o doppler de carótidas nas condições listadas previamente (vide exames pré-operatórios); angiografia de carótidas ou angiotomografia de carótidas, ou ainda angiorressonância de carótidas deverão ser solicitadas em caso de lesões maiores ou iguais a 70% no eco doppler, para decisão de conduta em caso de confirmação das lesões (tratamento estagiado, tratamento conjunto com endarterctomia de carótida ou *stent*, ou manutenção do acompanhamento clínico).

Em relação à solicitação de eco doppler de carótidas, as diretrizes diferem em sua orientação. A **Diretriz de Revascularização Miocárdica da Sociedade Americana de Cardiologia**, de 2011[11] sugere idade superior ou igual a 65 anos, presença de lesão de tronco de coronária esquerda, doença arterial periférica, história de AVC ou AIT, hipertensão arterial, tabagismo ou diabetes melito (indicação IIa, nível de evidência C), já a Diretriz de Doença Arterial Periférica, da Sociedade Europeia de Cardiologia de 2018[6] sugere realizar apenas nos pacientes com história de AVC ou EIT nos últimos seis meses (indicação I, nível de evidência B); para pacientes assintomáticos do ponto de vista neurológico considera discutível a solicitação para pacientes com idades maior ou igual a 70 anos, acometimento multiarterial, doença arterial periférica ou sopro carotídeo (indicação IIb nível de evidência B).[6]

A taxa de AVC peri-operatório situa-se em torno de 1,5% a 2%; é multifatorial, eleva-se de forma significativa com a idade e está relacionada com elevada mortalidade hospitalar, com aumento de até nove vezes quando comparado a pacientes que não apresentaram esta complicação.[7,8]

Em análise de 45.432 pacientes do banco de dados de cirurgia de revascularização miocárdica da Clínica de Cleveland durante quase 30 anos, a taxa de AVC perioperatório foi de 1,6%. Em relação ao tempo de ocorrência após a cirurgia, 40% dos AVCs ocorreram no intraoperatório (déficits neurológicos detectados após o despertar da anestesia), 58% no pós-operatório, com pico em 40 horas, sendo o restante dos casos com datas de ocorrência indeterminadas. Foram identificados como fatores de risco para ocorrência deste evento: idade, pequena área de superfície corpórea, AVC prévio, história de fibrilação atrial, cirurgia com extracorpórea e doença arterial periférica. Mortalidade foi de 19% comparando-se com 3,7% para pacientes sem esta complicação.[12]

Embora grande entusiasmo tenha inicialmente ocorrido com a cirurgia sem circulação extracorpórea (e, portanto, com menor manipulação da aorta) em relação à diminuição dos eventos neurológicos, os resultados dos estudos mostraram-se conflitantes, com algumas séries não demonstrando benefício significativo neste sentido.[13-15]

Insuficiência venosa

No exame físico checar a presença de varizes. Sempre questionar sobre cirurgia prévia de varizes em um ou ambos os membros, pois em caso positivo não haverá veia safena magna para utilização na cirurgia de revascularização e outra estratégia terá que ser adotada. Em caso de veias varicosas de maior importância ou dúvida quanto a cirurgia prévia de varizes, doppler venoso de membros inferiores deverá ser realizado.

Aparelho respiratório

Deve-se investigar antecedentes de tabagismo (tempo e quantidade), asma, bronquite, doença pulmonar obstrutiva crônica (DPOC), com uso ou não de medicamentos. Algumas medidas podem ser realizadas incluindo avaliação gasométrica prévia, espirometria, fisioterapia pré-operatória, uso de terapia antibiótica para infecções respiratórias, uso de corticoides e terapia broncodilatadora.

Rins e vias urinárias

A presença de insuficiência renal demanda cuidados especiais como hidratação adequada previamente a cirurgia, suspensão de medicação potencialmente nefrotóxica, manutenção de níveis adequados de pressão arterial. Após cinecoronariografia com alteração da função renal, deve-se aguardar a normalização para o agendamento cirúrgico.

Deve-se investigar história de prostatismo, cirurgia prévia de próstata e/ou hematúria, já que a sondagem vesical será necessária para cirurgia. Em casos especiais e de maior gravidade de patologia prostática pode ser necessária a sondagem vesical prévia pelo urologista ou mesmo a realização de cistostomia.

Aparelho gastrointestinal

Deve-se questionar sobre antecedentes de úlcera péptica, gastrite, sangramentos digestivos, que poderão demandar maior atenção para proteção gastrointestinal ou outros exames subsidiários.

Pele

Deve-se investigar a presença de lesões de pele como úlceras em membros inferiores (isquêmica, diabética, hipertensiva, varicosa, traumas), infecções, micoses (inguinal, axilar, infra mamária, tórax) ou dermatites que poderão exigir tratamento previamente a cirurgia.

Avaliação odontológica

Na cirurgia de revascularização não realizamos avaliação odontológica rotineira, porém sempre são checadas queixas ativas. Não poderão existir focos infecciosos como abscessos ou outros.

Avaliação hematológica

Alterações de coagulação deverão ser avaliadas pelo hematologista. Casos de anemia deverão ser investigados para determinação da causa. Pode ser necessária em algumas situações a administração pré-operatória de eritropoetina.

Prevenção de arritmias no pós-operatório

A fibrilação atrial no pós-operatório ocorre em cerca de 30% dos pacientes submetidos a cirurgia de revascularização miocárdica sem medicação preventiva; eleva o tempo de internação hospitalar e está relacionada com aumento de duas a três vezes na incidência de acidente vascular cerebral no pós-operatório.[9] Na fibrilação atrial crônica, há risco de tromboembolismo devido à manipulação cirúrgica no intraoperatório ou por reversão espontânea para ritmo sinusal. Dessa forma, recomenda-se a realização de ecocardiograma transesofágico no pré-operatório. Na ausência de trombo a cirurgia poderá ser realizada; em caso da presença deste, recomenda-se um período de anticoagulação de três a quatro semanas e posterior reavaliação.

As Sociedades Americana de Revascularização Miocárdica[10] e Europeia de Fibrilação atrial[16] orientam, para prevenção de fibrilação atrial, a utilização de betabloqueadores no período perioperatório (indicação I, ao nível de evidência B, pela sociedade americana e indicação I, nível de evidência A, pela sociedade europeia). O período que deverá ser mantido nos pós-operatórios, caso não haja outra indicação, é desconhecido. Outras drogas têm também sido testadas com bons resultados, como amiodarona, porém com mais efeitos colaterais; demais medicamentos avaliados como outros agentes antiarrítmicos, corticoides e estatinas não mostraram benefício.

Fibrilação atrial habitualmente ocorre nos primeiros cinco dias de pós-operatório, com pico de incidência no segundo dia após a cirurgia. Têm sido identificados como fatores relacionados a ocorrência desta arritmia, idade avançada, sexo masculino, doença arterial periférica, DPOC, doença valvar concomitante, aumento atrial esquerdo, cirurgia cardíaca prévia, história prévia de arritmias supraventriculares, pericardite e tônus adrenérgico elevado no pós-operatório.[11]

Prevenção de mediastinite

Infecções hospitalares ocorrem em 10% a 20% dos pacientes submetidos a cirurgia cardíaca; infecções superficiais de incisões ocorrem em 2% a 6% destes pacientes e infecções profundas em 0,45% a 5%, com elevada mortalidade.[11]

Todas as medidas devem ser tomadas para prevenção. Avaliação clínica criteriosa no sentido de excluir-se infecções já presentes no pré-operatório, como, por exemplo, flebites pós-punção ou infecções associadas ao cateter central. Higiene adequada do paciente no pré-operatório com banho com Clorexidina e técnicas apropriadas de remoção de pelos (utilizando-se instrumental elétrico ou depiladores e não aparelhos manuais) são fundamentais.

Têm sido identificados como fatores de risco para infecção profunda, diabetes melito, obesidade (índice de massa corpórea maior que 30kg/m^2), DPOC, tempo de circulação extracorpórea prolongado, reoperação, tempo de intubação prolongado e reexploração cirúrgica. Potenciais fatores modificáveis relacionados são cessação do fumo, estado nutricional adequado, glicemia adequada (Hb glicada <6,9%) e perda de peso. A utilização de enxertos com ambas as artérias torácicas internas tem sido apontada em algumas séries como relacionada a infecções de esterno, especialmente em pacientes diabéticos, pois cada artéria torácica fornece ramos responsáveis por 90% da irrigação de cada hemiesterno, prejudicando, portanto, a cicatrização. O uso da artéria torácica interna esqueletizada e não pediculada, como habitualmente é realizada, tem sido relacionada a menores taxas de infecções .[9-11]

O controle adequado do diabetes também no intra e pós-operatório são fundamentais. Transfusões de sangue no pós-operatório têm também sido relacionadas com maiores taxas de infecções .[11]

Profilaxia antibiótica deve ser realizada 30 a 60 minutos antes da cirurgia, na indução anestésica. Antibióticos a serem utilizados são determinados pela comissão de infecção hospitalar. Stafilococus coagulase-negativo epidermides ou Stafilococus aureus são bactérias frequentemente encontradas .[11]

A mais recente diretriz de Revascularização Miocárdica sugere algumas medidas para diminuição das taxas de infecção (vide **Quadro 1.1.**):[9]

Quadro 1.1. Medidas para a diminuição das taxas de infecção

- Realizar swab nasal no pré-operatório, testando para *Stafilococus aureus*.
- Aplicar mupirocina pomada nasal nos portadores de *Stafilococus aureus* – 1 aplicação 12/12h.
- Aplicar mupirocina pomada nasal em pacientes cuja cultura nasal ainda não é conhecida.
- Reaplicar antibióticos profiláticos para procedimentos longos (mais que duas vezes a meia vida do antibiótico) ou em casos de grande perda sanguínea.
- Acompanhar Hb glicada perioperatória.
- Tratar qualquer infecção extratorácica perioperatória.
- Cessar o tabagismo antes da cirurgia.
- Aplicar Vancomicina tópica nas margens da incisão na abertura e fechamento da esternotomia.
- Usar artéria torácica interna esqueletizada (uni ou bilateral).
- Não continuar antibiótico profilático além de 48 horas.

Na nossa prática, assim que o paciente interna colhemos swab nasal, iniciamos Mupirocina pomada tópica, uma aplicação a cada 12 horas e mantemos por 5 dias, ou retiramos antes caso a cultura do swab nasal venha negativa.

Qualquer infecção é tratada no pré-operatório e procuramos ajustar os níveis glicêmicos.

MEDICAÇÕES[10]

- **Aspirina:** embora associada a maior sangramento, deverá ser mantida para diminuição de eventos isquêmicos.
- **Clopidogrel:** deverá ser suspenso cinco dias antes da cirurgia.
- **Ticagrelor:** deverá ser suspenso três a cinco dias antes da cirurgia.

- **Prasugrel:** deverá ser suspenso sete dias antes da cirurgia.
- **InibidoresIIb/IIIa:** Eptifibatide e Tirofiban deverão ser suspensos quatro horas antes da cirurgia, enquanto Abciximab 12 horas antes desta.
- **Fondaparinux:** deverá ser suspenso 24h antes da cirurgia.
- **Heparina de baixo peso molecular:** deverá ser suspensa 24h antes da cirurgia.
- **Heparina não fracionada:** deverá ser suspensa quatro a seis horas antes da cirurgia.
- **Anticoagulantes orais (antagonistas da vitamina K):** devem ser suspensos cinco dias antes da cirurgia ou até que o INR seja menor que 1,5.
- **Dabigatran, Apixaban, Rivaroxaban, Edoxaban:** deverão ser suspensos 48h antes da cirurgia, ou tempo maior (especificado para cada droga) a depender do clearance de creatinina.
- **Hipoglicemiantes orais:** deverão ser suspensos 24h antes da cirurgia (especialmente Metformina pelo risco de acidose láctica).
- **Betabloqueadores:** deverão ser mantidos (vide **Prevenção de Arritmias no Pós-operatório**).
- **Inibidores da enzima de conversão:** alguns estudos relacionam o uso destas drogas a maior incidência de disfunção renal e outros eventos adversos[17], sugerindo sua suspensão; porém esta observação não é confirmada e a recomendação não tem sido adotada de forma generalizada.

ESCORES DE RISCO CIRÚRGICO

Os escores de risco são ferramentas úteis na avaliação do risco cirúrgico, embora seus resultados devam ser adaptados ao nosso meio, sendo os mais utilizados, EuroSCORE[1] e o STS ("*Society of Thoracic Surgeons*") escore[2].

O EuroSCORE[1], validado na Europa para predizer a mortalidade cirúrgica em cirurgia cardíaca como um todo possui três versões, a primeira aditiva (1999), a segunda logística (2003) e a atual, segunda versão logística e atualmente utilizada, denominada EuroSCORE II (2012), com melhor acurácia quando comparado aos anteriores; é baseado em 18 parâmetros pré-operatórios e estima a mortalidade operatória.

O escore da "*Society of Thoracic Surgeons (STS)*"[2], atualizado periodicamente, é baseado no grande banco de dados da Sociedade Americana de Cirurgiões Torácicos. Recebe dados de mais de 1000 centros, na sua imensa maioria americanos, porém também de alguns centros fora dos Estados Unidos. É um escore com número maior de variáveis quando comparado ao EuroSCORE, e permite além da estimativa de risco de mortalidade hospitalar (considerada até 30 dias), a predição de risco de complicações hospitalares (acidente vascular cerebral, insuficiência renal, ventilação prolongada, reintervenção cirúrgica na mesma internação e infecção esternal profunda); estima ainda o percentual do desfecho conjunto morbidade maior e mortalidade, a chance de alta hospitalar até o sexto dia de pós-operatório (denominada de "curta permanência hospitalar") e a chance de alta hospitalar após 14 dias da cirurgia (denominada de "longa permanência hospitalar").

Ambos os escores mencionados apresentam boa acurácia para os pacientes habituais, porém apresentam limitações para pacientes de maior risco cirúrgico, como demonstrado em algumas séries.[18-19]

MORBIDADE E MORTALIDADE HOSPITALAR

É importante que conheçamos dados de morbidade e mortalidade hospitalar esperados para a cirurgia para a qual estamos preparando o paciente.

Dados recentes da **Sociedade dos Cirurgiões Torácicos Americana** (*STS*)[19] mostram os resultados abaixo para pacientes submetidos a cirurgia de revascularização miocárdica isolada no ano de 2019 (ou seja, não associada a outros procedimentos como aneurismectomia de ventrículo esquerdo, cirurgias valvares, abordagem em carótidas ou aorta):

Quadro 1.2. Dados de morbidade e mortalidade hospitalar

• Mortalidade:- Hospitalar - 1,8% 30 dias- 2,2%
• Morbidade: Reoperação- 3,7% Infecção esternal profunda ou mediastinite-0,3% AVC permanente- 1,4% Ventilação prolongada (maior que 24 horas) -7,1% Insuficiência renal- 2,2% Nova Fibrilação atrial- 27,4% Readmissão em 30 dias após a alta - 9,8%
• Permanência pós-operatória média: 6,9 dias

Estes dados nos fornecem o resultado considerado satisfatório e que devemos procurar alcançar para cirurgia de revascularização miocárdica isolada.

FATORES RELACIONADOS A MORTALIDADE E MORBIDADE HOSPITALAR [20]

Alguns fatores destacam-se como de maior importância em relação à morbidade e mortalidade hospitalar de pacientes submetidos a revascularização miocárdica, como se pode observar nos resultados em relação à mortalidade observada do banco de dados do STS em publicação não tão recente porém que pode nos fornecer esta visão.[20] O conhecimento destes fatores é importante no sentido de se compreender de forma mais ampla a gravidade do paciente que se está avaliando no pré-operatório.

- **Idade**

A elevação da idade está relacionada de forma importante com a mortalidade hospitalar conforme se pode observar nos dados abaixo. Também a morbidade hospitalar cresce progressivamente, com taxas progressivamente maiores de acidente vascular cerebral, insuficiência renal, ventilação prolongada e diminuição da chance de alta até o sexto dia de pós-operatório. Comparando-se o indivíduo mais jovem (idade abaixo de 55 anos) com o idoso (idade acima de 75 anos), as taxas de acidente vascular cerebral observadas foram 0,5% e 2,3%, insuficiência renal, 1,7% e 6,4%, ventilação prolongada, 7,1% e 13,9%. Em relação à permanência hospitalar, 67,1% dos pacientes jovens receberam alta até o sexto dia de pós-operatório versus 33% dos pacientes idosos. Pacientes com idades acima de 70 anos representam nos bancos de dados cerca de 25% dos pacientes submetidos a revascularização miocárdica.

Idade (anos)	Mortalidade observada
Grupo total	2,3%
<55	1,0%
55-64	1,3%
65-74	2,4%
≥75	4,7%

- **Sexo:**

As mulheres representam cerca de 30% dos pacientes operados; apresentam na grande maioria dos estudos o dobro da mortalidade quando comparado aos homens. Maior taxa de óbito pode estar relacionada com idade mais elevada e maior número de fatores de risco por ocasião da cirurgia, menor área de superfície corpórea (e consequente menor diâmetro coronariano, fator relacionado a maiores taxas de óbito) e, no passado, menor utilização de enxertos com artéria torácica interna (com melhora significativa nos últimos anos); este enxerto está relacionado a melhor sobrevida a longo prazo e é também fator independente para menor mortalidade hospitalar. Em algumas análises após ajuste dos fatores de risco, área de superfície corpórea e diâmetro coronariano, não se evidenciou mais diferenças entre os sexos, em outras, mesmo após ajuste mulheres permaneceram como fator independente de mortalidade.[21]

Sexo	Mortalidade observada
Grupo total	2,3%
Masculino	2,0%
Feminino	3,4%

- **Fração de ejeção:**

A queda da fração de ejeção apresenta também importante relação com mortalidade e complicações, com taxas progressivamente maiores de acidente vascular cerebral, insuficiência renal, ventilação prolongada e diminuição da chance de alta até o sexto dia de pós-operatório. Pacientes com fração de ejeção abaixo de 35% representam cerca de 11% dos pacientes submetidos a cirurgia.

Fração de ejeção %	Mortalidade observada
Grupo total	2,3%
≥55	1,5%
45-54	1,9%
35-44	3,0%
25-34	4,6%
<25	7,2%

- **Área de superfície corpórea (ASC):**

É dado conhecido que quanto menor o diâmetro coronariano, maior a mortalidade hospitalar. O diâmetro coronariano acompanha a área de superfície corpórea, e para uma mesma área é menor em mulheres quando comparado aos homens.

ASC m²	Mortalidade observada
Grupo total	2,3%
≥2	1,7%
1,75-1,99	2,4%
1,50-1,74	3,8%
<1,50	6,2%

- **Cirurgia cardíaca prévia:**

A reoperação está relacionada em média ao dobro da mortalidade da primeira cirurgia. Este grupo de pacientes corresponde atualmente a absoluta minoria dos pacientes operados, em média a 5% dos pacientes submetidos a cirurgia de revascularização miocárdica nos diversos bancos de dados, inclusive no Brasil.

Cirurgia prévia	Mortalidade observada
Grupo total	2,3%
Não	2,2%
Sim	5,3%

- **Urgência da cirurgia:**

Urgência da cirurgia	Mortalidade observada
Grupo total	2,3%
Eletiva	1,5%
Urgência	2,4%
Emergência	8,1%
Emergência com salvamento	38,6%

- **Doença vascular periférica:**

Cerca de 8,4% a 15,5% dos pacientes operados apresentam doença vascular periférica; está relacionada com maior mortalidade e morbidade, com maiores taxas de acidente vascular cerebral, 1,2% versus 2,3%, insuficiência renal, 3,2% versus 6,1% e ventilação prolongada, 8,8% versus 14,4%.

Cirurgia prévia	Mortalidade observada
Grupo total	2,3%
Não	2,0%
Sim	4,4%

- **Doença cerebrovascular:**

Está presente em cerca de 13,6% dos pacientes operados, relacionada também a maior morbidade.

Doença cérebro-vascular	Mortalidade observada
Grupo total	2,3%
Não	2,1%
Sim	4,0%

- **Insuficiência renal:**

Níveis de creatinina acima de 1,5mg/dL são encontrados em cerca de 11,7% dos pacientes operados, sendo ao redor de 1,6% dialíticos. A insuficiência renal relaciona-se de forma extremamente significativa com mortalidade e complicações no pós-operatório. Análise realizada em nosso meio avaliando 3890 pacientes submetidos a cirurgia de revascularização miocárdica no período de 1999 a 2007, encontrou no pré-operatório, prevalência de 9,3% de insuficiência renal (definida como níveis de creatinina acima de 1,5mg/dL). Este grupo de pacientes renais crônicos evoluiu com taxas significativamente mais elevadas de complicações no pós-operatório (fibrilação atrial, baixo débito, AVC e óbito), e consequente maior período de permanência na UTI. Foram identificados como fatores independentes para maior mortalidade nesta população o sexo feminino, o tabagismo e a presença de doença arterial periférica.[22]

Creatinina mg/dl	Mortalidade observada
Grupo total	2,3%
<1	1,6%
1,0-1,49	2,0%
1,5-1,99	4,5%
2,0-2,49	6,9%
>2,5	8,2%
Diálise	8,4%

- **Diabetes melito**

Cerca de 40 a 50% dos pacientes atualmente submetidos a revascularização são diabéticos, com elevação nos últimos anos. O diabetes não insulino dependente não se correlaciona de forma significativa com mortalidade hospitalar, já o diabetes insulino dependente influencia as taxas de óbito.

Diabetes melito	Mortalidade observada
Grupo total	2,3%
Não	2,1%
Sim - Não insulino dependente	2,3%
Sim - Insulino dependente	3,6%

REFERÊNCIAS BIBLIOGRÁFICAS

1. Nashef SA, Roques F, Sharples LD, Nilsson J, Smith C, Goldstone AR, Lockowandt U. EuroSCORE II. Eur J Cardiothorac Surg 2012 April;41(4):734-44.

2. https://acsdriskcalc.research.sts.org/
3. Roffi M, Ribichini F, Castriota F, Cremonesi A. Management of Combined Severe Carotid and Coronary Artery Disease. Curr Cardiol Rep 2012; 14: 125-134
4. Revelo MS, Oliveira DP, Arantes FB, Batista CC, Franca JI, Friolani SC, Assef JE, Barbosa JE, Petisco AC, Farsky PS. Influence of carotid injury in post-myocardial revascularization surgery and its late evolution. Arq Bras Cardiol 2013 October;101(4):297-303.
5. Steinvil A, Sadeh B, Arbel Y, Justo D, Belei A, Borenstein N, Banai S, Halkin A. Prevalence and predictors of concomitand carotid ans coronary artery atherosclerosis disease. J Am Coll Cardiol 2011; 57: 779-83.
6. 2017 ESC Guideline on the Diagnosis and Treatment of Peripheral Arterial Diseases, in collaboration with the European Society for Vascular Surgery (ESVS). Eur Heart J 2018; 39(9): 763-816.
7. Venkatachalam S, Gray BH, Mukherjee D, Shishehbor MH. Contemporary Management of Concomitant Carotid and Coronary Artery Disease.Heart 2011; 97: 175-180.
8. Naylor AR, Mehta Z, Rothwell PM, Bell PRF. Carotid Artery Disease and Stroke During Coronary Artery Bypass: a Critical review of the Literature. Eur J Vasc Endovasc Surg 2002.
9. 2018 ESC/EACTS Guidelines on myocardial revascularization. Eur Heart J 2019; 40(2): 87-165.
10. 2021 ACC/AHA/SCAI Guideline for Coronary Artery Revascularization. J Am Coll Cardiol 2022; 79(2):e21-e129.
11. Hillis LD, Smith PK, Anderson JL, Bittl JA, Bridges CR, Byrne JG et al.. 2011 ACCF/AHA Guideline for Coronary Artery Bypass Graft surgery: A Report of the American College of Cradiology Foundation/ American Heart Association Task Force on Practice Guidelines. Circulation 2011; 14 (23): e652-735.
12. Tarakji KG, Sabik 3rd JF, Bhudia SK, Batizy LH, Blackstone EH. Temporal Onset, Risk Factors, and Outcomes Associated with Stroke After Coronary Artery Bypass Grafting. JAMA 2011; 305 (4): 381-90.
13. Shroyer AL, Grover FL, Hattler B, Collins JF, McDonald GO, Kozora E et al.. On-Pump versus Off-Pump Coronary-Artery Bypass urgery. N Engl J Med 2009; 361:1827-37.
14. (11) Moller CH, Perko MJ, Lund JT, Andersen LK, Kelbaek H, Madsen JK et al.. No Major Differences in 30-Day Outcomes in High Risk Patients Randomized to Off-Pump versus On-Pump Coronary Bypass Surgery: The Best Bypass Surgery Trial. Circulation 2010; 121: 498-504.
15. Lamy A, Devereaux PJ, Prabhakaran et al. for the CORONARY Investigators. Off- pump or On-Pump Coronary -Artery Bypass Grafting at 30 days. N Engl J Med 2012;366:1489-97.
16. 2020 ESC Guidelines for the diagnosis amd management of atrial fibrillation developed in collaboration with the European Association for Cardio- Thoracic Surgery (EACTS). Eur Heart J 2020; 42:373-498.
17. Miceli A, Capoun R, Fino C, Narayan P, Bryan AJ, Angelini GD et al.. Effects of Angiotensin – Converting Enzyme Inhibitor Therapy on Clinical Outcome in Patients Undergoing Coronary Artery Bypass Grafting. J Am Coll Cardiol 2009 Nov 3; 54 (19): 1778-84.
18. Lapar DJ, Filardo G, Crosby IK, Speir AM, Rich JB, Kron IL et al.. The Challenge of Achieving 1% Operative Mortality for Coronary Artery Bypass Grafting: a Multi-Insitution Society of Thoracic Surgeons Database Analysis. J Thorac Cardiovasc Surg 2014 Dec; 148 (6): 2686-96.
19. Howell Nj, Head SJ, Freemantle N, Van der Meullen TA, Senanayake E, Menon A et al.. The New EuroSCORE II Does Not Improve Prediction in High Risk Patients Undergoing Cardiac Surgery: A Collaborative Analysis of Two European Centres. Eur J Cardiothorac Surg 2013 Dec; 44 (6):1006-11.
20. Bowdish ME, D`Agostino RS, Thourani VH et al.. STS Adult Cardiac Surgery Database: 2021 Update on Outcomes, Quality, and Research. Ann Thorac Surg 2021; 111(6): 1770-1780.
21. Shahian DM, O`Brien SM, Filardo G, Ferraris VA, Haan CK, Rich JBST et al.. The Society of Thoracic Surgeons 2008 Cardiac Surgery Risk Models: Part 1 – Coronary Artery Bypass Grafting Surgery. Ann Thorac Surg 2009; 88: S2-S22.
22. Amato VL, Timerman A, Paes AT, Baltar VT, Farsky PS, Farran JA et al.. Immediate Results of Myocardial Revascularization. Comparison Between Men and Women. Arq Bras Cardiol 2004 Dec; 83 Spec No:14-20.
23. Barbosa RR, Cestari PF, Capeletti JT, Peres GM, da Silva PV, Farran JA et al.. Impact of Renal Failure on In-hospital Outcomes After Coronary Artery Bypass Surgery. Arqu Bras Cardiol 2011 Sep; 97 (3):249-53.

2

CUIDADOS PRÉ-OPERATÓRIOS EM CIRURGIA DE DOENÇAS VALVARES

DORIVAL JÚLIO DELLA TOGNA • LUIZ MINUZZO

CONSIDERAÇÕES GERAIS

Todos os pacientes submetidos à cirurgia valvar (troca, plastia ou procedimentos combinados) devem ser submetidos a uma completa avaliação clínica de todos os órgãos e sistemas. Essa abordagem inclui uma história clínica detalhada, um exame físico minucioso, onde poderão ser identificadas outras alterações cardíacas e não cardíacas. Todas as comorbidades devem ser relatadas, considerando-se o quanto as mesmas estarão afetando o resultado cirúrgico e a qualidade de vida do paciente. Além desses fatores, uma avaliação laboratorial pré-operatória que caracterize uma boa performance dos sistemas hematopoiéticos, renais, hepáticos, coagulação sanguínea e metabólicos é imprescindível. Com todos esses dados avaliados e registrados em prontuário, uma avaliação pré-anestésica torna-se um fator de grande importância no planejamento do ato operatório. Todos esses fatores relatados tem o objetivo de minimizar a morbidade e a mortalidade no período perioperatório. As duas têm caráter multifatorial, sendo que a compreensão dos fatores de risco preditivos ajudam a definir os riscos para pacientes individualizados.

É importante ressaltar que a melhora das técnicas cirúrgicas nos últimos anos amplia as indicações cirúrgicas, as intervenções, e seus resultados satisfatórios em populações que previamente eram consideradas inelegíveis para determinado procedimento.

AVALIAÇÃO GERAL

Exame físico completo

Uma anamnese e um exame físico completo devem ser realizados contemplando desde o estado geral, avaliação da arcada dentária, alterações dermatológicas, avaliação pulmonar, cardíaca e abdominal, sistema locomotor, alterações vasculares periféricas (arteriais e venosas) e neurológicas e da capacidade cognitiva. Todas as alterações deverão constar em prontuário e poderão servir para eventuais comparações no período pós-operatório. Possíveis alterações em pele (infecções, por exemplo), presença de cáries dentárias (risco de endocardite no pós-operatório) ou infecções em outros sítios deverão ser tratadas previamente à cirurgia.

Revisar medicamentos e alergias

Todos os medicamentos utilizados previamente pelos pacientes devem ser revisados. No entanto, a maioria deverá ser continuada até o ato cirúrgico.

Na **Tabela 2.1** abaixo relacionamos alguns fármacos que deverão ser avaliados para sua possível suspensão previamente à cirurgia.

É importante enfatizar que todos os medicamentos relatados pelo paciente e que provocaram reações alérgicas prévias deverão ser descritos no prontuário e colocados em evidência para que todos os profissionais envolvidos tenham ciência.

Tabela 2.1. Tempo de suspensão de fármacos no pré-operatório

Ácido acetilsalicílico (AAS)	Não há necessidade de suspensão
Clopidogrel, Prasugrel	Suspender 5-7 dias antes
Ticagrelor	Suspender 1-2 dias antes
Dabigatrana, Rivaroxabana, Edoxabana	Suspender 2-3 dias
Varfarina*	Suspender 3-5 dias antes
Heparina não fracionada	Suspender 4-6 horas antes
Enoxaparina	Suspender 12-18 horas antes
Digoxina	Suspender 24 horas antes

*O valor do RNI deverá estar abaixo de 1,3 para a realização da cirurgia.

Decisão sobre tipo de prótese

Devemos esclarecer o paciente e familiares sobre a cirurgia a ser realizada e o tipo de prótese recomendada: biológica ou mecânica. Nesse sentido devemos observar as condições para uma anticoagulação permanente nos casos em que poderia ser indicada uma prótese mecânica.

Uso de Mupirocina intranasal pré-operatória

A presença de *Staphylococcus aureus* na mucosa nasal aumenta a taxa de infecções em sítio cirúrgico. Desse modo, todos os pacientes que serão submetidos à cirurgia cardíaca deverão realizar a coleta de swab nasal e utilização de mupirocina intranasal pelo período de até 5 dias ou a suspensão do medicamento diante da negativação da cultura do swab.

Condições relacionadas ao paciente

- **Idade**

A expectativa de vida tem aumentado em todo o mundo, trazendo um novo desafio na indicação cirúrgica na população de idosos. A presença de comorbidades e fragilidade comuns nessa faixa etária aumentam o risco de complicações cirúrgicas, que incluem um suporte ventilatório mais prolongado em um ambiente de terapia intensiva, reoperações por sangramentos e infecções respiratórias, levando a um prolongamento do tempo de internação hospitalar.[1] Outro fator que aumenta essa taxa está relacionado ao baixo peso corpóreo (IMC < 23).[2] Mesmo com todos esses fatores associados, a taxa de alta hospitalar e sobrevida em 30 dias nos idosos tem sido elevada, sendo que a taxa de mortalidade em pacientes acima de 75 anos é mais elevada quando comparada aos mais jovens.[3]

- **Gênero**

Alguns estudos epidemiológicos têm sugerido que o gênero feminino é um preditor independente de morbidade e mortalidade pós-operatória.[4-6] Algumas explicações para esse fato incluem artérias coronárias de menor calibre, com fluxo reduzido após anastomose e as mulheres sendo encaminhadas para o tratamento cirúrgico mais tardiamente.

- **Raça**

Não há diferenças significativas entre as raças quando realizadas por equipes com rígido controle pré-operatório de todas as variáveis clínicas. No entanto, um estudo norte-americano publicado em 2005, mostra que a raça negra está relacionada com um risco aumentado de complicações pós-operatórias como suporte ventilatório prolongado, tempo de internação, reoperação por sangramento e insuficiência renal pós-operatória.[7]

- **Grau de nutrição**

Pacientes com nutrição deficiente no pré-operatório estão associados com um aumento da resposta pró-inflamatória e deficiência da resposta imune ao estresse cirúrgico que poderão levar a um aumento da morbidade e mortalidade após o ato cirúrgico. É um fator modificável no pré-operatório, sendo que o Índice de Massa Corpórea (IMC) abaixo de 20kg/m², bem como IMC acima de 35kg/m² devem ser corrigidos em cirurgias eletivas, se possível.

- **Comorbidades**
  - **Diabetes**

Pacientes com diabetes mellitus têm significativamente piores resultados após cirurgias cardíacas,[8-10] sendo um fator independente de mortalidade após cirurgia de revascularização miocárdica. No entanto, a mortalidade pós-operatória está aumentada em pacientes diabéticos com doenças vasculares e/ou renais.[11] Os pacientes diabéticos que se utilizam de insulina têm risco aumentado para infecções de feridas operatórias, insuficiência renal e tempo de hospitalização prolongados.[12,13] Nesse sentido, um controle rígido da taxa glicêmica no perioperatório é imprescindível para a redução dessas complicações, que tem sido associada com resultados adversos como infecções nos mais variados sítios, acidente vascular encefálico

(AVE), falência renal e infarto agudo do miocárdio, e sobrevida menor pós-revascularização do miocárdio.

- o **Insuficiência renal**

A avaliação da função renal é importante em pacientes com doença valvar, havendo uma relação direta entre a piora da insuficiência renal pré-operatória e o aumento da morbidade e mortalidade, incluindo necessidade de diálise e acidente vascular encefálico.

- o **Doenças pulmonares**

Pacientes com distúrbios da função pulmonar, principalmente aqueles com Doença Pulmonar Obstrutiva Crônica, tem maior mortalidade e aumento de complicações perioperatórias como arritmias cardíacas, intubação orotraqueal prolongada, reintubações, infecções respiratórias e maior tempo de permanência em terapia intensiva e de internação hospitalar, principalmente em cirurgias combinadas de revascularização miocárdica e procedimentos valvares.[14] Há evidências que o treinamento muscular inspiratório pode prevenir complicações pulmonares pós-operatórias em pacientes de alto risco. Em casos em que os índices de saturação estão abaixo de 92% em ar ambiente e/ou com sintomas respiratórios preconiza-se a realização de uma avaliação gasométrica arterial, que poderá servir de parâmetro para o manejo respiratório no pós-operatório imediato (em vigência de intubação orotraqueal). Além disso, uma avaliação espirométrica poderá classificar melhor esse paciente, e uma tomografia de tórax pode ser de grande valia na avaliação do parênquima pulmonar.

- **Avaliação laboratorial**
  - o **Hemograma completo:** na avaliação pré-operatória a taxa de hemoglobina aceitável definida em consenso deverá ser ≥10g/dL. As taxas de leucócitos e plaquetas deverão estar dentro dos limites da normalidade.
  - o **Eletrólitos:** Os eletrólitos sódio (Na+) e potássio (K+) são importantes para o metabolismo celular. Taxas reduzidas ou elevadas de sódio estão relacionadas com o balanço hídrico do paciente, bem como, ao status cognitivo (delirium e agitação psicomotora), principalmente em pacientes idosos. Alterações nos níveis de potássio podem estar implicados com arritmias cardíacas em todo o perioperatório.
  - o **Ureia e creatinina:** A avaliação da função renal é importante em pacientes com doença valvar, havendo uma relação direta entre a piora da insuficiência renal pré-operatória e o aumento da morbidade e mortalidade, incluindo necessidade de diálise e acidente vascular encefálico. Podemos estimar a taxa de filtração glomerular através das fórmulas de Cockroft & Gault e MDRD GFR entre outras. A necessidade de circulação extracorpórea na correção das valvopatias, o uso de fármacos para controle da dinâmica cardiovascular (vasodilatadores e vasoconstritores), o uso de antibióticos profiláticos, entre outros, dependem de boa função renal.
  - o **Glicemia de jejum e Hemoglobina glicada (HbA1c):** Controle rigoroso dos níveis glicêmicos em pacientes diabéticos e não-diabéticos.
  - o **Função hepática:** Alanina aminotransferase, aspartato aminotransferase, bilirrubinas totais e frações, fosfatase alcalina, amilase e albumina sérica estabelecem uma avaliação hepática que será importante no metabolismo de todos os fármacos utilizados no período perioperatório.
  - o **Função tireoidiana – hormônio tireoide estimulante (TSH) e T4 livre:** Nas cirurgias cardíacas eletivas é importante a avaliação e normalização da função tireoidiana antes da realização do ato operatório. No hipertireoidismo os efeitos adrenérgicos aumentam o risco para complicações perioperatórias, sobretudo as arritmias cardíacas como a fibrilação atrial.

  Pacientes em uso de amiodarona poderão ter os níveis de hormônios tireoidianos alterados devido metabolismo do iodo utilizado por esse fármaco (hipo ou hipertireoidismo) e isso implicará no controle hemodinâmico do período pós-operatório.
  - o **Peptídeo natriurético cerebral (BNP)/NT-pro-BNP:** É um peptídeo secretado pelos ventrículos em resposta à expansão volêmica e sobrecarga de pressão. Em pacientes com disfunção sistólica ou diastólica, eles estão geralmente elevados. Níveis elevados no pré-operatório estão relacionados a uma maior mortalidade no pós-operatório em pacientes revascularizados e piora a curto e longo prazos em pacientes submetidos à troca de valvas aórticas por estenose aórtica.
  - o **Proteína C-reativa (PCR):** Estão elevados em pacientes com processos inflamatórios ou infecciosos. Quando em níveis superiores à 10mg/L

está associado com aumento da mortalidade pós-operatória.

- **Análise de urina:** Tem sua importância na avaliação de eventuais infecções, presença de sangue ou proteínas que deverão ser avaliadas e tratadas antes da cirurgia.

- **Avaliação de imagens em pacientes no pré-operatório**

  - **Eletrocardiograma (ECG):** Deverá ser realizado em todos os pacientes previamente ao ato cirúrgico para confirmação do ritmo cardíaco, presença de sobrecargas de câmaras cardíacas, hipertrofias ventriculares, distúrbios de condução ou quaisquer outras alterações que deverão ser comparadas ao ECG do período pós-operatório.

  - **Ecocardiograma:** É um exame pré-operatório considerado padrão-ouro, que permite uma adequada avaliação das doenças valvares, através da identificação da etiologia, mecanismos envolvidos, dimensões das cavidades cardíacas, função biventricular, repercussão hemodinâmica e informações prognósticas.

  O ecocardiograma transesofágico poderá ser considerado quando o ecocardiograma transtorácico for inconclusivo, ou na suspeita diagnóstica de tromboses valvares, disfunção de próteses, endocardite infecciosa e avaliação da possibilidade de procedimentos de reparação do aparato valvar (plastias).

  - **Radiografia de tórax (PA e perfil esquerdo):** É um exame importante na avaliação pré-operatória das dimensões cardíacas e congestão pulmonar, além de possibilitar um estudo comparativo no período pós-operatório.

  - **Doppler de carótidas:** Deverá ser realizado de rotina em todos os pacientes com idade superior a 65 anos, apresentando ou não sopros à ausculta na região carotídea, ou naqueles com história de ataque isquêmico transitório, ou AVE prévios. Sabe-se que cerca de 10-15% dos pacientes que necessitam de revascularização miocárdica tem estenose importante associada. Além disso, a presença de estenose carotídea significativa com indicação cirúrgica eleva o tempo cirúrgico e os riscos de embolização com quadros neurológicos (AVE) ou alterações cognitivas perioperatórias.

  - **Doppler venoso de membros inferiores:** Tem seu papel em pacientes que realizarão revascularização miocárdica cirúrgica, aliadas ou não às correções das valvas cardíacas.

  - **Tomografia computadorizada de tórax:** Atualmente o exame tomográfico tem se destacado na avaliação da doença valvar, particularmente na estenose aórtica e estudo da aorta torácica (dilatação, calcificação), além da extensão da calcificação do anel mitral.

  O estudo **angiotomográfico** das artérias coronárias em casos selecionados poderá substituir a **cineangiocoronariografia**, principalmente em pacientes mais jovens. Também será útil para melhor avaliação do parênquima pulmonar em pacientes portadores de pneumopatias.

  No cenário de reoperações será útil para avaliar a relação anatômica entre a aorta ascendente, o ventrículo direito e a região posterior do esterno que será determinante na abertura do tórax durante o ato cirúrgico.

  A tomografia com emissão de pósitrons (PET/CT) poderá ser indicada em casos selecionados com suspeita de endocardite infecciosa.

  - **Tomografia computadorizada de crânio:** Deverá ser indicada em pacientes com história prévia de Acidente Vascular Cerebral (isquêmico ou hemorrágico) prévios ou em pacientes com endocardite infecciosa e risco de embolização sistêmica.

  - **Tomografia de abdômen:** Importante para investigação de eventos embólicos em pacientes com endocardite infecciosa.

  - **Ressonância magnética:** Tem sua importância nos casos em que persistem dúvidas diagnósticas ou resultados discrepantes após a realização do ecocardiograma. A ressonância magnética possibilita a avaliação da gravidade das lesões valvares, particularmente as lesões regurgitantes, função sistólica e volumes ventriculares, anormalidades da aorta ascendente e fibrose miocárdica. É o método de referência na avaliação da função e volume do ventrículo direito, principalmente em casos de insuficiência tricúspide, auxiliando na indicação do tratamento da valva tricúspide e no uso de vasodilatadores pulmonares no período perioperatório.

  - **Cineangiocoronariografia (com ou sem estudo hemodinâmico):** A avaliação pré-operatória da anatomia coronária é recomendada para todos os pacientes acima de 40 anos com ou sem fatores de risco. Outras indicações independentemente da idade incluem pacientes previamente revascularizados (percutânea ou cirurgicamente) para avaliar a perviabilidade dos enxertos. Em casos selecionados, o estudo hemodinâmico poderá trazer informações adicionais sobre função ventricular, pressões intracavitárias, medidas de gradientes, anatomia da aorta e avaliação das patologias congênitas associadas.

Considerações cirúrgicas

- **Reoperação**

A mortalidade hospitalar em pacientes submetidos à reoperação tem sido maior quando comparados aos submetidos à primeira cirurgia. Isto ocorre devido a um perfil de maior risco nas reoperações como idade mais avançada, múltiplas comorbidades, e doenças associadas como coronária e vascular. Aspectos cirúrgicos como aderências pericárdicas, reabordagens esternais, necessidade de enxertos arteriais e de veias safenas contribuem para um maior risco operatório. No entanto, a mortalidade hospitalar em reoperações tem diminuído com a maior experiência cirúrgica e melhores cuidados no período pré e pós-operatório imediatos.

- **Radiação**

Pacientes que receberam terapia radioativa torácica antes do procedimento cardíaco obtiveram resultados piores em curto e longo prazos, como maior piora da função pulmonar, maior regurgitação aórtica, disfunção diastólica e maior estreitamento do tronco da coronária esquerda.[15]

- **Complexidade cirúrgica (Técnica envolvida)**

A importância do tipo de procedimento cirúrgico, como intervenção valvar (troca ou plastia), revascularização miocárdica associada, reparação da aorta (procedimento combinado), bem como a técnica cirúrgica utilizada (com ou sem circulação extracorpórea, minimamente invasiva, robótica ou híbrida), demonstra a importância dos escores de risco na avaliação da morbidade e mortalidade. Nesse contexto, as cirurgias valvares geralmente têm uma maior incidência de complicações que as revascularizações miocárdicas isoladas, e nas combinadas esse risco é ainda maior, conforme visto na Figura 2.1.[16]

- **Escores de risco pré-operatórios**

A avaliação de risco pré-operatória tem importante implicação para a compreensão dos riscos inerentes à cirurgia tanto por parte da equipe médica como um parâmetro para o próprio paciente (predição de eventos), além de servir como um padrão de referência na comparação de resultados entre cirurgiões, instituições e na avaliação de novas abordagens terapêuticas. Apesar de vários escores de estratificação de risco terem sido desenvolvidos, os dois mais utilizados na prática clínica são o EuroSCORE II (*The European System for Cardiac Operative Risk Evaluation*)[17] e o STS (*Society for Thoracic Surgeons Score*),[16] em que inúmeros fatores clínicos, laboratoriais, tipos de cirurgias envolvidas, caráter de emergência, entre outros, são contemplados para a equipe médica ter em mãos um grau objetivo de risco para a realização do procedimento proposto. Temos de salientar que nenhum dos escores descritos na literatura foram avaliados em uma população de pacientes exclusivamente com valvopatias, considerando-se que essa população apresenta características peculiares inerentes, como alterações estruturais e fisiológicas importantes, associadas a arritmias cardíacas – principalmente a fibrilação atrial – além do eventual acometimento de ambos os ventrículos, alterações na artéria aorta e desenvolvimento de hipertensão pulmonar. Além disso, devemos salientar outras limitações desses

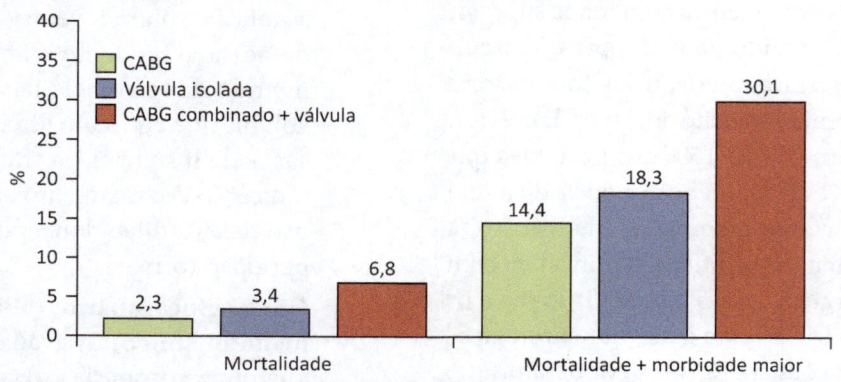

Figura 2.1. Mortalidade em trinta dias, ponto final composto de mortalidade e internação hospitalar grave (acidente vascular cerebral, insuficiência renal, ventilação prolongada, infecção profunda da ferida esternal e reoperação) do Banco de Dados Nacional de Cirurgia Cardíaca em Adultos (STS NCD) da Sociedade de Cirurgiões Torácicos CABG = cirurgia de revascularização do miocárdio.

escores como a presença de calcificação aórtica (aorta em porcelana) e do grau de fragilidade. Por fim, todos esses escores devem ser analisados diante da experiência da equipe clínica e decisão do Heart Team.

- **Fragilidade**

Esse é um dos fatores que mais tem se estudado recentemente. Trata-se de uma síndrome na qual se observa o estado de diminuição da reserva fisiológica aliada à vulnerabilidade a agentes estressores. Sua prevalência pode variar de 10-60% da população estudada, a depender da prevalência da doença cardiovascular na mesma, bem como das medidas de fragilidade e limites utilizados para a sua avaliação. Os pacientes mais frágeis têm um risco aumentado de descompensação clínica, maiores complicações pós-operatórias, recuperação mais prolongada, declínio da função cognitiva, piora da mobilidade e aumento da mortalidade.[18]

A fragilidade pode ser considerada individualmente ou combinada em uma variedade de escalas, como em pacientes cardiopatas idosos[19] ou através dos 2 mais frequentes escores utilizados.[20-22]

- **Futilidade**

A futilidade tem sido definida como a perda de uma eficácia terapêutica, ou seja, quando é improvável que o tratamento preconizado possa produzir os resultados clínicos esperados, ou ainda, cuja sobrevida significativa do paciente após esse tratamento seja reduzida.

Esse conceito evoluiu recentemente devido ao avanço das técnicas cirúrgicas, cuidados perioperatórios em pacientes antes considerados de alto risco cirúrgico devido à idade avançada, fragilidade e várias comorbidades. Nesse sentido, os procedimentos nas valvas aórtica, mitral ou tricúspide realizadas por via percutânea em pacientes com alto risco cirúrgico devem ser avaliados com muito critério, pois muitos pacientes após realizarem o procedimento não melhoram a qualidade de vida ou o estado funcional.

É importante enfatizar aos pacientes e familiares que a não realização do tratamento percutâneo não significa abandonar os cuidados a esse paciente, e que todos os esforços serão feitos para promover o bem-estar dos mesmos.

- **Heart Team**

O conceito de Heart Team originou-se de dois estudos randomizados em que comparavam o tratamento percutâneo e o tratamento cirúrgico em pacientes com doença arterial coronária crônica (SYNTAX – *Synergy between PCI with Taxus and Cardiac Surgery*) e a estenose aórtica (PARTNER – *Placement of Aortic Transcateter Valves*).[23-25]

Nesse contexto as decisões sobre as condutas em doenças valvares são compartilhadas por especialistas como clínicos, cirurgiões, ecocardiografistas, radiologistas, intensivistas e outras especialidades onde poderiam avaliar as possibilidades de tratamento cirúrgico ou transcateter, assim como o seguimento clínico e as complicações relacionadas ao procedimento.[26]

OBSERVAÇÃO: toda a avaliação previamente descrita nesse capítulo deverá ser relatada em uma lista para checagem *(checklist)* para que nenhum parâmetro deixe de ser observado com o objetivo de melhores resultados no tratamento indicado.

REFERÊNCIAS BIBLIOGRÁFICAS

1. Barnett SD, Halpin LS, Speir AM, et al: Postoperative complications among octogenarians after cardiovascular surgery. Ann Thorac Surg 2003; 76:726-731.
2. Maurer MS, Luchsinger JA, Wellner R, Kukuy E, Edwards NM: The effect of body mass index on complications from cardiac surgery in the oldest old. J Am Geriatr Soc 2002; 50:988-994.
3. Conaway DG, House J, Bandt K, Hayden L, Borkon AM, Spertus JA: The elderly: health status benefits and recovery of function one year after coronary artery bypass surgery. J Am Coll Cardiol 2003; 42:1421-1426.
4. Guru V, Fremes SE, Austin PC, Blackstone EH, Tu JV: Gender differences in outcomes after hospital discharge from coronary artery bypass grafting. Circulation 2006; 113:507-516.
5. Blankstein R, Ward RP, Arnsdorf M, Jones B, Lou Y, Pine M: Female gender is an independent predictor of operative mortality after coronary artery bypass graft surgery: contemporary analysis of 31 midwestern hospitals. Circulation 2005; 112:l323 327.
6. Toumpoulis IK, Anagnostopoulos CE, Balaram SK, et al: Assessment of independent predictors for long-term mortality between women and men after coronary artery bypass grafting: are women different from men? J Thorac Cardiovasc Surg 2006; 131:343-351.
7. Taylor NE, O'Brien S, Edwards FH, Peterson ED, Bridges CR: Relationship between race and mortality and morbidity after valve replacement surgery. Circulation 2005; 111:1305-1312.
8. Eagle KA, Guyton RA, Davidoff R, et al: ACC/AHA 2004 guideline update for coronary artery bypass graft surgery: a report of the American college of Cardiology/American heart association task force on practice guidelines (committee to update the 1999 guidelines for coronary artery bypass graft surgery). Circulation 2004; 110:e340-437.
9. Mangano CM, Diamondstone LS, Ramsay JG, Aggarwal A, Herskowitz A, Mangano DT: Renal dysfunction after myocardial revascularization: risk factors, adverse outcomes, and hospital resource utilization. The Multicenter Study of Perioperative Ischemia Research Group. Ann Intern Med 1998; 128:194-203

10. Charlesworth DC, Likosky DS, Marrin CA, et al: Development and validation of a prediction model for strokes after coronary artery bypass grafting. Ann Thorac Surg 2003; 76:436-443.
11. Leavitt BJ, Sheppard L, Maloney C, et al: Effect of diabetes and associated conditions on long-term survival after coronary artery bypass graft surgery. Circulation 2004; 110(11 Suppl1):II41-II44.
12. Luciani N, Nasso G, Gaudino M, et al: Coronary artery bypass grafting in type II diabetic patients: a comparison between insulin-dependent and non-insulin-dependent patients at short- and mid-term follow-up. Ann Thorac Surg 2003; 76:1149-1154.
13. Kubal C, Srinivasan AK, Grayson AD, Fabri BM, Chalmers JA: Effect of risk-adjusted diabetes on mortality and morbidity after coronary artery bypass surgery. Ann Thorac Surg 2005; 79:1570-1576.
14. Filsoufi F, Rahmanian PB, Castillo JG, Chikwe J, Adams DH: Predictors and early and late outcomes of respiratory failure in contemporary cardiac surgery. Chest 2008; 133:713-721
15. Chang ASY, Smedira NG, Chang CL, et al: Cardiac surgery after mediastinal radiation: extent of exposure influences outcome. J Thorac Cardiovasc Surg 2007; 133:404-413.e3.
16. O'Brien SM, Shahian DM, Filardo G, Ferraris VA, Haan CK, Rich JB, et al. The Society of Thoracic Surgeons 2008 cardiac surgery risk models: part 2—isolated valve surgery. Ann Thorac Surg. 2009;88(1):S1-S62.
17. Nashef SA, Roques F, Sharples LD, Nilsson J, Smith C, Goldstone AR, et al. Euroscore II. Eur J Cardio Thorac Surg. 2012;41(4):734-45.
18. Shamliyan T, Talley KM, Ramakrishnan R, Kane RL: Association of frailty with survival: a systematic literature review. Ageing Res Rev 2013; 12:719-736.
19. Afilalo J, Alexander KP, Mack MJ, et al: Frailty assessment in the cardiovascular care of older adults, J Am Coll Cardiol 2014 Mar 4; 63(8):747-762.)
20. Fried LP, Tangen CM, Walston J, et al: Frailty in older adults: evidence for a phenotype. J Gerontol A Biol Sci Med Sci 2001; 56:M146-156.
21. Guralnik JM, Simonsick EM, Ferrucci L, et al: A short physical performance battery assessing lower extremity function: association with self-reported disability and prediction of mortality and nursing home admission. J Gerontol 1994; 49:M85-94
22. Guralnik JM, Ferrucci L, Simonsick EM, Salive ME, Wallace RB: Lower-extremity function in persons over the age of 70 years as a predictor of subsequent disability. N Engl J Med 1995; 332:556-561.
23. Serruys PW, Morice MC, Kappetein AP, et al: Percutaneous coronary intervention versus coronary-artery bypass grafting for severe coronary artery disease. N Engl J Med 2009; 360:961-972.
24. Leon MB, Smith CR, Mack M, et al: Transcatheter aortic-valve implantation for aortic stenosis in patients who cannot undergo surgery. N Engl J Med 2010; 363:1597-1607.
25. Smith CR, Leon MB, Mack MJ, et al: Transcatheter versus surgical aortic-valve replacement in high risk patients. N Engl J Med 2011; 364:2187-2198.
26. Bhattacharyya S, Pavitt C, Lloyd G, Chambers JB: British Heart Valve Society. Prevalence & composition of heart valve multi-disciplinary teams within a national health system. Int J Cardiol 2014; 177:1120-1121.

3

ANESTESIA EM CIRURGIA CARDÍACA

RADEL SAURITH

INTRODUÇÃO

Aproximadamente 82.600.000 adultos nos EUA, tem uma ou mais doenças cardiovasculares, dos quais aproximadamente a metade tem 60 anos ou mais, no Brasil, onde as doenças cardiovasculares são a principal causa de óbito, de acordo com dados do estudo GBD (*Global Burden of Disease Study*) 2019, no país, o número de portadores de DAC (IAM, angina estável e insuficiência cardíaca isquêmica) aumentou de 1,48 milhão em 1990 para mais de 4 milhões em 2019, e a prevalência bruta de DAC passou de 0,99% para 1,85% no período, embora a taxa de prevalência padronizada por idade tenha permanecido estável.

A respeito das **cardiopatias congênitas**, segundo dados do Ministério da Saúde, são as malformações que mais matam na infância e ainda permanecem como a terceira causa de óbito no período neonatal (28 dias após o parto). A cada mil bebês, 10 nascem com algum tipo de condição. Por ano, cerca de 30 mil crianças nascem com o problema no Brasil e aproximadamente 40% vão necessitar de cirurgia ainda no primeiro ano, representando 12 mil pacientes.

Com esse panorama o objetivo da anestesia para cirurgia cardíaca é fornecer medicamentos anestésicos e condições cirúrgicas mantendo uma adequada estabilidade cardiocirculatória e pulmonar durante os diferentes momentos do procedimento cirúrgico incluindo a circulação extracorpórea (CEC) caso seja necessária, por esse motivo o anestesista que trabalha com cirurgia cardíaca precisa ter um grande conhecimento sobre fisiologia, fisiopatologia, farmacologia cardiovascular e da coagulação assim como habilidades necessárias para operar dispositivos como marca-passo, balão intra-aórtico (BIA), instalação de óxido nítrico (NO) e mais recentemente ecocardiografia transesofágica intraoperatória.

AVALIAÇÃO PRÉ-OPERATÓRIA

A avaliação pré-operatória, realizada pelo menos um dia antes do procedimento cirúrgico, faz parte de uma anestesia segura, com a ideia de conhecer o paciente e seus antecedentes como: Procedimentos anestésicos, doenças prévias e histórico de medicamentos, prever possíveis alterações laboratoriais, realizado por meio de um checklist **(Quadro 3.1.)**, dificuldade na abordagem da via aérea, finalmente esclarecer dúvidas, e com isso planejar uma adequada técnica anestésica.

Um aspecto muito importante é a respeito dos medicamentos que serão ou não descontinuados antes da cirurgia, os quais podem ter alguma ingerência no manejo perioperatório. Os IECAs e BRAs, por atuarem inibindo a ação do sistema renina-angiotensina, podem facilitar a ocorrência de hipotensão. Entretanto, os estudos são inconsistentes, indicando aumento do risco de hipotensão peri e pós-operatória, sem apontar efeitos adversos significativos quando essas medicações são mantidas, as estatinas também devem ser mantidas até a cirurgia. A administração pré-operatória de ácido acetilsalicílico (AAS) é comum na doença coronariana e também tem sido motivo de debate. Sabe-se que o uso de AAS está associado a maior sangramento, necessidade de transfusão

Quadro 3.1. Checklist pré-operatório

Documentação
- Termos de consentimento (cirurgia e anestesia) assinados.

Avaliação do paciente
- Avaliação pré-anestésica.
- História medica prévia.
- Histórico de medicamentos, alergias.
- Exame físico.

Teste e exames pré-operatórios
- Provas cruzadas e tipagem sanguínea.
- Hemograma e coagulograma completo.
- Função renal e hepática.
- Sorologias.
- Raios X de tórax e eletrocardiograma (ECG).
- Ecocardiograma transtorácico.
- Cateterismo cardíaco.

Doppler de artérias carótidas

e de reoperação, mas, por outro lado, há aparente redução de infarto perioperatório e quanto aos inibidores do receptor P2Y12, recomenda-se a suspensão do uso para a redução de sangramentos e diminuição de transfusões, principalmente em pacientes de alto risco.

Avaliação do risco cirúrgico

Existem muitos escores que predizem morbimortalidade intrahospitalar a 30 dias, complicações respiratórias, risco de sangramento, etc. Continuam sendo os mais utilizados na nossa rotina o escore **ASA**, pois associa elementos da condição do paciente antes da cirurgia com elementos da opinião subjetiva, o **EuroSCORE II**[1] e o **STS**,[2] facilitando a troca de informações entre as diferentes especialidades, criando um melhor planejamento cirúrgico e anestésico.

PREPARO DE SALA PARA INÍCIO DA ANESTESIA

Antes da chegada do paciente na sala de cirurgia, será organizado todo o material correspondente a via área, monitorização hemodinâmica e todas as medicações anestésicas, antibiótico indicado para profilaxia e fármacos cardiovasculares de resgate devem ser aspiradas e rotuladas em seringas, destes últimos parte da nossa rotina são: um vasoconstritor alfa-adrenérgico como fenilefrina ou metaraminol (0,1mg/mL) e um inotrópico positivo como adrenalina (5mcg/mL) nos caso seja necessário tratar bradicardia ou hipotensão.

As medicações vasoativas preparadas de maneira rotineira são: Dobutamina, nitroprussiato de sódio ou nitroglicerina (nos casos de revascularização miocárdica), mas principalmente quando um dos enxertos é realizado com artéria radial com a intenção de diminuir e risco de vasoespasmo do mesmo.

MONITORIZAÇÃO HEMODINÂMICA E OUTROS CUIDADOS

O paciente é monitorizado com ECG sendo monitorizadas DII, para controle adequado da frequência e do ritmo e V5 para seguimento do segmento ST e diagnosticar presença de isquemia precocemente, oximetria de pulso, pressão arterial invasiva, índice biespectral (BIS) para avaliar profundidade anestésica e assim evitar consciência ou despertar intraoperatório, após indução anestésica serão associados capnografia, analisador de gases, termômetro esofágico, sonda vesical de demora, a ecocardiografia transesofágica intraoperatória, que nos auxilia como monitor de débito cardíaco, retirada de ar dentro da cavidade cardíaca, diminuindo a presença de ar na coronária e assim arritmias, na saída de CEC e identificar possíveis defeitos residuais.

Ecocardiografia transesofágica intraoperatória

A ecocardiografia transesofágica (ETE) é uma técnica de monitorização e diagnóstico semi-invasiva com uso cada vez mais frequente na prática clínico-cirúrgica, indicações e os melhores níveis de evidência para o emprego da ETE, suas indicações são embasados na diminuição da morbimortalidade cirúrgica decorrente da mudança de conduta proporcionada pela orientação de seus achados, como reposição volêmica guiada pelo cálculo do débito cardíaco (DC); resistência vascular sistêmica; disfunção ventricular precoce e são classificadas como de classe I seu uso para cirurgias cardíacas valvares (plastia ou troca valvar), remoção de tumores cardíacos, revascularização miocárdica. (**Tabela 3.1**)[3]

Resistência à heparina e tempo de coagulação ativado (TCA)

A resistência à heparina é definida como a exigência de doses maiores que as usuais para atingir o TCA necessário para a entrada em CEC, devendo ser suspeitada toda vez que a dose de heparina ultrapasse 500UI/kg^{-1} sem atingir o TCA exigido para a entrada em CEC, valor necessário >480 segundos, a ocorrência de resistência heparínica é multifatorial e é causada por deficiência de antitrombina III ou aumento da ligação proteica da heparina.

Tabela 3.1. Níveis de evidência para utilização de ecocardiografia transesofágica

RECOMENDAÇÕES	CLASSE
Distúrbios hemodinâmicos graves, agudos e persistentes, com função ventricular duvidosa, que não respondem a tratamento.	I
Plastia ou troca cirúrgica valvar, doenças da aorta e miocardiopatia hipertrófica.	I
Aneurisma ventricular, remoção de tumores cardíacos, trombectomia intracardíaca e embolectomia pulmonar.	I
Cirurgia de cardiopatia congênita com circulação extracorpórea.	I
Colocação de dispositivos intracardíacos.	I
Avaliação de derrame pericárdico loculado ou posterior.	I
Avaliação de procedimentos transcateteres (fechamento de shunt intracardíaco, oclusão de apêndice atrial esquerdo, procedimento valvar transcateter).	I
Avaliação da função miocárdica após sua revascularização.	IIa

Os principais riscos para a resistência heparínica incluem valores de antitrombina menores que 60%, uso pré-operatório de insulina, heparina em infusão contínua por mais de 48h e contagem plaquetária acima de 300.000µL^{-1}, o tratamento principal para essa situação é dose suplementar de heparina. Em casos refratários, parte de nossa rotina é administrar plasma fresco congelado a fim de restaurar a atividade de antitrombina para 80 a 100%, mas deve ser pesado o risco de uma transfusão.

Minimização de perdas sanguíneas

Como existem fortes evidências que demonstram que os antifibrinolíticos reduzem a perda sanguínea quando realizada profilaticamente, sem existir uma superioridade evidente entre o ácido tranexâmico e ácido épsilon-amino-caproico, no entanto, não existe uma padronização nas doses desses medicamentos, a rotina no IDPC é ácido épsilon-amino-caproico 4g na indução anestésica, 4g durante a CEC e 4g após CEC, ou ácido tranexâmico 10mg/kg/h e manutenção de 1mg/kg/h, nos casos de presença de hematúria recomenda-se suspender o medicamento por risco de trombose e diminuição da função renal.

Controle glicêmico

A hiperglicemia e uma situação comum durante o intraoperatório, principalmente pelo fato de que muitos pacientes sofrem diabetes mellitus ou também como resposta metabólica ao trauma, um recente metanálise comparando um controle estrito a um controle "normal" mostrando que existe uma associação entre uma redução da mortalidade precoce (em até 30 dias),[4] de fibrilação atrial pós-operatória, de ventilação mecânica e dias de internação, porém existe o risco de hipoglicemia com todo o aumento da morbimortalidade que isso traz consigo, a rotina no IDPC e manter os níveis glicêmicos entre 100 e 180mg/dL no perioperatório sendo necessário uso de insulina regular em *bolus*.

ANESTESIA

Atualmente existem várias técnicas de anestesia regional associadas sempre à anestesia geral com o intuito de promover uma melhor estabilidade hemodinâmica no intraoperatório e melhor controle analgésico no pós-operatório.

TÉCNICAS ANESTESIA REGIONAL

No IDPC utiliza-se com frequência a técnica intratecal com opiáceos (morfina com sufentanil)[5] com anestésicos locais, a qual é realizada no nível de L3/L4, após a obtenção do líquido cefalorraquidiano, os medicamentos devem ser aplicados rapidamente com a intenção de atingir o máximo de dermátomos acima da punção, porém o risco de hematoma epidural é a mais temida complicação, que está associada a esta técnica em cirurgia cardíaca.

Outra técnica regional utilizada é o bloqueio do plano eretor da espinha (ESP block)[6], uma técnica de bloqueio de plano fascial. O sucesso desse método depende do volume injetado entre o músculo e o processo transverso. Geralmente, utiliza-se levobupivacaína (40 mL no total, 20 mL bilateral), na concentração de 0,5% a 0,375%, aplicada ao nível de T7/T8. Essa técnica apresenta menor risco de hematoma ou sangramento. No entanto, possui como desvantagem a limitação em cobrir adequadamente a área da safenectomia em casos de revascularização miocárdica."

TÉCNICA ANESTESIA GERAL

Não existe técnica anestésica superior se comparamos, venosa total vs inalatória,[7,8] sendo a técnica rotineira no

IDPC tanto a indução anestésica inalatória, quanto a manutenção da mesma, inclusive no momento da circulação extracorpórea (CEC)[9] associado a outros adjuvantes, tais como:

- Dexmedetomidina.
- Potente alfa-2 agonista.
- Poupador de opioides.
- Sulfato de magnésio.
- Cetamina.
- Ou, inclusive, anestésicos locais (Xilocaína) em infusão continua.

CIRCULAÇÃO EXTRACORPÓREA (CEC)

A canulação, entrada e manutenção da CEC

Previamente a canulação aórtica pela equipe cirúrgica, o anestesista deve garantir condições idôneas usando agentes anestésicos ou vasodilatadores para diminuir o risco de ruptura, formação de hematoma ou dissecção durante a introdução da cânula, após fixação da cânula arterial e cânulas venosas e ter atingido o TCA >480 segundos, o cirurgião pedirá ao perfusionista para entrar em CEC. Uma vez que o fluxo total é alcançado, a ventilação mecânica pode ser desligada.

A partir desse momento, a parte hemodinâmica fica em mãos do perfusionista em conjunto com o anestesista, quem poderá passar algumas indicações sobre uso de vasodilatadores, vasopressores, correção de eletrólitos, glicemia, e fluxo de gases frescos, serão realizados controles de TCA e gasometrias em média a cada 20 a 30 minutos ou segundo a necessidade.

A SAÍDA DE CEC

É considerado um momento crucial e, por isso o anestesiologista deve estar preparado para este evento, pois uma saída fracassada não só prolonga o tempo de cirurgia, mas também afeta o desfecho final do paciente, nossa rotina no IDPC, após aquecer o paciente até 37 graus, é iniciar um inotrópico, de preferência dobutamina na dose de 5 a 10mcg/kg/min, mesmo com fracção de ejeção prévia preservada, porém, existem muitas coisas a serem avaliadas antes de decidir sair de CEC:

- Eletrólitos.
- Ritmo.
- Volemia, etc.

Na tabela seguinte (**Tabela 3.2.**) estão resumidos os mais importantes.

Tabela 3.2. Elementos da mnemotecnia "CVP", de Romanoff, Morris e Royster para retirada de pacientes da CEC

C	V	P
Cold (Frio)	Ventilação	Fatores preditores
Condução	Visualização	Pressão
Débito Cardíaco	Vaporizador	Pressores
Células (Hemácias)	Expansores de Volume	Marca-passo (Pacers)
Cálcio		Potássio
Coagulação		Protamina

FECHAMENTO DE TÓRAX E TRANSPORTE A UTI

Posterior à CEC os pacientes estão hipovolêmicos, o fechamento do tórax pode exacerbar esta situação, levando a hipotensão, por isso o anestesiologista deve estar atento para administrar cristaloide, coloides ou sangue, segundo as necessidades do paciente, incluindo associar algum vasopressor, ou pedir para equipe cirúrgica abrir novamente ao paciente em casos de hipotensão grave ou refratária, pois nos casos de revascularização miocárdica um dos enxertos poderia estar dobrado levado a hipofluxo coronariano.

Já o transporte é outro momento crítico e de maior vulnerabilidade para o paciente, por isso devemos garantir inicialmente uma estabilidade hemodinâmica, checar a infusão adequada de medicamentos e a adequada monitorização multiparamétrica: PAI, ECG e Oximetria de pulso, além de realizar uma sedação leve para a transferência segura até a UTI. Devem ser utilizadas ainda drogas vasoativas de resgate (mesmos descritos no preparo de sala) caso seja necessário algum ajuste da pressão arterial.

Uma vez completada a transferência física será realizado um relatório verbal ou escrito completo para o pessoal médico, enfermagem e terapeuta respiratório, a respeito da via área, volemia, horário de antibióticos, necessidades de hemocomponentes e intercorrências, etc.

4

ANESTESIA EM CONGÊNITO

RADEL SAURITH

AVALIAÇÃO PRÉ-OPERATÓRIA

A avaliação pré-anestésica tem por finalidade identificar clínica e laboratorialmente as limitações funcionais provocadas pela doença cardíaca. Também é o momento para esclarecer a família sobre as dúvidas relacionadas ao ato anestésico e obter o termo de consentimento, e a diferença do adulto precisamos também indagar sobre a história pré-natal materna, infecções, idade gestacional, necessidade de reanimação ou encaminhamento a UTI ao momento do nascimento.

MONITORIZAÇÃO HEMODINÂMICA E OUTROS CUIDADOS

Além da monitorização padrão, que inclui ECG, PAI, ECO transesofágico, será sempre utilizada **Pressão venosa central (PVC)** com a finalidade de monitorar a reposição volêmica, função ventricular, principalmente do VD e avaliação de efeitos residuais, tendo como referência o valor inicial.

Temperatura

As temperaturas retal, esofágica ou nasofaríngea são monitoradas para todos os casos de CEC. As temperaturas da membrana timpânica raramente são monitoradas na era atual. A temperatura retal é considerada um local periférico de temperatura e o equilíbrio da temperatura retal com as temperaturas timpânica e esofágica serve como o melhor índice de resfriamento e reaquecimento somático homogêneo. A temperatura retal fica atrás das temperaturas esofágica e nasofaríngea durante o resfriamento e o reaquecimento. Ambas as temperaturas esofágica e nasofaríngea são locais de monitoramento da temperatura central, e as mudanças de temperatura nesses locais geralmente refletem as alterações da temperatura cerebral. Mesmo assim, as temperaturas esofágicas e nasofaríngeas podem superestimar ou subestimar a temperatura cerebral em até 5 °C durante o resfriamento e o reaquecimento.

ANESTESIA

Assim como na população adulta, a tendência atualmente é associar algum tipo de bloqueio regional à anestesia geral, no IDPC damos preferência por dois tipos: ESP BLOCK e o Paraesternal Plano Superficial, sendo o anestesiologista quem decide a depender da idade, adequada visualização das estruturas qual técnica escolher.

Hidratação e reposição volêmica

No IDPC seguimos duas técnicas de reposição volêmica, com a finalidade de manter a homeostase, reposição do jejum, e repor as perdas insensíveis, tais técnicas são fórmula de Holliday-Segar e fórmula de Berry,[10] sem existir uma diferença entre as duas técnicas, nos casos de perdas sanguíneas agudas, serão realizadas *bolus* de 10mL/kg.

A SAÍDA DE CEC

Além dos cuidados já discutidos na parte sobre a população adulta, as medicações utilizadas neste momento crucial no IDPC, são Milrinona na dose 0,375 a 1mcg/kg/min, pois este medicamento oferece múltiplos benefícios como: inotropismo, lusitropismo e vasodilatador pulmonar por estimulação indireta da produção do óxido nítrico, associado quase sempre a adrenalina dose beta (0,05 a 0,1mcg/kg/min) com a finalidade de contrarrestar a vasodilatação ocasionada eventualmente pelo Milrinona.

CONCLUSÕES

A anestesia para cirurgia cardíaca é um procedimento complexo que requer profundo conhecimento de fisiologia, fisiopatologia e farmacologia cardiovascular, porém sempre realizando um tratamento e manejo individualizado a depender das patologias e os achados na avaliação pré-anestésica, desta forma oferecer uma segurança máxima ao paciente, familiares e equipe cirúrgica.

REFERÊNCIAS BIBLIOGRÁFICAS

1. Nashef SA, Roques F, Sharples LD, Nilsson J, Smith C, Goldstone AR, et al. EuroSCORE II. Eur J Cardiothorac Surg. 2012;41(4):734-44; discussion 44-5.
2. Shahian DM, O'Brien SM, Filardo G, Ferraris VA, Haan CK, Rich JB, et al. The Society of Thoracic Surgeons 2008 cardiac surgery risk models: part 1--coronary artery bypass grafting surgery. Ann Thorac Surg. 2009;88(1 Suppl):S2-22.
3. Hahn RT, Abraham T, Adams MS et al. Guidelines for performing a comprehensive transesophagealechocardiographic examination: recommendations from the American Society of Echocardiography and the Society of Cardiovascular Anesthesiologists. J Am Soc Echocardiogr, 2013; 26:921-64.
4. PONTES, João Paulo Jordão; MENDES, Florentino Fernandes; VASCONCELOS, Mateus Meira; BATISTA, Nubia Rodrigues. Avaliação e manejo perioperatório de pacientes com diabetes melito. Um desafio para o anestesiologista. **Brazilian Journal Of Anesthesiology**, [S.L.], v. 68, n. 1, p. 75-86, jan. 2018. Elsevier BV. http://dx.doi.org/10.1016/j.bjan.2017.04.017.
5. NIGRO NETO, Caetano; AMARAL, Jose Luiz Gomes do; ARNONI, Renato; TARDELLI, Maria Angela; LANDONI, Giovanni. Sufentanil intratecal para revascularização do miocárdio. **Brazilian Journal Of Anesthesiology**, [S.L.], v. 64, n. 2, p. 73-78, mar. 2014. Elsevier BV. http://dx.doi.org/10.1016/j.bjan.2012.12.004.
6. Dost, B., Kaya, C., Turunc, E. et al. Erector spinae plane block versus its combination with superficial parasternal intercostal plane block for postoperative pain after cardiac surgery: a prospective, randomized, double-blind study. BMC Anesthesiol **22**, 295 (2022). https://doi.org/10.1186/s12871-022-01832-0
7. MAKKAD, Benu; HEINKE, Timothy Lee; KERTAI, Miklos D.. Inhalational or total intravenous anesthetic for cardiac surgery: does the debate even exist?. **Current Opinion In Anaesthesiology**, [S.L.], v. 35, n. 1, p. 18-35, 3 dez. 2021. Ovid Technologies (Wolters Kluwer Health). http://dx.doi.org/10.1097/aco.0000000000001087.
8. LANDONI, Giovanni; LOMIVOROTOV, Vladimir V.; NIGRO NETO, Caetano; MONACO, Fabrizio; PASYUGA, Vadim V.; BRADIC, Nikola; LEMBO, Rosalba; GAZIVODA, Gordana; LIKHVANTSEV, Valery V.; LEI, Chong. Volatile Anesthetics versus Total Intravenous Anesthesia for Cardiac Surgery. **New England Journal Of Medicine**, [S.L.], v. 380, n. 13, p. 1214-1225, 28 mar. 2019. Massachusetts Medical Society. http://dx.doi.org/10.1056/nejmoa1816476.
9. NIGRO NETO, Caetano; TARDELLI, Maria Angela; PAULISTA, Paulo Henrique Dagola. Uso de anestésicos halogenados na circulação extracorpórea. **Revista Brasileira de Anestesiologia**, [S.L.], v. 62, n. 3, p. 350-355, jun. 2012. FapUNIFESP (SciELO). http://dx.doi.org/10.1590/s0034-70942012000300007.
10. V., Priscilla Ulloa; EPULEF, Valeria. Fluidoterapia perioperatoria en el paciente pediátrico. **Revista Chilena de Anestesia**, [S.L.], v. 51, n. 2, p. 168-174, 2022. Asociacion de Medicos Anestesiologos de Chile. http://dx.doi.org/10.25237/revchilanestv5104021443.

5

ANATOMIA CIRÚRGICA DO CORAÇÃO

MELINA MOROZ BÄRG • ANTÔNIO FLÁVIO SANCHEZ DE ALMEIDA

INTRODUÇÃO

O coração é um órgão muscular cavitário e estrutura central do sistema circulatório, sendo composto por duas bombas contráteis propulsoras: bomba direita com sangue pobre em oxigênio e esquerda com sangue oxigenado. A principal função deste órgão é assegurar a circulação aos demais órgãos do corpo humano.

ARQUITETURA FUNCIONAL DO MIOCÁRDIO

O médico espanhol Francisco Torrent-Guasp, dedicou-se ao estudo das fibras cardíacas, demonstrando como estão dispostas e como interferem na funcionalidade do coração. Sugeriu o conceito denominado de *Banda Helicoidal Ventricular do* Miocárdio:[1] concluiu que o coração é formado por uma banda muscular única, demonstrando que o ventrículo possui fibras musculares retorcidas em torno de um eixo, assemelhando-se a uma corda, que ao dar duas voltas em espiral, cria uma estrutura em formato helicoidal, que por fim delimita ambos os ventrículos e conferem funcionalidade ao músculo estriado do coração.[1]

Antes de subdividirmos a anatomia do coração em direito e esquerdo, lembraremos alguns conceitos anatômicos gerais.

O coração está compreendido no tórax na região do mediastino médio, delimitado e contido dentro do saco pericárdico. Seu limite superior é o plano transverso do tórax, inferiormente repousa sobre o músculo diafragma e possui formato de cone.[2,3]

O pericárdio é composto das partes fibrosa e serosa.

Sua porção serosa se separa em folheto visceral e parietal.[3]

A extensão do **Pericárdio Seroso Visceral** sobre os grandes vasos ocorre sob a forma de dois prolongamentos tubulares. De um lado, recobre a Aorta e o Tronco Arterial Pulmonar, chamado de Mesocárdio Arterial e do outro inclui as Veias Cavas Superior, Inferior e Veias Pulmonares, denominado de Mesocárdio Venoso. A reflexão do Mesocárdio Venoso forma um fundo de saco em forma de "U" na parede dorsal da cavidade pericárdica, conhecido como Seio Oblíquo do Pericárdio. Entre o Mesocárdio Arterial e o Mesocárdio Venoso existe uma passagem revestida de Pericárdio chamada Seio Transverso do Pericárdio.[2,4]

O trajeto do Nervo Frênico está diretamente relacionado com a porção fibrosa do pericárdio. Uma vez dentro da cavidade torácica, o Nervo Frênico direito desce anteriormente sobre a Artéria Subclávia direita, lateralizando na altura da Veia Braquiocefálica direita e cava superior, seguindo anterior ao hilo pulmonar. Percorre o pericárdio fibroso e perfura o diafragma próximo à abertura da Veia Cava Inferior. O Nervo Frênico esquerdo, por sua vez, é anterior à Artéria Subclávia e na altura do ducto torácico se torna mais profundo. Tal qual sua porção direita, se anterioriza ao nível de hilo pulmonar esquerdo, descendendo até perfurar o diafragma ao nível do ápice cardíaco.[2-4] Conhecer o trajeto do Nervo Frênico é de suma importância quando pensamos na canulação venosa bicaval ou quando estamos realizando a dissecção proximal da Artéria Torácica Interna esquerda. Em ambas situações podemos lesionar esta estrutura se não nos atentarmos.

Ao realizar uma toracotomia mediana devemos reconhecer algumas estruturas que fazem parte da visão do cirurgião, são elas: veia cava superior, átrio e ventrículo direito, tronco da artéria pulmonar e aorta. Apenas uma pequena porção da parede anterior do ventrículo esquerdo é visível neste momento.[2,5]

Os átrios são separados dos ventrículos pelo sulco coronário, esquerdo e direito, e os ventrículos direito e esquerdo são separados pelo sulco interventricular anterior e posterior respectivamente.[4]

O coração é formada por três camadas:
- **Endocárdio:** camada interna de revestimento que também cobre as valvas.
- **Miocárdio:** camada intermediária, formada por músculo cardíaco estriado.
- **Epicárdio:** porção externa, formada pelo pericárdio seroso visceral.[2,6] (**Figura 5.1.**)

ANATOMIA DO CORAÇÃO DIREITO

O sistema de entrada no coração direito é composto pelas veias cavas superior e inferior, juntamente com o seio coronário.[3,4]

Átrio direito:

Representa uma cavidade rica em detalhes e o dividimos em duas partes:
- **Seio das Veias Cavas:** É a cavidade principal, localizada entre as duas veias cavas e o óstio atrioventricular. É o local onde desemboca a drenagem venosa através da veia cava inferior, superior e seio coronário. A união virtual externa de ambas as cavas compreende o que chamamos de Eixo das Cavas. Este eixo é importante, pois, a ele conferimos a referência anatômica para a canulação venosa. Na região anterolateral da veia cava superior, próximo a sua desembocadura no átrio direito, encontra-se o Nó Sinoatrial.[2,4]
- **Aurícula Direita:** É uma câmara adicional que aumenta a capacidade volumétrica do átrio e se superpõe à parte ascendente da Aorta.[2-4]

Citamos a composição anatômica das veias cavas: Veia cava superior formada pela junção das veias inominada direita e esquerda e veia cava inferior pela junção das veias ilíacas comuns, seguindo pela superfície posterior do fígado em direção ao tórax e algumas veias tributárias se juntam a ela durante este percurso. Nota especial à veia Ázigos, estrutura venosa que tributa na porção inferior da veia cava superior.[3,4]

Um marco anatômico importante, na face interna do átrio direito, é o Triângulo de Koch. Representa o local o qual se encontra, em seu ápice e de forma oculta, o nó atrioventricular, seguida do Feixe de His. Está delimitado posteriormente pelo tendão de Todaro, em sua porção anterior pelo folheto septal da válvula tricúspide e em sua base pelo óstio do seio coronário.[3,4,5]

Dentro desta cavidade também encontramos algumas estruturas que são remanescentes embrionários:
- **Válvula de Eustáquio:** Remanescente embriológico da válvula da veia cava inferior. Em sua presença devemos nos atentar à dificuldade na canulação e progressão de cateteres.
- **Válvula de Tebésio:** Membrana semicircular que atua direcionando o sangue do seio coronário para o átrio direito, atentar para dificuldade de cardioplegia retrógrada, estudos eletrofisiológicos e métodos de eletro-fulguração.[4,5] (**Figura 5.2.**)

Valva tricúspide:

Definida com a via de entrada no ventrículo direito, é composta de 3 folhetos: **Anterior**, **Posterior** e **Septal**. Estão fixados no corpo fibroso do coração e encontram-se posicionados e ancorados no ventrículo direito através das cordas tendíneas aos músculos papilares.[3,4]

As relações anatômicas da valva tricúspide são: O folheto septal relaciona-se com o nó atrioventricular e Feixe de His e o folheto anterior com o folheto não coronariano e coronariano direito da valva aórtica.[4,5] Está separada da valva pulmonar por meio da porção infundibular do ventrículo direito, também conhecida como Conus.[5]

Ventrículo direito:

O **Ventrículo Direito** exibe estrutura trabecular em seu interior e o septo-interventricular confere delimitação anatômica entre ventrículo esquerdo e direito. A parte do septo denominada septo membranoso, além de delimitar os ventrículos, os separa do átrio direito, o que delimita essa subdivisão é a altura do anel da valva tricúspide.[4,5]

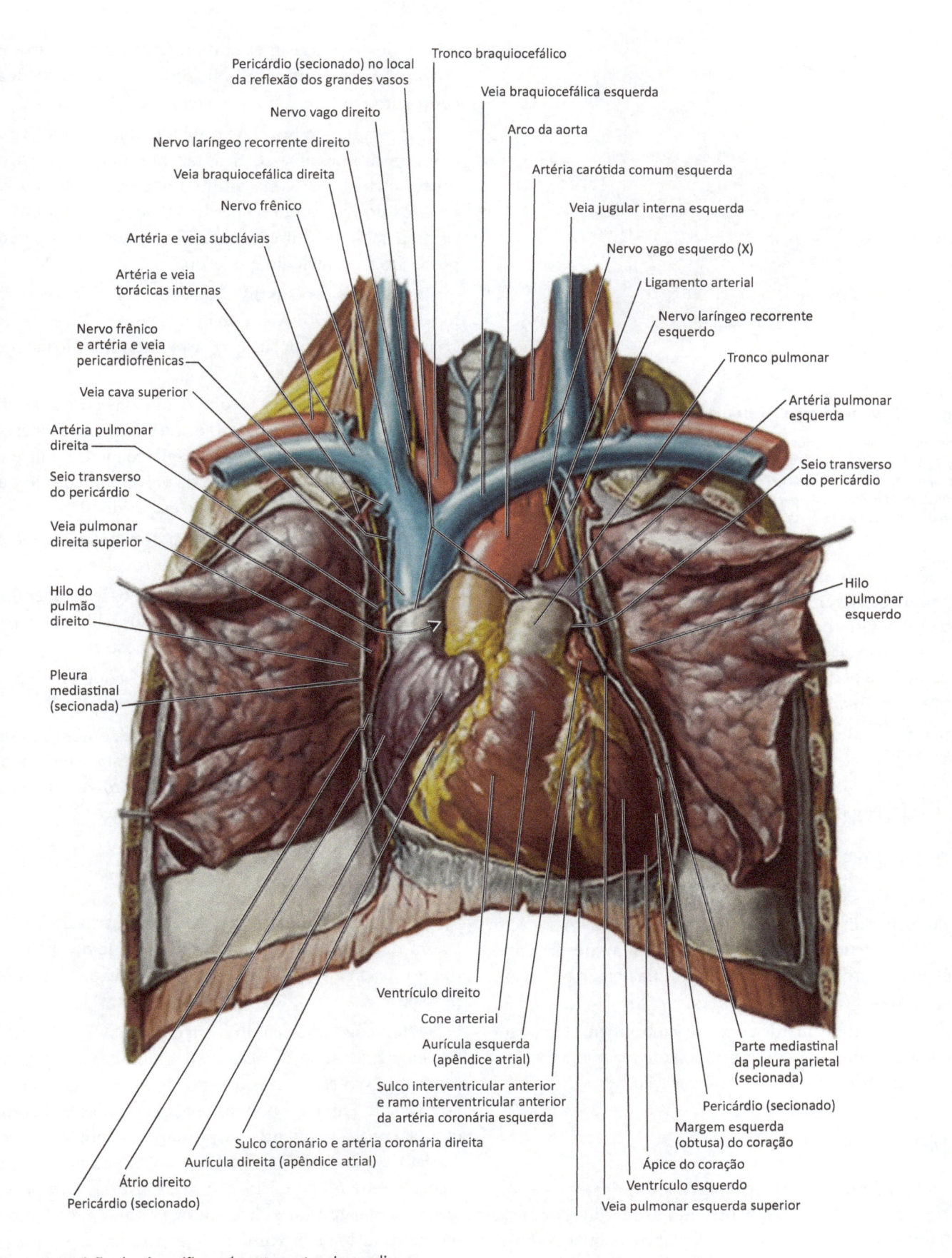

Figura 5.1. Visão do cirurgião após esternotomia mediana

Conti, C. R. Sistema Cardiovascular: Coleção Netter de Ilustrações Médicas (Vol. 8), Elsevier Brasil, 2015. p.6.

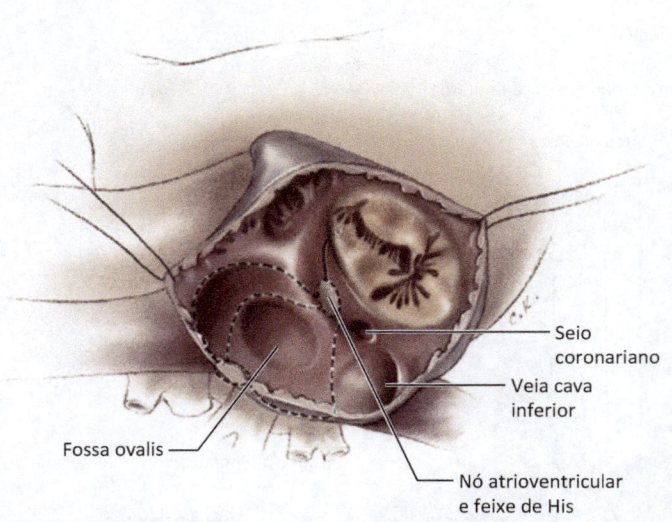

Figura 5.2. Visão interna do átrio direito

Observa-se valva tricúspide com seus folhetos septal, anterior e posterior. Seio coronário. Orifício da veia cava inferior e superior e tendão de Todaro. No ápice do Triângulo de Koch encontra-se marcado o Nó atrioventricular. Doty, Donald B. Cardiac surgery: operative technique. Ilustrado por Jill Rhead, Christy Krames. - 2nd ed. 2012. p. 15.

A valva pulmonar, juntamente aos seus 3 folhetos, **Esquerdo**, **Direito** e **Anterior**, compõe a via de saída do ventrículo direito, a qual direciona o sangue aos pulmões através das artérias pulmonares direita e esquerda, originadas a partir do tronco pulmonar. Cada folheto conforma uma bolsa denominada de Seio e o ponto através do qual dois folhetos adjacentes se unem é chamado de Comissura.[2-4,6]

ANATOMIA CORAÇÃO ESQUERDO

Átrio Esquerdo:

O átrio esquerdo recebe sangue oxigenado das veias pulmonares direitas e esquerdas, que fornecem um aspecto liso à sua estrutura interior. O que delimita externamente o átrio esquerdo do átrio direito, em sua porção posterior, é o Sulco de Sondergaard.[4-6]

A auriculeta esquerda curva-se ventralmente em torno da base do tronco da artéria pulmonar e sua ponta é visível apenas na face esternocostal do coração.[3]

Valva Mitral:

A valva mitral, com seus folhetos anterior e posterior, serve de entrada para o ventrículo esquerdo. Por ser a estrutura que mais recebe pressão dentre as quatro valvas cardíacas, é mais espessa e forte. É composta por folhetos, anel e aparato subvalvar.[3-5]

O Folheto mitral anterior representa um terço do anel mitral e dois terços da área total da valva. Apresenta duas comissuras: anterolateral e póstero-medial.[4]

Importante lembrar que o folheto anterior está relacionado com a valva aórtica, fazendo parte da cortina mitro-aórtica, por conseguinte relaciona-se com a via de saída do ventrículo esquerdo. O folheto posterior, em contrapartida, está diretamente relacionado com a parede posterior do ventrículo esquerdo.[4]

Os folhetos são subdivididos em três porções: o anterior em A1, A2 e A3; o posterior em P1, P2 e P3. Tal classificação foi proposta por Carpentier, visando facilitar abordagens cirúrgicas.[7]

O aparato subvalvar é composto pelas cordas tendíneas, músculos papilares e parede do ventrículo esquerdo. Tem como função manter a zona de coaptação entre os folhetos durante o fechamento da valva, impedindo que estes sejam evertidos para o átrio esquerdo.[4,7]

Existem quatro pontos-chave que precisam ser recordados durante abordagem cirúrgica da valva mitral:

- A artéria circunflexa corre entre a base do apêndice atrial esquerdo e anel mitral, sendo assim, seu trajeto pode ser definido como ântero-posterior.
- O seio coronariano, por sua vez, contorna o anel mitral de forma póstero-lateral.
- O Feixe de His trafega próximo à comissura póstero-medial e o folheto anterior está relacionado diretamente com o folheto não coronariano e coronariano esquerdo da válvula aórtica.[4,5,7]

Ventrículo Esquerdo:

O ventrículo esquerdo possui uma estrutura cônica e com uma espessura três vezes maior que o ventrículo direito, justamente por ser uma câmera que tolera maiores pressões.[6]

Os folhetos da valva mitral estão ligados e estabilizados no ventrículo esquerdo pelas cordas tendíneas. As Cordas tendíneas são estruturas que fazem a união do folheto ao músculo papilar e podem ser classificadas de acordo com seu posicionamento em: primárias, secundárias, terciárias ou quaternárias. O músculo papilar anterolateral, é geralmente único e irrigado pelas artérias coronárias descendente anterior e circunflexa, possui uma estrutura mais avantajada e próximo ao anel mitral. Em oposição, o músculo papilar póstero-medial geralmente é múltiplo e sua irrigação é realizada pela coronária direita.[4,5,7]

Valva Aórtica:

Ao final da via de saída do ventrículo esquerdo encontra-se a valva aórtica. Seus três folhetos são: **coronariano direito**, **coronariano esquerdo** e **não coronariano**. Formam uma estrutura semicircular denominada de seio de valsava onde se originam as artérias coronárias direita e esquerda. No ponto médio de cada uma das cúspides encontram-se os nódulos de Arantii, seguido das Lunulas.[4,5,7] (**Figura 5.3.**)

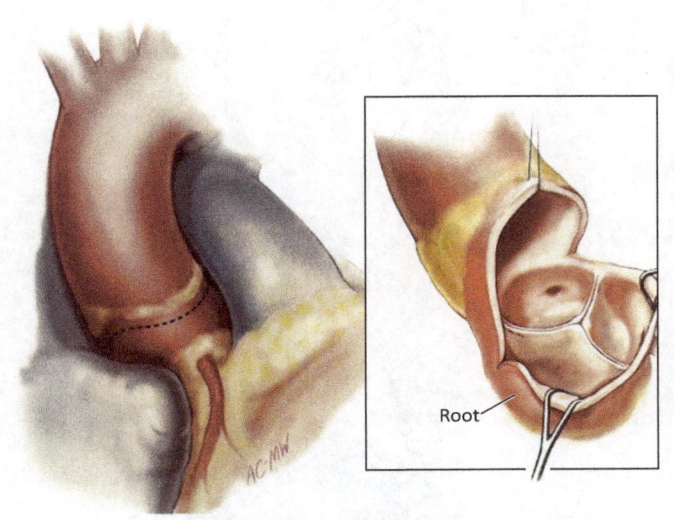

Figura 5.3. Representação gráfica da aorta

Valva aórtica como seus três folhetos, seio de valsalva e raiz da aorta. Nota-se na face anterolateral a prega pré-aórtica, também conhecida como gordura de Rindfleisch. Carpentier, Alain, MD. Carpentier's reconstructive valve surgery. Ilustrações Alain Carpentier and Marcia Williams, 2010. p 210.

Aorta:

A aorta compõe a principal via de saída do coração. Os primeiros ramos da aorta são as artérias coronárias, seguido do tronco Braquiocefálico (que se bifurca em Artéria Subclávia direita e Artéria Carótida comum direita), Artéria Carótida comum esquerda e Artéria Subclávia esquerda. A raiz da aorta é um complexo formado pela junção sino-tubular, anel aórtico, plano das cúspides da valva aórtica, óstios coronários e o seio de valsalva.[2-4]

A título de curiosidade, a prega pré-aórtica que circunda a aorta ascendente é conhecida como gordura de Rindfleisch.[8] (**Figura 5.3.**)

ANATOMIA DAS ARTÉRIAS CORONÁRIAS

As artérias coronárias são responsáveis por nutrir o miocárdio de sangue oxigenado, seu maior fluxo ocorre durante a diástole. Usualmente são observadas duas artérias coronárias, direita e esquerda, que ao longo de seu percurso se ramificam.[6] As principais artérias são subepicárdicas, entretanto as ramificações que transitam nos sulcos atrioventriculares e interventriculares podem possuir um caminho mais profundo.[2,3]

Quando dizemos que um paciente possui dominância direita ou esquerda estamos indiretamente afirmando qual coronária emite a artéria descendente posterior. Usualmente a artéria mais frequente a emitir este ramo é a coronária direita.[4]

Coronária Esquerda

A **Artéria Coronária Esquerda** tem sua origem no seio coronário esquerdo. Seu tronco corre entre o tronco pulmonar e a aurícula esquerda e ramifica-se no sulco coronário em: ramo interventricular anterior (descendente anterior) e circunflexa.

A artéria descendente anterior transcorre o sulco interventricular anterior em direção ao ápex do coração e se torna visível uma vez que está sobre o septo interventricular. Apresenta em torno de 3-6 septais e 3-5 ramos diagonais. Seu primeiro ramo septal passa posteriormente ao tronco pulmonar, próximo à comissura posterior da valva pulmonar.[4,5]

A artéria circunflexa dirige-se à região posterior em um ângulo de 90 graus por baixo da aurícula esquerda, terminando à esquerda da Crux Cordis. Dela se originam ramos marginais. Fato importante é que em 45% dos casos o ramo do nó sinusal origina-se da artéria circunflexa.[4]

Coronária Direita

A **Artéria Coronária Direita** possui sua origem no seio coronário direito. Seu trajeto se inicia por trás da aurícula direita seguindo pelo sulco atrioventricular direito, com direção posterior. Ao longo do seu caminho se ramifica principalmente em: marginal agudo e em seu terço distal nos ramos ventricular posterior e descendente posterior. A porção distal da coronária direita fornece irrigação ao nó atrioventricular. Sua relação é próxima ao anel da válvula tricúspide.[4-6] (**Figura 5.4.**)

ANATOMIA VENOSA

Assim como no resto do corpo, as veias cardíacas acompanham suas respectivas artérias e coalescem para formar o seio coronário.[3]

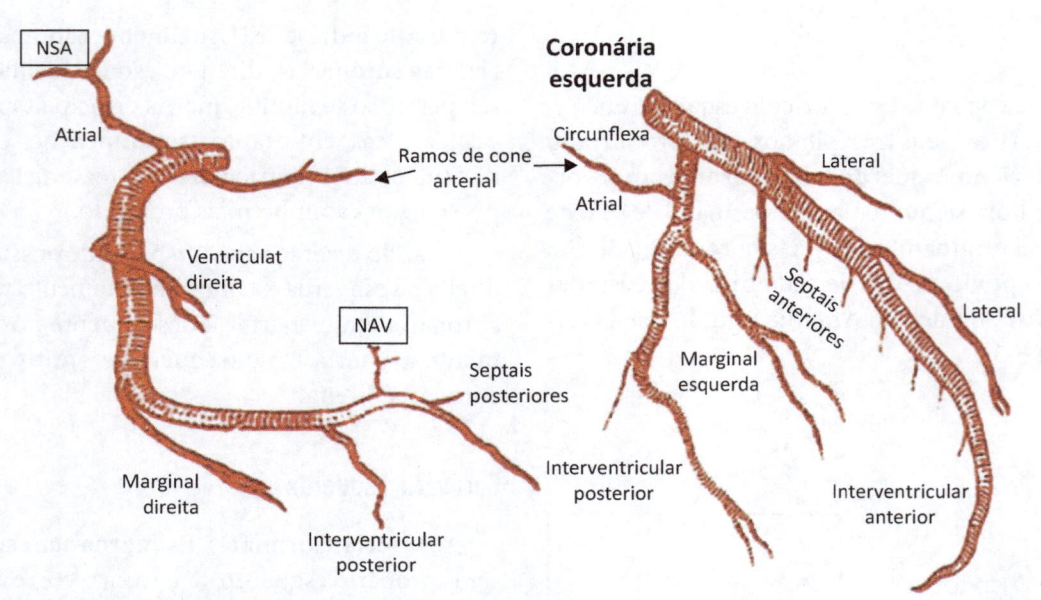

Figura 5.4. Esquema dos principais ramos das artérias coronárias

NSA: Nó Sinoatrial; NAV: Nó atrioventricular. Brito, Carlos José; Rossi, Murilo; Loureiro, Eduardo. Cirurgia Vascular: Cirurgia Endovascular – Angiologia. Thieme Revinter Publicações, 2020, p. 1546.

O seio coronário tem seu início na junção da veia cardíaca magna com a veia oblíqua do átrio esquerdo, próximo à região septal do anel da válvula tricúspide.

Seu trajeto corre pelo sulco atrioventricular posterior, sobrepondo-se ao Crux Cordis. Importante relembrar que a maioria do retorno venoso do ventrículo esquerdo é realizado por esta via.[4]

As veias cardíacas são divididas em veias Anteriores do ventrículo direito, Thebesianas, Cardíaca Magna, Marginal esquerda, Cardíaca Parva, Oblíqua do Átrio esquerdo e Interventricular Posterior. As veias Thebesianas são de difícil visualização no coração, pois compreendem estruturas de pequeno calibre que desembocam diretamente nas cavidades cardíacas, com frequência são visualizadas na parede do átrio direito. É importante lembrar que a drenagem venosa do coração ocorre durante a sístole.[3,4,6] (**Figura 5.5.**)

SISTEMA DE CONDUÇÃO

O sistema de condução é originado no **Nó Sinusal** que se encontra na justaposição da cava superior com o atrial direito, segue pela parede do átrio direito através de seus três feixes até o nó atrioventricular, localizado no ápice do Triângulo de Koch. Dele emerge o feixe de His com sua porção direita e esquerda, que seguem pela parede do miocárdio através das fibras de Purkinje.[3,4,6] (**Figura 5.6.**)

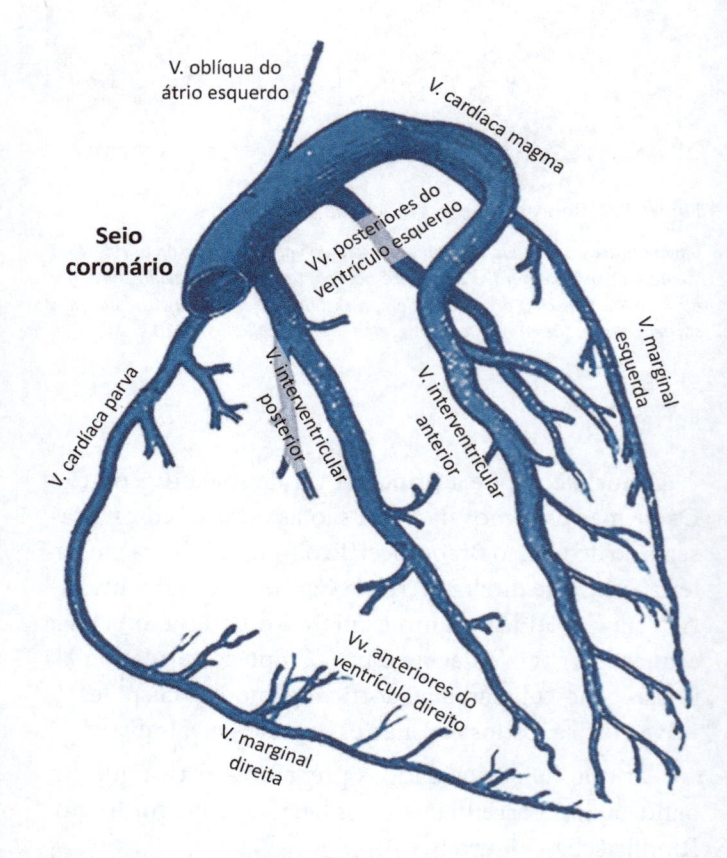

Figura 5.5. Esquema da confluência das veias cardíacas

Brito, Carlos José; Rossi, Murilo; Loureiro, Eduardo. Cirurgia Vascular: Cirurgia Endovascular – Angiologia. Thieme Revinter Publicações, 2020, p. 1548.

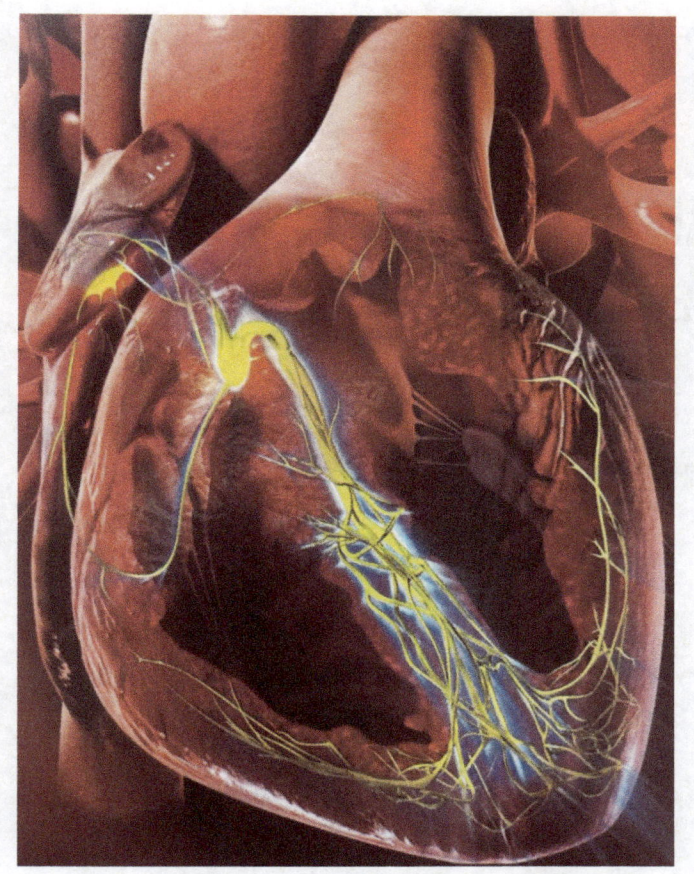

Figura 5.6. Representação do sistema de condução elétrica do coração

Heart Rhythm Society Journal, volume 17, edição 10, Outubro 2020.

CONCLUSÃO

Com este breve resumo da anatomia cardíaca mostra-se quão relacionadas entre si estão as estruturas cardíacas. A relevância cirúrgica das informações aqui expostas serão traduzidas e exemplificadas em seus respectivos capítulos, para que os detalhes possam ser guardados de forma prática.

Nossa intenção com este capítulo não é esgotar o assunto de anatomia cardíaca, e sim, iniciar e instigar que o residente continue a busca por conhecimento.

PONTOS-CHAVE

Anatomia do átrio direito. Anatomia da valva mitral e aórtica. Anatomia das artérias coronárias. Sistema de condução.

REFERÊNCIAS BIBLIOGRÁFICAS

1. Trainini J, Mora Llabata V, Lowenstein J, Beraudo M, Wernicke M, Trainini A. La teoría de la banda miocárdica. Nuevos descubrimientos que apoyan el complejo mecanismo de torsión miocárdica. Revista de ecocardiografía práctica y otras técnicas de imagen cardíaca [Internet]. 2020 Mar [cited 2022 Apr 28];3(1):14-8.
2. Birch R, Collins P, Gray H, Standring S. Gray's anatomy: The anatomical basis of clinical practice. 41st ed. Philadelphia: Elsevier Limited; 2016.
3. Netter. ATLAS OF HUMAN ANATOMY, PROFESSIONAL EDITION: including netterreference.com access with full... downloadable image bank. Elsevier; 2018.
4. John Webster Kirklin, Kouchoukos NT, Al E. Kirklin/Barrat-Boyes cardiac surgery : morphology, diagnostic criteria, natural history, techniques, results, and indications. Philadelphia: Elsevier/Saunders, Cop; 2013.
5. Doty DB. Cardiac Surgery E-Book. Elsevier Health Sciences; 2012.
6. Hall JE. Guyton and Hall textbook of medical physiology. 13th ed. Elsevier; 2016.
7. Carpentier A, Adams DH, Farzan Filsoufi. Carpentier's Reconstructive Valve Surgery E-Book. Elsevier Health Sciences; 2011.
8. BRAZILIAN JOURNAL OF CARDIOVASCULAR SURGERY REVISTA BRASILEIRA DE CIRURGIA CARDIOVASCULAR. [cited 2024 Jan 16]; Available from: https://cdn.publisher.gn1.link/bjcvs.org/pdf/v34s2.pdf

6

MONITORIZAÇÃO HEMODINÂMICA NO PÓS-OPERATÓRIO DE CIRURGIA CARDÍACA

ANDRÉ FELDMAN • GUILHERME D'ANDRÉA SABA ARRUDA

MONITORIZAÇÃO APÓS ADMISSÃO EM UNIDADE DE TERAPIA INTENSIVA (UTI)

Introdução

Na admissão em UTI de um paciente submetido a uma cirurgia cardíaca é importante realizar uma sequência de procedimentos para garantir uma adequada **monitorização e suporte respiratório**. Primeiramente, deve-se verificar a posição do tubo endotraqueal, pois durante o transporte e manipulação do paciente há o risco de deslocamento deste dispositivo. Em seguida, o paciente deve ser conectado a um ventilador mecânico pré-testado e programado, para auxiliar na sua respiração.[1]

Durante esta fase inicial, dois problemas frequentemente encontrados são a hipotensão arterial e a presença de um traçado eletrocardiográfico indecifrável. A hipotensão arterial pode estar relacionada a diversos fatores, tais como: hipovolemia (reduzido volume de sangue circulante); interrupção de fármacos vasoativos; vasoplegia (vasodilatação); perda sanguínea aguda; isquemia e/ou disfunção miocárdica; arritmias ou alterações ventilatórias.

A abordagem inicial da hipotensão arterial consiste na expansão volêmica, ou seja, administração de soluções cristaloides para aumentar o volume de sangue circulante. Caso essa abordagem não seja eficaz, é necessário iniciar a infusão de vasopressores, fármacos que ajudam a aumentar a pressão arterial. Além disso, é fundamental identificar a causa da hipotensão e realizar um tratamento específico para cada situação.[2]

Em relação à monitorização básica inicial são recomendados os seguintes procedimentos: aferição da pressão através de linha arterial, monitorização da frequência cardíaca, mensuração do débito urinário, dosagem seriada de lactato, monitorização da saturação venosa central e avaliação do gap CO_2. A monitorização da pressão de artéria pulmonar é indicada em casos específicos, tais como: pós operatório de transplante cardíaco, grave disfunção ventricular esquerda ou direita, ou evolução desfavorável nas fases iniciais.[3]

Para se ter uma referência dos valores normais desses parâmetros, é importante consultar a tabela específica que contém essas informações.

Os valores normais estão descritos na **Tabela 6.1**.

Tabela 6.1. Monitorização hemodinâmica no pós-operatório de cirurgia cardíaca

Parâmetro	Valor Referência	Parâmetro	Valor Referência
PAM	>65mmHg	Lactato	<1,8mmol/L
PAS	>90mmHg	SVO_2	60-80%
FC	50-100bpm	DC	4,0-8,0L/min
DU	>0,5mL/kg/h	IC	2,5-4,0L/min/m²
PVC	2-6mmHg	RVS	800-1200 dynes sec cm^{-5}
$SatO_2$	>92%	PAPS	15-30mmHg
SV	60-100mL	PAPD	8-15mmHg
SV Indexado	33-47mL/m²	POAP	6-12mmHg

PAM = Pressão Arterial Média. FC = Frequência Cardíaca. PVC = Pressão Venosa Central. DU = Débito Urinário. SVO_2 = Saturação Venosa Central Mista. DC = Débito Cardíaco. IC = Índice Cardíaco. SV = Volume sistólico. RVS = Resistência Vascular Sistêmica. PAPS = Pressão Arterial Pulmonar Sistólica. PAPD = Pressão Arterial Pulmonar Diastólica. POAP = Pressão de Oclusão da Artéria Pulmonar. Adaptado de Bootsma et al., 2021.

MÉTODOS DE MONITORIZAÇÃO HEMODINÂMICA

- **Índice de Predição de Hipotensão derivado da Análise de Curva Arterial**

No período perioperatório, a hipotensão está associada a desfechos adversos, como disfunção renal e óbito. Em cirurgia cardíaca pós-operatória, a monitorização com Pressão Arterial Invasiva (PAI) é rotineira a todos pacientes, usando um cateter preferencialmente na artéria radial. O **Índice de Predição de Hipotensão**, derivado da Análise de Curva Arterial, exibe uma habilidade preditiva superior às variáveis hemodinâmicas convencionais. Esta ferramenta foi avaliada em pacientes de cirurgia cardíaca, mantendo sua validade mesmo diante do estado vasoplégico pós-circulação extracorpórea (CEC).[4]

- **ClearSight®**

O ClearSight® é um dispositivo que permite avaliar de forma indireta o status volêmico de pacientes em pós-operatório de cirurgia cardíaca através de uma forma não invasiva. Em um estudo comparando o uso do ClearSight® com o método de Pressão Arterial Invasiva (PAI) em pacientes com estenose aórtica grave submetidos à substituição de valva aórtica transcateter eletiva, Y Lu et al. (2021), observaram que a precisão do ClearSight® foi concordante com a pressão arterial média, pressão sistólica e pressão diastólica. O ClearSight® conecta-se rapidamente ao paciente através de um Cuff inflável envolto no dedo, proporcionando acesso não invasivo automático e informações hemodinâmicas contínuas para uma população mais ampla de pacientes. O sistema apresenta volume sistólico, variação do volume sistólico, débito cardíaco, resistência vascular sistêmica e pressão arterial contínua de forma clara e simples no monitor. Pacientes que estejam em altas doses de fármacos vasoativos ou com vasoconstrição periférica importante estão sujeitos a maior possibilidade de erro.[5]

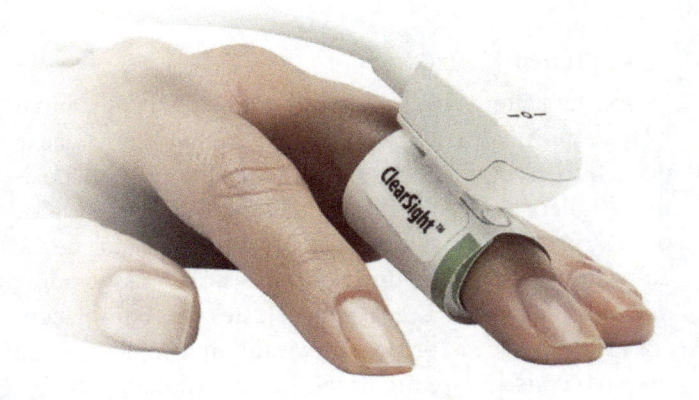

Figura 6.1. Ilustração de ClearSight® Eadyn

A avaliação funcional da carga arterial por elastância arterial dinâmica (*Eadyn*) mostrou-se uma ferramenta capaz de prever a resposta da pressão arterial à expansão volêmica em pacientes hipotensos. Em estudo prospectivo com 118 pacientes, Guinot et al. avaliaram o uso de algoritmo baseado em *Eadyn* para reduzir o tempo de uso de norepinefrina em pacientes com síndrome vasoplégica em PO de cirurgia cardíaca com CEC. Neste estudo, foi observado, que o uso de algoritmo baseado na *Eadyn* esteve associado a menor tempo de uso de norepinefrina; o uso do algoritmo não alterou parâmetros perfusionais nem aumentou o volume de fluidos infundidos.[6]

- **Terapia guiada por metas**

Um estudo brasileiro, prospectivo e randomizado realizado por Eduardo et al.,[7] avaliou pacientes em pós-operatório (PO) de cirurgia cardíaca e observou que o grupo de pacientes randomizado para algoritmo de terapia hemodinâmica guiada por débito cardíaco, incluindo ressuscitação volêmica, uso de inotrópicos e transfusão sanguínea para atingir um índice cardíaco de 3L/min/m² apresentou redução de complicações maiores em 30 dias de seguimento incluindo menor ocorrência de infecção e menor taxa de síndrome de baixo débito[7]. Observou-se, portanto, que um protocolo bem estruturado com terapia guiada por metas é capaz de melhorar os desfechos de pacientes em PO de cirurgia cardíaca.

- **Lactato**

O lactato é o produto do metabolismo da glicose no citoplasma. As fontes mais importantes de hiperlactatemia são as síndromes de choques clínicos. Assim, níveis elevados de lactato requerem investigação imediata. O nível de lactato sérico tem valor diagnóstico e prognóstico. Estudos em pacientes críticos mostram que a probabilidade de sobrevivência está relacionada com os níveis de lactato antes do início do tratamento e o tempo necessário para que o lactato elevado atinja o nível normalidade.[8] O acompanhamento evolutivo dos níveis de lactato nas primeiras horas de PO pode ajudar como um dos diversos parâmetros de boa ou má evolução do paciente. A sua curva ainda não é tão bem estabelecida no cenário da sepse, todavia é um importante parâmetro prognóstico. Vários estudos já falharam ao tentar apontar o lactato como um parâmetro fidedigno de guia para reposição volêmica.[8]

- **Saturação Venosa Central e Saturação Venosa Central Mista**

A Saturação Venosa Central ($SvcO_2$), obtida através de amostra sanguínea proveniente do acesso venoso central (subclávio ou jugular) ou da via proximal do Swan-Ganz, evidencia o balanço entre a oferta de oxigênio (DO_2) e a demanda de oxigênio (VO$_2$) pelos tecidos.[9] Já a Saturação Venosa Central Mista (SvO$_2$), obtida da via distal do Swan-Ganz, é a melhor forma de avaliar esse balanço, e geralmente reflete de forma indireta o débito cardíaco.[10] O aumento da SvO$_2$ com a administração de fluidos se correlaciona com o aumento da DO$_2$ aos tecidos, como é observado com um aumento do débito cardíaco.[11] Porém, a SvcO$_2$ frequentemente apresenta discrepância em relação à SvO$_2$, principalmente quando SatO$_2$, hemoglobina ou índice cardíaco estão baixos;[12] portanto, estudos sugerem que a SvcO$_2$ deve ser usada como uma medida relativa para a detecção de tendências da extração de oxigênio[2].

A medida da SvO$_2$ sofre influência de muitas variáveis, porém é útil nas seguintes situações:

a) avaliar tendências na DO$_2$ com a reposição volêmica ou inotrópicos;

b) obter uma estimativa do débito cardíaco (DC) em pacientes com regurgitação tricúspide, nos quais o DC por termodiluição é subestimado.[13]

MONITORIZAÇÃO DO DÉBITO CARDÍACO (DC)

• Cateter de Artéria Pulmonar (CAP)

O CAP é usado para direcionar o manejo de pacientes com disfunção ventricular (**Figura 4.2.**). O entendimento da cardiopatia de base, as medidas das pressões de enchimento e os achados ecocardiográficos intraoperatórios permitem uma decisão terapêutica adequada. O CAP fornece medidas de pressão venosa central (PVC), pressão na artéria pulmonar (AP), pressão de oclusão da artéria pulmonar (POAP) e SvO$_2$, além de outros parâmetros importantes como resistência vascular sistêmica e resistência vascular pulmonar. A PVC baixa pode prover informações adequadas sobre pressões de enchimento em pacientes com função ventricular preservada que foram submetidos à cirurgia cardíaca.[14]

Apesar de as medidas do CAP não apresentarem correlação precisa com o status volêmico do paciente, a avaliação das pressões de enchimento e do débito cardíaco podem ser usadas para guiar decisões quanto à administração de fluidos, vasopressores e inotrópicos; não obstante, seu impacto em desfechos clínicos foi mais evidente em pacientes de alto risco.[15]

O CAP é o padrão-ouro para a mensuração do débito cardíaco e fornece medidas hemodinâmicas úteis para o adequado diagnóstico e manejo de pacientes em choque.[16] Em nossa prática, seu uso fica reservado para pacientes pós transplante cardíaco, pacientes com fração de ejeção reduzida, hipertensão arterial pulmonar relevante (PSAP>60mmHg) e choque grave.

• Limitações do CAP

Existem limitações na medida do DC pelo Swan-Ganz. Deve-se lembrar que existem duas formas de determinar o DC: *trend CCO* e *STAT CCO*. O *trend CCO* reflete a média do DC dos últimos 4 a 12 minutos. Sendo assim, rápidas alterações no estado hemodinâmico do paciente podem não ser rapidamente demonstradas pelo *trend CCO*. Já o *STAT CCO* atualiza o DC a cada 30 a 60 segundos, mostrando boa acurácia e precisão comparada à termodiluição. Shunt intracardíaco esquerda-direita pode superestimar o DC. Ainda assim, o CAP é útil para detectar o shunt e avaliar sua magnitude.[2,15]

A presença de regurgitação tricúspide pode subestimar ou mesmo superestimar as medidas de DC, porém o uso de CAP permanece relevante para estimar o DC quando se usa o método *trend*, bem como para avaliar resposta a intervenções hemodinâmicas.[17] Nesses casos, a medida do DC contínua sofre menor influência do que a medida do DC intermitente, já que a medida do DC contínua representa a média de valores pelo tempo, sendo menos dependente de variações de infusões intermitentes.[18]

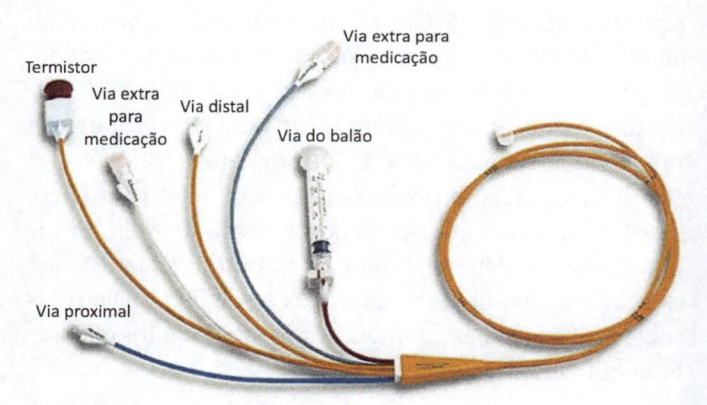

Figura 6.2. Ilustração de CAP.

• Vigileo/FloTrac®

Existem alternativas menos invasivas para determinar o DC, e que possuem boa correlação com a determinação do débito cardíaco por termodiluição, como o dispositivo Vigileo/FloTrac®. Tal dispositivo utiliza a curva de pressão arterial invasiva correlacionando o desvio padrão da pressão de pulso com o volume sistólico associado a dados demográficos do paciente, ajustes pela complacência vascular. Desta forma, através de um método pouco invasivo consegue-se uma avaliação contínua do DC.[16,19] (**Figura 6.3.**)

O Vigileo/FloTrac® torna-se extremamente útil quando o Swan-Ganz não foi instalado, não está funcionando bem ou quando fornece valores de DC inconsistentes com o quadro clínico do paciente, e também na presença de insuficiência tricúspide moderada a importante. Além disso, durante cirurgia cardíaca sem circulação extracorpórea (CEC), é útil quando o coração é deslocado para anastomose posterior ou na presença de isquemia significativa.[20]

A leitura não é acurada na presença de instabilidade hemodinâmica ou arritmia, como fibrilação atrial ou ectopias ventriculares.[2]

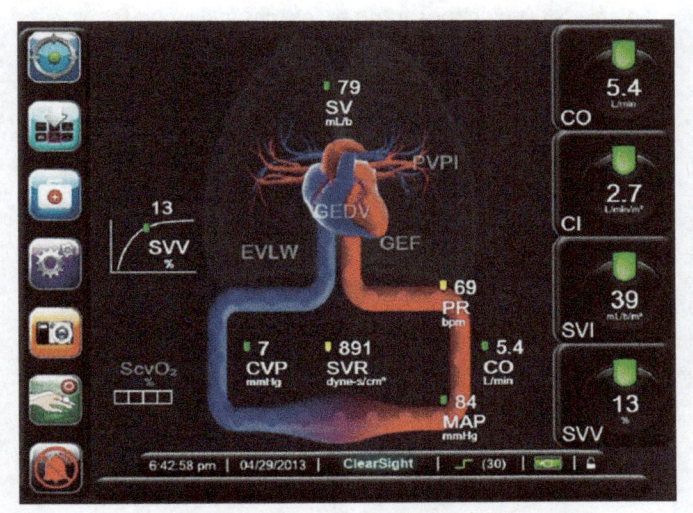

Figura 6.3. Ilustração de monitor de Flotrac/Vigileo

- **Cateter de Átrio Esquerdo (CAE)**

O CAE pode ser usado em situações específicas para medidas mais acuradas das pressões de enchimento do lado esquerdo do coração. Ele é implantado pelo cirurgião através da veia pulmonar superior direita até o átrio esquerdo.[2]

a) O CAE é útil em pacientes com alto gradiente transpulmonar, nos quais a pressão diastólica da artéria pulmonar é significativamente maior do que as pressões de enchimento do lado esquerdo do coração.

b) Pode ser usado em pacientes com grave disfunção ventricular esquerda, hipertensão pulmonar importante secundária a valvopatia mitral, durante uso de dispositivos de assistência circulatória e após transplante cardíaco.

As complicações são de rara ocorrência, sendo as mais importantes:[21]

a) Embolia gasosa (sempre se deve aspirar antes de injetar soro para "lavagem" a fim de se confirmar que não haja ar ou trombo no sistema).

b) Hemorragia na retirada do CAE (portanto, o CAE deve ser retirado antes da retirada dos drenos que podem ser uteis como sentinelas, após sua retirada).

Um resumo das indicações pode ser observado na **Tabela 6.2.** abaixo:

Tabela 6.2. Sumário de indicações de monitorização hemodinâmica

Pressão Arterial Invasiva	Deve ser utilizada em todos os pacientes.
PVC (Pressão venosa central)	Em desuso, não é mais utilizada de rotina.
Cateter de artéria pulmonar	Utilizado em todos os transplantes cardíacos. Quadros de choque de etiologia não definida. Manejo de choque em pacientes com moderada a importante disfunção ventricular. Hipertensão pulmonar e/ou disfunção ventricular direita.
Monitorização minimamente invasiva (Flor-Trac®; EV-1000®)	Pacientes com disfunção ventricular. Cirurgias minimamente invasivas. Complemento na terapia guiada por metas em pacientes com choque mantido.

REFERÊNCIAS BIBLIOGRÁFICAS

1. Stephens RS, Whitman GJR. Postoperative critical care of the adult cardiac surgical patient: part I: routine postoperative care. Crit Care Med 2015;43:1477-97.
2. Bojar, Robert M., et al. Manual of perioperative care in adult cardiac surgery/Robert M. Bojar. Description: Sixth edition. Hoboken, NJ : Wiley-Blackwell, 2021.
3. Bouchard Dechêne V, Couture P, Su A, et al. Risk factors for radial to femoral artery pressure gradient in patients undergoing cardiac surgery with cardiopulmonary bypass. J Cardiothorac Vasc Anesth 2018;32:692-8.
4. Shin, Brian et al. Use of Use of the Hypotension Prediction Index During Cardiac Surgery. Journal of Cardiothoracic and Vascular Anesthesia. V 35, p 1769-1775. Dez, 2020.
5. Y Lu, et al. Continuous Noninvasive Arterial Pressure Monitoring for Transcatheter Aortic Valve Replacement. Journal of Cardiothoracic and Vascular Anesthesia. January 12, 2021.
6. Guinot, P-g. et al. Monitoring dynamic arterial elastance as a means of decreasing the duration of norepinephrine treatment in vasoplegic syndrome following cardiac surgery: a prospective, randomized trial. Intensive Care Medicine, V 43, p 643-651, (2017).
7. Eduardo, et al. Effect of Perioperative Goal-Directed Hemodynamic Resuscitation Therapy on Outcomes Following Cardiac Surgery: A Randomized Clinical Trial and Systematic Review Critical Care Medicine. Dezembro, 2015.

8. Marino, Paul L. Compêndio de UTI. 4ª edição. Porto Alegre: Artmed, 2015.
9. Shepherd SJ, Pearse RM. Role of central and mixed venous oxygen saturation measurement in perioperative care. Anesthesiology 2009;111:649-56.
10. Sommers MS, Stevenson JS, Hamlin RL, Ivey TD, Russell AC. Mixed venous oxygen saturation and oxygen partial pressure as predictors of cardiac index after coronary artery bypass grafting. Heart Lung 1993;22:112-20.
11. Kuiper AN, Troff RJ, Groeneveld ABJ. Mixed venous O2 saturation and fluid responsiveness after cardiac or major vascular surgery. J Cardiothorac Surg 2013;8:189.
12. Yazigi A, El Khoury C, Jebara S, Haddad F, Hayeck G, Sleilaty G. Comparison of central venous to mixed venous oxygen saturation in patients with low cardiac index and filling pressures after coronary artery surgery. J Cardiothorac Vasc Anesth 2008;22:77-83.
13. Balik M, Pachl J, Hendl J. Effect of the degree of tricuspid regurgitation on cardiac output measurements by thermodilution. Intensive Care Med 2002;28:1117-21.
14. Schwann TA, Zacharias A, Riordan CJ, Durham SJ, Engoren M, Habib RH. Safe, highly selective use of pulmonary artery catheters in coronary artery bypass grafting: an objective patient selection method. Ann Thorac Surg 2002;73:1394-401.
15. Bootsma et al. The contemporary pulmonary artery catheter. Part 1: placement and waveform analysis. Journal of Clinical Monitoring and Computing. 2021
16. Arora D, Mehta Y. Recent trends on hemodynamic monitoring in cardiac surgery. Ann Card Anaesth 2016;19:580-3.
17. Balik M, Pachl J, Hendl J, Martin B, Jan P, Jan H. Efect of the degree of tricuspid regurgitation on cardiac output measurements by thermodilution. Intensive Care Med. 2002;28(8):1117-21.
18. Bufngton CW, Nystrom EUM. Neither the accuracy nor the precision of thermal dilution cardiac output measurements is altered by acute tricuspid regurgitation in pigs. Anesth Analg. 2004;98(4):884-90
19. Thiele RH, Bartels K, Gan TJ. Cardiac output monitoring; a contemporary assessment and review. Crit Care Med 2015;43:177-85. 39. Imakiire N, Omae T, Matsunaga A, Sakata R, Kanmura Y. Can a NICO monitor substitute for thermodilution to measure cardiac output in patients with coexisting tricuspid regurgitation? J Anesth 2010;24:511-7.
20. Mehta YM, Chand RK, Sawhney R, Bhise M, Singh A, Trehan N. Cardiac output monitoring: comparison of a new arterial pressure waveform analysis to the bolus thermodilution technique in patients undergoing off pump coronary artery bypass surgery. J Cardiothorac Vasc Anesth 2008;22:394-9.
21. Santini F, Gatti G, Borghetti V, Oppido G, Mazzucco A. Routine left atrial catheterization for the post?operative management of cardiac surgical patients: is the risk justified? Eur J Cardiothorac Surg 1999;16:218-21.

II

PROCEDIMENTOS BÁSICOS NA SALA DE OPERAÇÃO

7

PROCEDIMENTOS BÁSICOS NA SALA DE CIRURGIA – ADULTOS

PEDRO EDUARDO RICCIARDI COSAC • ARTURO ADRIAN DIAZ JARA

INTRODUÇÃO

O **preparo do paciente cirúrgico cardíaco** inicia-se com a entrada do paciente na sala operatória e com a realização de procedimentos de monitorização invasiva, os quais fazem parte da rotina de um cirurgião cardiovascular. Tais procedimentos são mais comumente realizados pelo residente de cirurgia cardiovascular e tem extrema importância para o bom andamento do ato operatório. Dessa forma, devemos estar familiarizados com tais procedimentos.

O PROTOCOLO DE CIRURGIA SEGURA

No Instituto Dante Pazzanese de Cardiologia, o protocolo de cirurgia segura faz parte da nossa rotina. A avaliação do pré-operatório, checagem de exames complementares (laboratoriais e de imagem), confirmação da reserva de hemoderivados e avaliação do paciente são etapas realizadas na data anterior da cirurgia. Dentro do protocolo, é sempre conferido o nome do paciente, idade, tipo de cirurgia programada, presença de jejum e alergias medicamentosas pela equipe de enfermagem e pela equipe cirúrgica, na entrada do paciente no centro cirúrgico, assim como na sala de cirurgia tais dados são novamente checados. Um último checklist é realizado antes da incisão do paciente, para confirmação dos mesmos dados, além da conferência de antibioticoprofilaxia, de materiais e confirmação se as reservas de hemocomponentes estão em sala.

MONITORIZAÇÃO INVASIVA

Por se tratar de um centro de cirurgias complexas, realiza-se a monitorização invasiva de rotina nos pacientes submetidos à cirurgia cardiovascular no Instituto Dante Pazzanese de Cardiologia. Estão incluídas na rotina a monitorização anestésica do índice bispectral (BIS), a monitorização de temperatura, em geral, com termômetro esofágico e, em alguns casos, associada a um termômetro retal (em casos cirúrgicos com possibilidade de parada circulatória total, como em cirurgias de aorta), além da monitorização de cardioscopia, oximetria e **pressão arterial invasiva** (PAI).

Em alguns raros casos, em cirurgias de menor complexidade, a depender da gravidade do caso clínico e consequentemente, da classificação anestésica do paciente, utilizamos monitorização não invasiva, com apenas cardioscopia, pressão arterial não invasiva e oximetria de pulso.

Dessa forma, após entrar na sala cirúrgica e realizada a nova conferência do protocolo de cirurgia segura, o paciente, auxiliado pela equipe cirúrgica e anestésica, é transferido para maca cirúrgica. Neste momento, optamos por já manter o paciente sentado para alocação dos eletrodos de cardioscopia em dorso e do oxímetro. O traçado obtido na cardioscopia deve ser livre de interferências, de boa amplitude com complexo QRS positivo, para tal, utiliza-se esparadrapo ou micropore para sua adequada fixação durante o procedimento. Situações especiais como reoperações exigem a alocação de pás de choque adesivas descartáveis no dorso do paciente pelo risco de arritmias e para cardiorrespiratória durante o descolamento das aderências da parede torácica.[1]

Prossegue-se, então, para punção venosa periférica pela equipe anestésica e posteriormente passagem de PAI em artéria radial esquerda pela equipe cirúrgica. Tal sítio é o de escolha em nosso serviço devido à facilidade de compressão em casos de passagem falha e pela possibilidade de verificação de perfusão do membro com teste de Allen, realizado prévio à punção. Após a PAI com adequado funcionamento, é realizada a indução anestésica, a intubação orotraqueal e a equipe cirúrgica prossegue com a sondagem vesical de demora.

Por fim, por se tratar de uma cirurgia complexa, com necessidade muitas vezes de uso de drogas vasoativas e monitorização dos padrões hemodinâmicos em UTI, é realizada a passagem de cateter venoso central, em veia subclávia direita, jugular direita ou femoral (em ordem de preferência). A passagem da sonda de ecocardiograma transesofágico é realizada pela equipe anestésica de rotina. A seguir, teremos a descrição dos procedimentos rotineiros.

TÉCNICA DE SELDINGER PARA PUNÇÃO ARTERIAL INVASIVA

A pressão arterial invasiva consiste em um método de monitorização invasiva, utilizado comumente para pacientes com necessidade de coleta de gasometria seriadas e pacientes críticos, com necessidade de controle de pressão arterial mais fidedigno. É usado sistema de transdutor com necessidade de purga cuidadosa do circuito para evitar interferência do sinal devido a bolhas. Em situações eletivas, artéria radial é puncionada de preferência. O teste de Allen deve ser realizado para identificar se há circulação colateral preservada. Em casos de emergência, a artéria femoral é preferida. Adicionar heparina ao sistema pode ser utilizado, porém, sem evidência de benefícios. A trombose é uma das complicações mais temidas, a prevenção depende do material usado, teste de Allen, tamanho do cateter e duração da cateterização. Outra complicação severa é infecção, portanto é necessário realizar medidas antissépticas para o procedimento.[2]

Em nosso serviço, como descrito anteriormente, a punção de artéria radial é a primeira opção, isto pela facilidade de punção devido a condições anatômicas, facilidade de verificar viabilidade do sítio com teste de Allen e facilidade de compressão. A artéria radial é um ramo da artéria braquial, o qual corre ao longo desde a fossa cubital, que em seu trajeto emite diversos ramos, entre eles o radial recorrente, passa no compartimento lateral do antebraço, e, no seu compartimento distal, é encontrada em planos superficiais, somente sendo recoberta por pele, tecido subcutâneo e fáscias. Emite o arco palmar, juntamente com a artéria ulnar. Por tal, de início, antes de toda punção, o teste de Allen é realizado. O teste consiste na oclusão digital da artéria ulnar e radial até palidez, facilitada pela abertura e fechamento da mão pelo paciente, com a seguinte liberação da artéria ulnar e observação do rubor da mão, se tal retornar em até 7 segundos, a circulação colateral é considerada presente e por conseguinte, a PAI pode ser puncionada nessa artéria. Em caso de teste positivo (com tempo para rubor superior a 7 segundos), a PAI está contraindicada e devemos investigar outro sítio para punção. A punção arterial invasiva pode ser realizada com cateter arterial ou com cateteres venosos do tipo flexíveis, com calibre 18-20-22 G. Por rotina e por custo, em nosso serviço, optamos por punção com cateter venoso flexível 18 G.[3]

A técnica de punção consiste em:

1. Localização da artéria radial – Perceptível há 1cm proximal do processo estiloide do rádio, na face anterior do punho, com posterior posicionamento da mão em dorsiflexão auxiliado por presença de coxim.
2. Paramentação cirúrgica e antissepsia do local de punção, com alocação de campos.
3. Infiltração de anestésico local para realização de botão anestésico em topografia de punção.
4. Punção arterial com bisel para cima, guiando-se pelo local de pulsação previamente observado.
5. No momento do refluxo realizamos nova progressão, seguida da retirada do mandril e manutenção do cateter flexível.
6. Regressão com o cateter flexível, assim que novo refluxo de sangue, diminuímos o ângulo da punção para 15 graus.
7. Progressão novamente o mandril até que o dispositivo esteja totalmente no interior do vaso, com nova retirada do mandril.
8. Conexão do cateter ao equipo de monitorização já pressurizado previamente.
9. Conferência da curva de pressão.
10. Fixação do dispositivo com nylon 3-0, seguida da realização de curativo local.

TÉCNICA DE PUNÇÃO DO ACESSO VENOSO CENTRAL

Um cateter venoso central é essencial para infusão de drogas como vasopressores e mensuração da pressão venosa central e saturação venosa central da veia cava superior. Tem três locais preferíveis de punção: **veia subclávia**, **veia jugular interna** e **veia femoral**. Cada acesso tem as vantagens e desvantagens; a escolha depende da expertise do profissional e da situação clínica. Em pacientes com instabilidade clínica, é preferível acesso femoral devido ao fácil acesso e para evitar pneumotórax, infecção e trombose, riscos relacionados ao procedimento. Desde a primeira descrição do primeiro acesso venoso central na veia jugular interna publicada em 1969, este procedimento mudou de forma drástica, com o uso de ultrassom. A maior desvantagem é a possibilidade de punção inicial de artéria carótida e pneumotórax, risco diminuído com a punção guiada.[4] Na nossa rotina o acesso venoso via veia subclávia é a mais usada. Descrito pela primeira vez em 1964, este acesso tem menor possibilidade de colapso em casos de hipovolemia pela localização anatomia. Complicações podem ocorrer entre 4-15% dos procedimentos.[5] É recomendado realizar radiografia de tórax no pós-operatório imediato com o objetivo de descartar complicações e avaliar posicionamento do cateter.[6]

A escolha da veia subclávia baseia-se em este ser o vaso mais fácil de ser atingido em pacientes graves e com colapso circulatório. A dificuldade de punção arterial errática com essa técnica envolve a separação da veia e da artéria pelo músculo escaleno e a dificuldade de pneumotórax com o procedimento, pela cúpula pleural direita ser menos elevada que a esquerda.[8]

Em nossa rotina, a técnica utilizada envolve o posicionamento do paciente em posição de Trendelenburg com rotação lateral da cabeça contralateral ao local de punção, com leve hiperextensão do pescoço, conforme imagem abaixo. Tal é seguida da punção, segundo a técnica de Seldinger, com bisel para cima no terço médio da clavícula com direcionamento da agulha para fúrcula em angulo de 30-15 graus com a pele e por fim, após punção venosa, a introdução do fio guia, posterior dilatação dos planos com dilatador e introdução do cateter, sendo esta, finalizada com sua fixação. O curativo não é realizado devido à necessidade de antissepsia do local para o ato cirúrgico.

A passagem de cateter de artéria pulmonar prévia a cirurgia não é rotina em nosso serviço devido ao alto custo do dispositivo, reservamos tal utilização para transplantes cardíacos e optamos por passagem posterior a cirurgia em pacientes com choque cardiogênico.

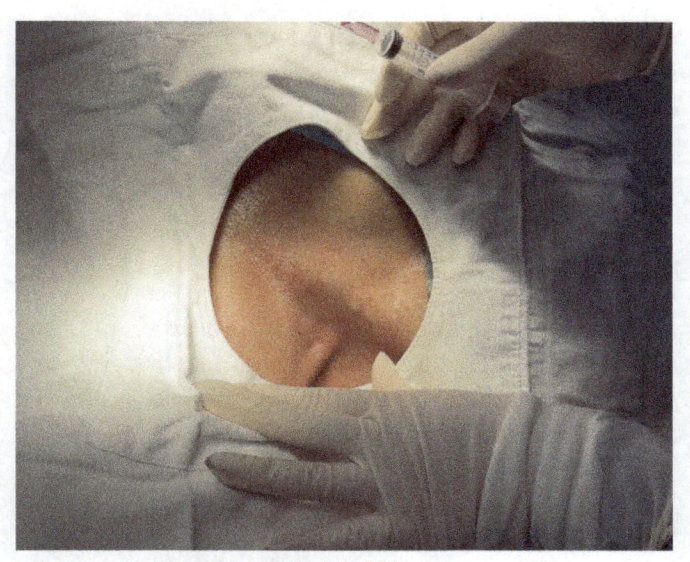

Figura 7.1. Anatomia punção subclávia

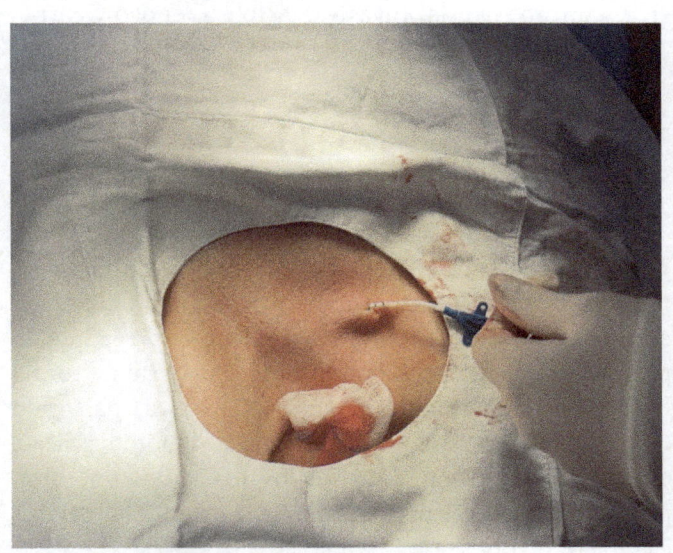

Figura 7.2. Fixação do cateter na posição da subclávia direita.

A ANTISSEPSIA DO PACIENTE

Como último procedimento de preparo para a cirurgia, após toda monitorização, prosseguimos com a antissepsia do paciente, para posterior montagem de campos cirúrgicos e início da cirurgia. Previamente à antissepsia na sala de cirurgia, o paciente na manhã do procedimento, ou em alguns casos, na noite anterior, recebe orientações da equipe de enfermagem para realizar um banho pré-operatório.

A antissepsia, em nosso serviço, é feita pela equipe cirúrgica, que paramentada apenas para tal procedimento, realiza em primeira instância a degermação do paciente, com seguinte retirada do degermante com compressa estéril e posterior aplicação de clorexidina alcoólica. Utilizamos clorexidina aquoso, principalmente em pacientes com feridas cirúrgicas com deiscência. Por rotina, a antissepsia é feita em todo paciente, com exceção de pacientes que serão submetidos à primeira cirurgia de troca valvar mitral, pulmonar ou tricúspide, que nesses casos, a antissepsia ocorre do pescoço até o joelho do paciente.

CONCLUSÃO

Entende-se, desta forma, que os procedimentos básicos na sala de cirurgia fornecem ao cirurgião um ambiente seguro com condições seguras de se promover o procedimento.

PALAVRAS-CHAVE

Protocolo de Cirurgia Segura. Monitorização invasiva. Punção Arterial Invasiva. Cateter Venoso Central. Antissepsia.

PONTOS-CHAVE

A **Cirurgia Cardíaca** se inicia com a entrada do paciente no Centro Cirúrgico, porém o preparo para tal, inicia-se no dia anterior da operação. A monitorização na sala de cirurgia faz parte do procedimento cirúrgico e deve ser seguida rigorosamente e sempre precedida da pré-checagem de dados do paciente. Faz parte na rotina do Dante Pazzanese a Pressão Arterial Invasiva e passagem de Cateter Venoso Central. Uma adequada monitorização, com técnicas e preparos adequados, realizados, em geral, pelo residente de cirurgia, propicia um ambiente seguro e com condições seguras para o ato cirúrgico.

LEITURA SUGERIDA

1. César L, Leandro Utino Taniguchi, José Paulo Ladeira, Adler B. Medicina intensiva. 2022.
2. Bojar RM. Manual Of Perioperative Care In Adult Cardiac Surgery. S.L.: Wiley-Blackwell; 2020.
3. Johannes Sobotta, Reinhard Putz, Reinhard Pabst, Putz R, Wilma Lins Werneck, Hélcio Werneck. Sobotta Atlas de anatomia humana. Rio de Janeiro: Guanabra-Koogan; 2006.

REFERÊNCIAS BIBLIOGRÁFICAS

1. Simon RR & Brenner BE. Procedures and techniques in emergency medicine. Baltimore: Williams & Wilkins Co.; 1984.
2. Cohn LH, Adams DH. Cardiac Surgery in the Adult 5/e. McGraw Hill Professional; 2017.
3. John Webster Kirklin, Kouchoukos NT, Al E. Kirklin/Barrat-Boyes cardiac surgery : morphology, diagnostic criteria, natural history, techniques, results, and indications. Philadelphia: Elsevier/Saunders, Cop; 2013.
4. Zingg W, Cartier V, Inan C, Touveneau S, Theriault M, Gayet-Ageron A, et al. Hospital-Wide Multidisciplinary, Multimodal Intervention Programme to Reduce Central Venous Catheter-Associated Bloodstream Infection. Conly J, editor. PLoS ONE. 2014 Apr 8;9(4):e93898.
5. Crexells C, Chatterjee K, Forrester JS, Dikshit K, Swan HJC. Optimal Level of Filling Pressure in the Left Side of the Heart in Acute Myocardial Infarction. New England Journal of Medicine. 1973 Dec 13;289(24):1263-6.
6. English W, Frew RM, Pigott G, Zaki M. Percutaneous cannulation of the internal jugular vein. Thorax. 1969 Jul 1;24(4):496-7.
7. Bannon M, Heller, Rivera. Anatomic considerations for central venous cannulation. Risk Management and Healthcare Policy. 2011 Apr;27.

8

PROCEDIMENTOS BÁSICOS NA SALA DE CIRURGIA – CONGÊNITO

ALEF DE CARVALHO VIEIRA • JESUS ANTÔNIO G SAURITH

INTRODUÇÃO

Ao ingressar na sala cirúrgica para um procedimento cardiovascular, todos os pacientes seguem um **protocolo padrão** de preparação. A realização dos procedimentos pela equipe anestésica e cirúrgica desempenha um papel crucial na monitorização e gestão do paciente durante a cirurgia cardíaca.

A rotina cirúrgica inicia com a preparação do caso do dia, analisando a cardiopatia congênita e definindo o planejamento cirúrgico. Após checagem do material necessário, reservas de hemocomponentes e reserva de UTI, o paciente ingressa ao centro cirúrgico, onde inicialmente são aplicados os conceitos de cirurgia segura, verificando detalhes como nome, idade, data de nascimento e procedimento planejado, incluindo sua lateralização.

Os procedimentos invasivos são conduzidos pela equipe médica. A equipe anestésica é responsável pelo acesso periférico, intubação orotraqueal, monitorização cerebral e manipulação dos termômetros invasivos (esofágico/retal). A equipe cirúrgica realiza a cateterização arterial, venosa central, sondagem vesical, além de procedimentos de antissepsia e assepsia local. Antes da incisão, um novo checklist é executado, incluindo a apresentação da equipe, suas respectivas funções e uma revisão abrangente de todos os procedimentos a serem realizados.

Neste capítulo, discutiremos diversos procedimentos invasivos conduzidos no ambiente da sala cirúrgica, especificamente em pacientes pediátricos submetidos a cirurgias cardíacas. Essas práticas são parte integrante da rotina no Instituto Dante Pazzanese de Cardiologia. Embora outros serviços possam adotar diferentes estratégias de distribuição de equipe e protocolos para fornecer dispositivos, a importância desses procedimentos permanece fundamental em qualquer intervenção cirúrgica cardiovascular.

PUNÇÃO ARTERIAL INVASIVA;

A pressão arterial é uma variável cardiovascular essencial para a monitorização hemodinâmica, especialmente em pacientes graves na terapia intensiva, pós-operatório de cirurgias cardíacas ou não-cardíacas de grande porte, e casos de choque circulatório. A pressão arterial invasiva é mais precisa do que a não invasiva, detectando duas vezes mais hipotensões e apresentando respostas mais rápidas às oscilações da pressão e sua curva.[1]

Indicações

Necessidade de monitoramento contínuo da pressão arterial, necessidade de coleta repetida de amostras de sangue arterial.[1]

Contraindicações

Incluem infecção local, trombose, síndrome de Raynaud ativa, tromboangeíte obliterante ou anormalidades na anatomia dos vasos no local da punção.[1]

- **Sítios de punção:**

No nosso serviço são comumente utilizados os seguintes locais: artéria radial e artéria femoral. Locais de punção menos frequentes: braquial, axilar, ulnar, temporal, pediosa e tibial posterior.[1]

- **Artéria Radial:**
  - Mais comum e facilmente acessada, geralmente sem complicações.[1]
  - Localizada entre a extremidade final do rádio e o tendão do músculo flexor do carpo, 1 a 2cm acima do pulso.[1]
  - O teste de Allen Modificado pode ser usado para avaliar a circulação colateral, mas tem limitada precisão diagnóstica.[1]
  - A exposição adequada do pulso é crucial, e a tentativa de canulação deve começar distalmente.[1]
- **Artéria Femoral:**
  - Maior artéria utilizada como sítio para o PAI, com complicações semelhantes a outros locais.[1]
  - Mais bem palpada com a perna estendida, levemente abduzida e rotacionada lateralmente, abaixo da prega inguinal.[1]

A forma da onda da pressão arterial muda da aorta para artérias mais periféricas devido à amplificação do pulso. Na periferia, a forma da onda mostra uma pressão sistólica mais alta, uma subida mais íngreme, uma pressão diastólica mais baixa e um entalhe dicrótico mais baixo e tardio em comparação com a aorta. A diminuição na pressão diastólica é menos pronunciada do que o aumento na pressão sistólica.[1]

- **Escolha do cateter:**

A escolha do cateter arterial depende da artéria e possíveis desafios durante o procedimento. O comprimento do cateter é selecionado com base no local de inserção. Para artérias como a braquial, femoral ou axilar, é preferível um cateter mais longo devido à distância, reduzindo o risco de deslocamento. Cateteres 20-G são menos propensos a complicações em comparação com os maiores. Em situações desafiadoras, usar um fio-guia é recomendado, pois aumenta as taxas de sucesso.[1]

- **Técnica de inserção do cateter arterial**

Materiais:
1. Luvas e campos estéreis e soluções antissépticas para preparo da pele.
2. Kit de Cateter arterial.
3. Sistema de tubulação e kit de transdutor.

a. Encha o sistema de tubulação com soro fisiológico e conecte-o a uma bolsa pressurizada ajustada para 300mmHg para evitar que o sangue da artéria volte. Evite soluções heparinizadas, pois a heparina pode causar a formação de anticorpos e levar à trombocitopenia induzida por heparina.[1,2]

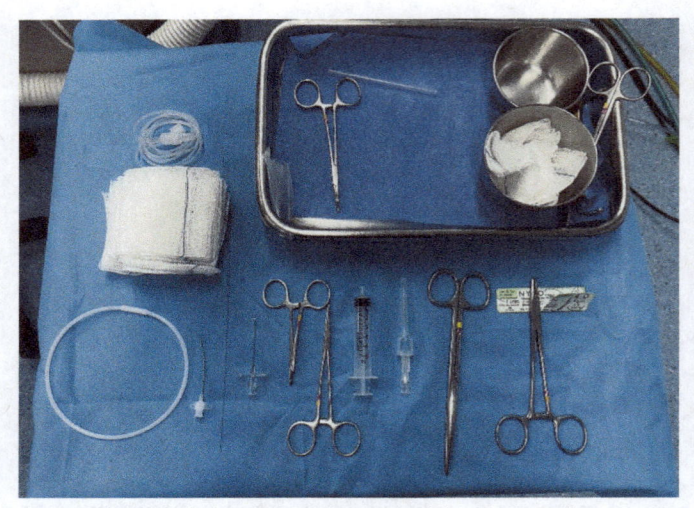

Figura 8.1. Mesa com materiais necessários para realizar a punção arterial

Fonte: Arquivo pessoal

- **Técnica:**
  1. Preparação dos materiais.
  2. Antissepsia com solução de clorexidina dergemante e alcoólica. E colação de capôs estéreis.
  3. Anestesia local (Ver em Acesso Venoso Central).
  4. Técnica de Seldinger:
     a. Palpar o pulso e furar o local com agulha de 30 a 45 graus da pele.
     b. Ao refluir sangue pulsátil, passar o fio-guia.
     c. Retirar a agulha.
     d. Inserir o cateter pelo fio-guia e posicionar dentro da artéria.
     e. Retirar o fio-guia.
     f. Fixar o cateter com Nylon 4-0 ou 5-0.
     g. Conectar ao sistema do transdutor.
     h. Realizar curativo oclusivo.
  5. Técnica de Seldinger modificada (Over-the-wire):
     a. Punciona-se com um Cateter agulhado (Jelco), e ao puncionar a artéria, transfixa-se a mesma.
     b. Retira-se a agulha e retornar devagar o cateter até refluir sangue.
     c. Passar o fio-guia pelo cateter e retirar este.

d. Após passar o cateter próprio pelo fio-guia, posiciona-se na artéria. Fixa-se com o fio agulhada e conecta ao sistema de transdutor.

6. Técnica de punção direta:

a. Esta técnica envolve a punção com um cateter de 22-G ou 24G (dependendo do peso da criança) direto no lúmen da artéria.

b. Após ser puncionado e o retorno do sangue for verificado, retifica-se o cateter quase que horizontalmente a 10-15 graus do plano da pele, e progride o cateter diretamente no lúmen da artéria.

c. Realiza-se a fixação e a conexão ao sistema de transdutor.

O transdutor de pressão (onde o sinal mecânico é convertido em um sinal elétrico) deve ser nivelado e zerado para garantir que as medições da pressão arterial sejam precisas.[1,2]

Todas as técnicas anteriores podem ser feitas com o auxílio de um aparelho de ultrassonografia.[1]

ACESSO VENOSO CENTRAL

Um acesso venoso central permite a administração de medicamentos vitais pela equipe de anestesia, o uso de drogas vasoativas e inotrópicas, a coleta de exames essenciais e, em algumas situações, a avaliação da pressão venosa central do paciente crucial no ajuste volêmico após saída de CEC. A definição de um dispositivo venoso central implica que a ponta do cateter esteja posicionada na veia cava superior, veia cava inferior ou no átrio direito.[3-5]

Indicações e contraindicações:

Tabela 8.1. Indicações e contraindicações

INDICAÇÕES	CONTRAINDICAÇÕES
Infusão de soluções com potencial dano endotelial.	Infecção ativa em local de punção (relativa).
Uso de drogas vasoativas e inotrópicas.	Coagulopatia (relativa).
Monitorização Hemodinâmica invasiva: Pressão Atrial Direita.	Trombose em local de punção (relativa).
Análise da Saturação Venosa Central (SvO_2).	
Falha de acesso venoso periférico.	
Coleta diária de exame de sangue.	
Hemodiálise.	

Complicações:

1. Infecção.
2. Hematomas.
3. Sangramentos menores.
4. Pneumotórax.
5. Hemotórax.
6. Quilotórax (punção da Veia Subclávia esquerda).
7. Punção arterial acidental.

Sítios anatômicos

Os lugares mais comuns para colocar cateteres centrais são as veias **jugulares internas**, veias subclávias e veias femorais.[3-5]

Para a veia jugular interna, gire a cabeça contrário ao local de punção, identificando um triângulo entre a borda medial da cabeça clavicular do músculo esternocleidomastoideo e a borda lateral da cabeça esternal do mesmo músculo. O ponto de punção fica no ápice desse triângulo, direcionado para o mamilo ipsilateral, com a agulha a um ângulo de 45 graus.[3-5]

A veia subclávia fica inferior e posterior à clavícula. Para acessá-la, puncione o trígono delta-peitoral, formado pelo músculo peitoral maior, músculo deltoide e terço médio da clavícula. A punção deve ser feita no ápice do trígono a um ângulo de 30 graus, direcionando a agulha para a fúrcula esternal.[3-5]

A veia femoral está localizada no triângulo femoral, formado pelo ligamento inguinal (visível como prega inguinal), músculo sartório (lateral) e músculo grácil (medial). Dentro do triângulo femoral, encontra-se, de lateral para medial, o nervo femoral, artéria femoral e veia femoral. Para acessar a veia femoral, palpe a artéria femoral, puncionando medialmente ao ponto palpado com um ângulo de 30 a 45 graus em relação à pele, direcionando a agulha em direção à cicatriz umbilical do paciente.[3-5]

- **Técnica**

1. Preparação dos Materiais:

a. Kit acesso venoso central (Agulha, seringa de 5ml, dilatador, Fio-guia, cateter 4 ou 7 FR duplo-lúmen).

b. Seringa de 10mL.

c. Agulhas.

d. Lidocaína 1%.

e. Pacote de Gaze.

f. Cuba com Clorexidina Alcoólica.
g. Fio Nylon 3.0 ou 4.0.
h. Campos estéreis.
i. Soro Fisiológico 0,9% e Equipo de soro.
j. Lâmina de bisturi lâmina 11.
2. Posicionamento do Paciente.
   a. **Veia Jugular ou Subclávia:** Decúbito dorsal, com a cabeça rotacionado levemente para sentido contralateral ao sítio de punção. Realizar posicionamento de Tremdeleburg.
   b. **Veia Femoral:** Decúbito dorsal, com pernas levemente afastadas.
3. Antissepsia: Realizar limpeza local com Clorexidina e Dergermante. Deve ser feito a limpeza no local de punção e em sítio alternativo como segunda opção.

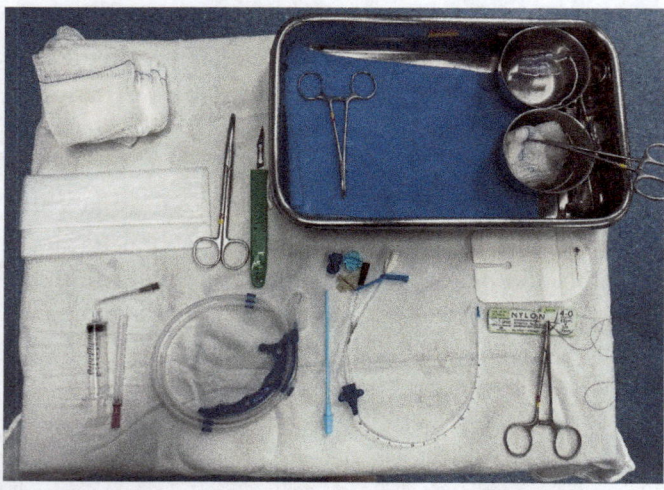

Figura 8.2. Mesa com materiais necessários para a realização da punção venosa central.

Fonte: Arquivo pessoal

4. Assepsia: Consiste em cobrir o paciente com campos estéreis.
5. Anestesia local.
6. Punção do sítio conforme topografia e segundo a veia profunda escolhida. Quando refluir sangue deve-se retirar a seringa e imobilizar a agulha. Realizar a passagem do fio-guia. Lembrar que se for um acesso central, ou seja, da subclávia ou jugular, deve-se observar o eletrocardiograma para que o fio-guia não induza arritmias no coração. Retira-se a agulha e realiza-se uma pequena incisão de 1mm na pele ao redor do fio-guia. Passar o dilatador pela pele subcutâneo e veia. Retira-se o dilatador e passar o cateter duplo-lúmen. Lembrar neste momento que ao passar o cateter, antes de introduzir o cateter pelo orifício da pele, o fio-guia já deve ter se apresentado na outra extremidade.
7. Após introduzido o cateter, retira-se o fio-guia.
8. Testagem do cateter: Com uma seringa com soro, aspira o sangue, o cateter e depois influi soro para avaliar se o cateter se encontra prévio. Fixa-se o cateter com fio agulhado.
9. Realiza-se curativo estéril.
10. Solicitar radiografia de tórax, para verificar posicionamento do cateter e rastrear possíveis complicações.[3-5]

*****A obtenção do acesso venoso central é realizada guiado por USG rotineiramente**

SONDAGEM VESICAL DE DEMORA

A sondagem vesical de demora consiste em uma cateterização da bexiga a fim de ter acesso à urina do paciente. Esta pode ser acessada pela uretra ou por meios percutâneos supra púbicos. O mais comum é que a cateterização vesical seja obtida pela via uretral e é um procedimento muito utilizada na área hospitalar, tanto em emergências, unidades de terapia intensiva e centro cirúrgico.[6]

Indicações

- Obter uma amostra estéril de urina para cultura ou investigação.
- Realizar um procedimento diagnóstico.
- Infundir um medicamento na bexiga.
- Monitorar o débito urinário.

Contraindicações (relativas)

- Sangue no meato uretral.
- Fratura pélvica.
- Trauma conhecido ou estreitamento da uretra.

Complicações:

- Dor durante ou após o procedimento.
- Sintomas de disfunção miccional após o procedimento.
- Trauma emocional.

- Infecção do trato urinário.
- Trauma uretral com sangramento.
- Parafimose.
- Estenose uretral.
- Falso trajeto uretral.
- Perfuração da bexiga.
- Epididimite.

Técnica de cateterização vesical

1. Preparação dos Materiais:
   a. Gaze estéril, seringa de 10mL, campos estéreis e luvas estéreis.
   b. Sonda vesical (ver **Tabela 7.1.** sobre tamanhos de sonda) e saco coletor de urina.
   c. Lidocaína gel 1%.
   d. Água Destilada.
2. Posicionamento:
   a. **Meninos:** Decúbito dorsal com pernas levemente abertas.
   b. **Meninas:** Posição de "frog-leg".
3. Antissepsia e Assepsia:
   a. **Dergermação:** idealmente utiliza-se clorexidina dergermante em toda a área pubiana, inguino-femoral e em pênis e vagina.
   b. **Pintura:** usa-se solução de Clorexidina Alcoólica em áreas de pele ao redor da região genitália, porém em região de mucosa como glande e pequenos lábios e meato uretral feminino e masculino, utiliza-se a solução de Clorexidina Aquosa.
   c. Assepsia se refere a colocação dos campos estéreis cobrindo ao redor da genitália da criança
4. Passagem da sonda
   a. Deve-se testar a sonda antes de introduzi-la no meato uretral.
   b. Técnica:
      i. A ponta da sonda deve ser embebida de gel com lidocaína 1% para facilitar a penetração com menos dor.
      ii. Meninas:
         1. Afastar os grandes lábios e os pequenos lábios, e identificar o meato uretral. Pelo tamanho da criança, pode ser difícil a visualização, havendo cateterização vaginal erroneamente.
         2. Cateteriza-se o meato encontrado até aproximadamente metade da sonda. Como a uretra feminina é pequena, não se faz necessário introduzir toda a sonda.
      iii. Meninos:
         1. A glande deve ser exposta com cautela, pois na infância pode haver fimose e a exposição forçada pode lesar a mucosa. O pênis deve se manter elevado na passagem da sonda devido às curvaturas que a uretra faz internamente.
         2. Cateteriza-se o meato uretral e introduz a sonda até o final, pois, como a uretra masculina é maior e é importante ter a certeza de que a mesma encontra-se dentro da bexiga para não haver insuflação dentro da uretra, para não causar lesão de trajeto.
      iv. Observar o refluxo da urina pela sonda.
      v. Insufla-se o balonete com água destilada e puxa a sonda para que ela trave no orifício uretral interno. Neste momento é importante utilizar água destilada para a insuflação. Usar "ar" é errado, pois o balão pode desinflar, e usar soro fisiológico pode haver o risco teórico de cristalização do balonete e a impossibilidade de retirá-la posteriormente. Algumas sondas infantis vêm com um fio-guia que deve ser retirado após a insuflação do balonete.
      vi. Conecta-se a sonda ao sistema de coletor de urina.
      vii. Fixação da sonda com micropore ou esparadrapo na porção medial da coxa, realizando um "meso" ao redor da sonda.

DRENAGEM DE TORÁCICA

A toracostomia em selo d'água, ou drenagem torácica pleural, é um procedimento altamente eficaz para remover fluidos da cavidade torácica. Além disso, certas cirurgias e condições clínicas específicas podem levar a derrames pleurais, hemotórax e pneumotórax no pós-operatório, exigindo igualmente a drenagem.[7]

Indicações

- Pneumotórax simples, aberto e hipertensivo.
- Hemotórax.

- Hemopneumotórax.
- Derrame pleural.
- Complicações parapneumônicas – Empiema.
- Quilotórax.
- Pós-cirurgia torácica.
- Fístula Broncopleural.[7]

Contraindicações

Não há contraindicações absolutas, mas é crucial considerar coagulopatias e disfunções plaquetárias. Embora essas condições não impeçam diretamente o procedimento, é essencial avaliar clinicamente o caso e confiar na experiência do profissional responsável pela execução.[7]

- **Técnica de Inserção:**

1. **Preparação dos materiais:**
   a. Gazes e compressas estéreis. Luvas estéreis e campos estéreis.
   b. Caixa com materiais cirúrgicos para drenagem de tórax: pinças anatômicas, tesoura de Mayo, porta-agulhas; pinça hemostática Halsted (mosquito) e Kelly.
   c. Tubos torácicos (veja **Tabela 7.2.** o guia para escolha dos tamanhos).

Na escolha de tubos torácicos, há vários tipos e tamanhos a considerar (veja **Tabela 7.2.**). Destaco o Dreno de Blake, um tubo reto e flexível que drena fluidos e ar do tórax de maneira controlada. O Dreno Tubular possui aberturas para facilitar a drenagem do fluido, sendo menos flexível que o Blake por ser feito de silicone. Outra opção é o Dreno de Pigtail, escolhido frequentemente pela sua configuração em espiral, flexibilidade e fácil inserção guiada, reduzindo o trauma durante a inserção no tórax.[7]

Tabela 8.2. Guia para escolha de tamanhos dos tubos torácicos

Idade/Peso	Tamanho (French – Fr)
Neonato <5kg	8-12 Fr
0-1 ano (5-10kg)	1-14 Fr
1-2 anos (10-15kg)	14-20 Fr
2-5 anos (15-20kg)	20-24 Fr
5-10 anos (20-30kg)	20-28 Fr
>10 anos (20-50kg)	28-40 Fr
Adulto (>50kg)	32-40 Fr

   d. Seringas e agulhas.
   e. Lidocaína 1%.
   f. Bisturi de Lâmina 11.
   g. Fio agulhado 3.0 ou 4.0 para fixação.
   h. Micropore ou esparadrapo.

2. **Local de drenagem:**

Local prévio, a realizar o procedimento, é feita uma varredura com USG, identificando a loja do derrame e o nível do diafragma do hemotórax envolvido, para assim definir o melhor local de drenagem:

   a. A drenagem deve ser feita, preferencialmente, no 4º, 5º ou 6º espaço intercostal, entre a Linha axila anterior e média.
   b. O espaço intercostal escolhido para incisão deve ser um abaixo daquele o qual vai ser passado o dreno. Exemplo: caso escolha o 5º espaço, a incisão deve ser realizada no sexto espaço intercostal. Isso cria um túnel e impede complicações após a retirada.

3. **Antissepsia e Assepsia:**
   a. Deve-se aplicar clorexidina dergermante no local, para retirar sujeiras e oleosidades, e após aplicar soluções de clorexidina alcoólica para pintura. Após isso colocam-se os campos estéreis ao redor de onde será feito o procedimento.

4. **Anestesia:**
   a. Utilize lidocaína 1%, respeitando a dose máxima conforme o peso do paciente. Anestesie o subcutâneo, a costela e a borda superior da costela para garantir uma anestesia abrangente do feixe intercostal.

5. **Incisão:**
   a. Realize uma incisão de 1cm na pele, no espaço intercostal abaixo do local de inserção do tubo, paralela às costelas.

6. **Dissecção dos planos:**
   a. Disseque o subcutâneo até a costela, criando um túnel em direção ao espaço intercostal. A inserção da pinça deve ocorrer na borda superior da costela inferior para evitar danos ao feixe neurovascular.
   b. Deve-se inserir a ponta da pinça fechada por meio das inserções musculares e da pleura de maneira controlada, aplicando pressão firme e constante e segurando a pinça de forma segura, para os dedos atuarem como um ponto de parada, evitando que a pinça penetre muito profundamente na cavidade torácica. Uma vez que a ponta da pinça atravessa os músculos intercostais e a pleura, as lâminas são abertas com

força para ampliar o orifício o suficiente para acomodar o tubo torácico.

7. **Inserção do tubo:**
   a. Insira o tubo guiado por uma pinça hemostática. A confirmação da posição correta é observada pelo retorno do fluido pelo tubo. Pince o tubo com outra hemostática para evitar perdas de líquidos. Certifique-se de que todas as fenestrações estão dentro da cavidade torácica.

8. **Fixação:**
   a. Realize um ponto de fixação na pele em formato de "U" e, em seguida, uma "bailarina" ao redor do tubo para garantir sua fixação.

9. **Conexão ao tubo coletor:**
   a. Conecta ao tubo coletor em drenagem em selo d'água.

10. **Curativos:**
    a. Realiza-se ao curativo ao redor do tubo e um curativo na pele para formar um "meso" ao redor o tubo, evitando a perda intempestiva dele. [7]

CATETER DE DIÁLISE PERITONEAL

A lesão renal aguda (LRA) é uma complicação comum e significativa após cirurgia cardiovascular pediátrica, afetando até 30-60% dos pacientes. A cirurgia corretiva de doença cardíaca congênita é identificada como a principal associação de LRA em crianças, associada a desfechos desfavoráveis, incluindo mortalidade de forma independente.[8,9]

Historicamente, a diálise peritoneal foi a terapia substitutiva renal preferencial, mas outras modalidades, como terapias extracorpóreas intermitente e contínua, também são consideradas. Não há evidências claras de superioridade entre essas modalidades em termos de desfechos.[8,9]

- *Vantagens da Diálise Peritoneal:*

É a opção preferida em neonatos, especialmente em bebês com peso inferior a 1000g e em crianças que desenvolvem lesão renal após cirurgia cardíaca congênita, sendo segura, eficaz e até usada de forma preventiva. [9]

A diálise peritoneal é um método dinâmico e mais fisiológico, menos inflamatório que terapias fora do corpo. A remoção gradual de substâncias e fluidos, mesmo em pacientes instáveis, é possível devido à natureza contínua da diálise peritoneal. Embora a remoção de fluidos seja imprevisível, o uso de cateter e uma técnica adequada permitem uma depuração eficaz, proporcionando espaço para a administração de fluidos.[9]

Além disso, a diálise peritoneal não requer acesso vascular, preservando os vasos para futuros procedimentos. É uma técnica simples e segura que pode ser realizada fora da Unidade de Terapia Intensiva Pediátrica. [9]

- *Desvantagens da diálise peritoneal*

A remoção gradual de substâncias do corpo e a imprevisibilidade na extração de líquidos podem tornar a Diálise Peritoneal (DP) menos eficiente em comparação com a Hemodiálise (HD) ou a Terapia de Reposição Renal Contínua (CRRT) em crianças com condições hipercatabólicas. Além disso, pode levar a hiperglicemia, pelas soluções com altas concentrações de dextrose.[9]

A DP é desaconselhada em crianças com cirurgias abdominais recentes, celulite abdominal, hérnia inguinal, hérnia diafragmática, íleo paralítico e peritonite, exigindo uma cavidade peritoneal íntegra. Pacientes com problemas pulmonares podem ter sintomas agravados devido ao aumento do volume de líquido de diálise abdominal, e a DP pode exigir uma carga de trabalho de enfermagem mais intensa.[9]

TIPOS DE CATETERES, LOCAL DE INSERÇÃO

Existem diferentes tipos de cateteres para diálise peritoneal, cada um com vantagens e desvantagens. Em muitos lugares, especialmente fora de centros especializados em nefrologia, pode ser necessário adaptar-se às opções disponíveis.[9]

- **Cateter de Tenckhoff:** Comum, com ponta reta e um manguito.
- **Cateter Curl Cath:** Tem ponta curva para ajustar-se ao fundo da cavidade peritoneal.
- **Cateter Swan-Neck:** Curva suave em forma de pescoço de cisne, facilitando a entrada e reduzindo obstruções.
- **Cateter de Toronto-Western Hospital (TWH):** Possui ponta bifurcada.
- **Cateter de Missouri:** Com ponta em pigtail.

Os cateteres podem ter 1 ou 2 manguitos subcutâneos para estabilização e prevenção de infecções.[9]

A inserção pode ser na linha média (supra ou infraumbilical) ou lateral, usando a linha média sagital como referência. Todos esses locais exigem uma incisão lateral para tunelizar a saída do cateter.[9]

Técnicas de inserção

Existem três formas de inserir um cateter para diálise peritoneal: cirurgia aberta por laparotomia, percutânea com técnica de Seldinger e laparoscopia. Não há evidências claras de superioridade entre elas em termos de complicações, cada uma apresentando vantagens e desvantagens específicas. Neste capítulo, focaremos na técnica aberta laparotômica, ainda amplamente utilizada.[9]

A técnica é realizada com sedação e anestesia. Começa com uma incisão transversal de 2 a 4 cm no músculo reto abdominal inferior. Após dissecar o subcutâneo, corta-se a fáscia anterior do músculo e separam-se as fibras musculares até alcançar a fáscia posterior. Uma sutura em bolsa é feita na fáscia usando fio Prolene 5-0 ou 6-0. Traciona-se levemente a fáscia, fazendo uma pequena incisão. Após localizar a fáscia transversalis e o peritônio, ambos são incisados juntos.[9]

O cateter é passado pelo orifício, direcionando-o para a pelve. A sutura em bolsa é fechada, mantendo o cuff (se presente) entre o extraperitoneal e a fáscia anterior do músculo. Em seguida, faz-se uma tunelização abaixo do músculo reto para a lateral, abrindo uma contra incisão pela qual o cateter será exteriorizado. Os planos da fáscia anterior, subcutâneo e pele são fechados com fios absorvíveis e Nylon 4-0 ou 5-0 respectivamente.[9]

Idealmente, os cateteres para diálise peritoneal têm uma linha radiopaca em sua estrutura, visível na radiografia abdominal para verificar a localização.[9]

CONCLUSÃO

Neste capítulo, exploramos a complexidade e os diversos procedimentos envolvidos em uma cirurgia cardíaca. Cada etapa é crucial, pois a ausência de qualquer uma tornaria a cirurgia imprecisa e insegura. Portanto, é fundamental que o médico especialista em cirurgia cardiovascular tenha amplo conhecimento dos procedimentos para proporcionar o melhor tratamento ao paciente pediátrico.

PONTOS-CHAVE

- O preparo pré-operatório do paciente é essencial e envolve a equipe cirúrgica, anestesista e enfermagem.
- O checklist pré-operatório deve ser sempre realizado verificando todos os passos, materiais e necessidades do paciente.

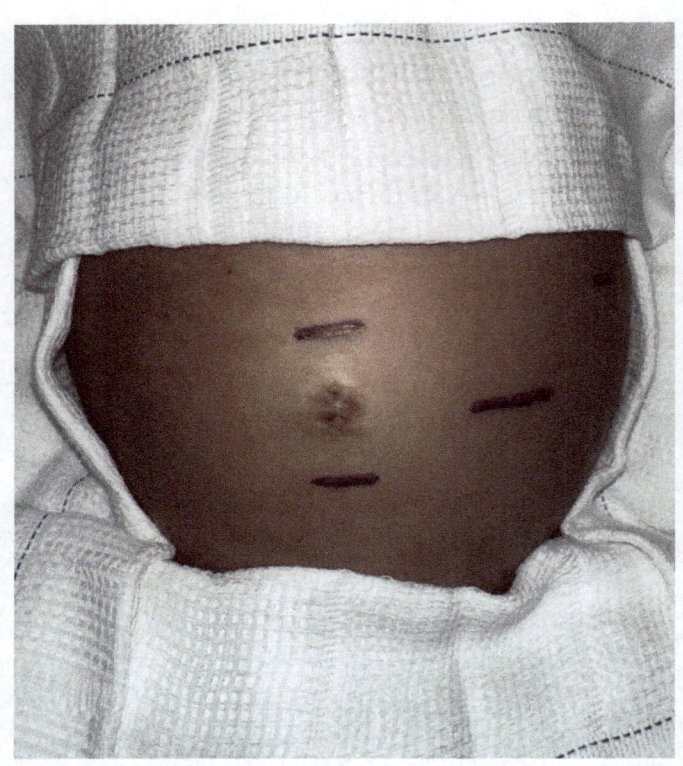

Figura 8.3. Locais para incisão e acesso cirúrgico para a realização da passagem de cateter de diálise peritoneal.

Fonte: Arquivo pessoal

- Procedimentos imprescindíveis para o sucesso da cirurgia cardíaca envolvem o acesso venoso central, pressão arterial invasiva e sondagem vesical de demora. Pela equipe anestésica, o acesso periférico, a intubação orotraqueal e monitorização cerebral também são realizadas.
- O cateter de diálise peritoneal, apesar de não ser rotina, pode ser comumente necessário em pacientes pediátricos complexos.

SUGESTÃO DE LEITURA

1. King C, Henretig FM. *Textbook of Pediatric Emergency Procedures*. Vol 2. Wolters Kluwer Health/Lippincott Williams & Wilkins; 2008.
2. Bojar RM. Manual Of Perioperative Care In Adult Cardiac Surgery. S.L.: Wiley-Blackwell; 2020.
3. Biasucci, D. G., Disma, N. M., & Pittiruti, M. (2022). Vascular Access in Neonates and Children (Biasucci D, Diasma N, & Pittiruti M, Eds.; 1st ed., Vol. 1).

REFERÊNCIA BIBLIOGRÁFICAS

1. Saugel B, Kouz K, Meidert AS, Schulte-Uentrop L, Romagnoli S. How to measure blood pressure using an arterial catheter: A

systematic 5-step approach. *Crit Care*. 2020;24(1). doi:10.1186/s13054-020-02859-w
2. King C, Henretig FM. *Textbook of Pediatric Emergency Procedures*. Vol 2. Wolters Kluwer Health/Lippincott Williams & Wilkins; 2008.
3. Paoletti F, Ripani U, Antonelli M, Nicoletta G. Central venous catheters Observations on the implantation technique and its complications. *Minerva Anestesiol*. 2005;71(9):555-560.
4. Chales J. Coté; Davi R. JObes; Alan Jay Schwartz; Norig Ellison. Two Approaches to Cannulation of a Child's Internal Jugular vein. *Anesthesiology*. 1979;50(4):371-373.
5. Venkataraman ST, Orr RA, Thompson AE. Percutaneous infraclavicular subclavian vein catheterization in critically ill infants and children. *J Pediatr*. 1988;113(3):480-485.
6. Robson WLM, Leung AKC, Thomason MA. Catheterization of the bladder in infants and children. *Clin Pediatr (Phila)*. 2006;45(9):795-800. doi:10.1177/0009922806295277
7. Miller KS, Sahn SA. Chest tubes. Indications, technique, management and complications. *Chest*. 1987;91(2):258-264. doi:10.1378/chest.91.2.258
8. Kwiatkowski DM, Krawczeski CD. Acute kidney injury and fluid overload in infants and children after cardiac surgery. *Pediatric Nephrology*. 2017;32(9):1509-1517. doi:10.1007/s00467-017-3643-2
9. Vasudevan A, Phadke K, Yap HK. Peritoneal dialysis for the management of pediatric patients with acute kidney injury. *Pediatric Nephrology*. 2017;32(7):1145-1156. doi:10.1007/s00467-016-3482-6

9
PROTEÇÃO MIOCÁRDICA

ALOYSIO ABDO SILVA CAMPOS • ALMIRO CARLOS FERRO JUNIOR

INTRODUÇÃO

Durante o tempo cirúrgico principal existe um by-pass à circulação cardiopulmonar realizada pela circulação extracorpórea (CEC). Sendo assim, o cirurgião, nesta hora, é capaz de parar os batimentos cardíacos e a ventilação pulmonar para poder trabalhar com mais refinamento, além de poder abrir as cavidades cardíacas e corrigir defeitos estruturais dentro do órgão. Isso se dá através do pinçamento da aorta mais proximal à canulação arterial, interrompendo o fluxo coronariano, sem interromper o fluxo sistêmico. Durante essa fase, o coração entra em um estado de isquemia global, sem perfusão sanguínea. Normalmente, em situações de isquemia, o miocárdio deixa de realizar o seu metabolismo de forma aeróbia, na qual produz 36 moles de ATP para cada mol de glicose metabolizada e tem como produtos CO_2 e H_2O, e passa a realizar metabolismo anaeróbio, com uma produção de ATP dezoito vezes menor, e ter como produto o ácido láctico. Se prolongada a isquemia, inicia-se o processo de lesão de membrana celular, o que provoca um grande influxo de cálcio para o intracelular, tendo como consequência a liberação de proteases e radicais livres até a eventual morte celular.

Desta forma, utilizam-se artifícios para entregar oxigênio e matéria-prima para o metabolismo aeróbio, e substratos para evitar possíveis danos do metabolismo anaeróbio durante esse período. Esta talvez seja a parte mais importante de qualquer cirurgia cardíaca e a sua realização de maneira correta define como será o prognóstico do paciente, já que a lesão celular favorece desfechos como arritmias e disfunção ventricular. Esta disfunção pode ser reversível (stunned myocardyum[1]) ou irreversível, como o temido *stone heart*.[2] O primeiro nada mais é que uma hipocontratilidade temporária (que pode durar até 72 horas) após um evento isquêmico, e geralmente se resolve com inotrópicos. Já a segunda é um evento trágico, no qual após reestabelecido o fluxo coronariano, o coração mantém uma contratura isquêmica global impedindo, inclusive, a massagem cardíaca para gerar débito. Portanto, é de suma importância estratégias para proteção miocárdica, que podem ser exemplificadas em: solução cardioplégica, hipotermia e o tempo limitado de anóxia.

CONSUMO MIOCÁRDICO

Durante a CEC, existe fluxo sanguíneo sendo distribuído para a aorta e drenado pelas veias cavas, mantendo um estado de baixas pressões intracardíacas. Buckberg demonstrou que este simples fato já diminui o consumo miocárdio de oxigênio de cerca de 10mL/100g/min para 5,5mL/100g/min.[3] Em seu trabalho também demonstrou que técnicas de fibrilação ventricular, quando associadas a hipotermia, diminuem bastante o consumo miocárdico, entretanto, a forma mais eficiente de redução do consumo é, sem dúvida, a parada cardíaca (cardioplegia), como mostra o **Gráfico 9.1**. Portanto, a fibrilação ventricular induzida associada a hipotermia é uma técnica descrita de proteção miocárdica, porém é cada vez menos utilizada ao redor do mundo.

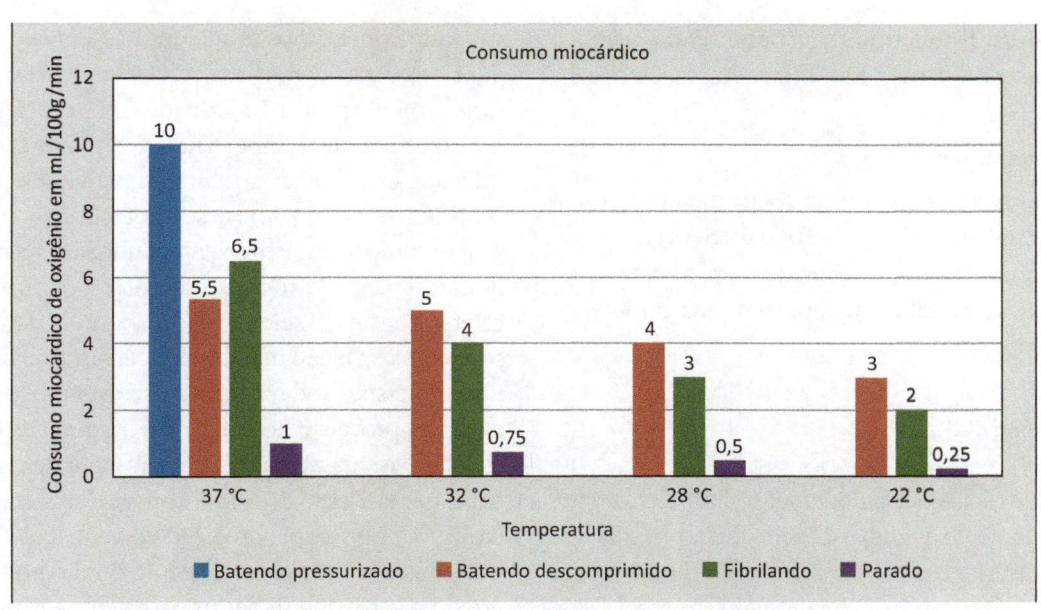

Gráfico 9.1. Registro do consumo miocárdico em diferentes estados atividade e temperaturas
Adaptado de Buckberg GD. Myocardial temperature management during aortic clamping for cardiac surgery. J Thorac Cardiovasc Surg 1991;102:895-903.

HIPOTERMIA

Além de Buckberg, diversos autores demonstraram a importância da hipotermia tanto para a proteção miocárdica, quanto para a proteção de órgãos alvo submetidos a um estado de hipofluxo durante a CEC. Drescher et al.[4] demonstraram que cardiomiócitos submetidos à isquemia sofrem menos morte celular e apresentam menos metabólitos deletérios quando estão em condições de hipotermia.

O cirurgião, para promover o resfriamento do coração, pode fazê-lo por meio de diversas técnicas, como hipotermia tópica com gelo ou soro gelado (atualmente controversa),[5] resfriamento sistêmico através da entrega de sangue frio da máquina de CEC, infusão de solução cardioplégica gelada ou até suspensão do pericárdio para afastar o coração das estruturas posteriores do mediastino, estas que estão mais aquecidas.

SOLUÇÃO CARDIOPLÉGICA

A solução cardioplégica é uma solução injetada nas coronárias assim que a aorta é pinçada e o fluxo sistêmico é interrompido para o coração. Deve ser uma solução capaz de:

a) realizar uma parada cardíaca;
b) promover o equilíbrio ácido-basico;
c) promover a entrega de energia através de ATP;
d) promover a entrega de oxigenação tecidual;
e) ser reversível; e
f) não ser tóxica para outros tecidos.

Ao longo da evolução da cirurgia cardíaca, foram propostas diversas soluções com este intuito com composições variadas. Todas as soluções seguem os mesmos princípios, porém com composições eletrolíticas diferentes. A primeira solução proposta foi nada além de citrato de potássio injetado diretamente na raiz da aorta para perfusão coronariana, descrita por Melrose em 1955.[6] Com o tempo, outros agentes foram adicionados à solução com o intuito de prolongar o tempo de assistolia e diminuir os efeitos deletérios do metabolismo anaeróbio, como a acidose metabólica e a hiperlactatemia. Hoje, as soluções disponíveis têm outros agentes como estabilizadores de membrana celular (magnésio, lidocaína, bloqueadores de canais de cálcio); soluções tampão (bicarbonato de sódio, histidina); intermediários do ciclo de Krebs (cetoglutarato, fosfato de creatina); até agentes hiperosmolares como o manitol para evitar edema intracelular e agentes eliminadores de radias livres, disponíveis nas soluções mais recentes.

As soluções podem ser divididas em dois grandes grupos: cristaloides ou sanguíneas, a depender de qual será o meio diluente inicial para a adição dos demais componentes (podendo ser ringer lactato, plasma lyte® ou outros cristaloides; ou sangue).

As mais utilizadas são:

a) a solução de St. Thomas;
b) a solução de Del Nido;

c) a solução de Bretschneider (patenteada como a marca Custodiol® pela Essential Pharmaceuticals, Durham, NC, EUA); e

d) a cardioplegia sanguínea.[7-9]

Cada uma apresenta tempo de segurança de anóxia e custos diferentes, ficando a critério do cirurgião e, de acordo com a complexidade da cirurgia proposta, qual solução escolher. A **Tabela 9.1.** representa as características de cada uma.

TÉCNICA DE INFUSÃO

Para infundir a cardioplegia podemos utilizar técnicas variadas. Normalmente, o sangue oxigenado flui através da raiz da aorta para as artérias coronárias, com maior fluxo durante a diástole, perfunde o miocárdio e é drenado através da rede venosa do coração para o seio coronário e dele para o átrio direito. A forma mais comum de entrega da cardioplegia é a chamada infusão anterógrada, ou seja, infusão através da raiz da aorta (quando a valva aórtica é competente e com a aorta já distalmente clampeada) ou infusão diretamente nos óstios coronarianos. Tal mecanismo de entrega é mundialmente validado com ótimos resultados há décadas. Entretanto, alguns estudos sugerem que esta estratégia, quando utilizada isoladamente pode não ser a ideal para pacientes com estenoses coronarianas importantes.[10,11] Alguns autores orientam utilizar cardioplegias cristaloides para estes casos, já que as propriedades reológicas destas soluções são melhores que o sangue. Outros autores orientam utilizar a técnica de infusão de cardioplegia retrógrada, que corresponde em colocar um cateter dentro do seio coronário, através da valva de Tebésius, com um balão insuflável, e perfundir o miocárdio com fluxo reverso.[12] Todavia, ainda necessitamos de mais estudos para comprovação do real benefício desta técnica, visto que ela não é isenta de custos e nem isenta de riscos, podendo culminar em lesão do seio coronário (aumentando o tempo cirúrgico) ou até mal proteção do ventrículo direito (já que a drenagem venosa do ventrículo direito pode desembocar próxima à valva de Tebésius e o cateter ser inserido após tal marco anatômico, gerando má perfusão à estrutura).

TEMPO DE ANÓXIA

Outro fator de suma importância é o tempo de anóxia. Um dos motivos para a cirurgia cardíaca ser tão

Tabela 9.1. Diferenças entre as soluções cardioplégicas mais utilizadas

Cardioplegia	Bretschineider	St. Thomas modificada	Del Nido	Sanguínea
Tipo	Intracelular	Extracelular	Extracelular	Extracelular
Mecanismo de ação	Hiperpolarização	Despolarização	Hiperpolarização	Despolarização
Tempo de cardioproteção	0-120' (ou até 240' em preservação de aloenxertos)	20-30'	90'	20'
Composição (mmol/L ou conforme indicado	Na^+ 15 K^+ 9 M^{2+} 4 Ca^{2+} 0,015 Manitol 30 Histidina 198 Triptofano 2 Cetoglurato 1	1:4 Sangue: Cristaloide Na^+ 110 K^+ 16 Mg^{2+} 16 Ca^{2+} 1,2 $NaHCO_3$ 10 Procaína 2 mEq/L	1:4 Sangue: Cristaloide Na^+ 140 K^+ 26 Mg^{2+} 3 Cl^- 98 Lidocaína 130mg/L Manitol 3,2 g/L	1:4 Sangue: Cristaloide + adicionar 80 mEq K^+ 30 mEq Na^+
Dose	1mL/min/grama em massa estimada do coração (fazer 6-8')	1ª dose: 12 mL/kg de massa corporal. Doses extras: 10 mL/kg	20-30 mL/kg massa corporal	1ª dose: 10-12 mL/kg de massa corporal. Doses extras: 6-8 mL/kg
Dependência	Tempo + dose	Dose	Dose	Dose

Adaptado de: Ghiragosian C, Harpa M, Stoica A, Sânziana FO, Bălău R, Hussein HA, Elena GS, Neagoe RM, Suciu H. Theoretical and Practical Aspects in the Use of Bretschneider Cardioplegia. J Cardiovasc Dev Dis. 2022 Jun 2;9(6):178.

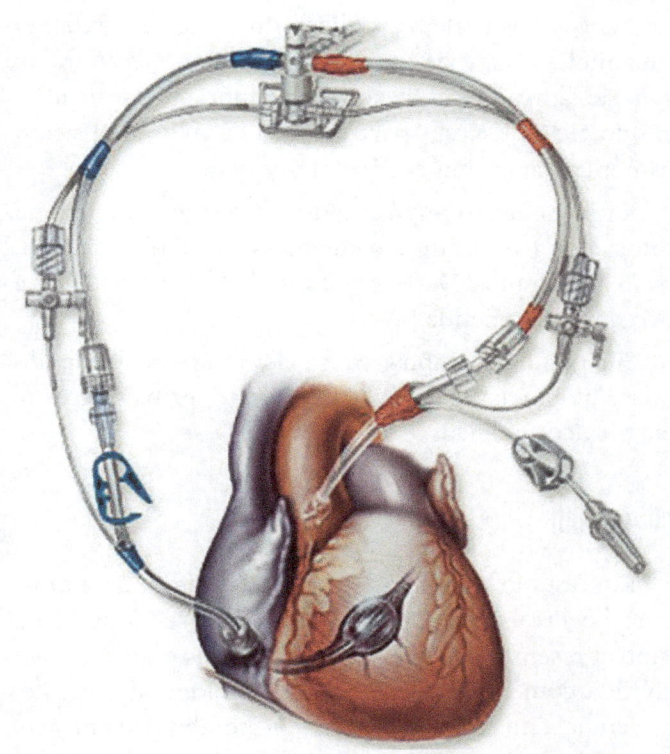

Figura 9.1. Sistema de infusão de cardioplegia anterógrada pela raiz da aorta e retrógrada pelo seio coronário.

Fonte: Acervo de © 2016 Biosaude Produtos Hospitalares.

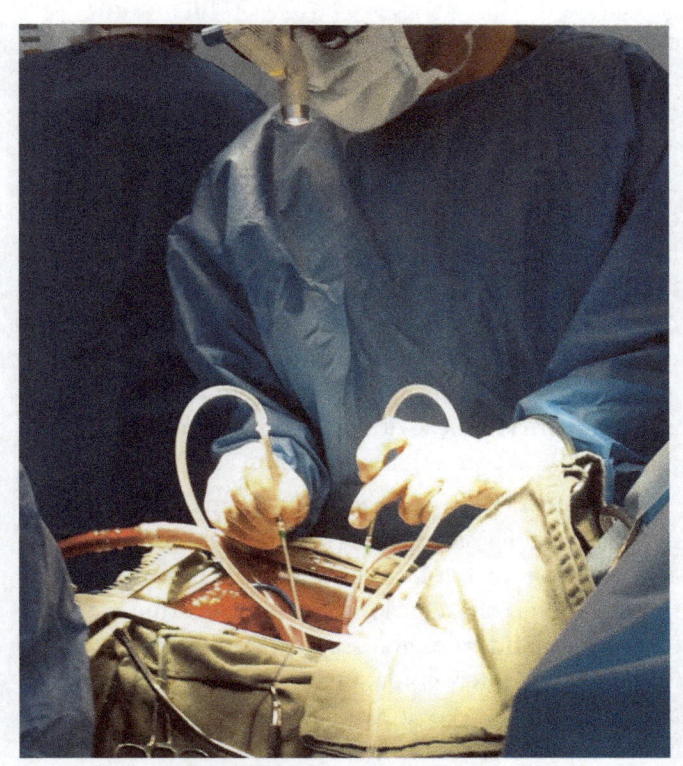

Figura 9.2. Sistema de infusão de cardioplegia anterógrada pelos óstios coronarianos.

Fonte: Acervo pessoal.

instigante é que além de ser uma cirurgia complexa e refinada, ela precisa ser rápida. Mesmo com todo o cuidado de instilação de solução cardioplégica e hipotermia, todo órgão eventualmente vai sofrer o processo de morte celular quando submetido à isquemia. Por isso, durante a fase de CEC e piçamento aórtico, a cirurgia é cronometrada e o cirurgião tem, de acordo com a solução escolhida, um tempo predeterminado por estudos clínicos para encerrar o tempo de anóxia e evitar danos muscular.

PINÇAMENTO INTERMITENTE

Existe ainda a simples técnica do pinçamento intermitente da aorta sem a instilação de solução cardioplégica, embasando-se em uma isquemia controlada, com a proteção miocárdica sendo realizada através da hipotermia e de tempo para reperfusão, respeitando-se um resfriamento a 32-34°C, um tempo máximo de anóxia de até 15 minutos, com intervalos de 2 minutos para reperfusão. Jatene *et al.*[13] demonstrou que esta técnica, quando empregada em corações já isquêmicos (com coronariopatia), é equivalente ao uso de cardioplegia sanguínea em termos de liberação enzimática pós-operatória, queda do Índice cardíaco e morbimortalidade intra-hospitalar.

CARDIOPLEGIA SANGUÍNEA CONTÍNUA NORMOTÉRMICA

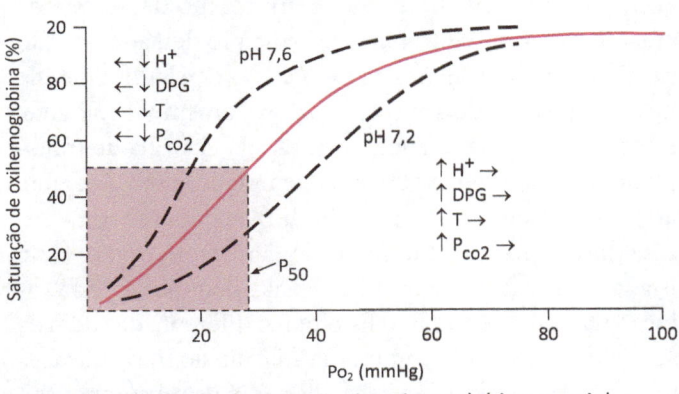

Figura 9.3. Curva de dissociação da oxiemoglobina arterial

A curva é desviada para a direita por aumento na concentração de íon hidrogênio (H+), aumento de 2,3- difosfoglicerato (DPG) do eritrócito, elevação da temperatura (T) e aumento da pressão parcial de dióxido de carbono PCO_2. E quanto menor forem tais parâmetros, maior é a afinidade da hemoglobina pelo oxigênio e menos oxigênio é liberado aos tecidos. Adaptado de: Medição da troca gasosa – Distúrbios pulmonares – Manuais MSD edição para profissionais. © 2024 Merck & Co., Inc., Rahway, NJ, EUA e suas afiliadas.

Apesar dos benefícios já descritos da hipotermia neste capítulo, ela não é isenta de críticas. É sabido que a solução cardioplégica sanguínea libera apenas 50% de seu conteúdo total de oxigênio quando resfriada a 20 °C, e apenas 37% a 38% quando resfriada a 10 °C, devido ao *shift* para a esquerda da curva de dissociação da oxi-hemoglobina com hipotermia.[14] Além disso, já foi demonstrado que a hipotermia desestabiliza as membranas celulares, inibe as bombas dos canais de sódio e causa o sequestro de cálcio, resultando em edema, lesão de reperfusão e comprometimento da função do retículo sarcoplasmático.[15,16] E, como já exposto acima, o coração parado em normotermia já apresenta uma redução do consumo miocárdio de oxigênio de até 90%, com valores próximos a 1,1mL/100g/min.

Portanto, diante do racional de prevenir a lesão de reperfusão e os efeitos deletérios da hipotermia, Lichtenstein *et al.* publicaram, em 1989, a técnica de perfusão coronariana contínua com solução cardioplégica normotérmica.[17] Com o passar dos anos, foi-se aprimorando a técnica, com infusão tanto anterógrada, quanto retrógrada, entretanto até hoje discute-se a real superioridade do método, já que estudos randomizados demonstraram resultados contraditórios.[18-20]

CUSTODIOL®

Desenvolvida pelo fisiologista alemão Hans Jürgen Bretschneider, na Universidade de Göttingen, no início dos anos 1970, a solução de histidina-triptofano-cetoglutarato (ou Custodiol®) foi proposta como uma substituta para agentes sanguíneos e outras cardioplegias convencionais, com até 3 h de proteção miocárdica em conjunto com hipotermia[21] (hoje usa-se um tempo de anóxia de até 4 horas com segurança). A princípio deixada de lado pela comunidade cirúrgica pelo custo e pela dificuldade de compreensão de seu complexo mecanismo fisiológico, retornou a ser usada após a difusão da cirurgia de transplante cardíaco, devido ao longo tempo de anóxia inerente ao procedimento e à impraticabilidade para repetir soluções cardioplégicas durante o transporte do órgão. Hoje usada para cirurgias mais complexas e demoradas, esta solução tem um mecanismo fisiológico diferente das demais soluções e é rotulada como uma solução do tipo "intracelular", visto que a concentração de sódio dela é comparável à concentração citoplasmática miocárdica. Dessa forma, ela induz uma depleção de sódio no extracelular, gerando uma hiperpolarização da membrana citoplasmática. O que, por sua vez, inibe a fase de despolarização rápida, e faz com que o cardiomiócito permanece em um estado de quiescência com a membrana hiperpolarizada. Além disso, possui o quarteto histidina, triptofano, cetoglutarato e manitol, substâncias que atuam na cardioproteção como: solução tampão, estabilizador de membrana, intermediário no ciclo de Krebs para geração de ATP e substrato osmótico para evitar edema intracelular.

É uma solução tempo e volume dependente, com uma infusão de 1ml/min/grama de massa cardíaca estimada, em 6 a 8 minutos. Deve ser infundida fria, entre 5-8 °C e não deve ser repetida.

Sua grande desvantagem é o elevado custo, tornando quase que inviável seu uso corriqueiro, principalmente em serviços públicos.

CONCLUSÃO

Em resumo, a proteção miocárdica é de suma importância e é realizada por meio de diversas técnicas. Cada uma apresenta vantagens e desvantagens e deve ser escolhida com base na anatomia e patologia do doente, preferência do cirurgião, custo e disponibilidade no serviço. O importante, contudo, é, assim que escolhida qual abordagem a ser utilizada, respeitar as nuances de cada técnica para evitar danos miocárdicos e piores desfechos.

PALAVRAS-CHAVE

Cardioplegia. Proteção miocárdica. Metabolismo cardíaco. Stunned myocardium. Stone heart. Del Nido. Saint Thomas. Cardioplegia sanguínea. Custodiol.

REFERÊNCIAS BIBLIOGRÁFICAS

1. Braunwald E, Kloner RA. The stunned myocardium: prolonged, postischemic ventricular dysfunction. Circulation. 1982 Dec;66(6):1146-9.
2. Cooley DA, Reul GJ Jr, Wukasch DC. Ischemic myocardial contracture ("stone heart"). A complication of cardiac surgery. Isr J Med Sci. 1975 Feb-Mar;11(2-3):203-10.
3. Buckberg GD, Brazier JR, Nelson RL, Goldstein SM, McConnell DH, Cooper N. Studies of the effects of hypothermia on regional myocardial blood flow and metabolism during cardiopulmonary bypass. I. The adequately perfused beating, fibrillating, and arrested heart. J THORAC CARDIOVASC SURG 1977;78:87-94.
4. Drescher C, Diestel A, Wollersheim S, Berger F, Schmitt KRL. How does hypothermia protect cardiomyocytes during cardioplegic ischemia – European Journal of Cardio-Thoracic Surgery. 2011 Jan 15;
5. Nikas DJ, Ramadan FM, Elefteriades JA. Topical Hypothermia: Ineffective and Deleterious as Adjunct to Cardioplegia for Myocardial Protection. The Annals of Thoracic Surgery. 1998 Jan;65(1):28-31.

6. Melrose DG, Dreyer B, Bentall HH, Baker J. Elective cardiac arrest. The Lancet. 1955 Jul 1;266(6879):21-3.
7. Ledingham S, Braimbridge MV, Hearse DJ. The St. Thomas' Hospital cardioplegic solution. The Journal of Thoracic and Cardiovascular Surgery. 1987 Feb 1;93(2):240-6.
8. Matte GS, del Nido PJ. History and use of del Nido cardioplegia solution at Boston Children's Hospital. J Extra Corpor Technol. 2012 Sep;44(3):98-103. Erratum in: The Journal of ExtraCorporeal Technolgy. 2013 Dec;45(4): 262.
9. Nardi P, Pisano C, Bertoldo F, Ruvolo G. New insights on the use of del Nido cardioplegia in the adult cardiac surgery. Journal of Thoracic Disease. 2018 Sep;10(S26):S3233-6.
10. Hilton CJ, Teubl W, Acker M, Levinson HJ, Millard RW, Riddle R, McEnany MT. Inadequate cardioplegic protection with obstructed coronary arteries. Ann Thorac Surg. 1979 Oct;28(4):323-34.
11. Becker H, Vinten-Johansen J, Buckberg GD, Follette DM, Robertson JM. Critical importance of ensuring cardioplegic delivery with coronary stenoses. J Thorac Cardiovasc Surg. 1981 Apr;81(4):507-15.
12. Kamassai JD, Lowery DR. Retrograde Cardioplegia. 2023 Aug 8. In: StatPearls [Internet]. Treasure Island (FL): StatPearls Publishing; 2024 Jan.
13. Jatene FB, Ferreira HP, Ramires JAF, e Silva MO, Fróes LB, Siaulys M, de Oliveira SA, Jatene AD. Estudo comparativo da cardioplegia e do clampeamento intermitente em cirurgia de revascularização do miocárdio. Arquivos brasileiros de cardiologia. 1990 feb;54(2): 105-109.
14. Digerness SB, Vanini V, Wideman FE. In vitro comparison of oxygen availability from asanguinous and sanguinous cardioplegic media. Circulation 1981;64(2 Pt 2):II80-3.
15. Caputo M, Ascione R, Angelini GD, Suleiman MS, Bryan AJ. The end of the cold era: from intermittent cold to intermittent warm blood cardioplegia. Eur J Cardiothorac Surg 1998;14(5):467-75.
16. Liu X, Engelman RM, Rousou JA, Flack JE 3rd, Deaton DW, Das DK. Normothermic cardioplegia prevents intracellular calcium accumulation during cardioplegic arrest and reperfusion. Circulation 1994;90(5 Pt 2):II316-20.
17. Lichtenstein SV, el Dalati H, Panos A, Slutsky AS. Long cross-clamp time with warm heart surgery. Lancet 1989;1(8652):1443.
18. Randomised trial of normothermic versus hypothermic coronary bypass surgery. The Warm Heart Investigators. Lancet 1994;343(8897):559-63.
19. Pelletier LC, Carrier M, Leclerc Y, Cartier R, Wesolowska E, Solymoss BC. Intermittent antegrade warm versus cold blood cardioplegia: a prospective, randomized study. Ann Thorac Surg 1994;58(1):41-9.
20. Liakopoulos OJ, Kuhn EW, Choi YH, Chang W, Wittwer T, Madershahian N, et al. Myocardial protection in cardiac surgery patients requiring prolonged aortic cross-clamp times: a single-center evaluation of clinical outcomes comparing two blood cardioplegic strategies. J Cardiovasc Surg (Torino) 2010;51(6):895-905.
21. Ghiragosian C, Harpa M, Stoica A, Sânziana FO, Bălău R, Hussein HA, Elena GS, Neagoe RM, Suciu H. Theoretical and Practical Aspects in the Use of Bretschneider Cardioplegia. J Cardiovasc Dev Dis. 2022 Jun 2;9(6):178.

10

TORACOTOMIA MEDIANA

GUILHERME LENZ SANTOS • NATANAEL PONTE DE OLIVEIRA • ANTONIO FLÁVIO SANCHES DE ALMEIDA

INTRODUÇÃO

A **Toracotomia Mediana**, ou esternotomia mediana, representa a forma de incisão mais utilizada na cirurgia cardíaca por proporcionar uma melhor exposição do coração e dos grandes vasos. Permite uma adequada canulação, retirada de ar, aplicação dos eletrodos de desfibrilação bem como a realização do tempo cirúrgico principal.[1]

ANATOMIA

No tórax, o arcabouço ósseo é constituído pela coluna vertebral torácica, costelas e esterno. Esse, por sua vez, subdivide-se em três partes: *manúbrio*, *corpo* e *apêndice xifoide*, de cranial para caudal. Na parte superior do manúbrio, tem-se um acidente anatômico chamado fúrcula esternal ou incisura jugular. Profundo à fúrcula há uma estrutura particularmente importante, o ligamento interclavicular, que durante a toracotomia, ele deve ser incisado. Nas laterais do manúbrio, apresentam-se bilateralmente as articulações manúbrio-claviculares e costocondrais da primeira e da segunda costela. Seu limite inferior é a articulação manúbrio-esternal (**Figura 10.1**.).

Na caixa torácica há 12 vértebras torácicas e 12 costelas. Essas se dividem em 7 costelas verdadeiras (primeira à sétima), que se articulam diretamente ao esterno; três costelas falsas (oitava à décima), que se articulam indiretamente ao esterno; e duas costelas flutuantes, que não possuem articulação esternal. O espaço entre as costelas chama-se espaço intercostal, sendo sempre indicado pela costela acima. Nele, há os músculos intercostais (externo, interno e íntimo, a depender da localização) e os plexos neurovasculares (nervo, artéria e veia intercostais), que percorrem seu trajeto no sulco da costela, acidente anatômico da borda costal inferior. Deve-se sempre se atentar para que não se lesione essas estruturas durante a cirurgia, principalmente durante o fechamento, que é realizado com fios de aço. Outra estrutura vascular de extrema importância é a artéria torácica interna (ou artéria mamária), ramo direto da artéria subclávia e presente bilateralmente, que, após sua emergência, percorre um trajeto paraesternal craniocaudal, originando os ramos intercostais anteriores. Esse vaso possui particular importância nas cirurgias de revascularização miocárdica, em que podem ser utilizados como enxertos. Tal assunto será abordado com mais profundidade adiante.[2]

Sobre o arcabouço ósseo, observam-se diversas estruturas musculares e ligamentares. Na face anterior do tórax, há o músculo peitoral maior, que tem como origem a clavícula, o esterno, as costelas (primeira à sétima) e a aponeurose do músculo reto abdominal. Sua inserção se dá no tubérculo maior do úmero. Outro músculo com inserção no manúbrio é o esternocleidomastoideo, nas bordas superiores e laterais, junto à articulação manúbrio-clavicular bilateralmente. Na porção inferior do esterno, o músculo reto abdominal se insere no processo xifoide e nas cartilagens costais da quinta à sétima costelas. Os músculos retos abdominais são envoltos pela bainha do reto, aponeuroses que se originam nos músculos laterais

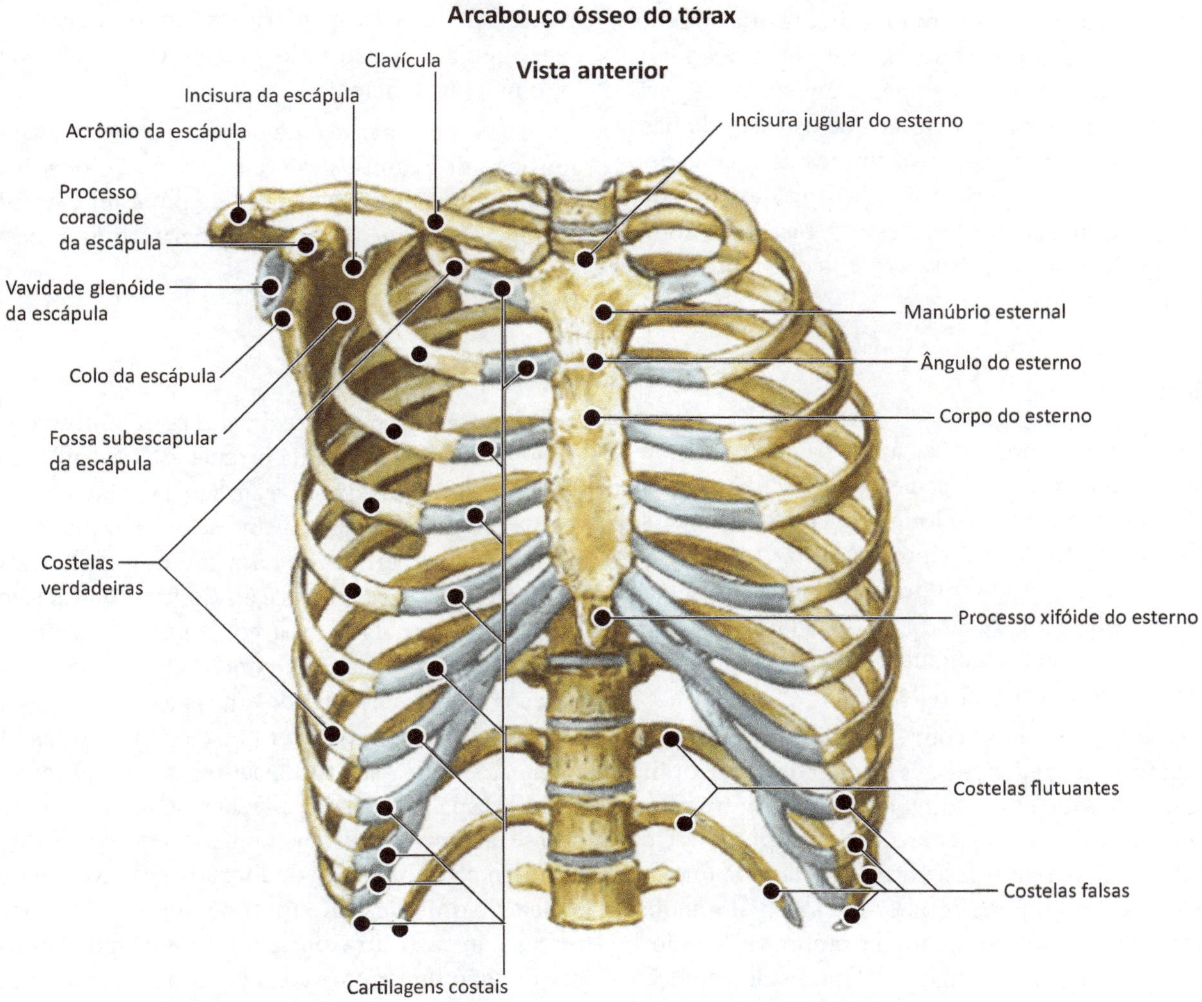

Arcabouço ósseo do tórax

Vista anterior

Figura 10.1. Arcabouço do ósseo do tórax
Fonte: Netter FH. Atlas of Human Anatomy. 7th ed. Philadelphia, Pa: Elsevier; 2019.

da parede abdominal, convergem e formam medialmente a linha alba.

O pescoço é de particular importância quanto ao assunto em questão, pois, em alguns casos, incisões cirúrgicas extensas podem invadir o território cervical e comunicar espaços e fáscias. A fáscia cervical pré-traqueal e a fáscia visceral delimitam e comunicam espaços virtuais de tecido conjuntivo do pescoço com o tórax. Caso sejam abertas, infecções cervicais, como as relacionadas ao sítio de traqueostomia, podem se difundir ao mediastino, levando à mediastinite, infecção grave e de alta morbimortalidade.[3]

No interior do tórax, existem as cavidades pleurais bilateralmente e o mediastino medialmente. Esse é dividido em mediastino superior e inferior (que por sua vez se subdivide em anterior, médio e posterior). No mediastino superior, profundo ao manúbrio, encontram-se algumas estruturas nobres, para as quais se deve atentar durante a dissecção cirúrgica: de superficial para profundo, salvo variações anatômicas, observa-se a veia inominada esquerda (ou veia braquiocefálica esquerda) cruzando o mediastino superior para se encontrar com a inominada direita (ou braquiocefálica direita), formando a veia cava superior, posicionada à direita, passando pela reflexão do pericárdio e chegando ao átrio direito. Superior e profundamente à veia inominada esquerda, há a traqueia, e inferior e profundamente à veia inominada esquerda, estão o arco aórtico e os vasos do arco (tronco braquiocefálico, artéria carótida comum esquerda e artéria subclávia esquerda). Mais à esquerda e caudal, o tronco da artéria pulmonar.

O mediastino inferior é delimitado superiormente pela linha imaginária da articulação manúbrio-esternal e inferiormente pelo diafragma. Na porção anterior do mediastino inferior, imediatamente profundo ao esterno, existe a gordura tímica, que pode estar atrofiada em pacientes adultos. Segue-se então o mediastino médio, delimitado pelo saco pericárdico, onde o coração e os vasos da base são observados após a abertura do pericárdio parietal. É importante notar que os vasos da base são estruturas que ultrapassam os limites do mediastino médio, ou seja, do saco pericárdico, através das reflexões pericárdicas de suas respectivas estruturas. As faces do pericárdio parietal são as pleurais direita e esquerda, diafragmática e esternal.

PREPARAÇÃO

Após realizadas a monitorização do paciente e a indução anestésica, posiciona-se o paciente em decúbito dorsal, com os braços estendidos ao longo do corpo. Coloca-se um coxim situado em posição interescapular, permitindo uma elevação do terço superior do tórax, bem como a retificação do esterno. Posiciona-se a placa do bisturi elétrico na panturrilha ou em região glútea superior, a depender do tipo de cirurgia a ser realizada.[4]

Em seguida, procede-se com as medidas de antissepsia, usualmente realizadas em três etapas com clorexidina degermante, álcool e clorexidina alcoólica. Porém, deve ser realizada conforme as orientações das respectivas Comissões de Controle de Infecção Hospitalar. Os marcos anatômicos para a limpeza do paciente são delimitados, superiormente, pela região mental e ombros e, inferiormente, pela região genital e inguinal. É necessária atenção para sempre se realizar a antissepsia da região inguinal caso seja necessário o rápido acesso aos vasos femorais durante a cirurgia. Nas cirurgias de revascularização miocárdica ou nas cirurgias de aorta, estende-se a fronteira inferior até o nível dos tornozelos, em virtude da necessidade real ou potencial da retirada da veia safena magna. Naqueles casos em que se utilizará a artéria radial como enxerto, o membro superior escolhido deve estar posicionado em abdução e deve ser devidamente limpo.

Em seguida, é realizada a colocação dos campos estéreis, cuja disposição também varia a depender do procedimento cirúrgico, deixando exposta apenas a região toracoabdominal em que será realizado. Nas cirurgias de revascularização miocárdica, acrescenta-se a exposição do membro inferior e/ou superior que se retirarão os enxertos. Para garantir um bom posicionamento dos campos e a antissepsia da cirurgia durante todo o procedimento cirúrgico, devido ao tempo aumentado da cirurgia e a grande manipulação do paciente, a fixação dos campos estéreis a pele com pontos simples de nylon 3-0 pode ser realizada. Usualmente utiliza-se no tórax 3 pontos (um medial e um em cada lateral) superiormente e inferiormente. Nos membros inferiores, um ou dois pontos em cada inguinal, garantindo a correta exposição da prega inguinal, são suficientes.[4]

Atualmente, acrescenta-se outro passo nessa etapa de aposição dos campos estéreis, que é a colocação de um campo cirúrgico adesivo feito de poliéster (Steri-Drape) sobre a região que fica exposta, permitindo uma melhor antissepsia.

TÉCNICA

A incisão da pele é realizada com lâmina de bisturi número 22 e se estende da fúrcula esternal até a ponta do processo xifoide. Deve ser realizada na linha mediana, com o objetivo de uma correta síntese de seus planos durante o fechamento, bem como para garantir uma cicatrização mais estética. Para a definição do local da incisão, é necessário avaliar alguns marcos topográficos anatômicos (fúrcula esternal, apêndice xifoide, cicatriz umbilical e distância intermamária) tendo em vista que variações da sua localização podem ocorrer entre os indivíduos.[1] Inicialmente, identifica-se a fúrcula esternal e o apêndice xifoide através da palpação local; esse, em algumas situações, pode não se encontrar na linha mediana; em seguida, avalia-se também o alinhamento do local da provável incisão com a cicatriz umbilical. Além disso, deve-se tracionar uma mama contra a outra, percebendo, em alguns indivíduos, uma região linear em vale, que pode representar a linha mediana.

Para a incisão, deve-se pressionar um fio contra a pele, orientado na linha mediana, para marcar o local da incisão (**Figura 10.2.**). Essa deve ser realizada transpassando a pele (derme e epiderme) e aprofundada através do tecido celular subcutâneo, até próximo da fáscia pré-esternal com a lâmina fria. Com o eletrocautério realiza-se a hemostasia dos vasos sangrantes. Em alguns indivíduos, principalmente mais jovens, os músculos peitorais podem ter sua inserção no esterno assimétrica, com parte de suas fibras cruzando a linha média. Essas devem ser desinseridas com o eletrocautério. Na região caudal da ferida operatória, após posicionar um afastador estático (afastador Guelpi) tem de ser feita a abertura da aponeurose do reto abdominal (linha alba) de 2 a 3cm, para facilitar a abertura do esterno. Nesse momento, se faz necessária atenção especial para não se abrir a fáscia transversa do abdome e o peritônio, e assim invadir a cavidade abdominal. Em seguida, através da abertura da linha alba, deve-se realizar uma divulsão romba com o dedo indicador na parte inferior do esterno, soltando-o do pericárdio parietal, assim facilitando a cisão do esterno.[5] Na região cranial da ferida, é necessária a cisão do ligamento interclavicular. Isso pode ser feito antes de serrar o esterno, com o eletrocautério com cautela, de forma a facilitar a abertura do esterno e a colocação dos afastadores após a esternotomia. Um último parâmetro para se avaliar a linha mediana é medir a distância entre os bordos esternais nos espaços intercostais. Realiza-se essa manobra palpando os espaços intercostais e observando a metade da distância entre seus dedos (**Figura 10.3.**).

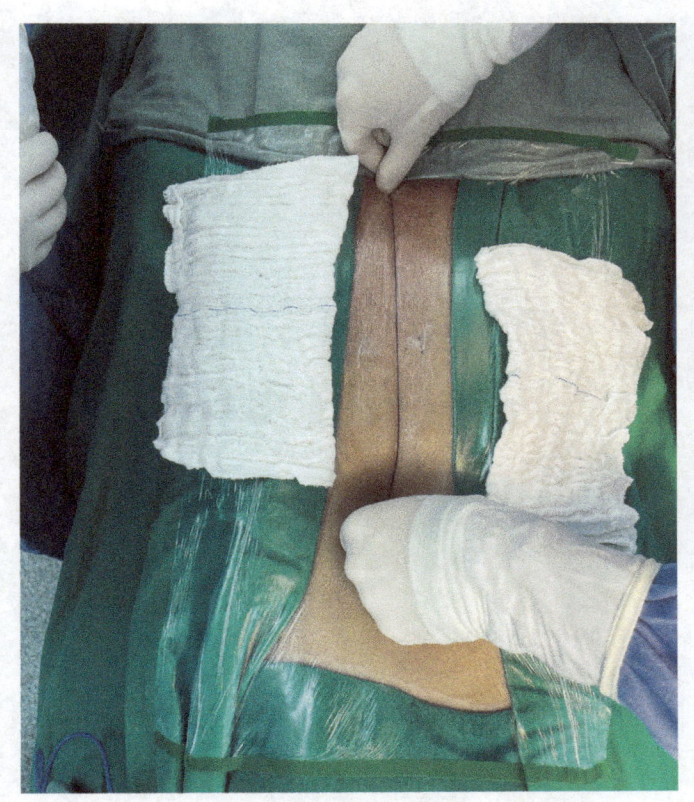

Figura 10.2. Marcação do local da incisão com o fio.
Fonte: Acervo pessoal.

Em seguida, verificada a linha média, é feita a marcação e hemostasia da cortical anterior do esterno com o eletrocautério, para orientar a cisão do esterno de forma a ficar totalmente centralizada (**Figura 9.3.**). A abertura no plano paramediano ou até mesmo a cisão das articulações costocondrais aumenta o risco de instabilidade esternal.

Com os pulmões temporariamente desconectados do ventilador ou em apneia, o assistente suspende em direção superior o esterno com o auxílio de duas pinças Backhaus e o cirurgião procede com a cisão mediana do esterno utilizando-se de uma serra elétrica semicircular oscilante, no sentido craniocaudal ou caudocranial (**Figura 9.4.**). Para tanto, exige-se do cirurgião uma sensibilidade especial para notar o instante em que a serra penetra a tábua posterior do esterno, momento em que se nota uma mudança da consistência e diminuição da resistência do tecido, indicando que não se deve aprofundar mais a serra sob risco de lesionar estruturas subjacentes.[5]

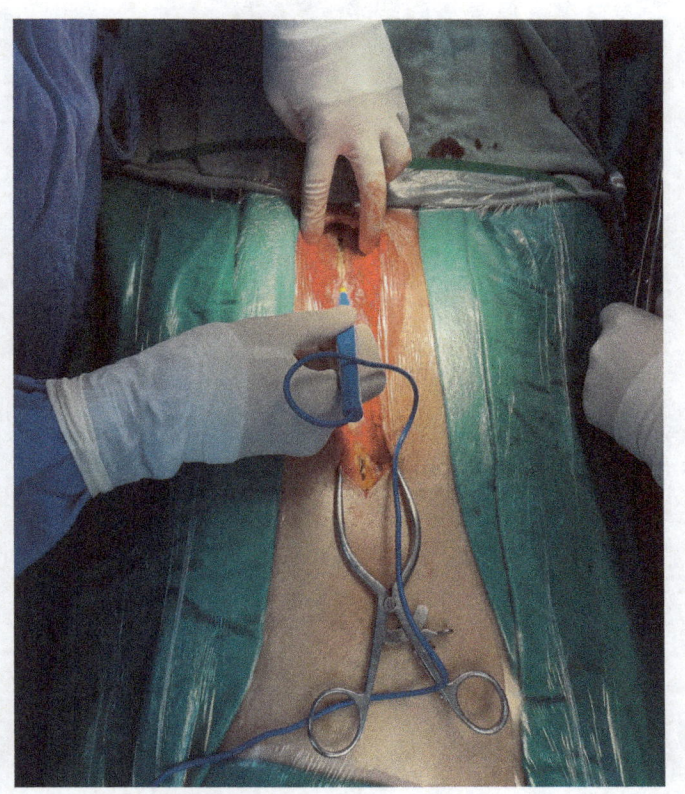

Figura 10.3. Avaliação da linha média do esterno. Afastador estático Gelpi expondo a abertura da linha alba. Marcação da linha média do esterno com o eletrocautério, enquanto palpam-se os espaços intercostais.
Fonte: Acervo pessoal.

Com o esterno incisado, parte-se então para uma nova etapa de hemostasia, que se utiliza cera para osso na medula esternal exposta, no caso de sangramento excessivo, e, com eletrocautério, cauteriza-se a cortical do esterno, com enfoque para a posterior. A partir de então, ambos, o cirurgião e o assistente, com as mãos posicionadas nos bordos esternais, realizam uma tração divergente laterolateral para divulsão das aderências pericárdicas ao esterno.

Nesse ponto, alguns cirurgiões optam por realizar a fixação dos campos secundários no tecido subcutâneo; já outros, a realizam antes mesmo de serrar o esterno. Contudo, em virtude da aplicação recente dos campos cirúrgicos adesivos, essa etapa torna-se facultativa à rotina de cada cirurgião. Em seguida, coloca-se um afastador ósseo definitivo do tipo Ankeney. Alguns optam por, ao invés de realizarem a tração manual, colocarem um afastador menor, do tipo Finochietto, seguido da colocação do afastador definitivo.

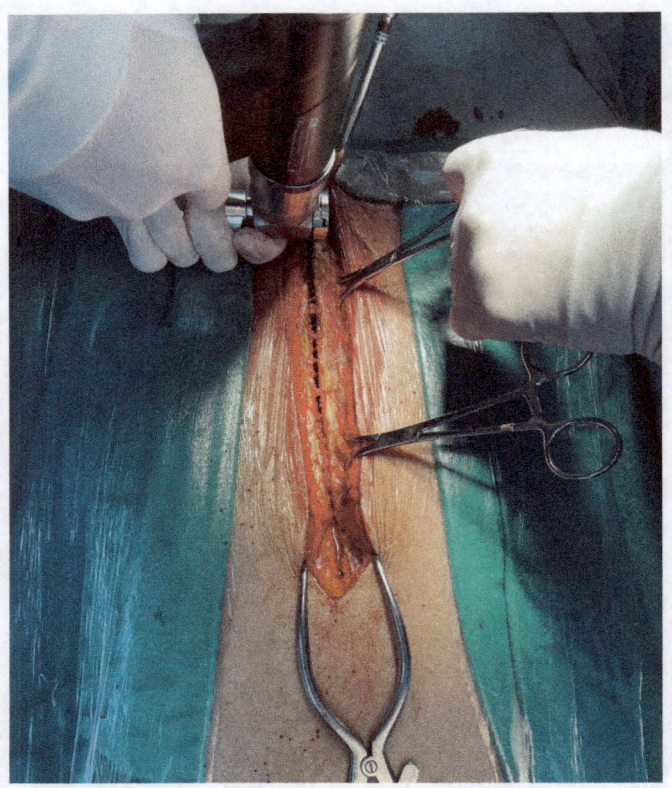

Figura 10.4. Cirurgião realizando a cisão do esterno com a serra elétrica semicircular oscilante, enquanto o auxiliar suspende os Backhaus.

Fonte: Acervo pessoal.

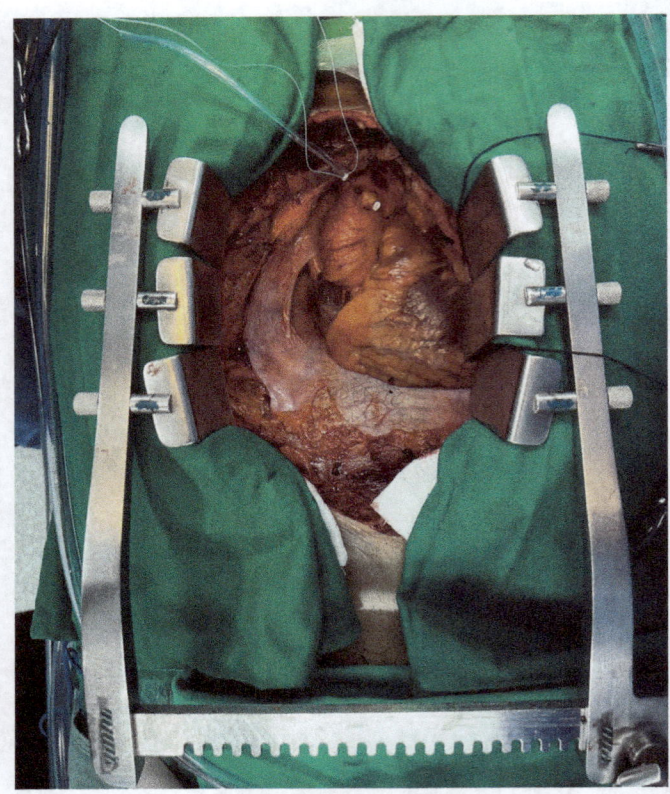

Figura 10.5. Exposição do coração e grandes vasos com afastador Ankeney após pericardiotomia.

Fonte: Acervo pessoal.

Parte-se para a **pericardiotomia** e a dissecção dos planos intracavitários. Nessa etapa, o pericárdio parietal é pinçado e seccionado, superiormente, até a reflexão aórtica do pericárdio e, inferiormente, até a reflexão diafragmática, ampliando-se para ambos os lados, sobre o diafragma, em técnica de "T invertido". Inferiormente a direita, a incisão deve ser na face diafragmática do pericárdio, próxima à reflexão pleural direita, sem aprofundar e lesionar o diafragma. Inferiormente a esquerda, incisa-se o pericárdio na sua face anterior, em direção ao ápice do coração, deixando intencionalmente uma margem de 0,5 cm de pericárdio distante da reflexão diafragmática, até se conseguir a visualização do ápice do coração. A dissecção superior deve continuar geralmente até a altura da veia inominada, a depender do tipo de cirurgia proposta, passando pela gordura tímica, local em que se deve prestar bastante atenção para sangramentos. Nos casos de cirurgias de Aorta, devemos ampliar a dissecção até os vasos do arco aórtico, permitindo sua ótima visualização e manipulação.

Após concluída a pericardiotomia, já sem tensão, completa-se a abertura do afastador e se segue com a dissecção dos grandes vasos com as estruturas circunvizinhas, permitindo a canulação arterial e venosa, bem como o pinçamento da aorta e a realização do tempo cirúrgico principal (**Figura 10.5.**).

CUIDADOS

São possíveis ocorrer algumas intercorrências durante o processo de abertura do paciente em uma cirurgia cardíaca, demandando do cirurgião conhecimento prévio a fim de evitá-las:

Sangramento

A veia **jugular anterior** e o **arco jugular** são usualmente encontradas no espaço supraesternal, localizado superiormente a fúrcula, entre as lâminas da fáscia cervical superficial. Em pacientes com pressões aumentadas em câmaras direitas, essa pode adquirir um calibre importante e ocasionar um sangramento de monta se lesionada inadvertidamente. Durante a abertura impõe-se, portanto, antes de se serrar o esterno, que essa veia seja coagulada ou ligada por meio de nó cirúrgico, ou clipe. Outras veias importantes são as toracoepigástricas, que podem ser encontradas próxima ao terço distal do corpo do esterno ou sobre o apêndice xifoide.[6]

Abertura do peritônio

Durante a abertura da aponeurose da linha alba e a do pericárdio inferior pode-se, ocasionalmente, penetrar a cavidade peritoneal. Tal fato deve ser imediatamente corrigido a fim de evitar que sangue ou soros utilizados no intraoperatório ganhem o espaço peritoneal. Para isso, utilizam-se pontos em chuleio simples para corrigir a abertura.

Divisão assimétrica do esterno

Aberturas que não sejam na linha mediana do esterno podem deixar uma tábua mais estreita que a outra. Com isso, o fio de aço do fechamento pode rasgar o osso, levando a instabilidade esternal, que predispõem a complicações de ferida operatória, como pseudoartrose, fístula e a mais temida: a infecção de ferida operatória. Para se manter a linearidade da incisão óssea, um recurso comumente utilizado é a palpação digital bilateral dos espaços intercostais com marcação da linha média por meio de um eletrocautério.

Caso haja a cisão assimétrica do esterno, com uma tábua extremamente fina ou cisão até da articulação costocondral, assim como em casos de ossos osteoporóticos e frágeis, é mandatório o gradeamento do esterno com fios de aço. Uma técnica muito utilizada é a de Robicsek modificada, em que é realizada uma sutura linear em barra grega paraesternal com fio de aço bilateralmente, e então a sutura padrão de pontos simples ou em "X" do esterno passando lateralmente ao gradeado e englobando esse fio de aço paraesternal, utilizando-o como base de ancoragem.[5]

Infecção de ferida operatória

Algumas ações tomadas na abertura do paciente podem implicar em maior risco de infecção de ferida operatória. Dentre elas: o uso excessivo de eletrocautério, que promove a desvitalização do tecido celular subcutâneo e da pele, prejudicando sua cicatrização; e o uso excessivo de cera para osso na hemostasia da medula esternal, que está associado a pior recuperação óssea e aumento do número de infecções de ferida e mediastinite.

Outro fator para o qual o cirurgião deve se atentar é a dissecção demasiada dos planos supraesternais, que podem favorecer a comunicação entre o pescoço e o mediastino. Tal fato torna-se patente naqueles pacientes com necessidade de traqueostomia, que quaisquer infecções no local da incisão da traqueostomia podem evoluir para infecções de ferida operatória ou mediastinite.[5]

Em pacientes obesos e com tecido celular subcutâneo excessivo, assim como mulheres com mamas volumosas, devemos ter atenção com o alto risco de acúmulo de secreção e infecção de ferida. Para prevenir o seroma e a infecção da ferida operatória, podemos instalar drenos de sucção de sistema fechado (Portovac) no subcutâneo, para drenar essa secreção por certo período de tempo com sua futura retirada.

Pneumotórax

Durante a cisão do esterno, deve-se solicitar ao anestesista que os pulmões sejam desinsuflados, a fim de evitar lesão pleural inadvertida. Essa possibilidade torna-se ainda mais relevante em pacientes com enfisema pulmonar, cuja lesão pleural antes de concluída a abertura pode gerar quadro de pneumotórax hipertensivo potencialmente fatal. Durante os demais tempos cirúrgicos também pode haver lesões pleurais, sobretudo ao dissecar-se a artéria mamária interna nas cirurgias de revascularização do miocárdio, o que impõe a necessidade de se drenar a pleura ao fim da cirurgia. Na síntese do esterno, pode ocorrer lesão por laceração pulmonar com a agulha do fio de aço, também levando ao pneumotórax. Para isso não ocorrer, solicita-se a equipe de anestesia para diminuir o volume corrente, assim como se deve rebater o pulmão próximo ao local onde será introduzida a agulha.[5]

Lesão de plexo braquial

É associada à esternotomia mediana e o mecanismo é diverso, podendo decorrer da hiperabdução do membro superior, da compressão do tronco nervoso entre a clavícula e a primeira costela ou de fratura da primeira costela, sendo esses dois últimos mecanismos secundários a uma abertura excessiva do afastador ou da abertura com tensão dos tecidos adjacentes, não devidamente dissecados. O afastador utilizado para dissecção da artéria torácica interna, se excessivamente tracionado, também pode incorrer em lesão de plexo braquial.[5]

SÍNTESE

Embora se trate de um capítulo dedicado à **Toracotomia Mediana**, são válidas algumas recomendações quanto ao fechamento.

Após terminado o tempo cirúrgico principal, a revisão de hemostasia e a contagem de materiais (gazes e compressas), a aproximação do pericárdio com pontos é uma excelente medida nos pacientes valvulares e nas cirurgias de aorta, ou nas que potencialmente precisarão de reoperações futuras, visto que tal conduta permite uma melhor manutenção da anatomia, bem como uma redução de aderências entre estruturas ósseas e viscerais. Dá-se preferência para fios inabsorvíveis, como o prolene, e a região preferencialmente fechada é a sobrejacente à aorta, visto que o fechamento do pericárdio sobre o ventrículo poderia incorrer em restrição ao enchimento diastólico. Especialmente no caso de cirurgias de revascularização miocárdica, o fechamento do pericárdio pode atrapalhar o funcionamento dos enxertos, levando a sua obstrução.

Para a esternorrafia usam-se fios de aço, com espessura variável conforme o tamanho e densidade óssea do paciente. Dentre as técnicas existentes para passagem dos fios de aço, duas merecem especial menção: pontos simples, em que os fios são passados em dois pontos equivalentes contralateralmente, exercendo uma força de tração horizontal no plano dos pontos; e pontos em "X", em que os fios são passados em dois planos consecutivos, exercendo uma força de tração horizontal e outra no sentido craniocaudal, evitando o cisalhamento das duas tábuas do esterno, limitando sua movimentação e favorecendo sua correta cicatrização.

Na região do manúbrio, os fios de aço são passados no próprio corpo da estrutura óssea, transfixando as duas corticais, enquanto no esterno, dá-se preferência pela passagem nos espaços intercostais, na borda superior da costela inferior, tangenciando a borda lateral do esterno e evitando-se o feixe vásculo-nervoso intercostal (**Figura 10.6.**). Após a passagem de todos os fios de aço, faz-se nova revisão de hemostasia, com maior atenção aos fios de aço. Nesta etapa, particularmente sangramentos arteriais podem requerer intervenção. Segue-se com a aproximação das tábuas esternais e fechamento do tórax com os fios de aço, que são entrelaçados e então cortados os excessos, de maneira que sobre apenas 1cm do enlace. Esse deve ser sepultado no espaço intercostal.

Em seguida, procede-se com o fechamento do tecido subcutâneo. Deve-se realizar o fechamento da linha alba com fio inabsorvível, assim como do apêndice xifoide. Na porção cefálica da ferida, o fechamento do esternocleidomastóideo deve ser feito também com fio inabsorvível. O subcutâneo usualmente é fechado em dois planos. O mais profundo com sutura em chuleio simples, e o plano subdérmico, com barra grega. Por fim, procede-se com o fechamento da pele com sutura intradérmica.

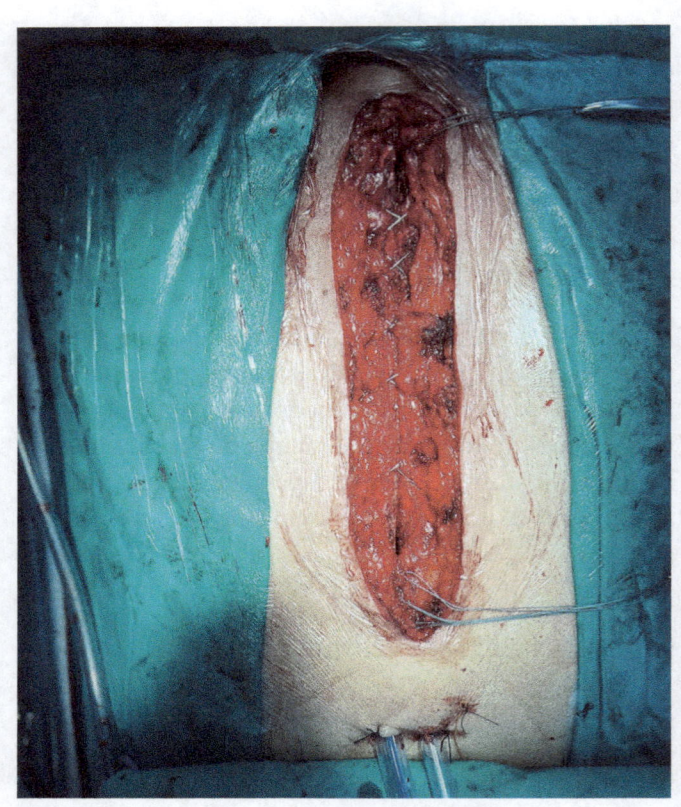

Figura 10.6. Esterno aproximado pelos fios de aço com pontos em "X". No manúbrio, o fio de aço transfixa o osso, e, no corpo do esterno, é passado no espaço intercostal, na borda superior da costela inferior junto ao esterno. Fechamento da linha alba e dos esternocleidomastóideo com fios inabsorvíveis.

Fonte: Acervo pessoal.

PONTOS-CHAVE

- A toracotomia mediana ainda é a incisão mais amplamente difundida na prática da cirurgia cardíaca por permitir uma melhor exposição das estruturas desejadas.
- Conhecer os marcos anatômicos é fundamental para a boa técnica cirúrgica.
- Dominar a técnica cirúrgica, bem como a sequência de ações a se realizar durante a abertura, é importante para que não se incorra em riscos inadvertidos.
- Alguns problemas podem advir da toracotomia mediana, uns inerentes ao procedimento em si,

outros provocados pelo cirurgião, suscitando um cuidado especial; conhecê-los ajudará o cirurgião a se precaver.

PALAVRAS-CHAVE

Toracotomia mediana. Anatomia. Esternotomia. Esternorrafia.

LEITURA SUGERIDA

- Khonsari – Cirurgia Cardíaca: Cuidados Especiais e Armadilhas
- Chon & Adams – Cardiac Surgery in the Adult
- Sobotta Atlas de Anatomia Humana

REFERÊNCIAS BIBLIOGRÁFICAS

1. Cohn LH, Adams DH. Cardiac Surgery in the Adult 5/e. McGraw Hill Professional; 2017.
2. Johannes Sobotta, Friedrich Paulsen, J Waschke, Klonisch T, S Hombach-Klonisch. Sobotta atlas of human anatomy. München: Elsevier/Urban & Fischer; 2013.
3. Schünke M, Schulte E, Udo Schumacher, Voll M, Wesker K. Prometheus: atlas de anatomia. Rio de Janeiro: Guanabara Koogan; 2019.
4. Dancini JL. Noções Básicas para o Residente em Cirurgia Cardíaca. São Paulo: Atheneu; 1996.
5. Ardehali A, Chen JM, Khonsari S. Khonsari's cardiac surgery : safeguards and pitfalls in operative technique. Philafigurdelphia: Wolters Kluwer; 2017.
6. Moore KL, Dalley AF, Agur AMR. Anatomia orientada para a clínica. Rio de Janeiro: Guanabara Koogan; 2011.

11

TORACOTOMIA LATERAL EM CARDIOPATIAS CONGÊNITAS

OSCAR TORRICO • DANIEL PERES GUIMARÃES

INTRODUÇÃO

A abordagem por **toracotomia lateral em cardiopatias congênitas** apresenta uma gama variada de indicações, que abrangem desde considerações estéticas até a necessidade exclusiva de acesso para tratar condições patológicas específicas. As principais indicações englobam comunicações interatriais e interventriculares, ligadura do canal arterial, correção de coarctação da aorta, tratamento de duplo arco aórtico, plicatura diafragmática, drenagem pericárdica, janela pleuropericárdica e implante de marcapasso epicárdico definitivo.[1-5]

Diferentes modalidades de toracotomia lateral são identificadas, destacando-se as abordagens anterolateral, póstero-lateral e infra-axilar.

Neste capítulo, com o propósito de instruir residentes de cirurgia cardiovascular, serão apresentadas as vias de acesso primordiais para as intervenções mencionadas, com ênfase nos detalhes relativos ao preparo, segurança e às áreas de atenção necessárias.

POSICIONAMENTO DO PACIENTE PARA A TORACOTOMIA LATERAL

O adequado preparo anestésico é efetuado com o paciente em decúbito dorsal. Uma monitorização rigorosa, incluindo ECG, oximetria e termometria, é estabelecida, juntamente a garantia da via aérea, acesso venoso, arterial (se necessário) e sondagem vesical. Com a assistência de dois ou mais membros da equipe cirúrgica, procede-se à mudança de posição do paciente. O médico anestesista assume a responsabilidade de sustentar a cabeça do paciente, controlar a movimentação cervical e manter a cânula orotraqueal adequadamente posicionada para evitar seu deslocamento durante o posicionamento. Os demais membros da equipe são encarregados de realizar a rotação do tórax, da pelve e dos membros. Após a conclusão da mudança de decúbito e o alinhamento do paciente na mesa cirúrgica, prossegue-se com o posicionamento de um coxim firme, com a largura proporcional ao peso do paciente, na região infra-axilar, com o intuito de prevenir a compressão do plexo braquial do membro em contato direto com a mesa de cirurgia, os quais poderiam ser lesados caso não fossem devidamente descomprimidos. Adicionalmente, posiciona-se um coxim macio para sustentar a cabeça e mantê-la alinhada com a coluna vertebral. Os membros superiores são posicionados de maneira que os braços permaneçam perpendiculares ao tórax, com uma leve inclinação cefálica, com o propósito de elevar a escápula superiormente, garantindo, assim, uma ampliação do campo infraescapular. Coxins são estrategicamente posicionados para sustentar a articulação do cotovelo e manter o braço no mesmo nível da linha axilar ipsilateral. Quanto aos membros inferiores, são flexionados levemente nas coxas, com coxins posicionados entre os joelhos e os tornozelos. Ademais, uma fita adesiva microporosa ou uma faixa anti-queda pode ser fixada transversalmente na região do quadril, proporcionando estabilidade e prevenindo a rotação indesejada do paciente durante o procedimento. Após o posicionamento, verifica-se a permeabilidade das vias aéreas e dos acessos, bem como a adequada monitorização, garantindo a ausência de dispositivos sob o paciente. Subsequentemente, com o uso de uma caneta dermatológica, realiza-se a marcação da incisão desejada, identificando as estruturas relevantes e demarcando os limites anatômicos. Em certas situações, a ultrassonografia pode ser empregada para auxiliar na determinação da posição do diafragma e da ponta do coração. A seleção do nível das incisões entre os espaços intercostais pode variar segundo as características individuais do paciente, a abordagem cirúrgica necessária e os procedimentos prévios realizados.(**Figura 11.1.**) Tal planejamento deve basear-se em um exame físico detalhado e em exames diagnósticos complementares, visando obter a melhor exposição e, consequentemente, um resultado cirúrgico satisfatório.

A incisão é realizada na região previamente demarcada. Hemostasia com eletrocautério é feita de forma parcimoniosa para evitar lesão excessiva do tecido subcutâneo.

Existem 4 planos musculares que podemos encontrar segundo a localização da incisão, sendo dois músculos superficiais e outros dois profundos.

São eles respectivamente: Latíssimo do dorso (Grande Dorsal), Trapézio, Serrátil Anterior e Romboide.

Na abordagem clássica para cirurgias de maior porte, a musculatura do grande dorsal e serrátil anterior são seccionadas com o uso do eletrocautério. Ao final do ato, os planos musculares precisam ser rigorosamente identificados e aproximados adequadamente com fio absorvível em sutura contínua.

Em abordagens mais econômicas, onde uma incisão menor é suficiente, como na cirurgia da ligadura do canal arterial, por exemplo, é possível realizar a técnica miopreservadora.

Esta técnica consiste em uma incisão que se inicia próximo à ponta da escápula acompanhando a sua borda medial. A intensão desta abordagem é de utilizar a região do trígono da ausculta (**Figura 11.2.**) evitando a abertura direta de qualquer grupamento muscular e utilizando apenas a liberação das fáscias e afastamento dos músculos.[6]

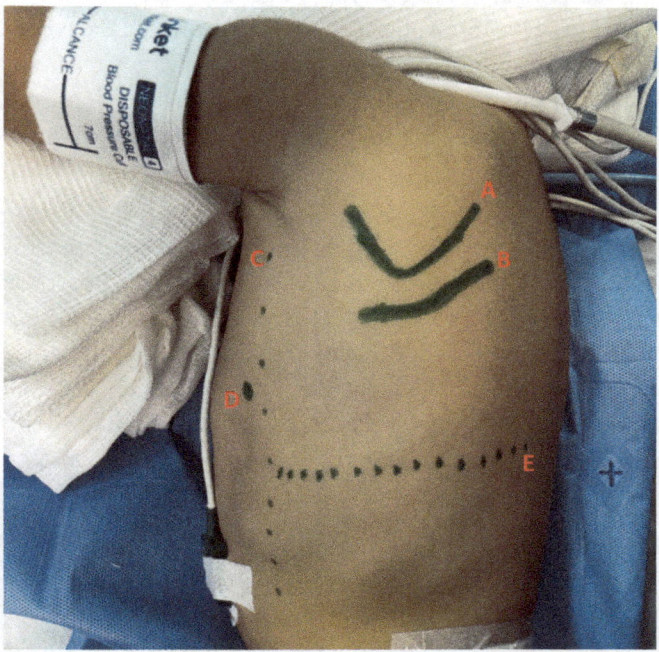

Figura 11.1. A) escápula. B) sítio da incisão póstero lateral, infra clavicular. C) linha axilar média. D) marcação de drenagem torácica. E) limite inferior (diafragma com pulmão hiperinsuflado).

Fonte: Acervo pessoal.

PASSO-A-PASSO PARA A TORACOTOMIA

Após o preparo habitual, marcação da pele com caneta de uso dérmico, os cuidados de assepsia e antissepsia são realizados. A área a ser degermada limita-se pelos seguintes pontos anatômicos: borda superior da escápula, crista ilíaca, processos espinhosos vertebrais e linha hemiclavicular. O posicionamento dos campos estéreis deve se situar imediatamente acima destes marcos anatômicos e é idealmente recomendado uso de filme estéril para recobrir a pele.

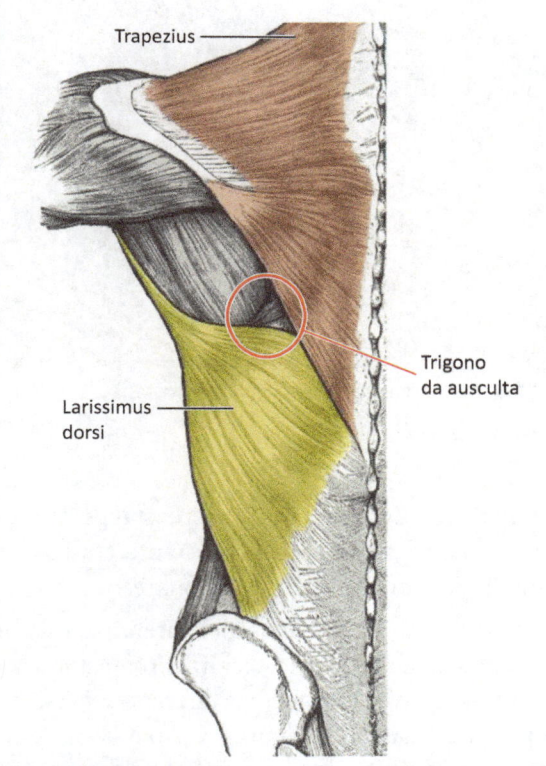

Figura 11.2. Estrutura anatômica formada pela borda medial da escápula, borda lateral do músculo trapézio e borda superior do músculo grande dorsal.

Fonte: teachmeanatomy.info.

Ao atingir o gradil costal inspeção e palpação dos arcos deve ser realizada. Com o uso de um afastador Farabeuf pelo cirurgião assistente, a escápula é afastada superiormente e com o uso do indicador o cirurgião principal faz a contagem dos arcos para definir o espaço de escolha. Normalmente o primeiro espaço intercostal possível de ser palpado (cranialmente) é o segundo espaço intercostal, pois a inserção dos músculos escalenos impossibilita a palpação do primeiro espaço.

Para a abordagem do canal arterial, região ístmica da aorta e arco aórtico, recomenda-se a abertura do terceiro ou quarto espaço intercostal. Para cirurgias como plicatura do diafragma e confecção de janela pericárdica recomenda-se a abertura do sexto, sétimo ou oitavo espaço intercostal. Para a correção de CIA ou CIV por toracotomia lateral direita recomenda-se a abertura do quarto espaço intercostal direito.

A demarcação do espaço intercostal a ser aberto deverá ser feita com bisturi elétrico marcado a borda superior da costela. (**Figura 11.3.**)

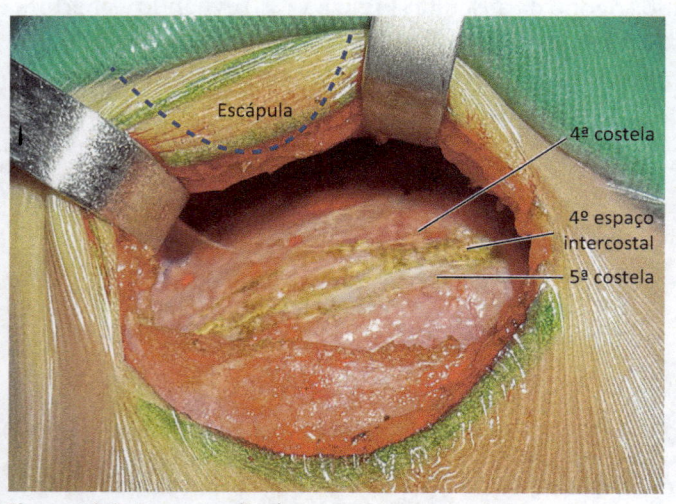

Figura 11.3. Demarcação do espaço intercostal.

Fonte: Acervo pessoal.

Em neonatos, a musculatura intercostal possui apenas alguns milímetros de espessura, portanto cuidado dever ser tomado para evitar lesões pulmonares.

Após liberação da musculatura intercostal da borda superior da costela podemos realizar o afastamento do espaço intercostal de duas formas diferentes, preservando ou não a integridade das pleuras. Caso a integridade da pleura não seja desejada, pelo tipo de cirurgia ou aderências prévias, recomenda-se por um breve momento o desacoplamento da ventilação mecânica ou redução das pressões ventilatórias para promover o colabamento parcial do pulmão e em seguida a abertura da pleura é realizada sem oferecer riscos ao órgão.

Caso exista o desejo de preservação da integridade pleural, a técnica de divulsão extrapleural deve ser realizada. Esta técnica consiste em após a liberação da musculatura intercostal da borda da costela, a pleura é identificada e umedecida com solução salina. Com a utilização de hastes flexíveis com algodão nas pontas faz-se a divulsão cautelosa por baixo do gradil costal com a intenção de liberar ao máximo a pleura parietal antes da utilização do afastador. Redução de parâmetros da ventilação mecânica podem ajudar neste processo.

Ao final, o afastador é posicionado. Em pacientes prematuros de baixo peso extremo recomenda-se a utilização de afastadores de Alm ou Heiss. Em pacientes acima de 3kg são utilizados afastadores pediátricos ou Finocchietos delicados. Durante a abertura do afastador, a qual deve ser realizada gradualmente, devem ser observados os ângulos da incisão para evitar rupturas inadvertidas dos arcos costais e músculos. O músculo eretor da espinha deve ser verificado e sua integridade mantida.

O afastamento do pulmão deve ser feito de forma bastante cautelosa, principalmente em pacientes recém-nascidos. O afastamento inadequado pode provocar lesões pulmonares, edema, sangramentos e complicações pós-operatórias. Recomenda-se que o cirurgião auxiliar durante o ato principal afaste o pulmão com a utilização de espátulas lisas revestidas com gaze umedecida. Atrito excessivo ao pulmão deve ser evitado a qualquer custo.

FINALIZAÇÃO

Ao término do ato principal, o controle de hemostasia deve ser garantido. O pulmão é checado e prossegue-se para a drenagem pleural, caso a pleura tenha sido aberta. A escolha do ponto de abertura na pele para o posicionamento do dreno deve ser um a dois espaços abaixo do espaço intercostal abordado, e localizado próximo da linha axilar anterior. Desta forma, o dreno se situará distante o suficiente para que não fique localizado embaixo do paciente quando estiver em sua recuperação em decúbito dorsal no leito de pós-operatório.

Com o dreno devidamente posicionado, prossegue-se para a aproximação dos espaços intercostais. Recomenda-se a utilização de fio absorvível de grosso calibre, geralmente poliglactina número 0 em pacientes acima de 3kg, e 2-0 abaixo de 3kg. Uma gaze é posicionada recobrindo o pulmão para protegê-lo durante a manobra da agulha. Uma sutura em "X" é realizada evitando as bordas inferiores das costelas e suas estruturas nobres ali existentes. Em algumas situações um ponto simples adicional é passado. Para crianças maiores e adolescentes utiliza-se duas suturas separadas em "X". os espaços são aproximados com o auxílio da manobra de Valsalva realizada pelo anestesista com o objetivo de remover o ar da cavidade e realizar o aperto dos nós da sutura intercostal na tensão correta, garantido a aproximação adequada, evitando o encavalamento das costelas e suturas demasiadamente apertadas, que podem causar dor ventilatório-dependente no período pós-operatório.

A infiltração de anestésicos locais de longa duração pode ser feita neste momento com o objetivo de promover bloqueio regional da dor pós-operatória.

Por fim, os planos musculares, subcutâneos e derme são aproximados separadamente por sutura contínua.

PALAVRAS-CHAVE

Toracotomia lateral. Vias de acesso.

REFERÊNCIAS BIBLIOGRÁFICAS

1. Gang Li, JunwuSu, XiangmingFan, ZhiqiangLi, Jing Zhang, YaobinZhu, AijunLiu, YulinXu, Yaoqiang Xu, YinglongLiu; Safety and Efficacy of Ventricular Septal Defect Repair Using a Cosmetic Shorter Right Lateral Thoracotomy on Infants Weighing Less than 5kg; Heart, Lung and Circulation(2015) xx, 1-714439506
2. Nicolas Doll, MD, Thomas Walther, MD, PhD, Volkmar Falk, MD, PhD, Christian Binner, MD, Jan Bucerius, MD, Michael A. Borger, MD, PhD,Jan F. Gummert, MD, PhD, Friedrich W. Mohr, MD, PhD, and Martin Kostelka, MD, PhD; Secundum ASD Closure Using a Right Lateral Minithoracotomy: Five-Year Experience in 122 Patients; 2003 by The Society of Thoracic Surgeons 0003-4975/03 Published by Elsevier Science Inc PII S0003-4975(02)04889-0.
3. Ashley D Roberts, Suvro Sett, Jacques Leblanc, Shubhayan Sanatani ; An alternate technique to pacing in complex congenital heart disease: Assessment of the left thoracotomy approach. Can J Cardiol 2006;22(6):481-484.
4. Haight PJ, Stewart RE, Saarel EV, Pettersson GB, Najm HK, Aziz PF. Lateral thoracotomy for epicardial pacemaker placement in patients with congenital heart disease. Interact CardioVasc Thorac Surg 2018; doi:10.1093/icvts/ivx379.
5. Ana L. Joho-Arreola, Urs Bauersfeld, Urs G. Stauffer, Oskar Baenziger, Vera Bernet; Incidence and treatment of diaphragmatic paralysis after cardiac surgery in children. European Journal of Cardio-thoracic Surgery 27 (2005) 53-57.
6. Andrey José de Oliveira Monteiro, Leonardo Secchin Canale, Rosie Vivian Rosa, Alexandre Siciliano Colafranceschi, Divino F. Pinto, Marcia Baldanza, Rosa Célia Barbosa, Milton Ary Meier; Minimally invasive thoracotomy (muscle-sparing thoracotomy) for occlusion of ligamentum arteriosum (ductus arteriosus) in preterm infants; Rev Bras Cir Cardiovasc 2007; 22(3): 285-290

12

ABORDAGEM CIRÚRGICA DE ARTÉRIA FEMORAL

GERMANO DE SOUSA LEÃO • ALMIRO CARLOS FERRO JÚNIOR

INTRODUÇÃO

A **Artéria Femoral** tem sido utilizada como local para o estabelecimento da linha arterial da circulação extracorpórea (CEC) desde os anos 1950 e, apesar de atualmente ter sido suplantada pela canulação da aorta ascendente, continua como importante via de acesso quando a CEC é necessária antes da esternotomia ou quando a aorta ascendente não é viável, assim como sítio de canulação para instalação de oxigenação por membrana extracorpórea (ECMO) e realização de cirurgias minimamente invasivas, como também para a realização de implante transcateter de válvula aórtica (TAVI).[1]

É de fácil acesso por ser vaso superficial e facilmente identificável. Caso ocorra lesão iatrogênica do vaso, pela presença de placas ateroscleróticas, sua correção por meio de plastias, interposição de tubo, ou mesmo pela realização de enxerto cruzado, não é difícil de ser realizada.[1]

ANATOMIA DA ARTÉRIA FEMORAL

A artéria femoral é a principal do membro inferior, originando-se como continuação da ilíaca externa distal ao ligamento inguinal. Ela penetra no trígono femoral profundamente ao ponto médio do ligamento inguinal, posicionando-se lateralmente à veia femoral. Suas pulsações podem ser palpadas no trígono devido à localização relativamente superficial, logo abaixo da fáscia lata. Está situada sobre as margens adjacentes dos músculos iliopsoas e pectíneo, que formam o assoalho do trígono, e desce acompanhando essas estruturas.

A epigástrica superficial, as circunflexas ilíacas superficiais e as pudendas externas, tanto superficiais quanto profundas, têm origem na face anterior da porção proximal da femoral.

O maior ramo dessa região é a femoral profunda, principal vaso da coxa, que surge da face lateral ou posterior da femoral, comum no trígono femoral. No terço médio da coxa, onde é separada dos vasos femorais pelo músculo adutor longo, emite de três a quatro ramos perfurantes. Esses ramos contornam a face posterior do fêmur e irrigam músculos dos três compartimentos fasciais, incluindo o adutor magno, os isquiotibiais e o vasto lateral."

INDICAÇÕES

A **Artéria Femoral** é geralmente a primeira alternativa à canulação aórtica. Se o procedimento se tratar de uma reoperação, é preferível aplicar o desvio cardiopulmonar pela artéria e veia femorais antes da abertura do esterno. Essa técnica também é útil para abordagens minimamente invasivas.[3,4]

Doença da aorta ascendente, como aneurismas, aterosclerose e calcificação podem necessitar de outro sítio de instalação da CEC pelo motivo óbvio, sendo a artéria femoral a opção viável.

Cirurgias minimamente invasivas, com toracotomia lateral, miniesternotomia ou videoassistida, beneficiam-se de instalação periférica de CEC, sendo rotineira a abordagem da femoral para o procedimento. TAVI e outros procedimentos por cateter usam a femoral como sítio de escolha com uma incidência aumentada, e mesmo que ainda haja preferência por punção e uso de dispositivos, ainda há espaço para abordagem cirúrgica aberta.

Assim, temos como principais indicações para abordagem da artéria femoral:[3,4]

- Canulação em reoperações de cirurgias cardiovasculares.
- Canulação para cirurgia de correção de dissecção de aorta Stanford A.
- Canulação para realização de cirurgias cardiovasculares minimamente invasivas.
- Instalação de ECMO.
- Instalação de balão intra-aórtico (BIA).
- Realização de TAVI.

A canulação femoral pode limitar o tamanho da cânula, mas a distribuição retrógrada do fluxo sanguíneo é semelhante ao fluxo anterógrado. Existem cânulas disponíveis que podem ser introduzidas nesse vaso percutaneamente ou sob visão direta por meio da técnica por agulha e fio-guia. O fluxo por uma cânula de tamanho 20 é adequada para todos, exceto para os pacientes muito grandes.[3]

Estratégia que pode resolver essa limitação é a anastomose término lateral com um tubo de Dacron ou PTFE, que conectada ao sistema da CEC permite um fluxo maior, não restrito pela cânula.

TÉCNICA DE CANULAÇÃO DA ARTÉRIA FEMORAL

Técnica de dissecção da Artéria Femoral

Para realizar o acesso cirúrgico à artéria femoral, quer seja por inguinotomia transversa, quer seja por inguinotomia longitudinal, o paciente deve estar posicionado em decúbito dorsal, com membro inferior levemente abduzido. Essa posição relaxa a musculatura da região inguinofemoral e maximiza o acesso ao triângulo femoral, facilitando seu acesso cirúrgico. O trígono femoral é limitado pelo ligamento inguinal superiormente, pelo músculo adutor longo, medialmente, e pela borda medial do músculo sartório, lateralmente. Seu assoalho é formado pelos músculos iliopsoas e pectíneo, e seu teto, pela fáscia lata. O triângulo femoral contém o nervo femoral, a artéria femoral e a veia femoral (dispostas nesta ordem, no sentido lateromedial).[5]

O procedimento cirúrgico deve ser iniciado com uma incisão cutânea, no menor comprimento possível, para minimizar o tamanho da ferida operatória e as complicações relacionadas. Tal acesso pode ser realizado por meio de duas técnicas cirúrgicas para o acesso à artéria femoral:

- **A técnica de incisão longitudinal (clássica):** envolve uma incisão que une o ponto médio de uma linha imaginária que se estende da espinha ilíaca anterior superior à tuberosidade do púbis, correspondendo ao ligamento inguinal, e o ponto médio de uma linha imaginária que se estende da espinha ilíaca anterior superior ao côndilo medial do fêmur, como demonstrado nas **figuras 12.1 e 12.2**.[5]
- **A técnica de incisão inguinal transversa:** envolve uma incisão realizada paralelamente e abaixo do ligamento inguinal, que é utilizada como marco anatômico, como também demonstrado nas **figuras 12.1 e 12.2**.[5]

Após a incisão na pele, os vasos linfáticos superficiais e os linfonodos devem ser ligados e seccionados para evitar complicações linfáticas, tais como linforreia e linfocele.[5] A hemostasia é feita pelo eletrocautério em baixa intensidade. Com o auxílio de um afastador autostático, tipo Guélpi, as bordas da incisão são afastadas.[6] Em seguida, os vasos linfáticos superficiais devem ser deslocados medialmente, em direção ao púbis, para acessar planos mais profundos e facilitar o acesso cirúrgico aos vasos femorais. A fáscia profunda (ou enigmática), que reveste os vasos femorais, deve então ser incisada longitudinalmente (a maioria dos cirurgiões realiza esta técnica cirúrgica) ou de maneira ligeiramente arqueada, para produzir uma concavidade medial que expõe os vasos femorais contidos na bainha femoral.[5]

A artéria femoral comum é dissecada a curta distância acima da origem do ramo femoral profundo. Fitas umbilicais são colocadas ao redor da artéria femoral comum acima do local prospectivo de canulação, assim como das artérias superficiais e profundas distalmente. Grampos vasculares são aplicados à artéria femoral tanto acima quando abaixo do local desejado da arteriotomia. A artéria profunda pode ser clampeada ou amarrada. A pequena arteriotomia transversa é feita onde a parede arterial parece relativamente normal. Em seguida, uma cânula de ponta afilada e tamanho apropriado é gentilmente introduzida por meio da arteriotomia transversa no lúmen arterial e fixada no local, como demonstrado na **Figura 12.3**.[3]

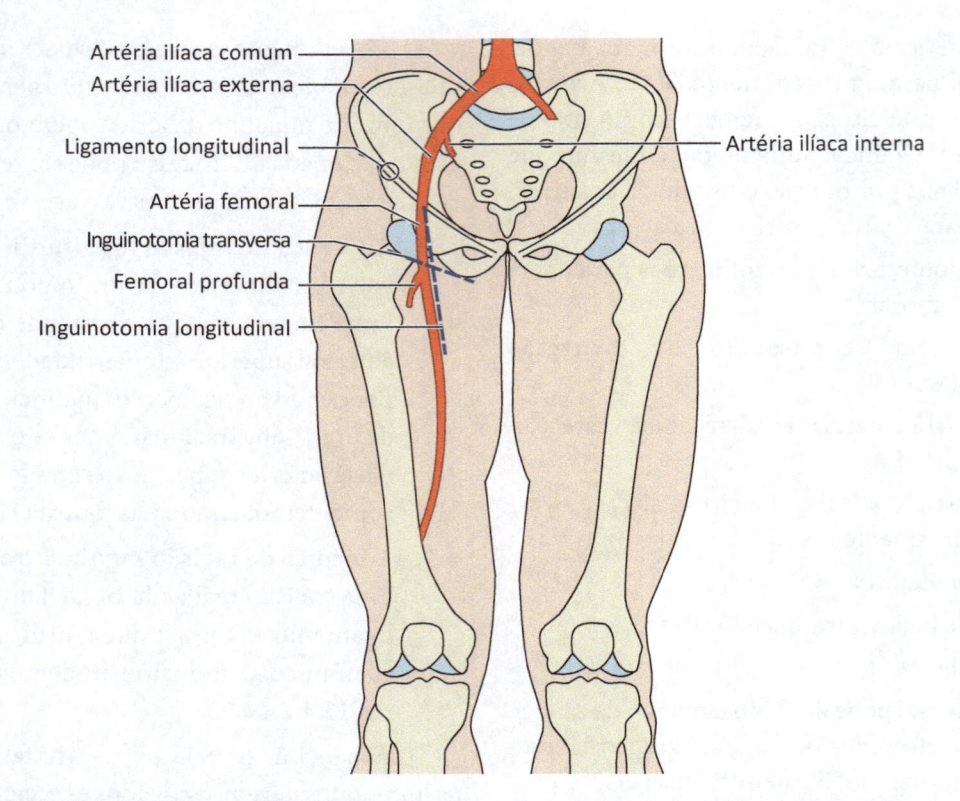

Figura 12.1. Representação esquemática das técnicas cirúrgicas: inguinotomia transversa e inguinotomia longitudinal.

Fonte: CAMARA, MVCR. Inguinotomia transversa versus longitudinal para abordagem da artéria femoral/Marcus Vinicius Canteras Raposo da Camara – São Paulo, 2020.

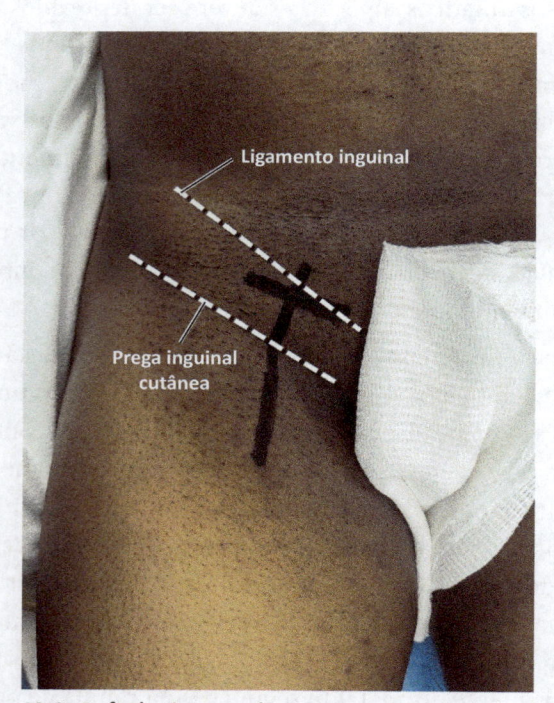

Figura 12.2. Referências anatômicas para punção/dissecção da artéria femoral.

Referências anatômicas para punção/dissecção da artéria femoral. Fonte: Acervo pessoal.

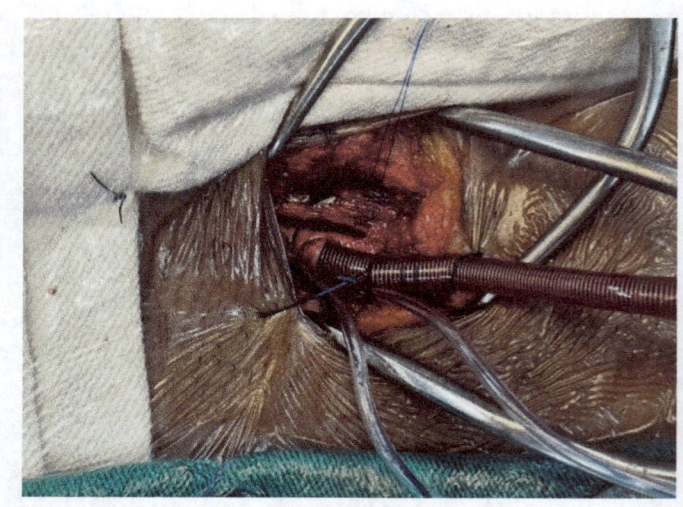

Figura 12.3. Artéria femoral canulada e fixada.

Fonte: Acervo pessoal.

Técnica de punção da Artéria Femoral

As técnicas de punção percutânea e pré-fechamento com sutura são as abordagens preferidas para entrada e selamento da artéria femoral, podendo ser realizadas sob anestesia loco-regional. Porém, até 20% dos casos em que são utilizadas para realização de TAVI, necessitam de acesso cirúrgico aberto, e esse percentual pode aumentar conforme aumenta a complexidade dos pacientes encaminhados.[7]

Se necessário, a conversão de inserções percutâneas em reparos abertos ou híbridos é possível utilizando dispositivos de fechamento percutâneos e técnicas cirúrgicas.[7]

O local ideal para a punção femoral comum é entre a artéria epigástrica inferior e a bifurcação femoral. Outros requisitos para bainhas atualmente disponíveis (cateteres de administração TAVI 14-20 F) são um diâmetro femoral e ilíaco mínimo de 6-6,5 mm, com calcificação e tortuosidade vascular limitadas.[7]

Algumas situações são consideradas preferíveis para corte cirúrgico, como indivíduos obesos, presença de enxertos ou stents femorais ou qualquer condição que requeira punção alta (ou seja, bifurcação femoral alta). Quando isso não for viável, ou em pacientes que não atendem às necessidades vasculares mínimas, uma abordagem não transfemoral deve ser considerada para evitar complicações vasculares, que acarretam pior prognóstico. A lesão dos vasos ílio-femorais é a principal ameaça da abordagem femoral.[7]

Técnica de decanulação arterial e fechamento da incisão

Após finalizada a CEC e o paciente estando em condições hemodinâmicas estáveis, iniciam-se as manobras de retirada da cânula arterial começando pelo clampeamento transversal da própria cânula. A fixação do cordonê, ou fio de algodão, é retirada com bisturi de corte, liberando então o torniquete da artéria, enquanto a fita umbilical é mantida sob tração. A cânula é retirada e o clamp angulado é posicionado no coto proximal.

A arteriorrafia femoral é realizada com pontos separados de polipropileno 6-0 nos ângulos e chuleio contínuo até a porção central. Terminada a sutura, libera-se primeiramente o clamp curvo distal, permitindo que o sangue reflua contra o clamp proximal. Finalmente, o clame angulado proximal é liberado e a pulsatilidade da artéria femoral é checada mais uma vez.

A fáscia cribiforme e a bainha femoral são suturadas com pontos separados com fio de poliglactina 2-0; a fáscia superficial e parte do tecido subcutâneo rebatido também são aproximados com o mesmo fio; o tecido subcutâneo e a pele são fechados de forma habitual, por chuleio com fio de poliglactina 2-0 para o tecido subcutâneo e fio de nylon ou de poliglacaprone 4-0 para a sutura da pele.

VANTAGENS E DESVANTAGENS DA INGUINOTOMIA TRANSVERSA X INGUINOTOMIA LONGITUDINAL

A inguinotomia transversa teria as seguintes potenciais vantagens:

- A incisão na pele é realizada seguindo as linhas de Langer (linhas de tensão da pele) – correspondem à direção das fibras elásticas e das dobras da pele. Isso promoveria redução na tensão das bordas da ferida, com menor risco de deiscência da sutura.[5]
- A pele e o tecido subcutâneo são incisados em uma via mais favorável, causando menos lesão vascular. Isso forneceria maior tensão de oxigênio à pele (em comparação com a inguinotomia longitudinal), o que contribui para melhor cicatrização.[5]
- O acesso aos vasos femorais é alcançado sem cruzar o sulco da virilha (uma região mais suscetível à colonização bacteriana). Isso reduz o risco de infecção de ferida operatória.[5]
- Fornece um bom campo cirúrgico para acesso aos vasos femorais.[5]
- Essa técnica pode causar menos complicação pós--operatória, principalmente no que se refere à infecção de sítio cirúrgico e infecção de enxerto protético, o que reduz a morbimortalidade cirúrgica, gastos hospitalares e permite reabilitação precoce.[5]

A inguinotomia transversa teria as seguintes potenciais desvantagens em relação à inguinotomia longitudinal:

- Pode ter uma taxa mais alta de complicações linfáticas devido a maior lesão dos vasos linfáticos.[5]
- Em contraste com a incisão longitudinal, a incisão transversa não pode ser estendida para outros acessos arteriais, como cranialmente para o ligamento inguinal (para acesso à artéria ilíaca externa) ou caudalmente ao longo da artéria femoral. Isso representaria um acesso cirúrgico mais restrito.[5]

COMPLICAÇÕES DA CANULAÇÃO DA ARTÉRIA FEMORAL

Escorregamento da cânula

A pressão de perfusão pode causar escorregamento da cânula, que deve ser fixada à fita umbilical já colocada ao redor da artéria.

Lesão à rede arterial pela cânula e dissecção de aorta

A dissecção arterial retrógrada é a complicação mais grave da canulação arterial femoral ou ilíaca e pode estender-se à raiz da aorta ou causar hemorragia retroperitoneal com uma incidência em torno de 1% ou menos, e está associada a uma mortalidade de cerca de 50%.[4]

A ponta da cânula pode causar lesão à parede arterial e separação da placa íntima, o que pode resultar em dissecção aórtica retrógrada. A cânula nunca deve ser muito grande e deve ser introduzida na luz arterial numa área relativamente sadia.

O cirurgião deve sempre procurar uma coluna de sangue pulsante na cânula femoral; na ausência da pulsação óbvia é bastante provável que a ponta da cânula não se encontra na luz do vaso.

Lesão à Artéria Femoral

O torniquete ou pinça usados para apertar a fita umbilical ao redor da artéria femoral proximal e a cânula podem lesar a parede da artéria. Isso pode ser evitado colocando um chumaço de gazes sob a fita antes de apertá-la.[3]

Doença oclusiva da Artéria Femoral

Em pacientes idosos com aterosclerose grave, a artéria femoral encontra-se visivelmente doente, tornando a canulação perigosa.[3]

Isquemia de membro

Complicações isquêmicas da perna distal podem ocorrer durante perfusões retrógradas prolongadas, de 3 a 6 horas, a menos que seja fornecida ao vaso distal. Isto pode ser fornecido por um pequeno cateter em Y no vaso distal ou por um enxerto lateral suturado à artéria.[4]

Infecção

A infecção de sítio cirúrgico geralmente se manifesta nos primeiros 30 dias após a cirurgia. Desenvolvem-se os seguintes sinais e sintomas: dor, calor, hiperemia, hipertermia local, febre e formação de abscesso localizado (com ou sem drenagem espontânea através da incisão).[5]

Complicações linfáticas

As complicações linfáticas são causadas por lesão de vasos linfáticos durante a exposição da artéria femoral. Representam complicações relativamente frequentes, sendo descrita sua ocorrência em 0,8% a 6,4% dos pacientes submetidos à revascularização infrainguinal. Diferir entre o surgimento de linfocele e da fístula linfática é importante, uma vez que a primeira possui baixo potencial infeccioso, enquanto a segunda pode servir como caminho para propagação de infecção a enxertos protéticos.[5]

Agravamento de dissecção de aorta

O uso de canulação da artéria femoral pode resultar em agravamento de dissecção de aorta previamente existente resultante da pressurização do lúmen falso.

Outras complicações

São citadas também na literatura as demais complicações: estenose ou trombose tardia, sangramento e ateroembolismo cerebral e coronariano.[4]

PALAVRAS-CHAVE

Artéria femoral. Dissecção. Canulação.

PONTOS-CHAVE

- O conhecimento anatômico da artéria femoral e de toda a região inguinal é imprescindível para uma abordagem cirúrgica adequada.
- O cirurgião cardiovascular deve estar apto a realizar a dissecção da artéria femoral ou realizar sua punção, a depender do caso em questão.
- As complicações da abordagem cirúrgica da artéria femoral devem ser identificadas quanto antes e tomadas as providências para minimizar os danos ao paciente.
- Lembrar sempre de explicar ao paciente e seus familiares sobre os riscos e benefícios dessa abordagem.

REFERÊNCIAS BIBLIOGRÁFICAS

1. Ricardo Ribeiro Dias, Isaac Azevedo Silva, Alfredo Inácio Fiorelli, Stolf Na. Proteção cerebral: sítios de canulação arterial e vias de perfusão do cérebro. Brazilian Journal of Cardiovascular Surgery. 2007 Jun 1;22(2):235-40.

2. Moore KL, A M R Agur, Dalley AF. Anatomia orientada para a clínica. Rio De Janeiro (Rj): Guanabara Koogan; 2006.
3. Ardehali A, Chen JM, Khonsari S. Khonsari's cardiac surgery : safeguards and pitfalls in operative technique. Philadelphia: Wolters Kluwer; 2017.
4. Cohn LH. Cardiac surgery in the adult. New York: Mcgraw Hill Education; 2018.
5. Camara, Marcus Vinicius Canteras Raposo Inguinotomia transversa versus longitudinal para abordagem da artéria femoral/ Marcus Vinicius Canteras Raposo da Camara – São Paulo, 2020. XVIII, 109 fls.
6. José Luiz Dancini. Noções básicas para o residente em cirurgia cardíaca. 1997.
7. Pascual I, Carro A, Avanzas P, Hernández-Vaquero D, Díaz R, Rozado J, et al. Vascular approaches for transcatheter aortic valve implantation. Journal of Thoracic Disease [Internet]. 2017 May 1 [cited 2020 May 12];9(Suppl 6):S478–87. Available from: https://www.ncbi.nlm.nih.gov/pmc/articles/PMC5462718/

13

TORACOTOMIA NAS REOPERAÇÕES

ALMIRO CARLOS FERRO JÚNIOR • DANIEL CHAGAS DANTAS

INTRODUÇÃO

O avanço dos **cuidados clínicos e cirúrgicos** com o cardiopata ao longo do tempo fez evoluir sobremaneira sua sobrevida. Os grandes estudos e os guidelines trabalham frequentemente com um alvo previsto de uma década livre de morte e novas intervenções. Apesar de uma qualidade ótima do tratamento, é esperado em muitos casos que o paciente se encontre diante da necessidade de realizar uma nova cirurgia.

Muitas cirurgias cardíacas não são cirurgias terapêuticas definitivas, apenas corrigindo a patologia, muitas vezes adquirida, apresentada dentro das possibilidades técnicas e tecnológicas disponíveis no momento. Como, por exemplo, para correção das patologias congênitas, que podem deixar o paciente livre das reoperações, como a Atriosseptoplastia, a Ventriculosseptoplastia, ou o fechamento do Canal Arterial, porém a grande evolução da especialidade nos permitiu tratar doenças complexas, desde a Tetralogia de Fallot até as diversas abordagens do coração univentricular, incluindo, desde cedo no planejamento, vários estágios cirúrgicos.

As cirurgias valvares englobam uma discussão de escolha do tipo de prótese e mesmo as metálicas estão sujeitas a reabordagens, seja por endocardite, por trombose ou por outras doenças associadas que possam acometer o paciente.

A retoracotomia, seja a primeira ou subsequentes, agrega riscos. Bianco *et al.* mostraram em um estudo alguns *endpoints* já esperados, pelo próprio entendimento da condição abordada, mas um aumento de mortalidade, não apenas em 30 dias, como também em 1 e 5 anos. O fator reoperação está dentro dos critérios dos mais utilizados escores de risco em cirurgia cardiovascular, o EuroSCORE e o STS Score.

As preocupações envolvem vários momentos cirúrgicos. A esternotomia, antes um passo simples e seguro, tem agora os planos subesternais alterados, podendo ter estruturas aderidas, passíveis de lesão no momento do uso da serra. Além disso, existem aderências entre o coração e o pericárdio, e podem surgir dificuldades em selecionar um sítio seguro para as canulações.

PLANEJAMENTO PRÉ-OPERATÓRIO

Não existe uma regra para a retoracotomia, já que é um procedimento que será feito com sucesso quanto maior a segurança e experiência o envolva. Toda cirurgia, especialmente a cardíaca, suporta-se bastante nesses pilares, e isso vai muito além da opinião de especialistas: estudos em diversas áreas mostram resultados mais satisfatórios quando há um planejamento extenso, muitas vezes incluindo uma discussão em *Heart Team*.

Um recente trabalho publicado num dos mais proeminentes jornais internacionais tem como título (traduzido) "Reoperações em cirurgia cardíaca: esforçando-se para o melhor, mas preparados para o pior". Ele ainda cita outro trabalho publicado com uma incrível mortalidade de 3,5%, comparável a algumas séries de primeiras cirurgias, justificando tal feito pela experiência da equipe no procedimento proposto, que envolve a realização de mais de 7500 reoperações em 10 anos.

A correta indicação da cirurgia, incluindo o momento cirúrgico, deixará um paciente mais compensado, em melhores condições cirúrgicas e tecnicamente isso pode ser representado por uma área cardíaca menor, o que já traz risco reduzido de acidentes. Além disso, a discussão de um caso clínico envolve o histórico do paciente e, nesses casos, a cirurgia prévia precisa ser bem entendida, com todos os passos, suturas, enxertos e acidentes devidamente notificados para já preparar a todos o que devem ser os achados do inventário da cavidade.

O paciente que está sendo avaliado para uma reoperação já está mais idoso, com mais comorbidades e possivelmente com uma condição clínica pior, isso se a nova cirurgia não for ainda maior que a primeira. Procedimentos menos invasivos, como a angioplastia coronariana e os procedimentos valvares transcateter, que podem ser indicados para alguns pacientes, mesmo fora da indicação clássica, visto que, ao ser individualizados e discutidos, as condições especiais podem sugerir um risco cirúrgico demasiadamente aumentado.

A realização de todos os exames pré-operatórios de rotina tem ainda um aliado extremamente forte nesse quesito: a tomografia computadorizada. Sendo considerado um exame acessível, que está no rol de muitos serviços como obrigatório, mas se bem avaliado, pode ser uma arma com a capacidade de prever acidentes e mudar a abordagem cirúrgica. A relação anatômica das estruturas torácicas sendo minuciosamente estudada dará ao cirurgião um caminho bem traçado do que encontrará.

Hamid *et al.*, em 2014 publicaram uma experiência, de mais de 500 pacientes submetidos a reoperações, mostrando que a simples presença da tomografia pode reduzir o risco de acidentes (de 3,6% para 0,6%), podendo chegar até a zero se o risco estimado levar a equipe a iniciar a CEC previamente à esternotomia.

Kindzelski *et al.* também publicaram um estudo de desenho semelhante, e, apesar de um número quase 15 vezes superior de pacientes avaliados, os desfechos foram bastante semelhantes entre os grupos que iniciaram a CEC precoce ou tardia. Há uma importante exposição de alguns pontos que podem levar ao resultado, que envolve a preferência e habilidade de cada cirurgião, assim como seleção de casos (é exposto um gigante pseudoaneurisma em contato com o esterno).

Assim, cada caso deve ser individualizado, com as decisões, especialmente a abordagem e a escolha do momento de entrar em CEC, sempre embasadas nas informações colhidas. Deve-se atentar para as relações anatômicas das estruturas mais comumente envolvidas nos eventos adversos:

- Ventrículo Direito.
- Aorta.
- Átrio Direito.
- Veia Inominada.
- Enxertos.

A proximidade com o esterno, destas estruturas, deve trazer preocupação à equipe. Também é importante avaliar aneurismas e pseudoaneurismas, e qualquer outra alteração, estando preparados para tal.

OUTROS CUIDADOS E INTERCORRÊNCIAS

A exposição a uma nova cirurgia de grande porte traz uma dificuldade já nos cuidados de monitorização. Os pacientes podem ter seus acessos venosos e arteriais limitados por serem abordados em outro momento, assim como utilizada circulação extracorpórea por via periférica.

Os casos que envolvem realização prévia de revascularização do miocárdio podem restringir a disponibilidade de enxertos a serem utilizados, sendo adequado estudar os remanescentes para não haver limitações para a cirurgia.

A manipulação e dissecção do coração podem cursar com arritmias, especialmente se utilizado eletrocautério. Em uma cirurgia onde o acesso do coração está garantido, a cardioversão interna é prontamente realizada. Porém, nos casos com aderências (incluem-se aqui nesse cuidado as Pericardites Constrictivas e a Síndrome de Dressler) isso pode ser uma manobra restrita. A colocação de placas de desfibrilação externa deve ser uma rotina no preparo do paciente.

Diante do risco de acidentes, ou mesmo do planejamento de iniciar a CEC precocemente, o circuito de extracorpórea deve estar pronto para ser utilizado sem perda de tempo. O acesso periférico, mais rotineiramente os vasos femorais, pode ser usado rapidamente em uma condição de emergência, mas pode ser minimizada a chance de dificuldades e complicações caso tenha sido estudado, e a presença de doença local já conhecida.

A realização da dissecção das aderências, por mais cuidadosa que seja, leva a presença de superfícies cruentas, que cursam com mais sangramento desde o início da cirurgia. Mesmo sendo um procedimento bem-sucedido, sem acidentes, existe uma maior perda sanguínea e a ativação da cascata de coagulação gera um processo de consumo de fatores e fibrinólise aumentados. O preparo do paciente, como já discutido, deve ser ótimo, mas os cuidados no intraoperatório, aumentados.

Enquanto sob efeito da heparina, o sangue é aspirado para o circuito da CEC. Nos demais momentos, é muito adequado o uso de *Cell Saver*, minimizando as perdas e permitindo que algum acidente não cause repercussão tão significativa até ser heparinizado.

Os cuidados com a coagulação costumam vir associados a transfusões de hemoderivados, dependendo da disponibilidade, sintéticos. Antifibrinolíticos já costumam fazer parte da rotina da maioria das equipes, e é um cuidado a ser reforçado.

As cirurgias tecnicamente mais difíceis, mais trabalhosas, porventura até mais extensas costumam cursar com tempos de circulação extracorpórea mais prolongados. Caso seja decidido por iniciar precocemente a CEC, isso estenderá ainda mais esse tempo. É importante estar preparado para as complicações que vêm junto, já bem documentadas na literatura: maior inflamação, vasoplegia, tempo de intubação orotraqueal e ventilação mecânica e tempo de UTI.

Uma situação especial é quando a cirurgia prévia não foi via esternotomia mediana: o pericárdio anterior e os tecidos adjacentes estão preservados, sendo a abordagem do osso um passo com mais tranquilidade, porém deve ser lembrado que o local onde foi acessado o coração pode trazer aderências importantes com os pulmões.

ABORDAGEM MINIMAMENTE INVASIVA

Apesar de uma esternotomia e os cuidados de descolamento do coração trazerem um excelente controle para a realização de uma cirurgia segura, incluindo cuidados na retirada de aderência, os passos para chegar a tal condição nos expõem a acidentes. Visando eliminar essa etapa, diversos grupos têm utilizado de técnicas minimamente invasivas para tratar os pacientes nesses eventos de reoperações, com sucesso.

Direcionando o foco para a patologia a ser tratada, a **Cirurgia Cardíaca Minimamente Invasiva** (MICS) minimiza a exposição do coração, aorta e outras estruturas e aderências, utilizando um acesso e sendo direcionado exclusivamente para o tempo principal. Com experiência crescente, os grupos conseguem resultados ótimos.

Prestipino *et al.* já mostraram seus resultados, com 65 pacientes reoperados de valva mitral por minitoracotomia (5-7cm) direita, com instalação de CEC femoral (ou axilar) e jugular, sem nenhum evento de mortalidade intra-hospitalar.

Há relato de cirurgia de valva aórtica por Takafumi *et al.*, de um primeiro procedimento já por MICS (miniesternotomia), sendo reabordada por minitoracotomia anterior direita, com poucas aderências, e um procedimento sem complicações.

Estratégias para clampear a aorta nessas abordagens envolvem uma dissecção localizada para acessá-la, como também o uso de Endobaloon, e da técnica de fibrilação ventricular sem anóxia.

Um passo a ser lembrado na cirurgia que envolve a abertura do lado direito, como abordagem da tricúspide ou pulmonar é a laçadura das cavas para evitar perda da drenagem da CEC, que pode cursar com tecidos frágeis e acidentes, mas também já é relatada experiência com uso de clampes especiais ou até de sondas de Foley para fechamento por dentro, como publicado por Sanzone *et al*.

A cirurgia de coronária também tem seu espaço, e se bem avaliado, o risco de lesão de enxertos pérvios tanto é maior, como potencialmente mais catastrófico. Utilizar uma toracotomia lateral para dissecção da Mamária Esquerda e acessar o pericárdio apenas onde deve ser realizada a anastomose com a coronária é uma estratégia relatada e até bastante discutida.

Brookes publicou no CTSNET um caso de reoperação de revascularização num paciente com 1 enxerto ocluído, 4 enxertos pérvios e uma tentativa mal sucedida de angioplastia coronariana, por toracotomia esquerda e uma ponte de safena da aorta descendente para um ramo marginal, procedimento semelhante já descrito por outras equipes. Já há mais de 2 décadas, Fonger *et al.* já falavam de sua experiência com o uso da Artéria Gastroepiplóica em MICS, incluindo uma série de 41 destes em reoperações. Nestes casos, por uma pequena laparotomia será possível preparar o enxerto, e o acesso para a toracotomia será infra-xifóide, com descolamento de pequena área do coração apenas.

PONTOS-CHAVE

As reoperações são sempre cirurgias de maior risco. O cirurgião deve estar habituado aos cuidados com os tecidos aderidos, e deve ter um planejamento mais minucioso de como abordará a cirurgia. Experiência é considerada para um bom resultado, respeitando as preferências individuais, mas todos os cuidados que envolvem a cirurgia, desde o pré-operatório, não podem ser subestimados.

PALAVRAS-CHAVE

Reoperação. REDO Surgery.

REFERÊNCIAS BIBLIOGRÁFICAS

1. Bianco V, Kilic A, Gleason TG, Aranda-Michel E, Habertheuer A, Wang Y, et al. Reoperative Cardiac Surgery Is a Risk Factor for Long-Term Mortality. The Annals of Thoracic Surgery. 2020 Oct 1;110(4):1235-42.
2. Tarola C, Fremes S. Commentary: Redo cardiac surgery: Striving for the best but prepared for the worst. The Journal of Thoracic and Cardiovascular Surgery. 2022 Dec;164(6):1767-8.
3. Kindzelski BA, Bakaeen FG, Tong MZ, Roselli EE, Soltesz EG, Johnston DR, et al. Modern practice and outcomes of reoperative cardiac surgery. The Journal of Thoracic and Cardiovascular Surgery. 2022 Dec 1;164(6):1755-1766.e16.
4. Imran Hamid U, Digney R, Soo L, Leung S, Graham ANJ. Incidence and outcome of re-entry injury in redo cardiac surgery: benefits of preoperative planning. European Journal of Cardio-Thoracic Surgery: Official Journal of the European Association for Cardio-Thoracic Surgery [Internet]. 2015 May 1;47(5):819–23. Available from: https://pubmed.ncbi.nlm.nih.gov/25009210/
5. Kindzelski BA, Bakaeen FG, Tong MZ, Roselli EE, Soltesz EG, Johnston DR, et al. Modern practice and outcomes of reoperative cardiac surgery. The Journal of Thoracic and Cardiovascular Surgery. 2022 Dec 1;164(6):1755-1766.e16.
6. Prestipino F, D'Ascoli R, Nagy Á, Paternoster G, Manzan E, Luzi G. Mini-thoracotomy in redo mitral valve surgery: safety and efficacy of a standardized procedure. Journal of Thoracic Disease [Internet]. 2021 Sep 1 [cited 2023 Feb 16];13(9). Available from: https://jtd.amegroups.com/article/view/55677/html
7. Abe T, Sako H, Morita M, Takayama T, Tanaka H, Abe Y, et al. Redo Aortic Valve Replacement through Right Anterior Mini-thoracotomy 15 Years after Aortic Valve Replacement via Partial Sternotomy : A Case Report. Japanese Journal of Cardiovascular Surgery. 2019 Jul 15;48(4):250–3.
8. Sansone F, Stefano del Ponte, Zingarelli E, Casabona R. Internal snaring of the caval veins by Foley catheters in case of reoperation via right thoracotomy. Interactive Cardiovascular and Thoracic Surgery. 2011 Oct 1;13(4):370-2.
9. Brookes J. Redo Off-Pump CABG Via Left Thoracotomy. wwwctsnetorg [Internet]. [cited 2024 Feb 10]; Available from: https://www.ctsnet.org/article/redo-pump-cabg-left-thoracotomy
10. Fonger JD, Doty JR, Salazar JD, Walinsky PL, Salomon NW. Initial experience with MIDCAB grafting using the gastroepiploic artery. The Annals of Thoracic Surgery. 1999 Aug;68(2):431-6.

III

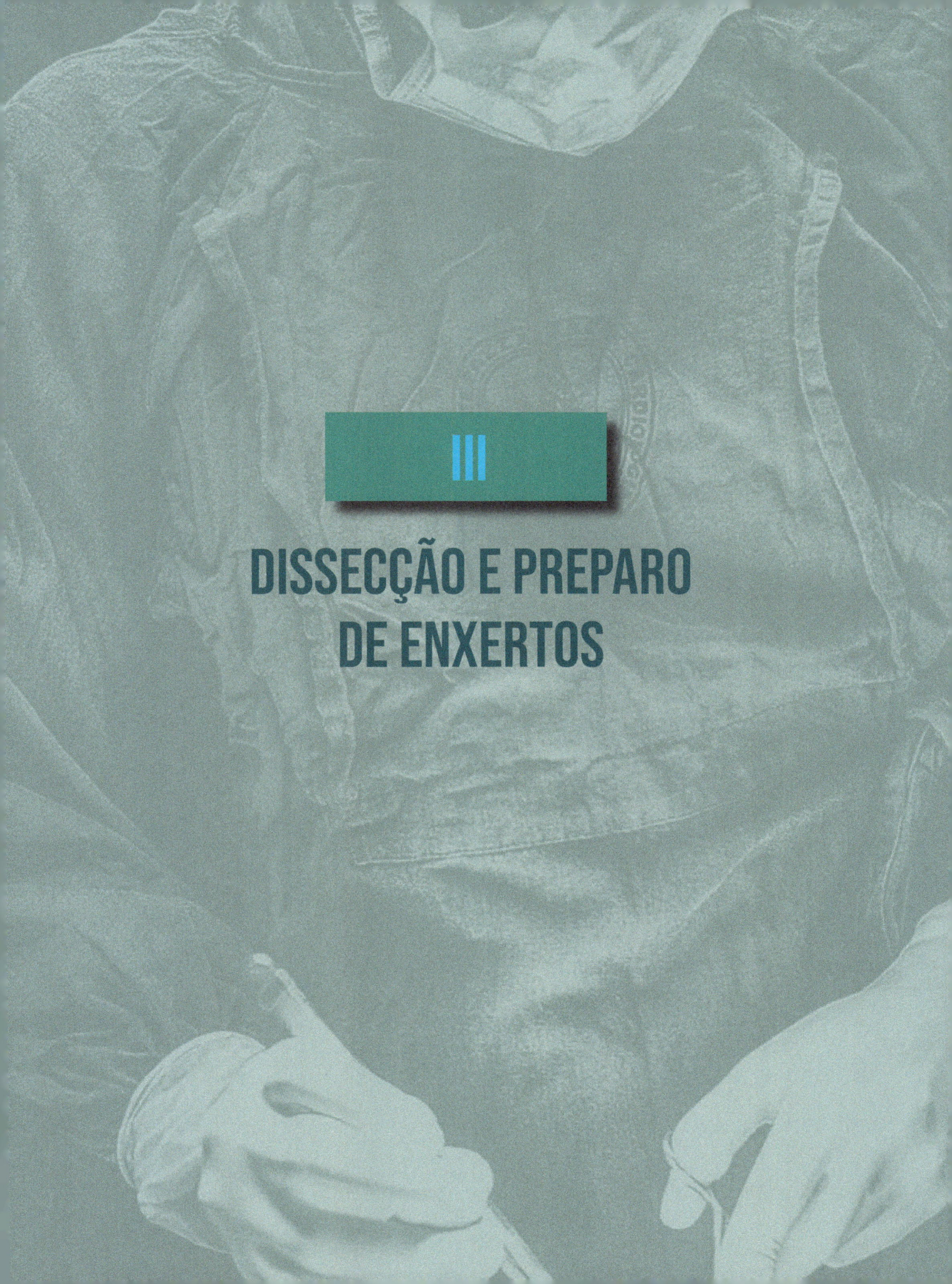

DISSECÇÃO E PREPARO DE ENXERTOS

14

VEIA SAFENA MAGNA

MARCO ANTÔNIO CORAL • ALMIRO CARLOS FERRO JUNIOR

INTRODUÇÃO

Anatomia

A **Veia Safena Magna** (VSM) é a mais longa veia do corpo, ela se origina na porção medial do arco venosa dorsal do pé, cruzando anteriormente ao maléolo medial e seguindo medialmente a face interna da tíbia, acompanhada pelo nervo safeno, até o côndilo medial; após continua em direção a parte interna da coxa juntamente com ramos de nervo cutâneo femoral interno até a junção safeno-femoral na virilha. A VSM pode variar em diâmetro ao longo de seu curso e geralmente, está contida em uma camada fascial. Logo abaixo do ligamento inguinal, entra na fossa oval e termina na veia femoral comum, na confluência das veias inguinais superficiais na junção safeno-femoral. A VSM recebe como afluentes muitas veias tributárias: o arco venoso posterior, a veia anterior da perna, a safena acessória, a circunflexa ilíaca superficial, a epigástrica superficial e as pudendas externas. Também drena para o sistema venoso profundo através das veias perfurantes da panturrilha e da coxa.[1]

Técnica de Retirada

A utilização de enxertos de veia safena é fundamental na cirurgia de revascularização do miocárdio. A técnica para retirada do enxerto pode ser aberta (convencional, *no-touch*) ou endoscópica. A qualidade do enxerto é um dos principais determinantes do sucesso do procedimento.

Posicionamento

Para retirada da veia safena magna, a perna é abduzida e o joelho flexionado 45 graus;[2] o membro inferior todo fica apoiado em campos estéreis.

Se a veia da perna for usada, a incisão inicial de 3 a 5cm começa proximal ao maléolo medial, paralela e 1cm posterior à borda tibial. Se a porção da coxa for utilizada, a incisão é feita na virilha longitudinalmente 2 a 3cm medial e 2cm abaixo do pulso da artéria femoral. **Figura 14.1.**

Dissecção

A dissecção com tesoura fina fechada pode identificar seu trajeto sob a pele. Isto é extremamente útil quando há muito tecido subcutâneo. Use incisões cutâneas pequenas e graduais para acompanhar a VSM, deixando pontes in-

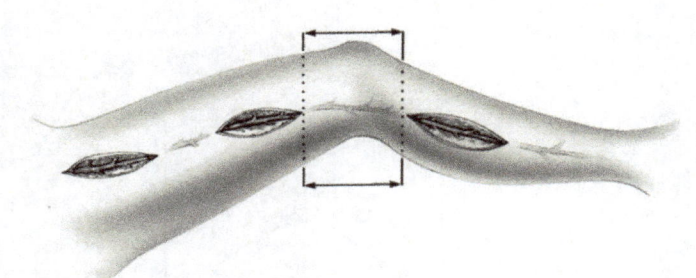

Figura 14.1. Ilustração traduzida da dissecção da veia safena magna.[3]

Khonsari Siavosh, Sintek Colleen, Ardehali Abbas. Cardiac surgery: safeguards and pitfalls in operative technique.

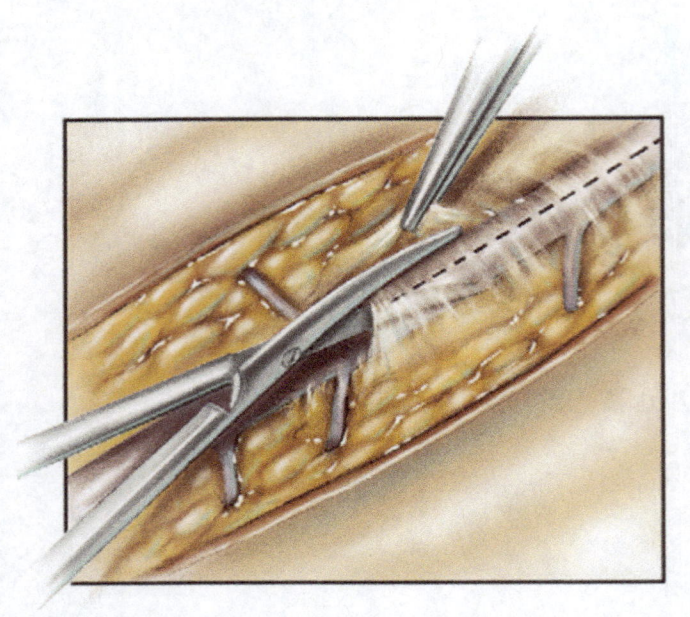

Figura 14.2. Ilustração da dissecção da veia safena magna.[5]

termediárias de pele intacta. Depois de abrir as camadas subcutâneas, abra a fáscia fina para expor totalmente o vaso. Exposta à veia, os tecidos são mantidos afastados por um afastador autoestático (Weintlaner ou Gelpy).

Liberte cuidadosamente os ramos laterais, utilize pinça atraumática e tesoura de Metzenbaum para minimizar o risco de rasgos na parede do vaso. Utilize ligaduras individuais para ligar os ramos, podem ser utilizadas suturas não absorvíveis ou clipes metálicos.[4] As ligaduras devem ser colocadas a uma distância adequada, ligaduras demasiado próximas resultam em estreitamento do lúmen do enxerto. Entretanto, uma ligadura muito distal criará um coto rombudo, aumentando o risco de formação de trombos.

Após a ligadura dos ramos laterais, o enxerto deve ser liberado do seu leito. Evite tração extensa do enxerto, a camada íntima é muito delicada e pode se lacerar, comprometendo sua patência.[3] Sempre liberte a veia dos tecidos circundantes com dissecação afiada e cuidadosa. Manter uma distância segura da veia safena permitirá que ramos laterais anteriormente não identificados e acidentalmente cortados sejam facilmente reparados posteriormente. O nervo safeno percorre junto com a VSM, devendo-se tomar cuidado para não seccionar e evitar parestesia pós-operatória.

Retirada e preparo

Ligue e corte a extremidade distal da VSM. Na continuação, abra parcialmente a veia por uma incisão transversal; dilatar suavemente o orifício com uma pinça fina facilita a canulação. Insira a cânula em um ângulo de 45 graus e fixe com uma ligadura. Ligue e corte a extremidade proximal do enxerto.

Lavar a veia com solução fisiológica pode revelar vazamentos. Evite a distensão excessiva do enxerto, pois isso também danifica o endotélio e compromete a patência.[6] Os ramos laterais com vazamento podem ser ocluídos com clipes vasculares finos quando um coto remanescente estiver visível. Buracos ou rasgos devem ser reparados com suturas finas de polipropileno 7-0 ou 8-0. O enxerto liberado é mantido em solução fisiológica até ser usado.

SAFENA NO-TOUCH

A patência da safena é o ponto mais criticado para seu uso como enxerto na revascularização do miocárdio. Tema de congressos, atualizações e estudos, encontrou com o Dr. Domingos Sávio Ramos de Souza, brasileiro, trabalhando na Suécia, uma alteração na sua técnica de

Erros na ligadura

Ligadura dos ramos

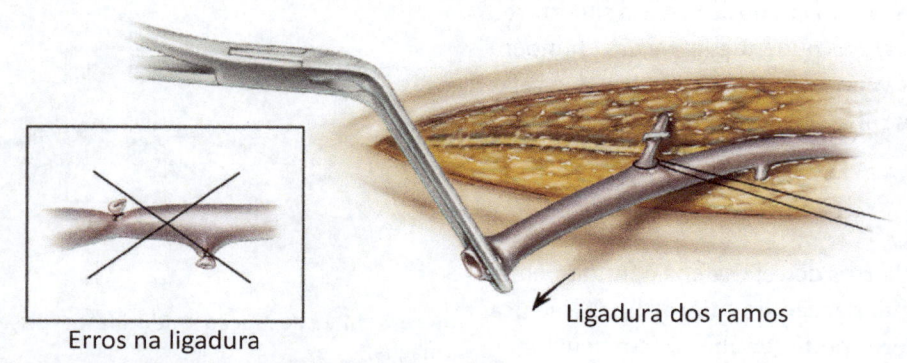

Figura 14.3. Ilustração traduzida da dissecção da veia safena magna.[5]

Doty D, Doty J. Cardiac Surgery, Operative Technique. 2012.

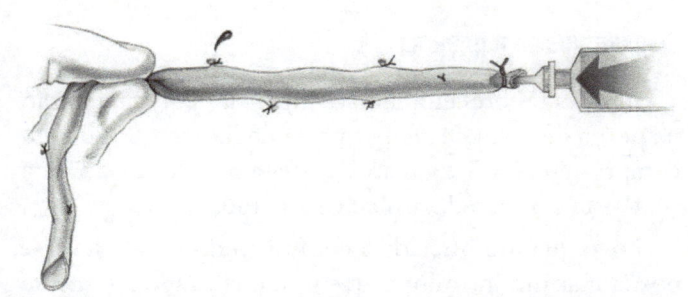

Figura 14.4. Ilustração traduzida do preparo da veia safena magna.[3]

Khonsari Siavosh, Sintek Colleen, Ardehali Abbas. Cardiac surgery : safeguards and pitfalls in operative technique.

retirada e manipulação que acalentou a sociedade mundial de Cirurgia Cardiovascular com os resultados.[7]

Já com mais de 2 décadas de descrição, a técnica de *safenectomia no-touch*, já em seu nome, fala para não tocar nela. Na sua descrição original, explica os cuidados de manipulação e os justifica com explicação minuciosa da histologia da veia safena, *in situ*, após sua retirada e manipulação, e após seu uso como enxerto coronariano.

Uma imensa variedade de estudos[8] mostra as alterações microscópicas que acontecem nesses casos, e houve um resultado bastante satisfatório na avaliação das safenas retiradas seguindo essa nova técnica. Para concluir que esse seria um cuidado que surgiu para ficar, bastava mostrar sua patência aumentada a longo prazo: e foi provada, sim, pelos mesmos autores, e vários outros.[9]

Técnica

A veia deve ser mapeada do tornozelo a sua desembocadura na veia femoral, de preferência com seus maiores ramos também. Uma veia de baixa qualidade deve ser descartada, sempre se preferindo os trechos de melhor avaliação.

Após os cuidados iniciais de assepsia, antissepsia e posicionamento padrão, é feita uma incisão única na coxa e outra na perna, se necessária toda a extensão, excluindo-se o segmento do joelho. A justificativa é que tem pior qualidade, além de um número maior de tributárias, que prejudica o resultado proposto. A cicatrização desta dobra traz ainda sintomas marcantes para o paciente.

Dissecado o tecido até se expor toda a veia, ela é isolada com um pequeno pedículo de gordura de ambos os lados. Esse pedículo será dissecado com tesoura e eletrocautério, sem se manipular diretamente a veia. Todos os ramos serão isolados e ligados na margem do pedículo. Evita-se deixar a veia exposta e ressecando, sempre usando compressas úmidas para sua proteção. E assim será retirada a safena.

Seu preparo manterá o conceito de baixa manipulação; a sua distensão é um fator de lesão endotelial e de proliferação muscular. Sendo assim, já será realizada a anastomose distal na coronária e, através da canulação da veia e com pressão direta da aorta, se revisarão os sangramentos remanescentes.[10]

Há uma vertente discutindo que a técnica de anastomose proximal realizada primeiro permite que esse cuidado com a safena seja feito de forma mais efetiva e natural.

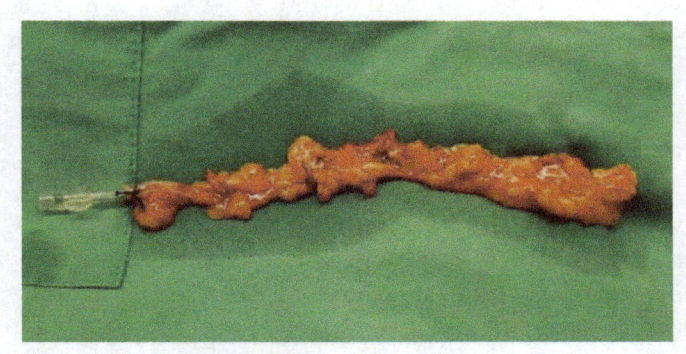

Figura 14.5. Segmento de Veia Safena Magna, retirada por técnica No-Touch.

Fonte: acervo pessoal.

Complicações

Por haver uma única incisão em toda a extensão da coxa e da perna, a cicatriz mais extensa é um fator que desagrada aos pacientes. Associado a isso, vem um descolamento aumentado para minimizar o contato com a veia, e a cicatrização pode não ocorrer de forma satisfatória em todos os casos, aumentando a incidência de infecção e deiscência de ferida operatória.

SAFENECTOMIA POR VÍDEO

A **safenectomia convencional** traz consigo algumas complicações:

- dor local;
- neuropatia por manipulação e lesão de nervo; e
- aumento da incidência de infecção, que vem com aumento da duração da internação.

Tudo isso juntamente da cicatriz gera maior insatisfação do paciente e pode agregar custos ao procedimento.

A **safenectomia por vídeo** (em inglês *Endoscopic Vein Harvesting*, EVH) veio para minimizar esses riscos, e tem evoluído para trazer cada vez melhores resultados. Esse procedimento é considerado padrão-ouro nos EUA, sendo utilizado na maioria das revascularizações do miocárdio lá feitas.

Existe uma discussão acerca de piores resultados quando essa técnica é empregada. Estudos[11,12] que extraíram informação de grandes *trials* (ROOBY e PREVENT-IV) mostraram pior resultado no uso de enxertos retirados por vídeo. Levantamento baseado em dados do Medicare[13], com mais de 235 mil pacientes, não mostrou aumento de mortalidade, enquanto Dacey et al.[14] trouxeram resultados favoráveis a EVH em relação à mortalidade.

Houve um autor, van Diepen,[15] que levantou um questionamento se a técnica empregada com pneumo poderia ser prejudicial à função endotelial, por pressurizar a região a ser trabalhada, e causaria microtrombose, mas não foi mostrada diferença entre os grupos analisados. A curva de aprendizado e a experiência do cirurgião são considerados os fatores que trazem um bom resultado, como em diversos outros procedimentos.

De maneira geral, não há contraindicação para a EVH sobre a convencional. Deve ser apenas avaliada a qualidade da veia, que será usada independente da maneira de retirada. Varicosidade pode ser um fator que aumenta significativamente o risco de lesão do vaso. Técnicos habilitados podem até fazer sua retirada de maneira rápida o suficiente para aplicá-la em situações de emergência.

Diversos grupos publicam suas técnicas, dicas e cuidados para fazer uma retirada bem sucedida, usando diversos dispositivos diferentes. Aqui, resumimos as duas técnicas distintas de maneira abrangente.

Técnica

Mesmo se tratando de uma pequena incisão, e com raros casos descritos de infecção, deve ser respeitada a assepsia e antissepsia. É recomendado fazer o mapeamento prévio da safena e marcá-la, especialmente no local onde se realizará a incisão. Avaliação de ramos maiores podem já sinalizar os locais onde será necessária maior manipulação. O posicionamento do paciente é semelhante ao da técnica convencional, com a torre de vídeo de frente para o cirurgião, dependendo da perna abordada e da disposição da sala cirúrgica.

Normalmente eletrocautério ou outro bisturi de energia específica para o dispositivo estarão disponíveis.

Dispositivos com pneumo

Inicia-se o procedimento com uma pequena incisão na perna de cerca de 3cm a aproximadamente 1/3 de seu comprimento, sobre a marcação feita para localização da veia. Esta é dissecada, isolada e reparada.

Logo quando iniciada a confecção do túnel, deve-se posicionar um introdutor que será conectado à fonte de CO_2 e assim manterá a área de trabalho exposta.

Inicialmente o aparelho de vídeo é acoplado a uma ponta romba transparente que será usada para realizar a divulsão da veia dos tecidos circundantes, em planos superior, inferior e laterais, com visão direta e central da câmera.

Na sequência, troca-se o dispositivo, que será mais complexo, por ter partes móveis e conexão com fonte de energia para cauterizar os tecidos e tributárias. Ele pode girar, e tem uma parte que se posicionará para expor os ramos, afastando-os da safena e evitando transmissão de calor, e assim, causando lesão endotelial.

Rotineiramente, todo o trajeto é tratado por via endoscópica, e o coto é exteriorizado por uma mínima incisão por contra-abertura, apenas o suficiente para realizar a ligadura com segurança. Segue-se a safena até a raiz da coxa, e se necessário, inverte-se o sentido para retirá-la até a parte distal da perna.

Esses dispositivos são descartáveis, uso único, gerando um custo aumentado por procedimento. Listamos abaixo os mais utilizados no mercado, sendo o primeiro o referenciado no Brasil:

- VasoView HemoPro 2 System (Maquet Cardiovascular, Germany).
- VirtuoSaph Plus (Terumo, Japan).
- Venapax (Safena Medical, USA).
- Endoperfect (Medical Instruments SPA, Italy).
- Vascuclear (LivaNova, UK).

Instrumentais Karl Storz

Inicia-se o procedimento com uma pequena incisão de cerca de 4cm a aproximadamente 2/3 da raiz da coxa, sobre a marcação feita para localização da veia. Esta é dissecada, isolada e reparada.

O instrumental dissector é acoplado à ótica e fonte de luz, trabalhando durante todo o procedimento. É usado para dissecção romba da parte superior da veia, sendo também sustentação do teto do túnel, como não há pneumo. A visão é angulada para baixo, onde será manipulada a safena, os tecidos e ramos com instrumentais diversos de videocirurgia: pinça, gancho, eletrocautério, tesoura e clipadores.

Um pouco mais restrito em comprimento, no geral permite retirar a safena de toda a extensão da coxa e aproximadamente 1/3 da perna, sendo necessário outro pequeno corte se for estender até a porção distal da perna.

A maior vantagem deste kit de instrumentais é o fato de serem totalmente reesterilizáveis, reduzindo o custo para o serviço de saúde que opte por colocá-lo como rotina nas suas cirurgias.

O FUTURO

Será que o enxerto ideal pode ser a **Safena**, minimamente manipulada, e retirada por vídeo, minimizando complicações locais e prolongando sua vida útil? Seria essa uma técnica possível?

Yoshino et al.[16] e Kopjar et al.[17] já trazem essa discussão, com técnica descrita. No MMCTS, Hayashi[18] publicou um tutorial de como fazê-la. Por ser recentemente iniciada, sua aplicação ainda carece de tempo para uma melhor avaliação de patência, como já exposto nos trabalhos. Mas é factível, e se todas as discussões prévias realmente se embasaram na histopatologia, os resultados são promissores.

PALAVRAS-CHAVE

Enxertos. Veia Safena Magna. Revascularização do Miocárdio. CABG. Safenectomia. Safenectomia no-touch. Safenectomia por Vídeo. Endoscopic Saphenous Vein Harvesting. EVH.

REFERÊNCIAS BIBLIOGRÁFICAS

1. Garner E, Gray DJ. Anatomia: estudio por regiones del cuerpo humano. 2nd ed. 1971.
2. Cohn LH, Adams DH. Cardiac Surgery in the Adult. 2018.
3. Khonsari Siavosh, Sintek Colleen, Ardehali Abbas. Cardiac surgery : safeguards and pitfalls in operative technique. Wolters Kluwer Health/Lippincott Williams & Wilkins; 2008. 383 p.
4. Durko AndrasP. MMCTS. 2018 [cited 2024 Feb 7]. Conventional open harvesting of the great saphenous vein as a conduit for coronary artery bypass grafting. Available from: https://mmcts.org/tutorial/915
5. Doty D, Doty J. Cardiac Surgery, Operative Technique. 2012.
6. Barratt-Boyes K/. Cardiac Surgery Morphology, Diagnostic Criteria, Natural History, Techniques, Results, and Indications. 2013.
7. Souza DSR, Dashwood MR, Tsui JCS, Filbey D, Bodin L, Johansson B, et al. Improved patency in vein grafts harvested with surrounding tissue: results of a randomized study using three harvesting techniques. The Annals of Thoracic Surgery [Internet]. 2002 Apr 1 [cited 2022 Apr 21];73(4):1189-95. Available from: https://pubmed.ncbi.nlm.nih.gov/11996262/
8. Verma S, Lovren F, Pan Y, Yanagawa B, Deb S, Karkhanis R, et al. Pedicled no-touch saphenous vein graft harvest limits vascular smooth muscle cell activation: the PATENT saphenous vein graft study. European Journal of Cardio-Thoracic Surgery: Official Journal of the European Association for Cardio-Thoracic Surgery [Internet]. 2014 Apr 1 [cited 2023 Mar 27];45(4):717-25. Available from: https://pubmed.ncbi.nlm.nih.gov/24327455/
9. Deb S, Singh SK, de Souza D, Chu MWA, Whitlock R, Meyer SR, et al. SUPERIOR SVG: no touch saphenous harvesting to improve patency following coronary bypass grafting (a multi-Centre randomized control trial, NCT01047449). Journal of Cardiothoracic Surgery. 2019 May 2;14(1).
10. The no-touch technique of harvesting the saphenous vein for coronary artery bypass grafting surgery [Internet]. MMCTS. Available from: https://mmcts.org/tutorial/759
11. Zenati MA, Shroyer AL, Collins JF, Hattler B, Ota T, Almassi GH, et al. Impact of endoscopic versus open saphenous vein harvest technique on late coronary artery bypass grafting patient outcomes in the ROOBY (Randomized On/Off Bypass) Trial. The Journal of Thoracic and Cardiovascular Surgery. 2011 Feb;141(2):338-44.
12. Lopes RD, Hafley GE, Allen KB, Ferguson TB, Peterson ED, Harrington RA, et al. Endoscopic versus Open Vein-Graft Harvesting in Coronary-Artery Bypass Surgery. New England Journal of Medicine. 2009 Jul 16;361(3):235-44.
13. Williams JB, Peterson ED, Brennan JM, Sedrakyan A, Tavris D, Alexander JH, et al. Association Between Endoscopic vs Open Vein-Graft Harvesting and Mortality, Wound Complications, and Cardiovascular Events in Patients Undergoing CABG Surgery. JAMA [Internet]. 2012 Aug 1 [cited 2022 Aug 15];308(5). Available from: https://jamanetwork.com/journals/jama/fullarticle/1273015
14. Dacey LJ, Braxton JH, Kramer RS, Schmoker JD, Charlesworth DC, Helm RE, et al. Long-Term Outcomes of Endoscopic Vein Harvesting After Coronary Artery Bypass Grafting. Circulation. 2011 Jan 18;123(2):147-53.
15. Sean van Diepen, J. Matthew Brennan, Hafley GE, Reyes EM, Allen KB, T. Bruce Ferguson, et al. Endoscopic Harvesting Device Type and Outcomes in Patients Undergoing Coronary Artery Bypass Surgery. Annals of Surgery. 2014 Aug 1;260(2):402-8.
16. Yoshino K, Kikuchi K, Tamaki R, et al. A Novel Technique of No-Touch Endoscopic Saphenous Vein Harvesting. Innovations. 2023;18(6):589-591. doi:10.1177/15569845231210299.
17. Kopjar T, Dashwood MR. Towards Endoscopic No-Touch Saphenous Vein Graft Harvesting in Coronary Bypass Surgery. Brazilian Journal of Cardiovascular Surgery [Internet]. 2022 Sep 2 [cited 2022 Nov 8];37(Spec 1):57–65. Available from: https://pubmed.ncbi.nlm.nih.gov/36054003/
18. The endoscopic no-touch saphenous vein harvesting technique [Internet]. MMCTS. Available from: https://mmcts.org/tutorial/1579

15

ARTÉRIA TORÁCICA INTERNA – (MAMÁRIA INTERNA ESQUELETIZADA E PEDICULADA)

MATHEUS CRISTINO MARTINS • JANAYNA THAINÁ RABELATO

INTRODUÇÃO

A utilização de **enxertos autólogos** modificou o desfecho das cirurgias de revascularização. Desde orifícios criados no miocárdio, a fim de criar uma neovascularização, até a anastomose de enxertos direto sobre o músculo, o surgimento da técnica de anastomose de um conduto com aorta e outra anastomose após a lesão coronariana, criando uma "ponte", tornou a cirurgia de revascularização o tratamento padrão para lesões coronarianas como é hoje.

Entretanto, o uso de enxertos venosos (principalmente o uso da Safena Magna) apresentava um limitante: a durabilidade do enxerto não apresentava resultados satisfatórios. Na literatura há relato de que, após 10 anos, apenas 38~45% dos enxertos venosos encontram-se patentes. Ou seja, mais da metade desses enxertos apresentam oclusão do seu fluxo.[1,2]

O uso da Artéria Torácica Interna (ATI), conhecida também como Artéria Mamária Interna (MI), como enxerto demonstrou um desfecho muito melhor quando comparado ao uso dos enxertos venosos, demonstrado após o relatório de Montreal, em 1982. A sobrevida, em 10 anos, de pacientes submetidos a Cirurgia de Revascularização foi de 75%, quando não foi utilizada a Artéria Torácica Interna, contra 86% quando ela estava presente como um dos enxertos. A ausência da ATI como enxerto aumenta em 1,61 o risco de eventos compostos (morte, AVC, IAM e/ou revascularização).[1]

Também é evidente que após a cirurgia, mesmo com o tratamento clínico otimizado, a ocorrência de morte súbita está mais associada com a oclusão de um enxerto que com a evolução da doença aterosclerótica das coronárias nativas. E uma análise histológica da ATI demonstrou que esse conduto dificilmente apresenta aterosclerose. É evidente, então, que a patência do enxerto utilizado para confecção da anastomose será responsável diretamente pelo desfecho da cirurgia a médio e longo prazo.[1,2]

Portanto, a preocupação do cirurgião deve ser focada no cuidado no preparo do pedículo, na comprovação do fluxo adequado e na qualidade da anastomose.

ANATOMIA

A **Artéria Torácica Interna** é, na maioria das vezes, ramo direito da Artéria Subclávia (70% na ATI Esquerda e 90% dos casos na ATI Direita). Quando esta artéria não é ramo direito da Subclávia, ela tem origem conjunta, em tronco único com outras artérias (Supraescapular ou Cervical Transversa).[3,4]

A origem da ATI na subclávia se dá no seu primeiro terço, partindo em direção caudal a partir daí, paralela à borda esternal e em direção ao diafragma. Outra estrutura que tem relação íntima com a ATI em sua origem é o Nervo Frênico, que na maioria das vezes (54%) cruza a ATI anteriormente próximo a sua origem.[3,4]

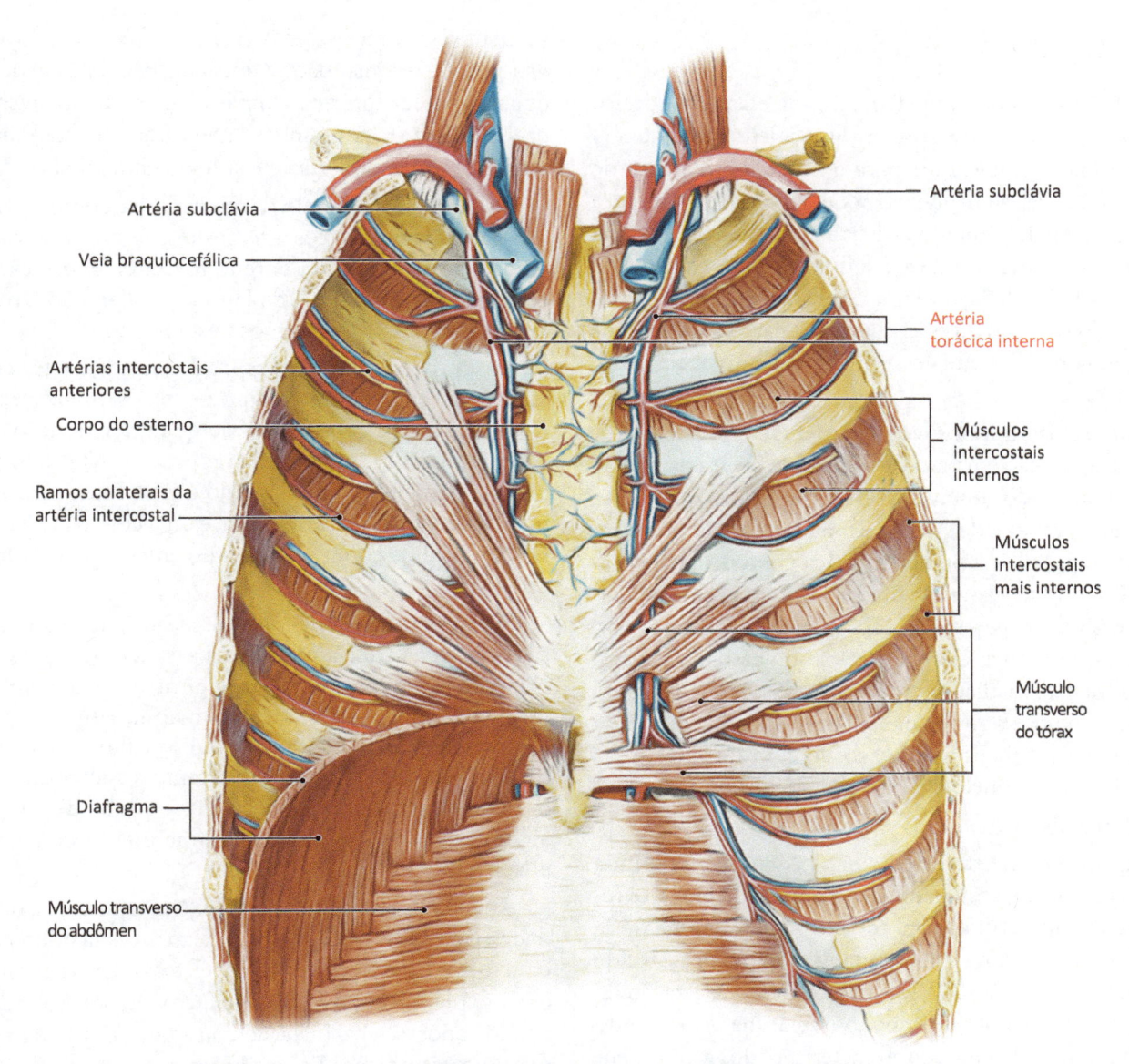

Figura 15.1. Anatomia das artérias torácicas internas esquerda e direita, seus ramos e suas relações anatômicas.
(https://www.earthslab.com/anatomy/internal-thoracic-artery/ ?dc=Thoraxheart-arteries-veins-interface&rm=true).

Em todo seu trajeto a ATI emite ramos, sendo o primeiro ramo a Artéria Costal Lateral, os **ramos intercostais**, os **ramos esternais** e os **ramos perfurantes**. É importante que seja realizada a ligadura de todos os ramos de forma efetiva durante a retirada da ATI para que além de se evitar sangramentos, se evite o roubo de fluxo, que pode prejudicar o funcionamento e a durabilidade do enxerto. A Artéria Costal Lateral é um ramo que tem uma maior probabilidade de não ser ligado, principalmente por sua não visualização, sendo então o principal causador de roubo de fluxo da ATI. Durante todo seu trajeto, que tem cerca de 20cm, a ATI emite cerca de 15 ramos.[3,4]

Próximo ao 6º espaço intercostal a ATI bifurca em Artéria Epigástrica Superior e Artéria Musculofrênica. Essa região normalmente ocorre na altura do processo xifoide, que pode ser usado como referência durante a coleta do enxerto.[3,4]

Outra referência importante para guiar a coleta da ATI é a distância entre a artéria e a borda esternal. No lado esquerdo, a ATI tem um trajeto mais próximo ao espaço intercostal, tendo cerca de 10,5mm de distância em média da borda esternal. Em sua porção mais distal (próxima ao 6º espaço intercostal) a ATI se distancia ainda mais, tendo em média 20mm de distância do rebordo esternal. Já a direita a ATI se encontra mais distante do rebordo costal que do lado esquerdo. Em média, a distância da ATI para o rebordo esternal direito é de cerca de 18mm durante seu trajeto.[3,4]

TÉCNICA DE RETIRADA

Após a toracotomia mediana e a correta pericardiotomia, é então retirado o afastador (Finochietto ou Ankeney) e posicionado o afastador para o início do processo de coleta da ATI. Existem alguns modelos de afastadores para o correto posicionamento e visualização da parte interna do esterno. A abertura do afastador deve ser realizada de forma gradual e delicada a fim de evitar a desinserção das costelas do rebordo do esterno, complicação essa responsável por gerar bastante desconforto e dor ao paciente no pós-operatório.[5]

Com o afastador posicionado, é então iniciado o processo de dissecção em plano avascular da pleura da parede torácica, já sendo possível a visualização das duas veias torácicas internas e da Artéria Torácica Interna. A pleura deve ser separada da parede torácica em toda a extensão da ATI, sendo necessária a dissecção da pleural com distância razoável após a veia Torácica Interna Posterior, para que seja criada a canaleta posterior (no caso, é a técnica para retirada pediculada). Após toda a dissecção da pleura inicia-se, então, a retirada da ATI propriamente dita. Essa coleta pode ser realizada de acordo com duas técnicas: Pediculada ou Esqueletizada.

- Pediculada

A técnica de retirada pediculada consiste na retirada da ATI com todo o seu pedículo vascular. O enxerto é retirado contendo as duas veias torácicas internas e a Artéria Torácica Interna. A retirada de maior quantidade de tecido juntamente ao pedículo faz com que a vascularização do externo seja mais prejudicada, o que acaba acarretando uma maior taxa de infecção em determinados grupos. Por outro lado, há menor manipulação da artéria.

Inicia-se a retirada da ATI com a confecção da canaleta anterior. A abertura da fáscia torácica, que reveste toda a ATI durante seu trajeto, é realizada em um espaço intercostal com uso de bisturi elétrico, deixando-se uma distância de cerca de 15mm da veia torácica interna a fim de se criar um pedículo não muito estreito.[4,6]

Após a abertura da fáscia, é então realizada dissecção romba, com a própria ponta do bisturi elétrico, de forma delicada, visando identificar as veias torácicas internas e a ATI. Com a identificação da ATI e das veias é possível então realizar a dissecção romba, separando o pedículo da parede torácica. Ao se identificar ramos, esses devem ser ligados mecanicamente com clips metálicos ou cauterizados com a utilização do bisturi elétrico (sempre em potência baixa, próximo à parede torácica e tomando cuidado para que não haja propagação de energia e consequente lesão térmica da ATI). Para realizar a ligadura dos ramos é recomendado a tração do pedículo em direção oposta à parede torácica a fim de evitar lesões inadvertidas da ATI. Essa tração também não pode ser realizada em demasia, já que poderia causar lesão endotelial na ATI.[4,6]

Os ramos do pedículo (tanto venosos, como arteriais) vão ocorrer nos espaços intercostais. Assim sendo, a dissecção do pedículo da parede torácica na direção das costelas será realizada em plano avascular, não havendo ramos a serem ligados ramos nesta região.[4,6]

Esse processo deve ser repetido em todo o trajeto da mamária, tendo sempre como norte a visualização clara da ATI antes da ligadura de qualquer ramo para se evitar a ligadura inadvertida da própria ATI. Isso pode ocorrer principalmente quando o pedículo se encontra muito aderido à parede torácica, e uma curva da ATI pode ser confundida com ramos, sendo então ligada de forma errada.[4,6]

O pedículo da MI deve ser dissecado desde próximo à sua origem na artéria subclávia, passando pela divisão do primeiro ramo intercostal, até a bifurcação na bainha do reto. Com isso, o pedículo terá tamanho satisfatório para a mobilidade, além de evitar o roubo de fluxo da mamária pelo primeiro intercostal. Importante ressaltar que todos os ramos devem ser ligados, já que o roubo de fluxo por algum dos ramos pode levar a uma menor patência do enxerto.[4,6,7]

Antes do início da circulação extracorpórea, a extremidade distal da artéria é seccionada ao nível da bifurcação e o fluxo é avaliado. Se questionável, a MI deverá ser ligada e removida. Quando o calibre e fluxo são bons, a artéria é ocluída após a heparinização com pinça angulada atraumática, para preparo do local para anastomose.[4,6]

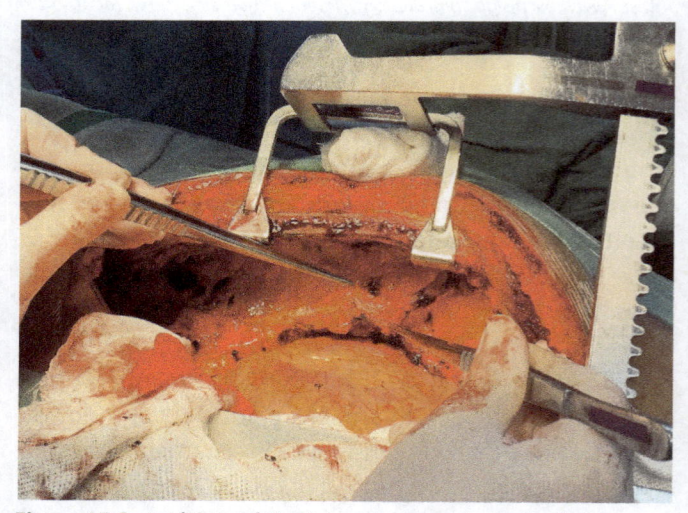

Figura 15.2. Artéria torácica interna esquerda pediculada

Fonte: Acervo pessoal

- Esqueletizada

O processo para retirada da ATI de forma esqueletizada consiste na retirada da artéria sem o seu pedículo. Dessa forma a artéria é retirada, porém, a vascularização colateral (ramos intercostais anteriores e ramos esternais) e as veias torácicas internas são mantidas. Com a manutenção dessas estruturas se obtém uma menor ocorrência de infecção de ferida operatória, já que cada porção do esterno perde até 90% da sua vascularização com a retirada da ATI ipsilateral.

O processo de retirada deve ser semelhante inicialmente à pediculada, após dissecar a pleura e visualizar todo o trajeto, um pequeno espaço deverá ser realizado com o bisturi elétrico entre a fáscia entre a veia e a artéria mamária. Após isso, delicadamente, a dissecção da artéria começa com o isolamento de todos os seus ramos e ligadura com clipes metálicos, a fim de evitar o roubo de fluxo.[4,6]

O trajeto para retirada deve obedecer todo o trajeto já citado anteriormente, lembrando que a dica de seguir o trajeto da veia mamária saindo da veia inominada pode auxiliar aquelas com trajeto mais anteriorizado. Vale ressaltar, também, que a MI direita é mais anterior e medial comparada à esquerda, por isso sua dissecção deverá ser mais cuidadosa.[4,6]

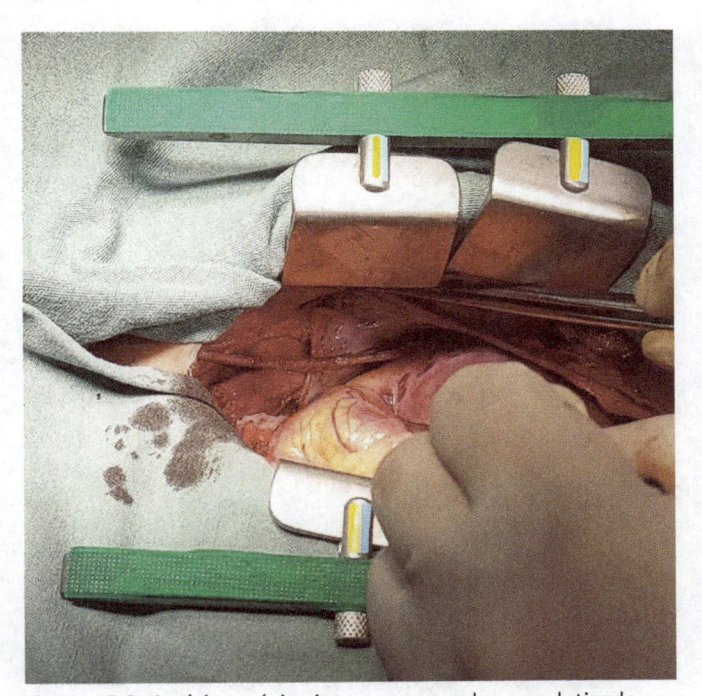

Figura 15.3. Artéria torácica interna esquerda esqueletizada.
Fonte: Acervo pessoal

- Pediculada versus esqueletizada

O divisor de águas na decisão entre a retirada do enxerto pediculado ou esqueletizado está na infecção da ferida operatória, portanto avaliar bem se o paciente possui controle glicêmico adequado e não possui problemas pulmonares torna-se mandatório. Enquanto o enxerto esqueletizado proporciona uma menor chance dessa complicação, o enxerto sofre maior manipulação, o que pode levar a uma menor potência do mesmo. Por outro lado, a retirada do enxerto pediculado imprime menos danos ao enxerto, já que com o pedículo inteiro aderido à ATI há menor manipulação direta do vaso.[5]

Assim, quando se planeja realizar cirurgia com dupla mamária, ou seja, enxerto tanto com a ATI Esquerda como com a Direita, é importante se coletar um dos enxertos de forma esqueletizada, para que não se prejudique a vascularização esternal e se evite uma possível infecção.[5]

Outro fator que favorece a retirada é a ocorrência de dor crônica no pós-operatório. A retirada do pedículo acarreta não só redução da vascularização, como também pode levar a lesão dos nervos intercostais, o que pode ser a causa de dor na parede torácica após a cirurgia.[5]

Além dos fatores citados, o tamanho do enxerto também pode ser um ponto decisivo na escolha do tipo de coleta de enxerto. A manutenção da fáscia endotorácica junto a ATI na técnica pediculada limita o comprimento máximo do enxerto. Dessa forma, ao se realizar a técnica esqueletizada pode se realizar anastomoses mais distais.[5]

A decisão entre os dois tipos de enxertos deve ser individualizada se observando as características de cada caso e, sobretudo, a experiência do cirurgião que realizará a retirada do enxerto.

ANASTOMOSE ARTÉRIA TORÁCICA INTERNA – CORONÁRIA

A realização da anastomose entre a ATI e a Coronária é ponto importante na patência do enxerto. Para a realização da ponte, pode se utilizar a ATI in situ, ou seja, mantendo seu leito proximal (A. Subclávia), o que é o mais desejado. Porém, caso haja alguma lesão em seu trajeto, ou caso exista doença vascular na A. Subclávia pode se utilizar a ATI como enxerto livre, ou seja, se realizará uma anastomose proximal na parede da Aorta e uma anastomose distal com a Coronária alvo.[4,6]

Todas as anastomoses realizadas com a ATI devem ser mais delicadas que as anastomose com Safena como enxerto, por isso o ideal é a utilização de fio de polipropileno 7-0 ou 8-0. Quando se realiza a anastomose com o enxerto in situ, o mesmo deve ser ocluído com um clamp vascular (BullDog) e após o término da sutura, o clamp é retirado para que se verifique se há vazamentos. Caso ocorra vazamentos, o mesmo deverá ser corrigido. Outro ponto importante a se observar é a presença de alterações que podem influir no fluxo da ATI como hematomas, dobras ou compressão extrínseca por outras estruturas (cuidado especial com o pericárdio na porção proximal da ATI que pode ser uma causa de compreensão na ATI).[6]

Técnicas menos comuns envolvem a realização de enxertos compostos. Esses enxertos podem ser construídos com o uso da Artéria Radial sendo anastomosada em Y à ATI. Entretanto, o uso de enxertos em Y recebe críticas já que duas pontes serão realizadas com apenas um leito proximal e caso esse leito sofra oclusão duas pontes serão prejudicadas.[6]

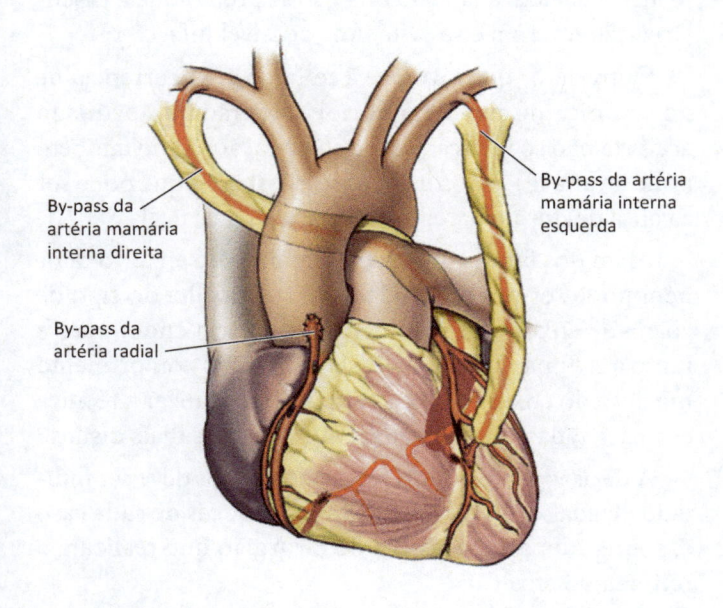

Figura 15.4. Anastomoses entre ATI esquerda e Coronária Descendente Anterior; ATI direita e Artéria Coronária Marginal; e entre Artéria Radial e Artéria Coronária Direita.

Fonte: (https://www.ccjm.org/content/84/12_suppl_4/e15).

DUPLA MAMÁRIA

Alguns estudos demonstraram que quanto maior a quantidade de enxertos arteriais utilizados em uma cirurgia de revascularização melhor o resultado a longo prazo, com redução na mortalidade em 10 anos e redução da necessidade de reintervenção, assim como na ocorrência de eventos compostos (morte, AVC, IAM e/ou revascularização). Esse benefício se mostrou principalmente em populações mais jovens e pacientes diabéticos.[2,8,9]

Como dito anteriormente, ao retirar as duas mamárias, a vascularização do esterno sofre brusca queda e dessa forma deve se aventar a possibilidade da retirada de enxertos esqueletizados.

Apesar do uso de diversos enxertos arteriais ainda não ser a realidade no meio cirúrgico, novos estudos evidenciaram que essa técnica se mostra promissora e deverá ser cada dia mais objetivada nas Cirurgias de Revascularização do Miocárdio.

TAKE HOME MESSAGES

- Os enxertos arteriais desempenham papel importante na cirurgia de revascularização. Quando presentes reduzem significativamente a ocorrência de eventos compostos (morte, AVC, IAM e/ou revascularização).[2,8,9]

- A presença da anastomose Artéria Torácica Interna Esquerda para Coronária Descendente Anterior é mandatória quando há indicação de revascularização, desde que não haja fatores que impossibilitem a confecção da mesma.[1,2,8,9]

- A qualidade do enxerto utilizado na anastomose determina a sua patência, dessa forma é de suma importante a coleta do enxerto de forma adequada, sem lesões e com o máximo de cuidado possível.[5]

- O roubo de fluxo é responsável por reduzir a vida útil de um enxerto. Por isso, todos os ramos da Artéria Torácica Interna devem ser ligados a fim de se evitar tal cenário.[7]

- A escolha entre o enxerto esqueletizado ou pediculado deve levar em conta diversos fatores, sendo então uma decisão individualizada caso a caso.[5]

PALAVRAS-CHAVE

Revascularização do miocárdio. Artéria torácica interna. Esqueletizada. Pediculada. Anastomoses.

REFERÊNCIAS BIBLIOGRÁFICAS

1. Loop FD, Lytle BW, Cosgrove DM, Stewart RW, Goormastic M, Williams GW, et al. Influence of the Internal-Mammary-Artery Graft on 10-Year Survival and Other Cardiac Events. 1986 Jan 2;314(1):1-6.

2. Taggart DP, Gaudino MF, Gerry S, Gray A, Lees B, Arnaldo Dimagli, et al. Effect of total arterial grafting in the Arterial Revascularization Trial. 2022 Mar 1;163(3):1002-1009.e6.

3. Henriquez-Pino JA, Gomes WJ, Prates JC, Buffolo E. Surgical Anatomy of the Internal Thoracic Artery. The Annals of Thoracic Surgery [Internet]. 1997 Oct 1 [cited 2022 Feb 7];64(4):1041–5. Available from: https://www.sciencedirect.com/science/article/pii/S0003497597007200

4. C Richard Conti. The Netter Collection of Medical Illustrations – Cardiovascular System E-Book : Volume 8. Saunders; 2013.
5. Raja SG, Dreyfus GD. Internal Thoracic Artery: To Skeletonize or Not to Skeletonize? 2005 May 1;79(5):1805-11.
6. Ardehali A, Chen JM, Khonsari S. Khonsari's cardiac surgery : safeguards and pitfalls in operative technique. Philadelphia: Wolters Kluwer; 2017.
7. Sabik JF, Lytle BW, Blackstone EH, Khan M, Houghtaling PL, Cosgrove DM. Does competitive flow reduce internal thoracic artery graft patency? The Annals of Thoracic Surgery. 2003 Nov;76(5):1490-7.
8. Taggart DP, Benedetto U, Gerry S, Altman DG, Gray AM, Lees B, et al. Bilateral versus Single Internal-Thoracic-Artery Grafts at 10 Years. The New England journal of medicine [Internet]. 2019;380(5):437-46. Available from: https://www.ncbi.nlm.nih.gov/pubmed/30699314
9. Taggart DP, Altman DG, Gray AM, Lees B, Gerry S, Benedetto U, et al. Randomized Trial of Bilateral versus Single Internal-Thoracic-Artery Grafts. New England Journal of Medicine. 2016 Dec 29;375(26):2540-9.

16

ARTÉRIA RADIAL

MARCELA DALLA BERNARDINA SENA • JANAYNA THAINÁ RABELATO • ANDRÉ LUIS MENDES MARTINS

INTRODUÇÃO

A **Artéria Radial** (AR) tem grande importância para a medicina, pois devido à sua localização superficial no punho é um fácil acesso para determinar a frequência cardíaca, ritmo cardíaco e até mesmo se o paciente se encontra vivo.

Ela faz parte das várias opções de enxertos que podem ser utilizados para a realização da cirurgia de revascularização do miocárdio (CRM). Junto com a artéria torácica interna (ATI) e a veia safena magna, está entre os condutos mais usados com várias evidências demonstrando a sua eficácia. O uso da artéria radial como segundo enxerto de escolha está associado à melhoria da sobrevida em estudos de registro.

Seu uso, como enxerto para cirurgia de revascularização do miocárdio, foi realizado pela primeira vez em 1971 por Carpentier, na França. Na época, o próprio Carpentier recomendou que esse enxerto não fosse utilizado, devido a altas taxas de vasoespasmo e oclusão no pós-operatório mostradas por arteriografia. Com o passar dos anos e seguimento com cardiologista, foi visto que alguns desses pacientes que apresentaram vasoespasmo/oclusão no pós-operatório, cerca de 15 anos depois, ainda tinham a AR pérvia como enxerto na cirurgia de revascularização. Essas observações, associadas a busca por novos enxertos e advento de drogas antiespasmódicas, trouxeram de volta o uso da artéria radial como um dos principais enxertos da cirurgia de revascularização.[1]

Já é bem estabelecido que a artéria torácica interna esquerda (ATIE) anastomosada à artéria descendente anterior (DA) é o enxerto padrão-ouro nas cirurgias de revascularização do miocárdio. Devido à excelente patência desse enxerto, esses resultados foram extrapolados para investigação de outros enxertos arteriais, principalmente pela produção de óxido nítrico – artéria torácica interna direita (ATID) e artéria radial.

ANATOMIA

A Artéria Radial é responsável pela irrigação sanguínea do compartimento anterior do antebraço, sendo uma continuação da artéria braquial, que termina ao nível da fossa cubital, se dividindo em artéria radial e artéria ulnar. Seu percurso tem origem proximal, na fossa cubital, correndo profundamente ao músculo braquiorradial e lateralmente ao músculo flexor radial do carpo. No terço distal do antebraço, fica lateral ao tendão do músculo flexor radial do carpo e medial ao processo estiloide do rádio, sendo sua região mais superficial e mais sensível à palpação do pulso.

Seus principais ramos são: artéria recorrente radial (emite ramos para o cotovelo), ramos musculares (são penetrantes na musculatura anterior do antebraço), ramo carpal palmar e dorsal, ramo palmar superficial (realiza o suprimento da mão) e profundo, artéria principal do polegar e artéria radial do indicador. Esses ramos emitidos para a mão são completados por ramos emitidos pela artéria ulnar, formando assim o arco palmar.

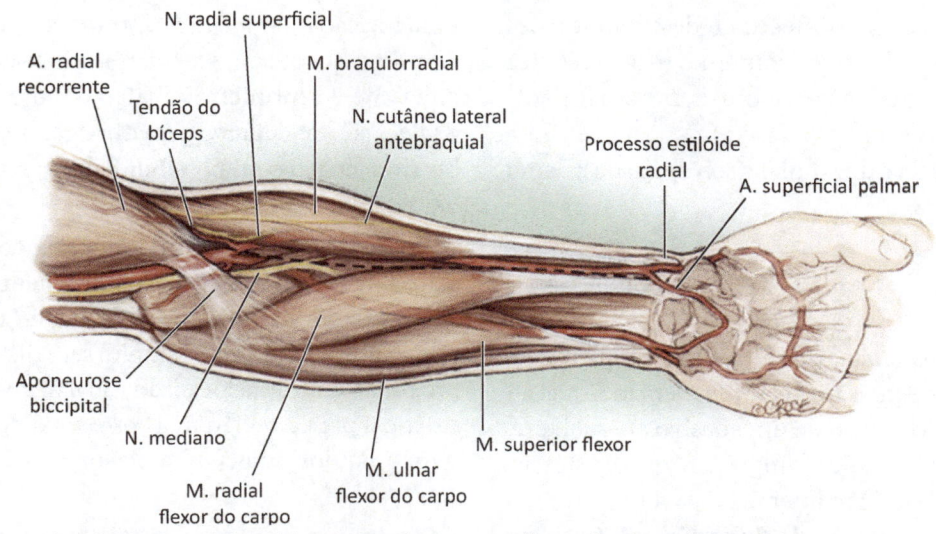

Figura 16.1. Imagem traduzida de Anatomia básica do antebraço para dissecção da artéria radial.
Fonte: Blitz A, Osterday RM, Brodman R. Harvesting the radial artery. PubMed. 2013 Jul 1.

AVALIAÇÃO DA ARTÉRIA RADIAL

O uso da artéria radial como enxerto requer planejamento. É necessário avaliar o sítio prévio de cateterização (se foi pela radial, pode haver algum comprometimento da artéria), a mão dominante do paciente (que preferencialmente é preservada), se há calcificação da artéria pelo USG e se o paciente possui circulação colateral pela artéria ulnar para a mão.[2]

Uma adequada avaliação da artéria garante o sucesso na extração e utilização desse enxerto. Sempre damos início a avaliação interrogando o paciente sobre qual membro é dominante, a seguir palpamos o pulso radial para ter certeza de um pulso palpável e notar a rigidez arterial. A seguir, realizamos uma ectoscopia do braço, onde avaliamos a mobilidade, estrutura muscular do membro, procuramos por cicatrizes, sinais de alguma intervenção ortopédica, bem como a utilização da artéria para medir pressão invasiva e/ou cateterismo e intervenções vasculares que possam ter sido realizadas.

A preservação da circulação das mãos é um dos principais cuidados ao realizar procedimentos que envolvem a artéria radial. Para uma avaliação da circulação realizamos o **Teste de Allen** que é o exame mais simples e consagrado para essa finalidade. O teste permite avaliar a circulação colateral nas mãos, ou seja, caso a radial for retirada, se o arco palmar do paciente é completo (recebe suprimento de ambas artérias – radial e ulnar) e poderá suprir a demanda de sangue da mão. A avaliação é realizada comprimindo ao nível do punho a artéria radial e ulnar de forma vigorosa até termos a percepção que houve uma redução de fluxo sanguíneo na mão e ela ficar lívida ou pálida, algumas vezes podemos solicitar que o paciente realize movimento de preensão com o membro. Ao atingir o esvaziamento sanguíneo do membro, mantém-se comprimido a artéria radial e descomprime apenas a artéria ulnar, então observamos a reperfusão sanguínea, se a mão do paciente obtiver um bom enchimento capilar em 5-10 segundos, o teste é negativo e a Artéria Ulnar muito provavelmente conseguirá suprir sozinha a perfusão. Caso a mão do paciente mantiver a palidez, o teste é positivo, o que contraindica o uso do enxerto.

O Teste de Allen Modificado também pode ser realizado, sendo que a diferença do tradicional, é pelo uso do oxímetro ou USG para avaliação da perfusão pela artéria ulnar.

TÉCNICA DE RETIRADA

Na grande maioria das vezes, usamos a Artéria Radial Esquerda, que é a mão não dominante, também para permitir a dissecção da artéria torácica interna esquerda sem interferências, assim ambas as dissecções serão realizadas concomitantemente. Caso haja indicação e seja necessário, a artéria radial direita pode ser empregada sem nenhum prejuízo.

A técnica cirúrgica empregada na nossa instituição é predominantemente a aberta, porém em casos selecionados temos disponível a técnica endoscópica, a despeito de ainda faltar evidências na literatura sobre sua segurança e eficácia,[3] vale ressaltar que ambas as técnicas resultam em enxertos de qualidade, com boa patência ou sobrevida do paciente, baixas taxas de infecção e de complicações neurológicas.[4] No Brasil, é mais comum o uso da técnica aberta de dissecção, que permite o uso da radial pediculada (com as veias satélites e fáscia). Isso minimiza a manipulação da artéria e diminui o risco de vasoespasmo e lesão endotelial.

POSICIONAMENTO

O antebraço é posicionado levemente abduzido e de forma supinada, com extensão do punho e a mão fixada ao anteparo de suporte com uso de um adesivo autocolante, tipo esparadrapo e coberta por campos cirúrgicos estéreis. Dessa maneira a artéria é facilmente palpável ao nível do Processo Estiloide e na região da Fossa Cubital (ou 1cm distal ao tendão do bíceps), facilitando a preparação do local a ser incisado.

Localização da artéria

Realizamos uma incisão da pele de 2 a 3 centímetros na porção distal, então localizamos a artéria e fazemos uma inspeção para avaliar os aspectos do enxerto com a presença de calcificação, diâmetro do vaso e outras características, assim no caso da artéria ser inadequada interrompemos a retirada e proporcionamos ao paciente uma incisão menor e menor trauma cirúrgico. Caso a AR se mostre adequada, ampliamos a incisão em sentido proximal até 2 centímetros abaixo da fossa cubital. A partir da pele, no subcutâneo para divulgar o tecido utilizamos o bisturi elétrico com possibilidade de realizar de uso também de um bisturi harmônico.

Após a incisão da pele e subcutâneo, a fáscia que fica acima da AR é dissecada delicadamente com tesoura de Metzenbaum para exposição da artéria. A artéria que já está exposta na altura do punho será dissecada em sentido proximal, onde está localizada abaixo do m. braquiorradial e depois para a região mais proximal do antebraço, entre o m. braquiorradial e o m. flexor radial do carpo.[5]

DISSECÇÃO – "TÉCNICA NO-TOUCH"

A AR preferencialmente deve ser retirada pediculada e com a menor manipulação arterial possível, para evitar vasoespasmo e lesão endotelial. Após a abertura da fáscia acima da artéria, um reparo deverá ser passado por baixo da AR para obtermos uma leve tração da artéria ou cuidadosamente o pedículo é tracionado com a pinça para dissecção.[5,6]

Se necessário, podemos usar um retrator para os músculos, para obter melhor exposição do vaso, mas o ideal é evitar, para evitar estiramento dos nervos do antebraço.[5]

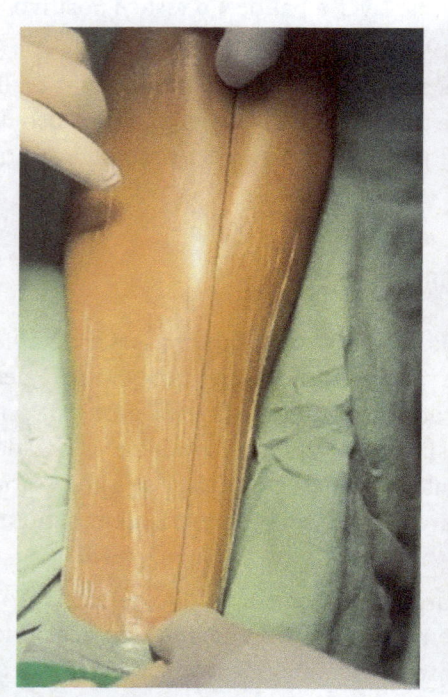

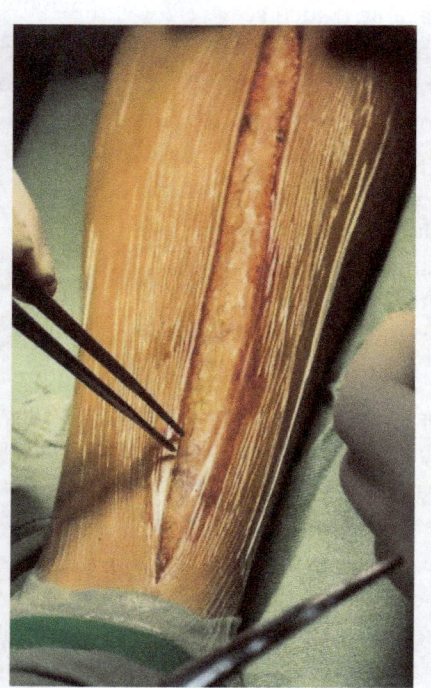

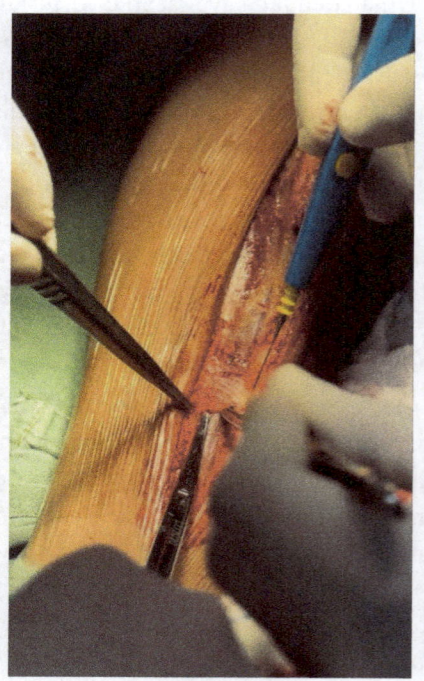

Figura 16.2. Marcação da incisão – medialmente ao processo estiloide do rádio à fossa cubital/Abertura da pele e subcutâneo/Abertura da fáscia acima da artéria radial por meio de dissecção com tesoura de Metzenbaum.

Fonte: acervo pessoal.

Ramos da artéria radial podem ser cauterizados/seccionados com bisturi elétrico ou harmônico. Ramos maiores devem ser ligados e seccionados com uso de fio de ligadura finos e/ou hemoclipes. Além dos ramos, temos uma atenção especial com os nervos responsáveis pela inervação da região do antebraço: n. radial superficial (que passa lateralmente à artéria radial, abaixo do m. braquiocefálico) e o n. cutâneo lateral do antebraço (passa sob o m. braquiorradial). Se lesados, podem causar parestesias, dormência e dor no pós-operatório.[7]

A dissecção tem como limite proximal a emergência do ramo da artéria recorrente radial e no limite distal, a região do punho. Terminada a dissecção da artéria, avaliamos a hemostasia da AR, a seguir seccionamos delicadamente e ligamos a parte proximal, tomando cuidado de avaliar o retorno sanguíneo pela artéria radial, isso é um sinal indireto da perfusão adequada da mão pela artéria ulnar. Posteriormente ligamos e seccionamos a porção distal da AR.

DISSECÇÃO ENDOSCÓPICA

A **Dissecção Endoscópica** é outra técnica utilizada na obtenção da artéria radial. É uma técnica minimamente invasiva, que reduz o desconforto do paciente no pós-operatório e que possui melhor estética em relação à técnica aberta. Nessa técnica o paciente fica com um esfigmomanômetro na região da fossa cubital no membro a ser retirado o enxerto. É realizado uma única incisão no punho, que servirá para localizar a artéria e a circundar com um laço vascular (V*ascular Snare*). O antebraço será exsanguinado pela compressão do esfigmomanômetro, que agirá como um torniquete. Após isso, o endoscópio é inserido na incisão, a cavidade é insuflada com dióxido de carbono e a dissecção do plano da artéria é realizada com os instrumentos endoscópicos.[7,8]

PREPARAÇÃO DO ENXERTO – CUIDADOS A SEREM TOMADOS

É importante evitar a manipulação da artéria e também não realizar dilatação mecânica com emprego se soluções no intravascular sob alta pressão. Uma sonda vesical de fino calibre ou mesmo um Jelco de tamanho menor (por exemplo, 20g) é usado para cateterizar a artéria em seu coto proximal. É preconizado realizar um flush com líquido contendo soro fisiológico morno, sangue heparinizado e/ou papaverina, essa solução remove qualquer material

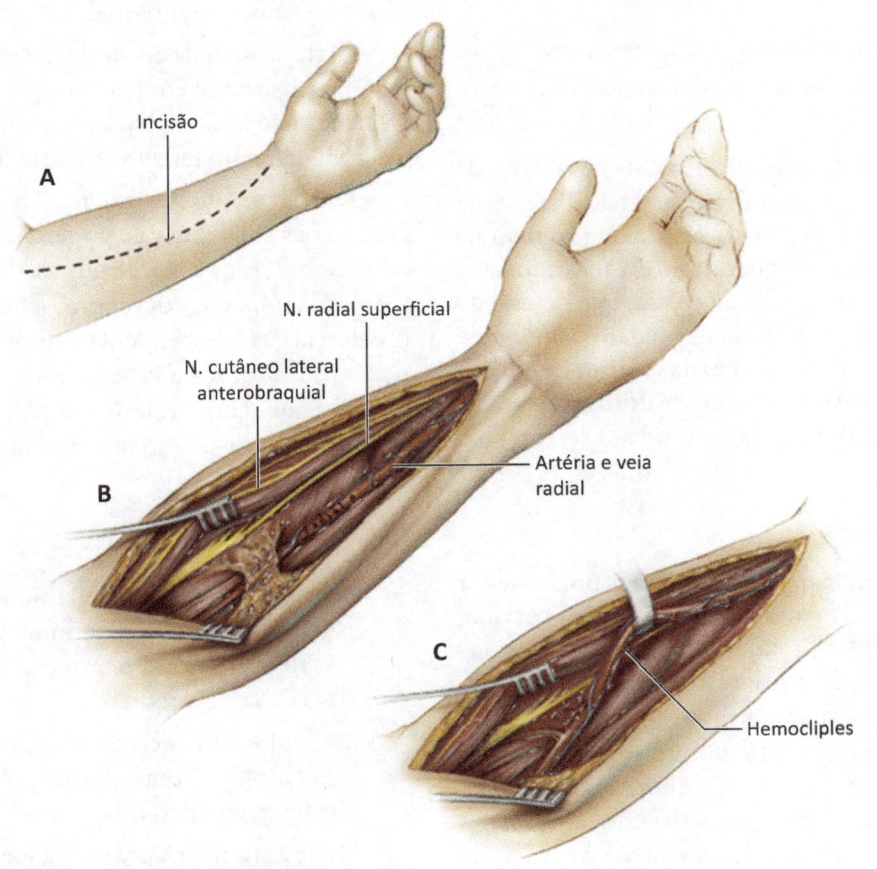

Figura 16.3. Ilustração traduzida da dissecção da artéria radial.

Fonte: Doty DB. Cardiac Surgery E-Book. Elsevier Health Sciences; 2012.

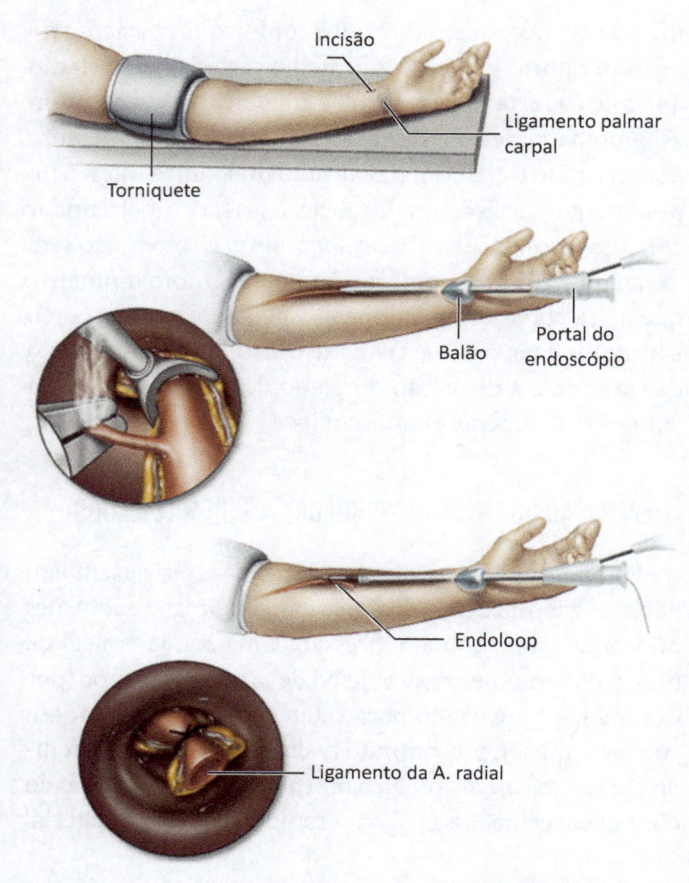

Figura 16.4. Ilustração traduzida da dissecção endoscópica.

Fonte: Doty DB. Cardiac Surgery E-Book. Elsevier Health Sciences; 2012.

trombótico no interior do vaso. Esse jato deve ser feito de maneira cuidadosa, sob baixa pressão para não distender a artéria e causar lesão endotelial do vaso, o que aumenta o risco de vasoespasmo no pós-operatório. Realizando esses jatos cuidadosamente, avaliamos também a hemostasia do vaso com presença de ramos ainda não ligados.[5,6] Além da solução ser feita na parte endotelial da artéria, é também necessário irrigá-la e até o momento da utilização deverá ser mantida em solução fisiológica com Papaverina.[5]

FECHAMENTO

Antes de iniciar o fechamento, realizamos uma extensa revisão de hemostasia do antebraço. Em nosso serviço, realizamos uma delicada aproximação da fáscia com pontos simples, preservando a musculatura sem sutura.

Um fechamento tipo chuleio contínuo utilizando fio absorvível (Vycril majoritariamente) será realizado na camada subcutânea e a seguir uma sutura intradérmica para aproximação e fechamento da pele. Idealmente, o fechamento é realizado após a administração da protamina, para minimizar a formação de hematomas e síndrome compartimental.

No fim da cirurgia, realizamos um curativo compressivo em todo o membro, feito geralmente com uma atadura elástica, e mantemos no pós-operatório uma avaliação frequente da perfusão/enchimento capilar.

TÉCNICA DE CONFECÇÃO DE ANASTOMOSE

A Artéria Radial poderá ser usada como enxerto multiarterial, incluindo enxerto sequencial e enxerto em Y ou diretamente suturada na raiz da aorta. Anastomoses distais são confeccionadas com suturas utilizando fios de polipropileno 7-0 ou 8-0. A anastomose proximal quando realizada diretamente na aorta ascendente com fio de polipropileno 7-0 ou 6-0.

INDICAÇÕES DO USO DA ARTÉRIA RADIAL

Vários estudos randomizados e metanálises demostraram melhor patência da Artéria Radial em comparação ao enxerto de safena no médio e longo prazo, além de estudos observacionais e metanálises sugerirem também benefício em mortalidade quando a artéria radial é usada ao invés da veia safena. Pacientes <75 anos, mulheres e pacientes sem disfunção renal parecem ser os mais beneficiados do uso da AR.[3,9]

A Artéria Radial constitui uma alternativa como segundo enxerto arterial em pacientes nos quais o uso da dupla mamária não é viável, pacientes com alto risco de infecção esternal ou como terceiro enxerto arterial.[3]

O enxerto com Artéria Radial é indicado para vasos com lesões suboclusivas, preferencialmente do território coronariano esquerdo, sendo usado de preferência no 2º vaso mais importante comprometido (o primeiro é geralmente a artéria descendente anterior que recebe irrigação pela artéria torácica interna esquerda). Pelas diretrizes atuais, é indicado o uso de bloqueadores de canal de cálcio no primeiro ano do pós-operatório.[2]

PONTOS-CHAVE

- É imprescindível a avaliação da circulação colateral da mão, qual a mão dominante e se houve manipulação prévia para realização de cateterismo para o uso da artéria radial.
- Durante a dissecção da artéria radial, deve-se usar a técnica No-touch e o enxerto deve ser retirado de forma pediculada.
- É de extrema importância conhecer a anatomia do antebraço a fim de evitar lesões de ramos da artéria radial e dos nervos.

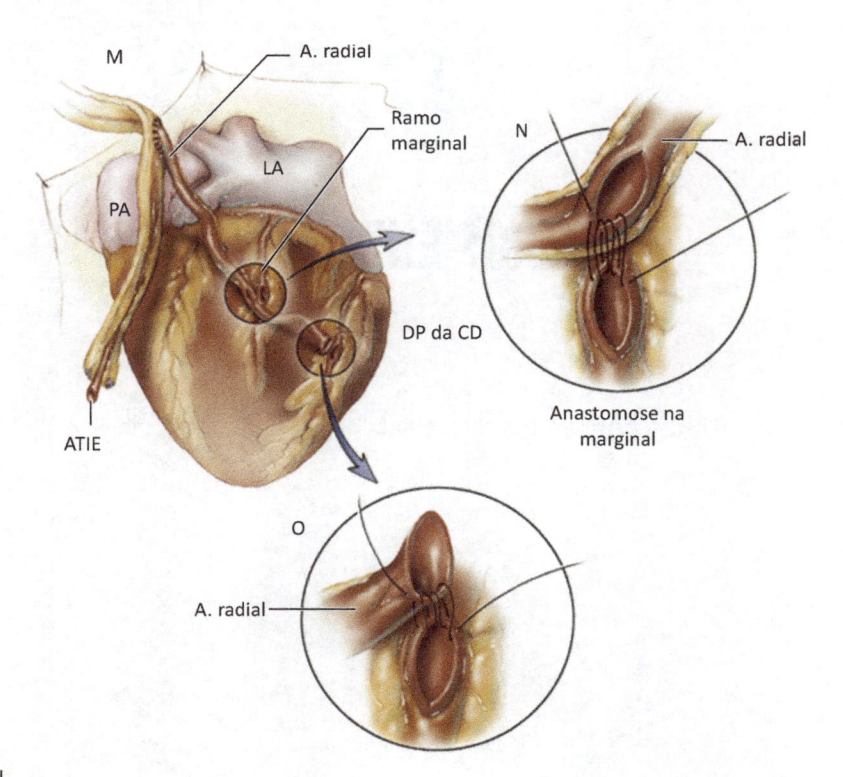

Figura 16.5. Artéria Radial.

Fonte: M) Artéria radial sendo usada para anastomose da circulação coronariana posterior, sendo anastomosada na DA. N) Anastomose látero-lateral da AR para o ramo marginal da coronária circunflexa. O) Anastomose término-lateral da AR para a coronária descendente posterior. Doty DB. Cardiac Surgery E-Book. Elsevier Health Sciences; 2012.

- A revisão de hemostasia deve ser realizada cuidadosamente e mesmo assim, no pós-operatório deve-se sempre ficar atento a qualquer suspeita de síndrome compartimental do antebraço.
- A artéria radial pode ser dissecada de forma aberta ou endoscópica, com similar taxa de complicações.
- A artéria radial deve ser usada preferencialmente para lesões suboclusivas (>90% de obstrução) e do território coronariano esquerdo (com exceção da DA que é irrigada preferencialmente pela ATIE).

LEITURA SUGERIDA

1. Dreifaldt M, Mannion JD, Geijer H, Lidén M, Bodin L, Souza D. **The no-touch saphenous vein is an excellent alternative conduit to the radial artery 8 years after coronary artery bypass grafting: A randomized trial.** The Journal of Thoracic and Cardiovascular Surgery. 2021 Feb;161(2):624-30.
2. Hamilton GW, Raman J, Moten S, Matalanis G, Rosalion A, Arnaldo Dimagli, et al. **Radial artery vs. internal thoracic artery or saphenous vein grafts: 15-year results of the RAPCO trials.** 2023 Mar 15.

REFERÊNCIAS BIBLIOGRÁFICAS

1. Acar C, Jebara VA, Portoghese M, Beyssen B, Pagny JY, Grare P, et al. **Revival of the radial artery for coronary artery bypass grafting.** The Annals of Thoracic Surgery. 1992 Oct;54(4):652-60.
2. Gulati M, Levy PD, Mukherjee D, Amsterdam E, Bhatt DL, Birtcher KK, et al. **2021 AHA/ACC/ASE/CHEST/SAEM/SCCT/SCMR Guideline for the Evaluation and Diagnosis of Chest Pain.** Journal of the American College of Cardiology. 2021 Oct;78(22).
3. Neumann FJ, Sousa-Uva M, Ahlsson A, Alfonso F, Banning AP, Benedetto U, et al. **2018 ESC/EACTS Guidelines on myocardial revascularization.** European Heart Journal [Internet]. 2018 Aug 25;40(2):87–165. Available from: https://academic.oup.com/eurheartj/article/40/2/87/5079120#138380016
4. Dimitrova KR, Hoffman DM, Geller CM, DeCastro H, Dienstag B, Tranbaugh RF. **Endoscopic Radial Artery Harvest Produces Equivalent and Excellent Midterm Patency Compared with Open Harvest.** Innovations: Technology and Techniques in Cardiothoracic and Vascular Surgery. 2010 Jul;5(4):265-9.
5. **Open radial artery harvesting** [Internet]. MMCTS. [cited 2024 Jan 23]. Available from: https://mmcts.org/tutorial/947
6. **Radial artery harvesting with harmonic scalpel: fully no-touch technique** [Internet]. MMCTS. [cited 2024 Jan 23]. Available from: https://mmcts.org/tutorial/1814
7. **Step-by-step harvesting of various grafts for coronary artery bypass surgery** [Internet]. MMCTS. Available from: https://mmcts.org/tutorial/1700
8. Doty DB. **Cardiac Surgery E-Book.** Elsevier Health Sciences; 2012.
9. Gaudino M, Benedetto U, Fremes S, Biondi-Zoccai G, Sedrakyan A, Puskas JD, et al. **Radial-Artery or Saphenous-Vein Grafts in Coronary-Artery Bypass Surgery.** New England Journal of Medicine. 2018 May 31;378(22):2069–77.

17

OUTROS ENXERTOS

ATTILA SANTOS BERRIEL • ALMIRO CARLOS FERRO JR.

INTRODUÇÃO

Enxertos alternativos

Artéria Gastroepiploica

A **Artéria Gastroepiploica** (GEA) como enxerto para revascularização do miocárdio tem sua primeira utilização datada de 1960 e ao fim da década de 80 com relatos de resultados de longo prazo favoráveis.[1]

Também denominada artéria gastroepiploica direita, é um ramo da artéria gastroduodenal que, por sua vez, origina-se da artéria hepática comum do tronco celíaco. Variações anatômicas são descritas na literatura, com sua origem a partir da a.a. hepáticas direita ou esquerda, esplênica e mesentérica superior. Possui um trajeto via primeiro segmento do duodeno, anterior à cabeça do pâncreas e inferior ao piloro, seguindo superiormente, próxima à curvatura maior do estômago, emitindo ramos omentais e gástricos. Seu comprimento varia de ½ a ⅔ da curvatura gástrica maior, um fator crucial para viabilidade cirúrgica como enxerto para revascularização miocárdica de diferentes leitos coronarianos.[1]

Em relação a outros enxertos arteriais, o enxerto em questão possui suas particularidades. Como uma artéria visceral gástrica, deve apresentar respostas fisiológicas condizentes com seu sistema de origem, tais como aumento de fluxo sanguíneo após alimentação, vasoconstrição em situações de choque e resposta particulares a hormônios e outras substâncias. Apresenta maior composição

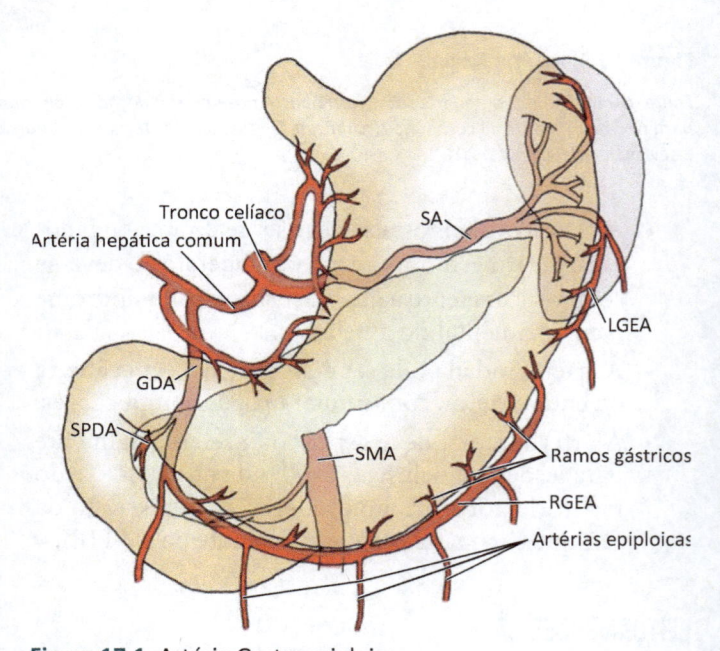

Figura 17.1. Artéria Gastroepiploica.

Fonte: Artéria gastroduodenal (GDA); A. gastroepiploica esquerda (LGEA); A. gastroepiploica direita (RGEA); A. esplênica (SA); A. mesentérica superior (SMA). Asai T. Chapter 7 - Harvesting the gastroepiploic artery. Gaudino M, editor. ScienceDirect; 2021.

muscular em sua parede, o que a torna susceptível a vasoespasmo e vasoconstrição.[1,2]

Para obtenção do enxerto, deve-se estender inferiormente em 5cm a incisão mediana e, após a esternotomia, incisa-se através da porção central do diafragma para comunicar as cavidades peritoneal e mediastinal. Através desta abertura e leve tração do estômago, sua curvatura maior é exposta e afere-se a qualidade do enxerto. Táticas para melhor exposição incluem afastador esternal com sua alavanca em posição cranial e descompressão gástrica. Idealmente a dissecção da GEA é realizada com bisturi harmônico para evitar acidentes e melhor aplicabilidade da técnica. Inicia-se pela exposição da mesma através do omento, separando-a dos planos adjacentes, com atenção aos ramos e a veia intimamente relacionada. Para sua retirada distal, deve-se realizar a heparinização, aplicar solução vasodilatadora e antiespasmódica, e aguardar o momento de seu uso. O trajeto da artéria in situ passa por uma tunelização através do diafragma para alcançar seu vaso alvo na parede inferior do coração.[1]

Assim, como outros enxertos de mesma natureza, seu uso está reservado para vasos alvo completamente ocluídos ou com obstrução severa para evitar competição de fluxo e consequente obstrução. Pelo seu trajeto ascendente adentrando a cavidade pericárdica, o enxerto in situ com frequência é reservado para revascularização de artérias da parede inferior ou inferolateral – a.a. marginais e ramos da coronária direita, desde que comprimento não seja um fator limitante.[1,3,4]

Em análises descritas em literatura, a utilização da GEA se mostra uma alternativa de valor para uso de enxertos arteriais com desfechos clínicos de longo prazo e patência comparáveis aos dos enxertos mais usados (ATIE, ATID, a. Radial e Veia Safena Magna). Tavilla et al. descrevem sobrevida de 63,5% em 20 anos, e Glineur et al., ao comparar BITA + VSM com BITA + GEA, relatam sobrevida favorável ao segundo grupo, de 68,9% versus 50,3% do primeiro. Na ausência de RCT multicêntricos, há subsídio literário em favor de um terceiro enxerto arterial, com observação de resultados superiores ao longo prazo quando comparado com enxertos venosos. Nesse aspecto, o uso da GEA ainda carece de poder estatístico para seu emprego rotineiro, mas as atuais evidências justificam seu lugar no arsenal do cirurgião cardiovascular.[3,4]

Veia Safena Parva

No âmbito de enxertos venosos, a *Veia Safena Parva* (VSP) se mostra como um enxerto alternativo ao uso da V. Safena Magna, caso esta se apresente varicosa ou já retirada cirurgicamente.[5,6] A mesma tem origem a partir da drenagem venosa dorsal do pé, com trajeto inicial posterior ao maléolo lateral, seguindo superiormente entre os ventres do músculo gastrocnêmio na face posterior da perna, e estreita relação com o nervo sural, responsável pela inervação sensitiva da face lateral da perna e pé. Ao longo de seu trajeto, recebe inúmeras tributárias cutâneas e perfurantes do plano profundo da perna que comunicam a drenagem profunda e superficial. A VSP possui variações quanto a sua drenagem final, não obstante, em maioria a terminação ocorre ao nível da fossa poplítea, após a perfuração na fáscia lata, comunicando-se com a veia Poplítea.[7]

Sua dissecção se assemelha a veia Safena Magna, com diferença substancial no posicionamento do paciente. O mesmo pode se apresentar inicialmente em decúbito lateral, para que em seguida, após obtenção do enxerto, seja colocado em decúbito dorsal tradicional para segmento da cirurgia. Uma alternativa é manter a articulação do quadril fletida, ou utilizar afastadores auto-estáticos para exposição.[6] Através da exposição do enxerto ao longo de sua fáscia, ramos tributários são ligados e a veia é dissecada de seus tecidos adjacentes de forma cuidadosa, para que após sua retirada, a mesma seja canulada para injeção de uma solução de preservação e hemostasia adequada.

Enxertos venosos estão presentes em mais de 90% das cirurgias de revascularização do miocárdio realizadas no mundo, e estatisticamente, cerca de 50% dos mesmos estarão ocluídos em 5 a 10 anos. Para prolongar sua sobrevida ao máximo, todo cuidado com técnica cirúrgica deve ser tomado, soluções de preservação com heparina e vasodilatadores aplicados a uma pressão adequada, soluções com inibidores de dano endotelial, e terapia medicamentosa otimizada no pós-operatório são fatores cruciais para durabilidade do melhor resultado cirúrgico possível.[8]

Por fim, sendo um potencial enxerto venoso secundário, sua utilização em cirurgias de revascularização do miocárdio é escassa, na prática e literatura cirúrgicas. Relatos e séries de casos subsidiam seu uso como enxerto alternativo frente a ausência de demais opções, entretanto, a literatura carece de estudos randomizados, análises de patência a longo prazo, que fortaleceriam a recomendação de seu uso.

Artéria Epigástrica Inferior

A Artéria Epigástrica Inferior (AEI) é outra alternativa como enxerto arterial para procedimentos de CABG. Com vasorreatividade comparável a artéria torácica interna, é um dos enxertos arteriais ofuscados pelos excelentes resultados da a. mamária esquerda.[2]

Originada da a. ilíaca externa após atravessar o anel inguinal interno, acima do ligamento inguinal, adquire imediatamente ao seu surgimento um trajeto superior oblíquo, próximo à borda lateral do músculo reto abdominal, e ao nível da cicatriz umbilical penetra na fáscia posterior do músculo. Responsável pela irrigação tecidual da parede abdominal, distalmente sua rede de colaterais estabelece comunicação com a artéria torácica interna ipsilateral.[9]

A depender do número de enxertos de AEI, pode-se realizar uma incisão de Pfannenstiel para obtenção de ambas as artérias, ou limitá-la a linha mediana e retirar apenas um dos vasos. Ao adentrar a parede abdominal, com a secção através da fáscia anterior do músculo reto abdominal e linha alba, deve-se rebater o músculo, e expor a gordura pré-peritoneal. Ao identificar o nervo ílio-hipogástrico, o mesmo deve ser isolado para evitar lesões, e seguir rumo a fáscia transversalis, que após sua incisão, irá revelar a AEI. Os mesmos cuidados com espasmos e vasodilatação dos enxertos arteriais se aplicam a AEI.[10,11]

Utilizada com baixa frequência como enxerto para revascularização do miocárdio, uma de suas principais limitações é seu comprimento e a impossibilidade de uso *in situ*, daí a alta frequência de seu uso em enxertos compostos, em Y, por exemplo. Seguindo a tendência do emprego de enxertos arteriais, seu uso é factível, de técnica cirúrgica relativamente simples para sua obtenção, e resultado estético interessante.[9-11]

Ramo Descendente da artéria Circunflexa Lateral Femoral

Frente ao sucesso da artéria torácica interna esquerda, ainda se busca um enxerto arterial com resultados comparáveis. Além dos citados anteriormente neste capítulo, e capítulos anteriores, temos o Ramo Descendente da Artéria Circunflexa Lateral Femoral (RDACLF), um dos ramos da Artéria Circunflexa Lateral (ACL) que é extensamente utilizada com grande êxito na cirurgia plástica no suprimento sanguíneo de retalhos teciduais.[12] Originária da a. Femoral Profunda, é um dos três ramos da ACL, e responsável pela irrigação tecidual da parte lateral da coxa, com trajeto descendente entre os músculos reto femoral e vasto lateral, até a articulação do joelho.[12,13]

Sendo mais um enxerto distante de seu vaso alvo, deve ser utilizado como enxerto livre. A partir de uma incisão longitudinal na face anterolateral da coxa, de aproximadamente 15cm, na borda lateral do reto femoral, e também na fáscia lata, deve-se rebater o músculo para exposição do espaço intermuscular e visualizar a artéria. Atentando-se para seus ramos, as veias que compõem o pedículo e ramos do nervo femoral, a artéria é dissecada como enxerto livre, e submetida a cuidados para prevenção de espasmo, como imersão em papaverina, nitroglicerina e/ou bloqueador de canal de cálcio. A depender de sua extensão, pode ser usada como enxerto simples, ou composto em Y,

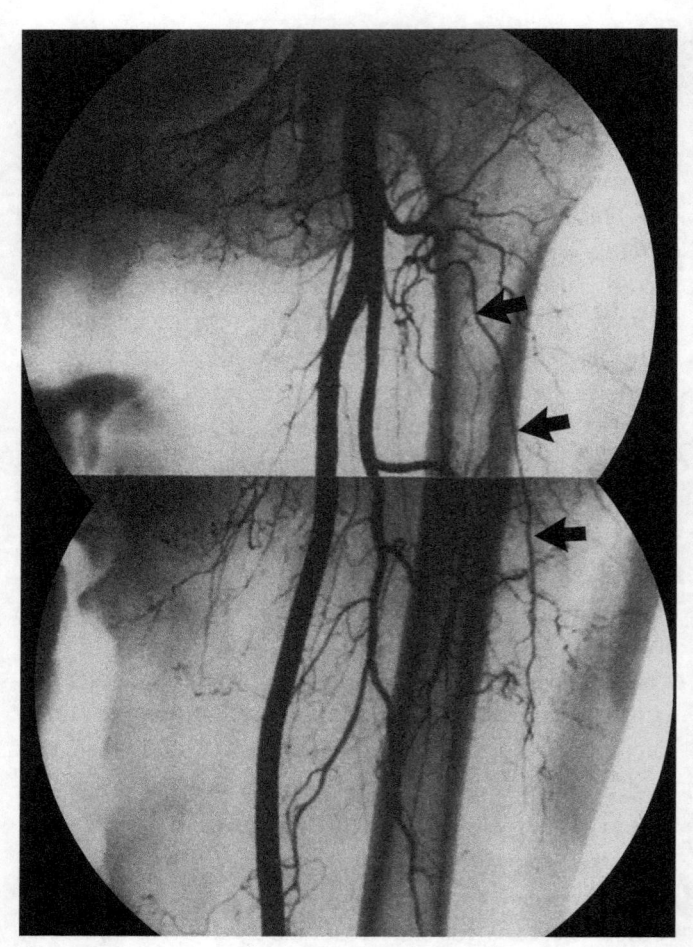

Figura 17.2. Angiografia demonstrando o trajeto do ramo descendente da artéria circunflexa lateral femoral, em seu leito nativo.

Fonte: Tatsumi TO et al. Descending branch of lateral femoral circumflex artery as a free graft for myocardial revascularization: A case report. The Journal of Thoracic and Cardiovascular Surgery. August 1st 1996.

anastomosada a A. Torácica Interna esquerda ou direita, seguindo os princípios para enxertos arteriais, visando artérias do lado esquerdo do coração, com oclusão total ou sub-ocluídas.[12-14]

Sua primeira utilização está datada de 1996, e em 2003, Fabbrocini *et al.* publicaram seus resultados em uma série de pacientes e seguimento de até 4 anos, com patência acima de 90% e desfechos clínicos favoráveis.[14] Apesar do emprego de técnicas cirúrgicas mais sofisticadas para seu uso, como enxertos compostos, o RDACLF subsidia a teoria do benefício de enxertos arteriais, e para a benesse dos pacientes deve estar no radar do cirurgião cardiovascular.

PALAVRAS-CHAVE

Cirurgia de revascularização do miocárdio. Enxertos alternativos. Enxertos arteriais.

PONTOS-CHAVE

- É imprescindível ao cirurgião cardiovascular o conhecimento de enxertos alternativos para utilização cirúrgica, frente a limitações que podem ser impostas por outros enxertos, de acordo com as características de cada paciente.
- Conhecimento anatômico além do segmento cardiotorácico.
- Atenção em relação à técnica cirúrgica para obtenção dos enxertos e seu tratamento prévio a anastomose.
- Resultados favoráveis em termos de patência, para enxertos arteriais.

REFERÊNCIAS BIBLIOGRÁFICAS

1. Asai T. Chapter 7 - Harvesting the gastroepiploic artery [Internet]. Gaudino M, editor. ScienceDirect. Academic Press; 2021. p. 59–74. Available from: https://www.sciencedirect.com/science/article/abs/pii/B9780128203484000078?via%3Dihub
2. He G. Arterial grafts: clinical classification and pharmacological management. PubMed. 2013 Jul 1; (https://www.annalscts.com/article/view/2415/3281)
3. Tavilla G, Bruggemans EF, Putter H. Twenty-year outcomes of coronary artery bypass grafting utilizing 3 in situ arterial grafts. The Journal of Thoracic and Cardiovascular Surgery. 2019 Jun 1;157(6):2228-36. (https://www.jtcvs.org/article/S0022-5223(18)33450-0/fulltext)
4. Glineur D, D'hoore W, Price J, Dormeus S, de Kerchove L, Dion R, et al. Survival benefit of multiple arterial grafting in a 25-year single-institutional experience: the importance of the third arterial graft. European Journal of Cardio-Thoracic Surgery. 2012 Jan 26;42(2):284-91. (https://doi.org/10.1093/ejcts/ezr302)
5. Chang BB, Ferraris VA, Sadoff J, Shah DM, Leather RP, Berry WR, et al. Alternative conduits for coronary revascularization: a novel approach for harvest of the lesser saphenous vein. Cardiovascular Surgery (London, England) [Internet]. 1993 Jun 1 [cited 2024 Jan 15];1(3):280-4. Available from: https://pubmed.ncbi.nlm.nih.gov/8076046/
6. Sarwar U, Chetty G, Sarkar P. The short saphenous vein: A viable alternative conduit for coronary artery bypass grafts harvested using a novel technical approach. Journal of Surgical Technique and Case Report. 2012;4(1):61. (https://www.ncbi.nlm.nih.gov/pmc/articles/PMC3461784/)
7. Oguzkurt L. Sonographic anatomy of the lower extremity superficial veins. Diagnostic and Interventional Radiology. 2011; (https://cms.galenos.com.tr/Uploads/Article_57010/Diagn%20Interv%20Radiol-18-423-En.pdf)
8. Lopez-Menendez^ J, Castro-Pinto M, Fajardo E, Miguelena J, Martín M, Muñoz R, et al. Vein graft preservation with an endothelial damage inhibitor in isolated coronary artery bypass surgery: an observational propensity score-matched analysis [Internet]. [cited 2024 Feb 3]. Available from: https://www.ncbi.nlm.nih.gov/pmc/articles/PMC10636431/pdf/jtd-15-10-5549.pdf
9. Mills NL, Everson CT. Technique for use of the inferior epigastric artery as a coronary bypass graft. The Annals of Thoracic Surgery. 1991 Feb;51(2):208-14. (https://pubmed.ncbi.nlm.nih.gov/1989533/)
10. da Costa Rocha B, Succi JE, Dauar RB, Kiyose AT, Puig LB, de Oliveira SA. Harvesting the inferior epigastric artery through a transverse suprapubic incision. The Annals of Thoracic Surgery [Internet]. 2003 Nov 1 [cited 2024 Jan 15];76(5):1749-50. Available from: https://pubmed.ncbi.nlm.nih.gov/14602337/
11. Luiz Bóro Puig. Eight years experience using the inferior epigastric artery for myocardial revascularization. European Journal of Cardio-Thoracic Surgery [Internet]. 1997 Feb 1 [cited 2024 Jan 15];11(2):243-7. Available from: https://academic.oup.com/ejcts/article/11/2/243/374861?login=false
12. Gaiotto FA, Vianna CB, Busnardo FF, Parga JR, Dallan LA de O, Cesar LAM, et al. The descending branch of the lateral femoral circumflex artery is a good option in CABG with arterial grafts. Revista Brasileira de Cirurgia Cardiovascular [Internet]. 2013 [cited 2024 Jan 15];28(3):317-24. Available from: https://cdn.publisher.gn1.link/bjcvs.org/pdf/v28n3a05.pdf
13. Tatsumi TO, Tanaka Y, Kondoh K, Minohara S, Sawada Y, Tsuchida T, et al. Descending branch of lateral femoral circumflex artery as a free graft for myocardial revascularization: A case report. The Journal of Thoracic and Cardiovascular Surgery [Internet]. 1996 Aug 1 [cited 2024 Jan 15];112(2):546-7. Available from: https://www.jtcvs.org/article/S0022-5223(96)70288-X/fulltext
14. Fabbrocini M, Fattouch K, Camporini G, DeMicheli G, Bertucci C, Cioffi P, et al. The descending branch of lateral femoral circumflex artery in arterial CABG: early and midterm results. The Annals of Thoracic Surgery [Internet]. 2003 Jun 1 [cited 2024 Jan 15];75(6):1836-41. Available from: https://pubmed.ncbi.nlm.nih.gov/12822625/

IV

PREPARO DO CORAÇÃO E CANULAÇÃO

18

PREPARO DO CORAÇÃO – ADULTOS

PEDRO ULLOA • ALMIRO CARLOS FERRO JUNIOR

INTRODUÇÃO

Cirurgias bem planejadas e bem realizadas têm uma melhor chance de sucesso. Mas além do acesso ao coração, seu preparo para o tempo principal necessita ser impecável, permitindo exposição ótima, uma boa drenagem para a CEC e um fluxo arterial seguro para o paciente, além de se evitar acidentes que tomam tempo para corrigir, expondo o paciente a mais riscos do que já está exposto pela patologia que o acomete. Conhecimento da anatomia, manuseio adequado dos instrumentais e estruturas são primordiais, e a rotina dos cuidados e passos cirúrgicos permitirão ao cirurgião realizar seu procedimento com destreza, agilidade e bom resultado.

INVENTÁRIO DE CAVIDADE

Após a realização da esternotomia e a garantia da hemostasia dos tecidos, procederemos à pericardiotomia. Para realizá-la, o pericárdio pode ser aberto utilizando a uma incisão em forma de T invertido. Uma vez realizada a pericardiotomia, iremos avaliar o coração e preparar o mesmo para iniciar o tempo cirúrgico principal. Nessa avaliação o cirurgião deverá considerar vários parâmetros que farão parte do planejamento do procedimento cirúrgico e evitar também complicações intra e pós-operatórias no paciente.

Nessa primeira vista do coração o cirurgião deverá avaliar: aderências, anatomia do coração e grandes vasos, calcificação da aorta, ateromatose nas coronárias, avaliação da contratilidade do coração, tamanho e distensão de cavidades, presença de frêmitos e sinais diretos e indiretos de pseudoaneurismas ou aneurismas ventriculares.

PREPARO PARA CEC

- Heparinização

A utilização de heparina durante a cirurgia cardíaca é essencial, permitindo trabalhar com os circuitos artificiais da CEC, onde todo o sangue passa pelas vias arterial e venosa, reservatórios e filtros, todas superfícies sintéticas e trombogênicas, sem criar coágulos no sistema, oferecendo assim segurança para o paciente e o procedimento.

A heparinização no geral é feita na dose de 3 a 5mg de heparina por kg (300-400UI/kg). Pode ser realizada sob visão direta, pelo cirurgião, ou pelo anestesista em veia central, ou periférica. Seu efeito é controlado com um exame de Tempo de Coagulação Ativado, 2-5 minutos depois de ter sido realizada para permitir circulação uniforme e resultado fidedigno. Considera-se seguro iniciar a circulação extracorpórea com um TCA acima de 480. É realmente importante confirmação da resposta da heparinização, pois infusão fora do sistema venoso ou resistência a heparina por alterações do sistema de coagulação causarão efeito catastrófico no sistema de extracorpórea, levando frequentemente o paciente a óbito.

PREPARO PARA CANULAÇÃO

Como via de regra, utilizamos uma via arterial e uma via venosa para a utilização da extracorpórea. Antes de realizar a canulação o cirurgião realiza tanto na via arterial, como na venosa, uma sutura em bolsa de tabaco como proteção e hemostasia do local aonde irá a ser realizada a canulação. Tais bolsas devem ser feitas com fio inabsorvível, Prolene® ou Ethibond®, seguindo a preferência do cirurgião de usar 1 ou 2, com reparos ou não. Essas suturas devem ser realizadas passando os pontos através das camadas adventícia e média da aorta. Em tecidos mais frágeis, podem ser reforçadas com feltro ou pericárdio para evitar lesões.

É importante ressaltar que o tecido adventício dos vasos é um componente fundamental das paredes vasculares e, sempre que possível, deve ser mantido intacto, evitando a dissecção. Incorporar essa adventícia no fechamento da aortotomia ou nos locais de canulação é considerado uma técnica segura e eficaz, proporcionando reforço e aumentando a resistência ao fechamento.

- **Locais de escolha para canulação**

O local de canulação deve estar livre de quaisquer condições patológicas, especialmente calcificações, que são as mais comuns na população idosa, e que pode gerar complicações graves. Reoperações podem restringir essa escolha, por já ter sido usado local ideal.

A cirurgia proposta definirá a escolha do sítio e da cânula usada, claro respeitando as preferências individuais, podendo ter variações por diversos motivos. Na grande maioria dos casos, a escolha preferencial para a linha arterial é a aorta ascendente distal. Deve-se buscar uma referência anatômica adequada para a canulação, a fim de possibilitar o pinçamento da aorta e proporcionar espaço suficiente para uma exposição adequada durante o tempo principal da cirurgia, que pode envolver aortotomia e aortorrafia, tratamento de um aneurisma de aorta, ou anastomoses proximais de pontes aorto-coronarianas.

Cirurgias com mini-incisões, minitoracotomias, toracotomias laterais, cirurgias vídeo-assistidas e robóticas, pela restrição do campo operatório, podem se beneficiar sobremaneira de canulação periférica. Reoperações podem expor o paciente a riscos na toracotomia, que também podem ser minimizados com início da CEC antes de ser serrado o esterno. Cirurgias de aorta podem requerer que a mesma seja inteira livre para ser abordada, a depender da extensão da doença, também assim exigindo uma estratégia diferente para a instalação da CEC.

Da parte da drenagem venosa, cirurgias de revascularização do miocárdio, cirurgias da valva aórtica e da aorta não costumam envolver comunicação entre os lados direito e esquerdo, sendo assim, é possível fazer a canulação única, com diversos tipos de cânulas venosas. Cirurgias onde há abertura do lado direito do coração, ou que haja comunicação entre os dois lados nos pedem que haja canulação separada do sistema de cavas superior e inferior, normalmente com laçaduras dos vasos para permitir uma drenagem adequada, sem entrada de ar no sistema e possivelmente perda do sifão. Sistemas de CEC que usam reservatórios fechados e vácuo permitem que a drenagem dependa menos de diferença de níveis, diminuindo essa preocupação, mas ainda está listada como uma segurança na rotina do preparo para a cirurgia cardíaca.

CANULAÇÃO ARTERIAL

- Aorta

Após os passos já descritos de definição do local, realização das bolsas, faz-se uma pequena incisão nas suturas em bolsa. Em seguida, a extremidade da cânula aórtica é introduzida suavemente na abertura, sem causar trauma. Após a introdução da cânula na aorta, seguindo a mesma direção, as extremidades das suturas em bolsa passam por um torniquete e são fixadas à cânula aórtica e, se necessário, fixadas às margens da incisão. Permite-se então que a cânula arterial se encha retrogradamente com sangue para retirada completa de ar do sistema. Somente após essa verificação é que a cânula será conectada à linha arterial

A área entre a artéria pulmonar e a aorta é dissecada de maneira limitada para assim permitir o pinçamento da mesma com um clampe. Alguns cirurgiões optam por passar uma fita ao redor da aorta, usando a tração da mesma para elevar a aorta do seu leito, dando mais certeza, especialmente em aortas ectasiadas.

Apesar de agregar alguns riscos, pode-se lançar mão de um clampe lateral tipo Derra ou Cooley, especialmente diante de dificuldades, para se abrir e introduzir a cânula com mais calma. Este cuidado também pode ser utilizado em outros vasos.

- Artéria Femoral

A artéria femoral é largamente utilizada para canulação para CEC, assim como acesso para outros procedimentos. Por isso, está descrita em capítulo próprio.

- Tronco Braquicefálico

A canulação braquiocefálica é utilizada em situações especiais durante a cirurgia cardíaca, algumas das principais incluem: cirurgias da aorta, sejam aneurismas ou dissecções, cirurgias do arco aórtico, comprometimento da aorta ascendente e reoperações. É a principal escolha

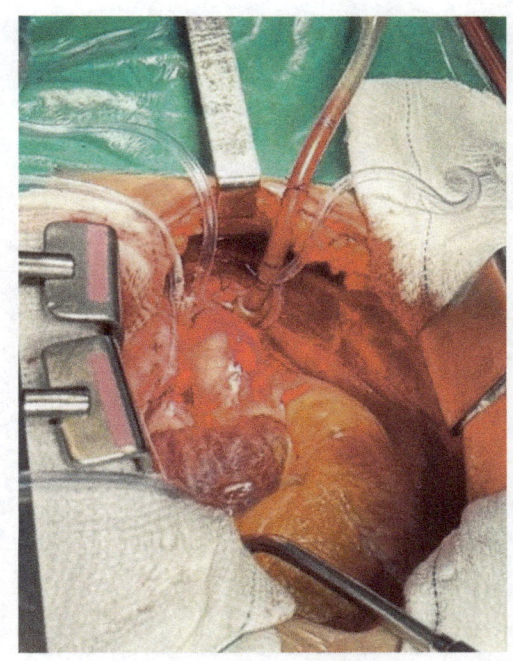

Figura 18.1. Canulação da Aorta com bolsas e fixa.
Fonte: acervo pessoal.

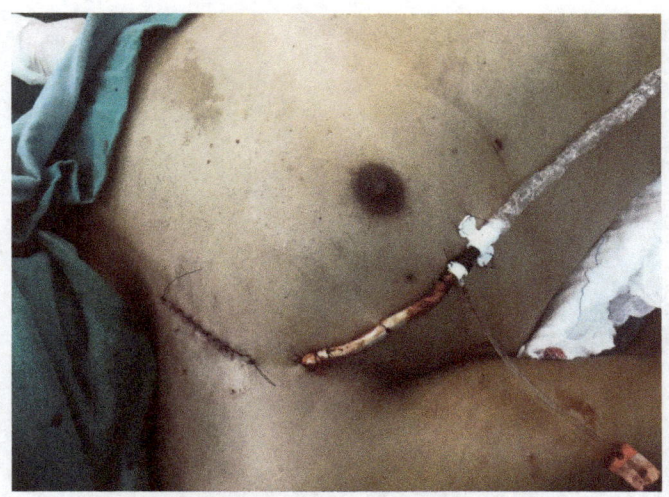

Figura 18.2. Balão intra-aórtico posicionado por contra-abertura na artéria axilar direita.
Fonte: acervo pessoal.

quando é necessária uma parada circulatória com realização de perfusão cerebral anterógrada.

Pode ser acessado por dissecção dos vasos da base antes mesmo de se realizar a pericardiotomia, oferecendo segurança para pacientes com derrame pericárdico e risco de destamponar ou romper estruturas intratorácicas.

A técnica de escolha pode ser por canulação direta após confecção de bolsa, ou de anastomose término lateral de um tubo de Dacron, ou PTFE, com clampeamento lateral, e conexão ao sistema da CEC.

ARTÉRIA SUBCLÁVIA/AXILAR

A artéria subclávia ou axilar representa uma escolha alternativa, acessível, saudável e segura para a canulação arterial em muitos casos. A canulação da artéria axilar direita é particularmente valiosa em dissecções de aorta com acometimento dos vasos da base. Durante o uso da perfusão na artéria axilar direita, é imperativo ter uma linha arterial radial direita para monitorar a pressão de perfusão cerebral anterógrada durante o período de parada circulatória.

Para realizar essa abordagem, uma incisão de aproximadamente 5 a 6cm é feita abaixo e paralelamente à porção média da clavícula direita. A dissecção é realizada através do tecido subcutâneo em direção à inserção do músculo peitoral menor e ao sulco deltopeitoral. O músculo peitoral maior é dissecado e dividido ao longo de suas fibras, enquanto a fáscia deltopeitoral é incisada. Primeiro, a veia axilar é identificada, seguida pela localização da artéria. O plexo braquial encontra-se cranialmente ao feixe vascular e deve ser identificado e protegido quando a artéria axilar está prestes a ser envolvida.

Sua técnica de canulação deve ser semelhante às utilizadas para o tronco braquicefálico.

É um acesso que pode ser utilizado como linha arterial para sistemas de suporte circulatório e até balão intra-aórtico, permitindo mobilidade do paciente e uma recuperação e reabilitação mais efetivas. Faz-se por contra-abertura, com interposição de tubo.

CARÓTIDA

As carótidas costumam ser usadas como acesso de exceção, em cirurgias de aorta com comprometimento dos demais vasos que poderiam ser escolhidos. Permite uma perfusão adequada, e serve também como perfusão cerebral seletiva, e permite que a mesma seja reimplantada em um tubo que substitui a aorta após correção da doença que a acomete.

Sua dissecção pode ser feita por extensão da toracotomia, na região cervical baixa, onde é acessada proximalmente, ou por cervicotomia, ainda acessada a carótida comum. Sua canulação deve ser feita através de anastomose lateral de tubo, permitindo fluxo anterógrado e retrógrado.

CANULAÇÃO TRANSAPICAL

Usada amplamente como acesso para TAVI como via anterógrada, também pode ser utilizada como acesso para

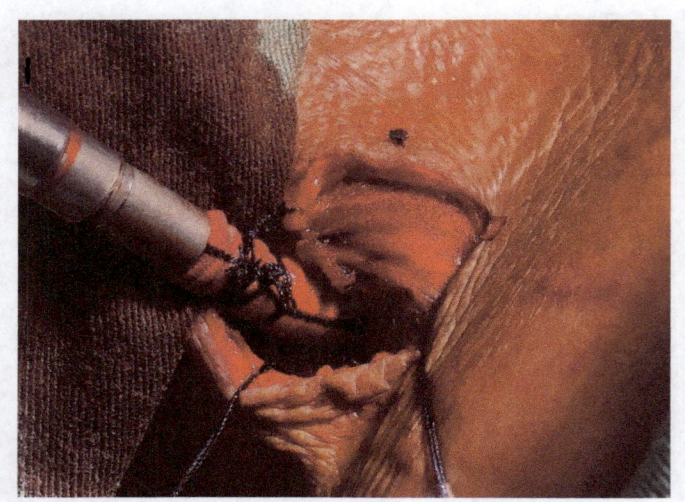

Figura 18.3. Detalhe de uma canulação de Carótida, com fixação de conector do sistema de CEC no tubo de Dacron.

Fonte: acervo pessoal.

suporte circulatório. Alguns dispositivos foram desenvolvidos para acoplar diretamente seu sistema de drenagem por essa via transapical, com posicionamento no ventrículo esquerdo, mas a canulação de Centrimag, Berlon Heart ou outros sistemas de circulação assistida podem ser feitos com cânulas arteriais retas.

Deve ser fazer uma sutura reforçada com teflon por tratar-se de músculo cardíaco. Cânula-se a ponta e o posicionamento deve ser feito guiado por ecocardiografia. Para um posicionamento seguro e cicatrização mais adequada, deixa-se o sistema saindo do tórax por contra-abertura.

CANULAÇÃO VENOSA

Canulação única

Uma cânula atriocaval única de duplo ou triplo estágio fornece retorno venoso satisfatório para a maior parte dos procedimentos cardíacos. Essa cânula é introduzida por sutura em bolsa de tabaco com fio de Prolene ou Ethibond no apêndice atrial direito, de forma que a ponta repouse na veia cava inferior, e a cesta repouse no átrio direito.

Canulação bicaval

Certos procedimentos que envolvem a abertura do lado direito do coração ou tem comunicação entre os dois lados, requerem a técnica de canulação bicaval. Isso é realizado inserindo cânulas venosas por meio de suturas em bolsa de tabaco no apêndice atrial direito, ou canulando diretamente as veias cavas. Essa abordagem oferece uma

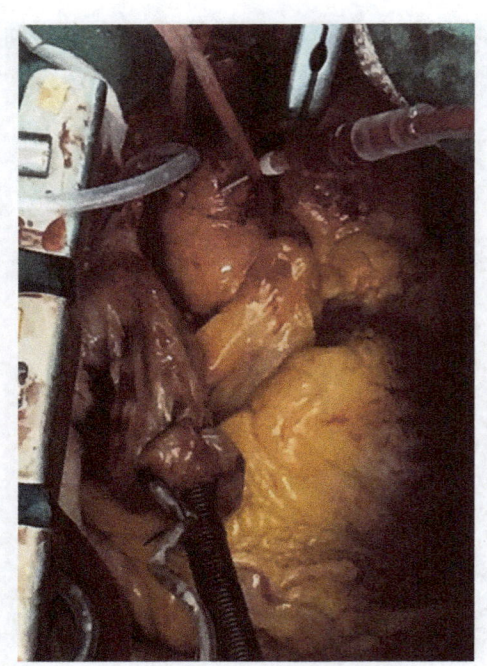

Figura 18.4. Canulação única no Átrio Direito, com drenagem bastante efetiva.

Fonte: acervo pessoal.

excelente exposição em abordagens do átrio esquerdo, sendo uma grande vantagem em cirurgias da valva mitral.

A escolha da cânula deve ser preferência do cirurgião, normalmente entre as duas opções mais utilizadas: ponta reta ou ponta curva. A de ponta reta pode ser usada através da auriculeta, e posicionada numa das cavas, enquanto a curva fica mais próxima do local de inserção.

Alguns desses procedimentos podem exigir a passagem de uma fita ao redor das cavas para laçá-las durante o tempo principal, impedindo a entrada de ar nas cavidades e evitando a perda do vácuo no sistema de circulação extracorpórea. O local preciso para posicionar as fitas ao redor da cava superior deve estar pelo menos 1cm acima da junção cavoatrial, para evitar lesões no nó sinoatrial.

É crucial precaução ao passar a pinça ao redor das cavas a fim de evitar lacerações na parede posterior dos vasos. A dissecção cuidadosa deve ser realizada para criar uma passagem segura para a pinça. A fita deve ser tracionada lentamente para evitar danos.

Canulação atrial em reoperação

Em reoperações, a parede atrial é muitas vezes fina e friável, e sua dissecção e manipulação podem ser trabalhosas e perigosas. Pode ser seguro e vantajoso deixar um segmento de pericárdio intacto na parede atrial através da qual a canulação será realizada, já servindo de reforço.

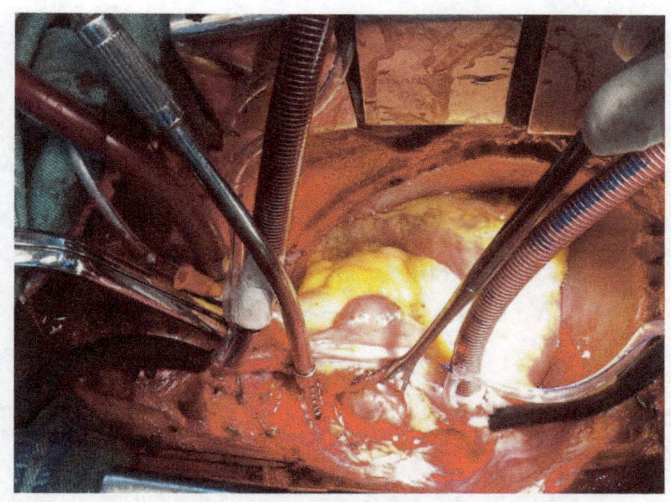

Figura 18.5. Canulação Bicaval, com cânulas de ponta metálica e laçaduras posicionadas e ajustadas.

Fonte: acervo pessoal.

Veia cava superior esquerda persistente

Alguns pacientes apresentam este defeito congênito, que se apresenta sem a formação da veia inominada. Nesses casos, essa veia cava esquerda pode ser canulada para melhorar a drenagem e manter o campo cirúrgico mais exangue. Caso seja optado por não proceder com este cuidado, aspiração do seio coronário ou de onde ela desembocar pode ser suficiente para o manuseio.

CANULAÇÃO VENOSA FEMORAL

Se uma circulação extracorpórea for necessária antes de uma reesternotomia, a drenagem venosa pode ser realizada pela canulação da veia femoral. Técnica também útil para abordagens minimamente invasivas e outros procedimentos, é referida em capítulo próprio.

CANULAÇÃO JUGULAR

A canulação jugular costuma ser um complemento à canulação femoral em cirurgia cardíaca minimamente invasiva. Realizada mais comumente por punção percutânea, permite a drenagem do sistema venoso da cava superior, e traz os benefícios da canulação bicaval sem invadir o campo cirúrgico, ampliando sobremaneira a exposição.

CÂNULA AVALON

A cânula Avalon é uma cânula de duplo lúmen utilizada em ECMO veno-venoso que permite a toda a troca através de uma única canulação.

Feita pela Getinge, é inserida de maneira percutânea na veia jugular interna direita e posicionada no átrio direito. Ela possui dois lúmens separados e duas conexões, para a entrada e saída de sangue, permitindo drenagem por uma via e infusão pela outra.

DECANULAÇÃO

A decanulação é um procedimento realizado para remover as cânulas arteriais e venosas após a circulação extracorpórea. Apesar de rápido e simples, envolve cuidados e atenção para evitar complicações. É realizado após saída de CEC e confirmação que as condições hemodinâmicas cardíacas e de sangramento estão satisfatórias.

Após a decanulação, deve-se rever se os sítios manipulados estão íntegros. Como as bolsas não envolvem todas as camadas do vaso, leia-se a íntima, existe o risco de formação de pseudoaneurisma, podendo ser evitado com uma sutura de reforço ajudando também a garantir a hemostasia.

COMPLICAÇÕES

Diversas complicações são possíveis de acontecer e mesmo se tomando todos os cuidados, a fragilidade dos tecidos pode ser definidora desses eventos. A destreza do cirurgião e o correto uso dos instrumentais e técnicas disponíveis ajudam na prevenção e correção destas. A dissecção e manipulação de todos os tecidos devem vir com uma boa avaliação da saúde deles. O conhecimento da anatomia, e avaliação de qualquer variação são passos já citados como essenciais, e também ajudarão na prevenção.

Complicações na canulação e pinçamento da aorta

- Dissecção de aorta: a dissecção aórtica é, sem dúvida, a mais temida complicação da canulação. Pode ser pela manipulação da própria aorta, mas também retrógrada originada de outros vasos. A identificação de um fluxo e pulso fracos após posicionamento da cânula, com resistência na infusão pela linha arterial são sinais de que não há posicionamento correto na luz. A suspeita deve vir com uma melhor avaliação, podendo se prevenir esse grave evento antes de se iniciar a CEC nessa condição.
- Laceração dos vasos.
- Pseudoaneurisma.
- Lesão de estruturas próximas: Artéria Pulmonar e ramo direito da Artéria Pulmonar, veia inominada.

- Embolização de placas de cálcio e ateroma, com possível AVC, isquemia mesentérica ou de extremidades.
- Restrição de fluxo com cânulas pequenas.
- Embolia gasosa.

Complicações na canulação arterial e manipulação de outros vasos

- Dissecção e laceração dos vasos manipulados.
- Hematoma retroperitoneal, por lesão dos vasos ilíacos.
- Lesão de estruturas próximas: veia subclávia/axilar, plexo braquial, veia jugular, veia e nervo femorais.
- Embolização de placas de cálcio e ateroma, com possível AVC ou isquemia de extremidades.
- Restrição de fluxo com cânulas pequenas.
- Estenose e dos vasos após decanulação e reparo.
- Embolia gasosa.

Complicações na canulação venosa

- Laceração do átrio ou das cavas: a laceração da cava inferior pode ser uma complicação catastrófica, não só pelo posicionamento e exposição, mas pelo risco de se estender para abaixo do diafragma, se tornando uma lesão intra-hepática.
- Mau posicionamento da cânula, podendo ir para o ventrículo, causando lesão ou dificultando a drenagem venosa.
- Lesão da Valva de Eustáquio.
- Dificuldade de drenagem.
- Lesão do nervo frênico.
- Lesão do Nó Sinoatrial.
- Lesão da Coronária Direita.
- Lesão da veia ilíaca na canulação femoral.

SUGESTÃO DE LEITURA

1. Lamelas J, Aberle C, Macias AE, Alnajar A. Cannulation Strategies for Minimally Invasive Cardiac Surgery. Innovations: Technology and Techniques in Cardiothoracic and Vascular Surgery. 2020 May;15(3):261–9.
2. Abe T, Usui A. The cannulation strategy in surgery for acute type A dissection. General Thoracic and Cardiovascular Surgery. 2016 Sep 20;65(1):1–9.

REFERÊNCIAS BIBLIOGRÁFICAS

1. Cohn LH. Cardiac surgery in the adult. New York: Mcgraw Hill Education; 2018.
2. Moore KL, A M R Agur, Dalley AF. Anatomia orientada para a clínica. Rio de Janeiro (RJ): Guanabara Koogan; 2006.
3. Doty DB, Doty J. Cardiac surgery : operative technique. Philadelphia, Pa: Elsevier/Saunders; 2012.
4. Siavosh Khonsari, Sintek C, Abbas Ardehali. Cardiac surgery : safeguards and pitfalls in operative technique. Philadelphia: Wolters Kluwer Health/Lippincott Williams & Wilkins; 2008.

19

PREPARO DO CORAÇÃO – CONGÊNITO

EDSON GARY MOREIRA MOREIRA • OMAR ALONZO POZO IBAÑEZ

INTRODUÇÃO

Os **defeitos cardíacos congênitos** são diversos. O tratamento cirúrgico desses defeitos precisa do auxílio da circulação extracorpórea (CEC) na maioria dos casos, para isso e necessário a colocação de cânulas que derivem a circulação sanguínea e permitam deixar o campo operatório limpos de sangue para facilitar a realização da correção cirúrgica. Assim, a canulação e decanulação exigem cuidados no preparo prévio do coração, precisão técnica e conhecimento da anatomia cardíaca e suas relações anatômicas. Embora as técnicas básicas se assemelhem as utilizadas em cirurgias cardíacas de adultos, cuidados e algumas adaptações são necessárias devido às variações anatômicas dos defeitos congênitos.

Neste capítulo, serão abordadas as rotinas de preparo do coração para a instalação da CEC, destacando considerações anatômicas, estratégias e desafios enfrentados pela equipe cirúrgica com o objetivo de reduzir o risco de lesões ou complicações associadas a esses procedimentos.[1]

PREPARO E CANULAÇÃO

Após realizada a esternotomia, é comum identificar o timo, sendo recomendada sua remoção, preferencialmente preservando um dos lobos. Em seguida se aborda a cavidade pericárdica, retirando um retalho um de pericárdio autólogo para utilizá-lo na correção cirúrgica caso seja necessário.

Escolha dos locais de canulação

Uma vez aberto o pericárdio, reconhecemos espacialmente as estruturas anatômicas. Preparamos o coração e os grandes vasos, dissecando a aorta ascendente afastando-a do tronco pulmonar para acomodação do clamp vascular durante o pinçamento aórtico. A dissecção das veias cavas deve ser cuidadosa e mínima para evitar lesão térmica do nervo frênico, também deve permitir passar as laçaduras.

Rotineiramente, os lugares escolhidos para a inserção das cânulas arterial e venosas são aorta ascendente, veia cava superior, veia cava inferior (**Figura 19.1.**).

Nos casos de pacientes com múltiplas reoperações, a artéria carótida direita e a veia jugular interna direita são facilmente expostas na região cervical. Este local geralmente não é afetado por operações anteriores e os vasos podem ser facilmente isolados. A canulação para CEC por esta via exige utilizar cânulas especiais que facilitem sua inserção e garantam fluxos adequados.

Verificamos a anticoagulação do paciente através do tempo de coagulação ativado (TCA) antes da inserção das cânulas. A dose de heparina utilizada e de 4mg/kg.

Dependendo do peso do paciente realizamos a confecção de sutura em bolsa com fio de prolene (5.0 ou 6.0). Duas bolsas para aorta ascendente e uma bolsa para as cavas. Os torniquetes são confeccionados manualmente pela instrumentadora e adaptados ao tipo de fio.

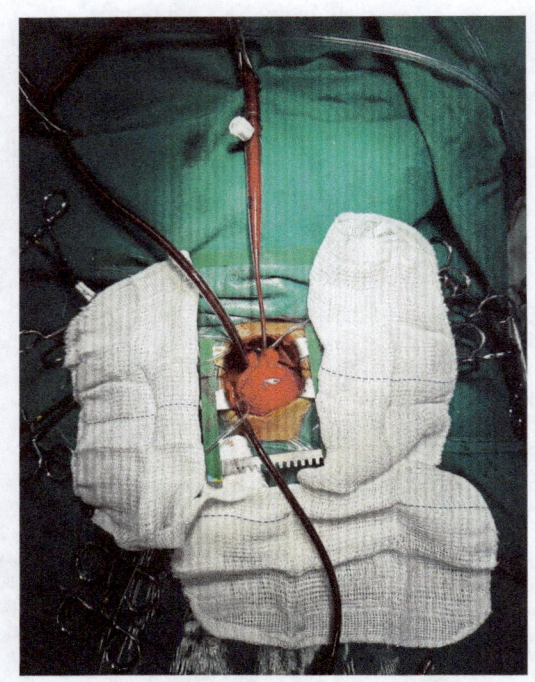

Figura 19.1. Canulação da aorta, veia cava superior e veia cava inferior.

Fonte: acervo pessoal.

Durante a canulação, cuidados são tomados para posicionar as cânulas. a cânula arterial (especialmente cânula com introdutor) deve posicionar-se de modo que não mais do que 5-10mm se projete no lúmen aórtico e a ponta da cânula esteja voltada distalmente para o arco aórtico. A confirmação da posição intraluminal é dada enchendo a cânula com sangue arterial. Os torniquetes são apertados firmemente e fixados nas cânulas com fio de algodão. As cânulas são conectadas ao sistema de CEC, garantindo que estejam livres de ar. Esse cuidado na linha arterial é obrigatório para evitar embolia gasosa.

Em algumas cardiopatias congênitas, outros sítios de canulação arterial são o tronco braquiocefálico seletivamente e o canal arterial, para garantir a manutenção da hipotermia profunda uniforme em todo o corpo. (Síndrome de coração esquerdo hipoplásico, interrupção do arco aórtico).[2]

Para correções intracardíacas, utilizamos canulação venosa bicaval. Cânulas venosas armadas de ponta metálica anguladas são utilizadas na veia cava superior e ponta reta na veia cava inferior. Da mesma forma que com a cânula arterial, a sutura em bolsa com fio de prolene é fixada com fio de algodão aos torniquetes passados previamente.

A canulação da veia vaca superior deve ser mais alta em determinadas situações como o procedimento de Glenn ou na correção de drenagem anômala da veia pulmonar superior direita na cava superior.

A introdução das cânulas requer uma incisão no meio da bolsa e dilatação com pinça mosquito curva delicada, esta manobra deve ser cuidadosa assim como a introdução das cânulas para não causar laceração do vaso. Ao realizar a canulação da VCI, é importante evitar canular seletivamente as veias supra-hepáticas e causar congestão visceral por drenagem inadequada.

Na correção de cardiopatias extracardíacas, é possível utilizar uma única cânula venosa armada de ponta metálica acomodada no átrio direito.

Não é incomum encontrarmos persistência de veia cava superior esquerda, interrupção de veia cava inferior com drenagem pela veia ázigo ou veias hepáticas drenando diretamente em átrio direito.[3] A veia cava superior esquerda não apresenta problemas em operações nas quais uma única cânula venosa é utilizada. Quando a correção é infracardíaca e o coração direito é aberto, uma terceira cânula venosa é inserida. Deve-se ter cuidado para evitar lesão do nervo frênico esquerdo.

Cânulas e adaptação ao Paciente

A escolha adequada das cânulas, está diretamente relacionada com os sítios de canulação e devem garantir uma CEC adequada (**Figura 19.2.**).[4]

A seleção das cânulas, adaptadas ao tamanho e à patologia específica, é fundamental para otimizar o fluxo sanguíneo e evitar complicações decorrentes de baixo fluxo e drenagem. A expertise da equipe cirúrgica desempenha um papel crucial na escolha das cânulas certas, no entanto, é sempre vantajoso ter acesso imediato às tabelas dos fornecedores para obter informações adicionais e embasar decisões.

Usualmente, recorremos a uma tabela como guia para selecionar as cânulas, considerando peso e fluxo estimado como critérios fundamentais (**Tabela 19.1.**).

As cânulas arteriais devem ter como características flexibilidade, durabilidade e extremidade pequena que facilite sua introdução no vaso e não obstrua o fluxo sanguíneo.[3]

A extremidade da cânula arterial é o ponto de maior resistência em todo o circuito da CEC. É imperativo manter um gradiente de pressão pré-cânula (medido na linha arterial) e pós-cânula (avaliado pela PAM do paciente) abaixo de 100mmHg, pois gradientes superiores estão associados a riscos como hemólise excessiva e desnaturação proteica. A consulta às tabelas dos fabricantes, considerando o fluxo do paciente, é uma prática recomendada.

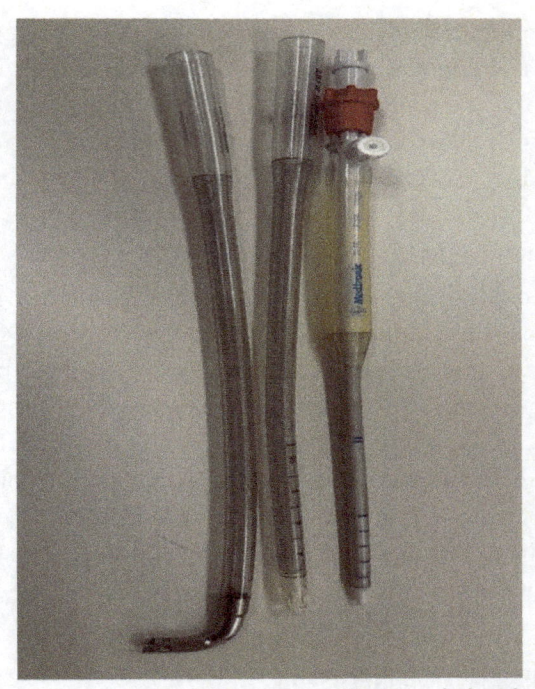

Figura 19.2. Cânula de VCS ponta metálica angulada, cânula de VCI, ponta reta aramada e cânula arterial com introdutor.

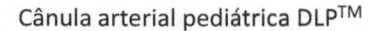

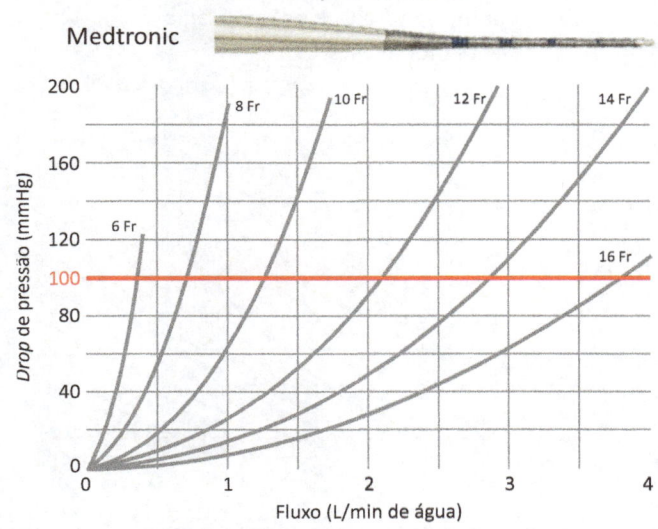

Fonte: acervo pessoal.

Figura 19.3. Tabela da queda de pressão de cânulas arteriais da Medtronic.

Tabela 19.1. Peso, tamanho da cânula e fluxo estimado.

Peso (kg)	Cânula arterial e fluxo	Cava superior e inferior
0,1-2	08Fr-500mL	12Fr-12Fr
2,1-3	08Fr-500mL	12Fr-14Fr
3,1-6	08Fr-500mL	12Fr-16Fr
6,1-8	08Fr-500mL	12Fr-16Fr
8,1-10	10Fr-1100mL	14Fr-18Fr
10,1-12	12Fr-1800mL	14Fr-18Fr
12,1-14	12Fr-1800mL	16Fr-18Fr
14,1-16	14Fr-2500mL	16Fr-20Fr
16,1-18	14Fr-2500mL	16Fr-22Fr
18,1-20	14Fr-2500mL	18Fr-22Fr
20,1-22	14Fr-2500mL	20Fr-24Fr
22,1-24	14Fr-2500mL	20Fr-24Fr
24,1-26	14Fr-2500mL	20Fr-24Fr
26,1-28	14Fr-2500mL	22Fr-24Fr
28,1-30	14Fr-2500mL	22Fr-26Fr
30,1-32	16Fr-3200mL	22Fr-26Fr
32,1-35	16Fr-3200mL	22Fr-26Fr
35,1-38	16Fr-3200mL	22Fr-28Fr

A canulação venosa desempenha um papel tão crucial quanto a arterial, sendo responsável pela eficiente drenagem do sangue do paciente para o reservatório venoso da CEC. Uma drenagem inadequada pode comprometer a visão das estruturas pelo cirurgião, causar distensão das câmaras cardíacas e restringir o fluxo arterial controlado pelo perfusionista.

Quanto maior o calibre da cânula, menor a resistência e maior o fluxo à drenagem do sangue, além disso, fatores como a volemia do paciente, a diferença de altura entre a mesa cirúrgica e o reservatório venoso (idealmente entre 40 a 60cm) e o posicionamento da cânula venosa são determinantes para uma drenagem venosa eficaz.

É crucial enfatizar que é possível otimizar a drenagem venosa através da aplicação de vácuo no reservatório (drenagem venosa assistida a vácuo-DVAV) que se destaca por melhorar a eficácia da drenagem venosa, sendo recomendado manter a pressão no sistema vácuo entre -10 e -20 mmHg.

Nas cardiopatias congênitas, a maioria dos pacientes apresenta um aumento na circulação colateral sistêmico-pulmonar, tornando necessário a inserção de um cateter de aspiração para evitar distensão ventricular, esse cateter pode ser introduzido diretamente através do forame oval patente ou por meio de uma incisão na fossa oval. Em algumas situações, especialmente durante reoperações, o cateter pode ser inserido no tronco pulmonar através de uma sutura em bolsa logo acima da válvula pulmonar. Evitamos a introdução desse cateter de aspiração na veia pulmonar superior direita pelo risco de estenose residual do vaso.[5]

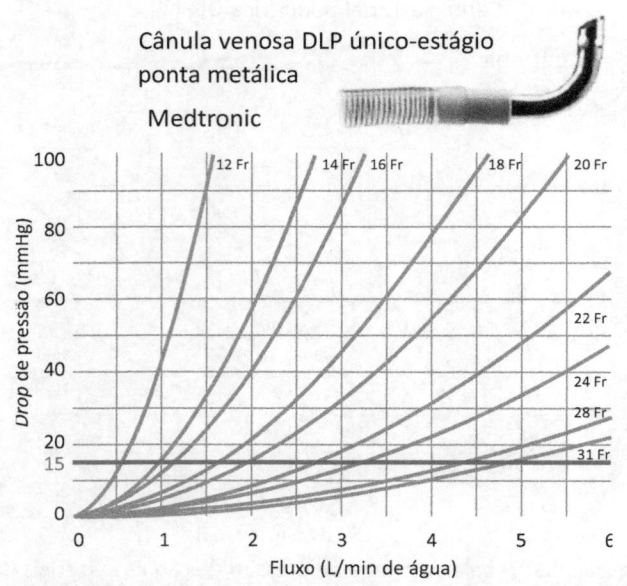

Figura 19.4. Tabela da queda de pressão de cânulas venosas da Medtronic.

DECANULAÇÃO

Uma vez terminada a cirurgia é preciso retirar as cânulas que auxiliaram na circulação extracorpórea, assim uma vez conseguido estabilidade hemodinâmica do paciente, temperatura adequada e reposição da volemia do paciente deve-se realizar a decanulação.

A decanulação é um procedimento importante e deve ser realizado tomando todos os cuidados para evitar complicações como perda sanguínea, laceração dos vasos, estreitamentos nos lugares de canulação ou formação de hematomas.

Após decanular, são fechados os orifícios com as suturas em bolsa realizadas previamente. Iniciamos este procedimento retirando a cânula da VCS e seguidamente a cânula da VCI. No sítio de canulação da VCS e necessário a sutura com pontos separados para evitar estenose. No lugar da canulação da VCI é suficiente um reforço com sutura hemostática em bolsa.

Como a cânula arterial e utilizada para a reposição de sangue depois da cirurgia, é a última em ser retirada.

A colaboração estreita de toda a equipe cirúrgica é essencial para avaliar a estabilidade do paciente e determinar o momento oportuno para a decanulação.

Na presença de complicações é importante a participação e envolvimento da equipe dentro da sala cirúrgica, pois facilita o retorno ágil à CEC, disponibilidade de hemoderivados ou reposição volêmica oportuna.

Em alguns casos graves ou cirurgias prolongadas e necessário deixar as suturas em bolsa até um segundo tempo, o que facilita a possibilidade de retorno em CEC ou a utilização de suporte circulatório de média ou curta duração (ECMO). Nesses casos é habitual deixar o tórax aberto protegendo o mediastino com uma tira de látex suturado na pele.

O capítulo serve como guia abrangente e conclui destacando a importância do conhecimento das estruturas anatômicas e suas relações, o conhecimento das diversas cardiopatias congênitas e as opções terapêuticas. Também é importante a pesquisa contínua e atualização das inovações tecnológicas na evolução das técnicas e materiais de canulação na CEC, o que permite melhorar ainda mais os resultados em cirurgia cardíaca congênita.

PONTOS-CHAVE E CONCLUSÃO

Canulação. Cânulas arteriais. Cânulas venosas. Cirurgia cardíaca congênita. Circulação extracorpórea. Decanulação.

O texto aborda a execução das técnicas de canulação e decanulação usadas rotineiramente, destacando os cuidados para evitar complicações que coloquem em risco o resultado cirúrgico.

REFERÊNCIAS BIBLIOGRÁFICAS

1. Ungerleider, R. Practice patterns in neonatal cardiopulmonary bypass. *Semin Thorac Cardiovasc Surg Pediatr Card Surg Annu* **7**, 172–179 (2004).
2. Abubakar, M. O., Zanelli, S. A. & Spaeder, M. C. Changes in Cerebral Regional Oxygen Saturation Variability in Neonates Undergoing Cardiac Surgery: A Prospective Cohort Study. *Pediatr Cardiol* **44**, 1560-1565 (2023).
3. Nogueira A, L. F. Circulação extracorpórea. in *Cardiologia e cirurgia cardiovascular pediátrica* (eds. Croti UA, Mattos SS, Pinto Jr. VC, Aiello VD & Moreira VM) 977–992 (Roca, São Paulo, 2012).
4. Caneo, L. F. *et al.* Functional Performance of Different Venous Limb Options in Simulated Neonatal/Pediatric Cardiopulmonary Bypass Circuits. *Braz J Cardiovasc Surg* **33**, (2018).
5. May, E. *Pediatric Heart Surgery: A Ready Reference for Professionals.* (Maxishare, 2021).
6. Ferreiro CR, A. D. G. S. Aspectos gerais e específicos no pós-operatório de cirurgia cardiovascular pediátrica. in *Cardiologia e cirurgia cardiovascular pediátrica* (eds. Croti UA, Mattos SS, Pinto Jr. VC, Aiello VD & Moreira VM) 1061-1094 (Roca, São Paulo, 2012).

20

CIRCULAÇÃO EXTRACORPÓREA

CRISTIANE CÉLIA PEREIRA • KARINA AP ANTONELLI NOVELLO

INTRODUÇÃO

Circulação extracorpórea é uma técnica que permite desviar o sangue do coração e dos pulmões, assumindo, temporariamente, durante a cirurgia cardíaca a função do coração e dos pulmões, mantendo o fluxo sanguíneo corporal, oxigenação e regulação térmica, além da proteção do miocárdio durante a correção cirúrgica.

Para a realização da circulação extracorpórea necessita-se de uma máquina, denominada máquina coração-pulmão, e de componentes como tubos de plástico, cânulas, oxigenador, bomba centrífuga ou de rolete, filtro arterial, hemoconcentrador e sistema de cardioplegia.

O princípio da CEC consiste na drenagem do sangue venoso, através de uma cânula venosa de drenagem inserida no átrio direito ou na veia cava superior e/ou inferior, por gravidade ou com auxílio de pressão negativa (vácuo), para o reservatório venoso. Esse sangue passa por malhas de filtragem e é então bombeado para o permutador de calor, local onde é aquecido ou resfriado, e posteriormente, para o oxigenador, onde ocorre a troca gasosa, e por fim, passa pelo filtro arterial (cata-bolhas) e é devolvido ao paciente através da cânula arterial inserida na aorta ascendente.

COMPONENTES DA CIRCULAÇÃO EXTRACORPÓREA

O sistema responsável por impulsionar o sangue pode ser de dois tipos: **Bomba de rolete** e **bomba centrífuga**. A bomba de rolete é constituída por dois rolos posicionados em 180° graus impulsionando o sangue por meio da compressão da tubulação em uma caçapa em formato de U, ou seja, é um modelo de bomba oclusivo no qual o fluxo de sangue depende do diâmetro dos tubos, diâmetro da caçapa e da rotação dos rolos. Esse sistema também é responsável pela aspiração (sucção) do sangue para deixar o campo cirúrgico "limpo". O outro tipo de bomba é a centrífuga, formada por cones que giram em alta velocidade, gerando movimento circular do sangue, garantindo o fluxo e pressão por força centrífuga. Trata-se de um sistema não oclusivo no qual o fluxo de sangue depende do tamanho da cânula arterial, diâmetro do tubo, resistência no sistema e resistência vascular sistêmica do paciente. Quando se utiliza esse tipo de bomba é necessário um medidor de fluxo para determinar o fluxo da bomba.

O oxigenador é a parte do circuito onde ocorre a troca gasosa. Diversos tipos oxigenadores foram desenvolvidos ao longo dos tempos e diferem entre si pela forma como o oxigênio é oferecido ao sangue para combinação com a hemoglobina, podendo esse contato ser direto entre o gás e o sangue (oxigenador de bolhas) e sem contato direto, onde uma membrana separa o sangue do gás (oxigenador de membranas, utilizado atualmente). O oxigenador ideal é aquele capaz de oxigenar o sangue de acordo com fluxo teórico preconizado para o paciente, remover de forma eficiente o CO_2 e pequeno volume de perfusato.

Durante a circulação extracorpórea ocorre a perda de calor do paciente para o ambiente e para o priming, o **Permutador de Calor** tem como finalidade promover a regulação térmica do paciente, mantendo a tempe-

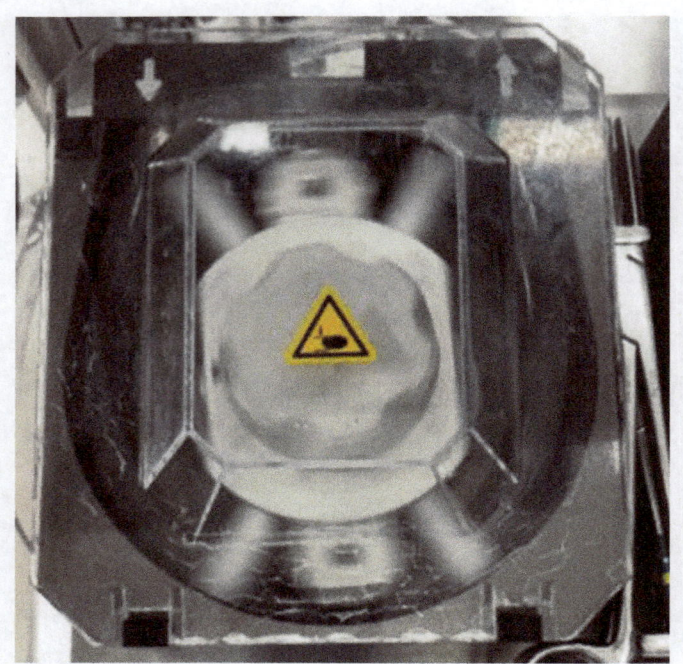

Figura 20.1. Bomba de rolete.
Fonte: acervo pessoal.

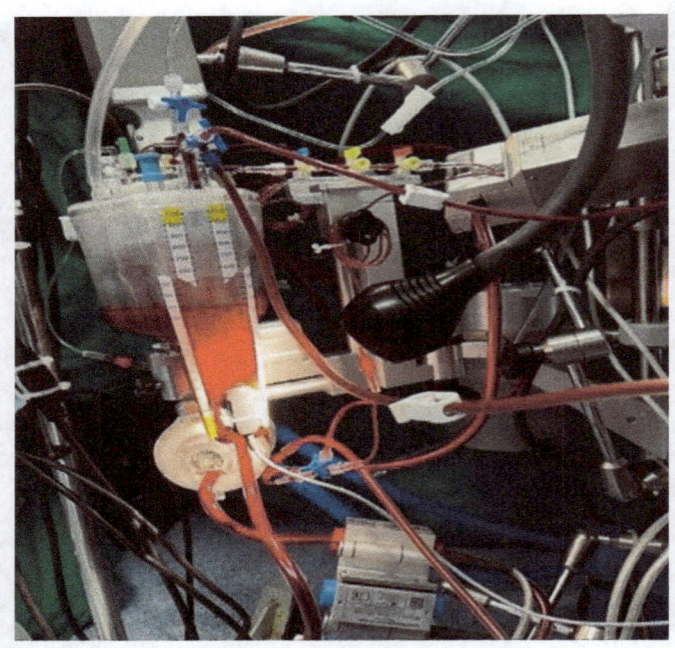

Figura 20.3. Oxigenador.
Fonte: acervo pessoal.

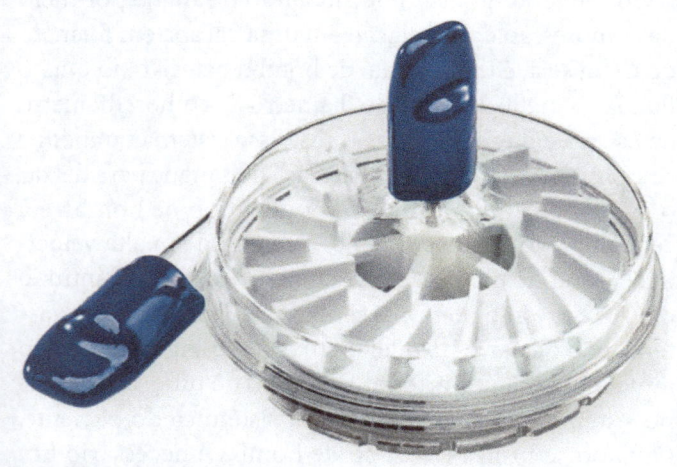

Figura 20.2. Bomba centrífuga.
Fonte: acervo pessoal.

ratura do paciente. É utilizado também para resfriar o paciente, quando é necessário diminuir o metabolismo celular para promover maior proteção dos órgãos frente a uma correção cirúrgica mais demorada. Para maior segurança, o sangue drenado do paciente deve primeiro sofrer alteração térmica e posteriormente ser oxigenado, para impedir maior formação de microbolhas devido à alteração da solubilidade dos gases com alteração da temperatura.

O **hemoconcentrador** é a parte do circuito onde se realiza a ultrafiltração sanguínea para remoção do excesso de fluido durante circulação extracorpórea, impedindo a hemodiluição excessiva do paciente.

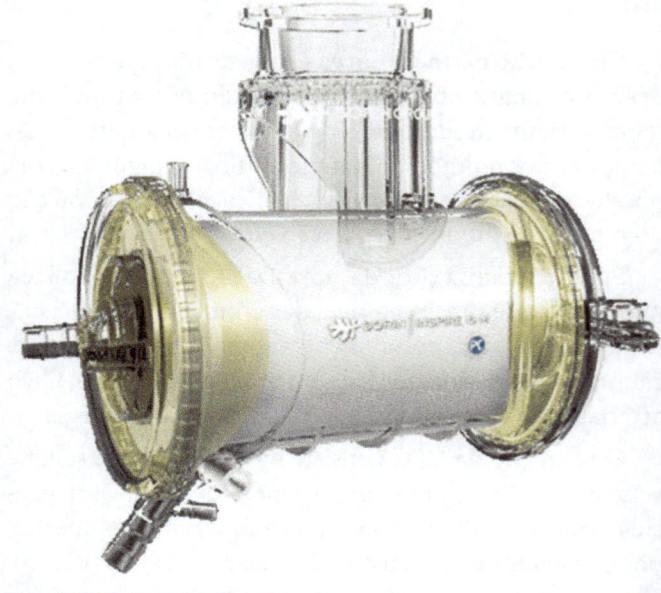

Figura 20.4. Permutador de calor.
Fonte: acervo pessoal.

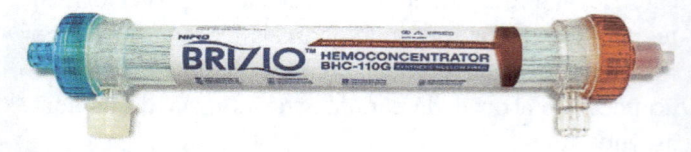

Figura 20.5. Hemoconcentrador.
Fonte: acervo pessoal.

O **Filtro Arterial** é utilizado para remover partículas e microbolhas gasosas do sangue arterial antes da sua infusão no paciente, além de servir como "cata-bolhas", quando houver a entrada acidental de ar na linha arterial. Suas características mais importantes são volume de preenchimento, área útil de filtração e a sua porosidade, que influencia na resistência ao fluxo sanguíneo, podendo gerar hemólise.

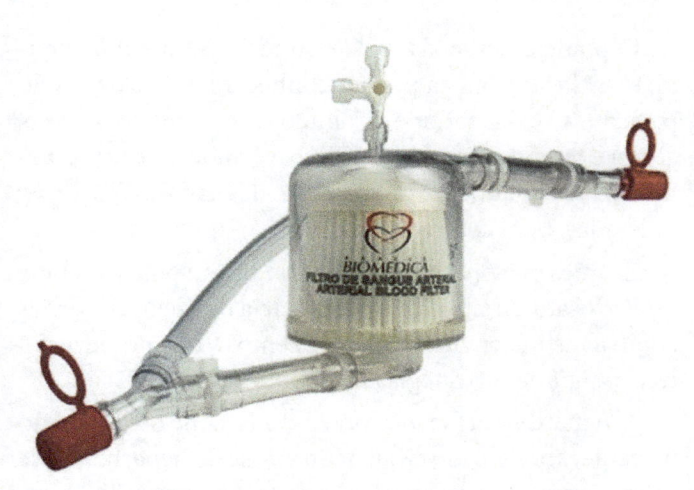

Figura 20.6. Filtro arterial.

Fonte: acervo pessoal.

O **Reservatório Venoso** é uma parte do circuito onde o sangue venoso drenado do paciente é coletado e armazenado. Para uma adequada drenagem, o reservatório venoso deve estar posicionado 40 a 60cm abaixo do nível do átrio direito do paciente. Nele existe um filtro capaz de filtrar qualquer partícula estranha proveniente da aspiração do campo, como, por exemplo, grumos de gordura.

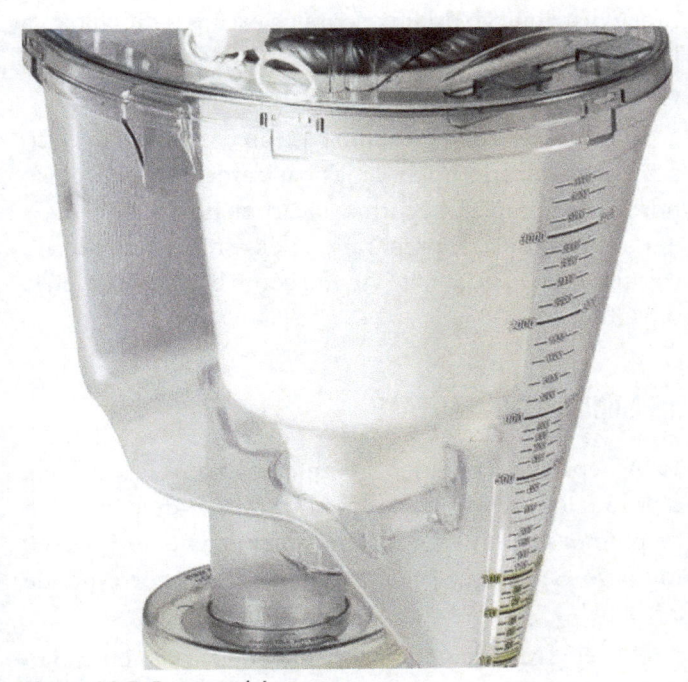

Figura 20.7. Reservatório venoso.

Fonte: acervo pessoal.

CÂNULAS

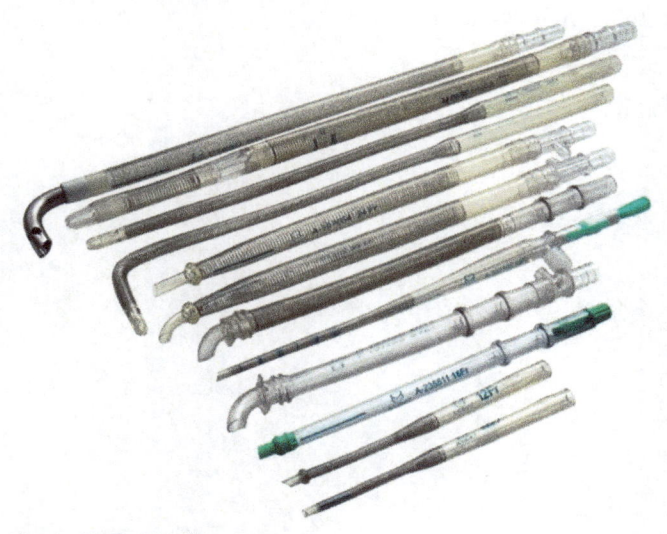

Figura 20.8. Cânulas.

Fonte: acervo pessoal.

A seleção das cânulas apropriadas para o paciente é um dos pontos cruciais da CEC e contribui diretamente no resultado do procedimento. As cânulas utilizadas são:

- Cânula arterial.
- Cânula venosa.
- Cânulas de cardioplegia anterógrada e retrógrada.

A **cânula venosa** é determinada pelo peso do paciente e a **cânula arterial** é escolhida de acordo com o fluxo de sangue calculado para o paciente, porém, o tamanho das estruturas cardíacas do paciente pode influenciar nessa escolha.

Os sítios de canulação podem ser:

- Venoso: átrio direito, veia cava superior, veia cava inferior e veia femoral.
- Arterial: aorta proximal (posterior ao local de pinçamento aórtico), artéria femoral, artéria axilar e aorta descendente.
- Cardioplegia: aorta proximal (anterior ao local de pinçamento aórtico), seio coronariano, óstio coronariano e enxertos coronários.

A cânula arterial tem como função promover um fluxo de sangue ideal com um gradiente de pressão adequado, e a partir desses parâmetros define-se o tamanho ideal. O *drop pressure* é definido como a diferença de pressão entre a entrada da cânula e a saída dela, ele não ultrapassar 100mmHg, pois o jato provocado pela alta velocidade do fluxo sanguíneo ocasiona dano a camada íntima da aorta, há maior risco de hemólise e desnaturação proteica, considera-se aceitável um gradiente de até 200mmHg mensurado pelo acesso no filtro arterial, sendo que esse valor não deve passar de 350mmHg neonatos/pediátricos e 460mmHg em adultos.

TUBOS

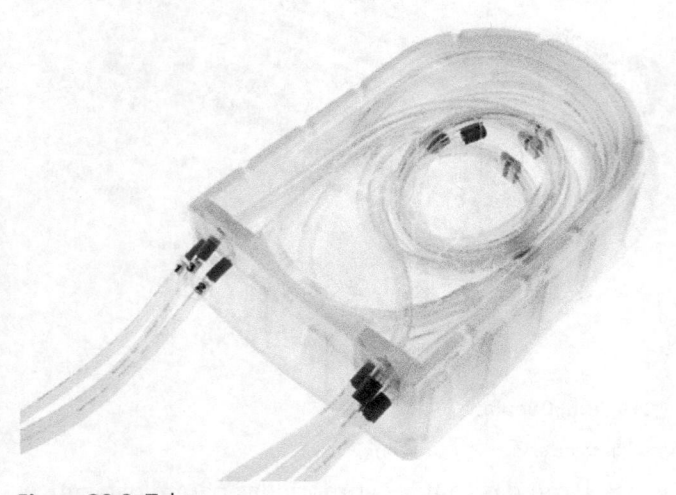

Figura 20.9. Tubos.
Fonte: acervo pessoal.

Os componentes do circuito de circulação extracorpórea são interligados por meio de tubos de silicone ou PVC. O tubo de PVC é o mais comumente utilizado devido a sua durabilidade e taxas de hemólise aceitáveis, porém é bastante rígido, e com a finalidade de deixá-lo mais flexível, os fabricantes adicionam uma substância plastificante. Outro constituinte desses tubos é a borracha de látex e de silicone, a diferença entre elas consiste no fato de que a borracha de látex produz mais hemólise que a de PVC, enquanto que a de silicone produz menos hemólise, mas pode liberar mais partículas de PVC. Existem disponíveis no mercado tubos revestidos com substâncias, por exemplo, heparina, que proporcionam maior nível de biocompatibilidade, diminuindo a resposta inflamatória desencadeada pelo contato do sangue com materiais não endoteliais. Os tubos são comercializados em diversos diâmetros (3/16; 1/4; 3/8; ½), sendo responsabilidade do perfusionista definir o diâmetro ideal a ser utilizado de acordo com o fluxo máximo de sangue a ser utilizado com uma pressão adequada e proporcionar melhor drenagem.

CONDUÇÃO DA CIRCULAÇÃO EXTRACORPÓREA

O objetivo da circulação extracorpórea é ser conduzida de forma criteriosa, diminuindo assim a injúria aos tecidos e extinguindo possíveis complicações. A CEC deve ser iniciada de forma lenta e gradual, com Perfusato aquecido a temperatura corporal do paciente e oxigenado, sempre observando a hemodinâmica do paciente.

PREPARO DA CEC:

O planejamento da CEC é fundamental e indispensável. O Perfusionista precisa conhecer bem os dados do paciente. O oxigenador é escolhido tendo como base peso, altura e tempo estimado de CEC. A bandeja de tubos depende principalmente do diâmetro das cânulas que serão utilizadas, bem como os conectores.

Exames pré-operatórios nos conduzem para a escolha do Perfusato. Assim como a existência de doenças prévias como a insuficiência renal, por exemplo, que nos levará a traçar algumas estratégias na condução da CEC.

A ficha de perfusão é preenchida com os dados do paciente, modelo do oxigenador, dose de heparina, dose de protamina, fluxo de perfusão, fluxo de gases, PAM, temperatura, drogas ministradas, tempo de CEC e de anóxia.

PERFUSATO

É necessário cautela na escolha do Perfusato, respeitando o limite máximo da hemodiluição de 30mL/kg. Com a hemodiluição temos queda da viscosidade sanguínea, consequentemente melhora da perfusão tecidual e queda imediata da PAM. Além da redução da pressão oncótica que acaba ocasionando edema. Hematócritos baixos alteram a distribuição do fluxo para os órgãos e dificultam a liberação do oxigênio nos tecidos, hematócritos elevados, em contrapartida, podem produzir hemólise.

O Perfusato é definido com base no protocolo das equipes e hematócrito inicial, mas basicamente é composto por: ringer simples, heparina, bicarbonato de sódio 8,4% e manitol a 20%. É preparado após a retirada de ar do circuito e os cálculos feitos tendo como base a gasometria pré CEC.

HEPARINIZAÇÃO DO PACIENTE

A heparina é o anticoagulante utilizado na CEC, ela é produzida através da mucosa intestinal de porcos ou de pulmões de bois. A dose recomendada é de 3,5 a 5,0 mg/peso. Sendo que cada 1mL de heparina corresponde a 5.000UI.

A Heparinização normalmente é feita pelo cirurgião no átrio direito antes da canulação, porém alguns serviços optam que seja feita pelo anestesista por via endovenosa. O

Perfusionista é responsável por calcular a dose da heparina e o horário de administração da mesma.

O controle da anticoagulação é feito pelo TCA (Tempo de Coagulação Ativado) que deve ser coletado 3 minutos após a heparinização sistêmica e durante toda a CEC, a cada 30 minutos. O TCA normal é de 80 a 120 segundos. Para a CEC o ideal é que ele esteja acima de 480 segundos, caso esse valor não seja atingido, é necessária uma dose de reforço de heparina.

FLUXO DE PERFUSÃO

O fluxo de perfusão recomendado é de 2,2 a 2,4L/min/m² de superfície corpórea. Para os adultos usamos habitualmente 2,2 e para as crianças 2,4. Normalmente calcula-se o fluxo arterial de acordo com o peso conforme a **Tabela 19.1.** abaixo:

Tabela 19.1. Fluxo de perfusão.

PESO (KG)	FLUXO ARTERIAL ML/KG/MIN
<5	150 a 200
6 a 10	100 a 150
11 a 20	80 a 100
21 a 40	60 a 80
>41	40 a 60

FLUXO DE GASES

É calculado relacionando diretamente com o fluxo de sangue, na proporção de 1:1, ou seja, 1 litro de gás para 1 litro de sangue. A Po_2 deve ser mantida entre 100 e 200mm HG e a PCO_2 em torno de 30mmHG, monitorizadas através de gasometrias arteriais colhidas durante toda a CEC a cada 30 minutos.

Na **Tabela 19.1.** temos os valores de fluxo máximo e mínimo. Podemos definir que estamos em perfusão total quando todo retorno venoso é devolvido ao paciente, oxigenando e dentro do fluxo teórico. Nesse momento o anestesista encerra temporariamente a ventilação mecânica e assumimos essa função.

INÍCIO DA CEC

Deve ser lento e gradual para evitar uma instabilização do paciente, para tanto é necessário equalizar a drenagem venosa com o fluxo arterial teórico evitando assim a instabilização hemodinâmica do paciente.

ANTICOAGULAÇÃO NA CIRCULAÇÃO EXTRACORPÓREA

Na circulação extracorpórea é essencial que a coagulação sanguínea seja inibida para impedir a formação de trombos no momento em que o sangue entra em contato com a superfície não endotelial do circuito, que apesar de biocompatíveis são superfícies estranhas para o organismo desencadeando a cascata da coagulação.

No momento em que o sangue entra em contato com o circuito de circulação extracorpórea ocorre um conjunto de alterações resultando na conversão do fibrinogênio em fibrina. Para impedir esse processo utiliza-se uma substância anticoagulante chamada heparina. Ela é a droga escolhida pelo fato de apresentar poucos efeitos colaterais e por ter um antídoto especifico.

A heparina se liga antitrombina III, potencializando a sua ação e atuando nas etapas finais da cascata de coagulação, ao impedir a conversão da protrombina em trombina, e consequentemente, a conversão de fibrinogênio em fibrina.

A dose de heparina utilizada na circulação extracorpórea é de 4 a 4mg/kg, ou em termo mais preciso, 300 a 400UI/kg. Habitualmente, é administrada no átrio direito antes da canulação pelo cirurgião ou no cateter central pelo anestesista. O efeito anticoagulante é monitorizado por meio do teste de coagulação denominado Tempo de coagulação ativado (TCA), e ela é considerada eficaz quando está 4 ou 5 vezes superior ao antes da heparinização.

Existem diferentes metodologias que determinam o TCA, mas, no geral, o valor basal é de 80 a 120 segundos e o valor considerado seguro para a circulação extracorpórea é de 480 segundos. O TCA deve ser avaliado antes da administração da heparina, após a sua administração, durante a circulação extracorpórea e após reversão da heparina com protamina.

A protamina é um antídoto específico para neutralização da heparina, é encontrada no esperma ou testículos de peixes, principalmente do salmão. Ela é produzida na forma de sulfato para combinar ionicamente com a heparina formando um complexo capaz de impedir o efeito anticoagulante. Quando não combinada a heparina, exerce um pequeno efeito anticoagulante e quando sua quantidade ultrapassa a quantidade necessária para neutralização, ela pode formar um complexo com o fibrinogênio. A neutralização da heparina é habitualmente feita na razão de 1:1, sendo que 1mg de protamina neutraliza 1mg de heparina, sua administração deve lenta e diluída em um acesso venoso.

A heparina, como qualquer outro medicamento, pode desencadear efeitos colaterais no organismo. O mais frequente é o sangramento, devido ao seu efeito hemorrágico, já que ela pode participar da ativação do sistema fibrinolítico. Outros efeitos capazes de produzir complicações são a resistência a heparina e a trombocitopenia induzida pela heparina. O efeito da protamina é determinado pelo TCA, colhido após a sua administração e pela visualização da formação de coágulos no campo cirúrgico.

A resistência à heparina consiste na necessidade de uma dose maior de heparina para obtenção do efeito anticoagulante. Essa resistência pode ser congênita ou adquirida, devido à deficiência de antitrombina III, podendo ser administrado plasma fresco para aumentar os níveis de antitrombina.

A trombocitopenia induzida pela heparina (TIH) é uma condição que pode acometer pacientes que fazem uso prolongado de heparina e que são submetidos ao tratamento cirúrgico com uso de circulação extracorpórea, apresentando maior risco de desenvolver hemorragia e/ou trombose no pós-operatório. Essa complicação está associada a ação da heparina sobre as plaquetas.

Assim como a heparina, a protamina também pode gerar reações adversas, divididas em alérgicas ou anafiláticas, reações por liberação do complemento, ação anticoagulante ou reações hemodinâmicas. A velocidade de administração é fator determinante no desencadeamento das reações hemodinâmicas, liberando tromboxano plaquetário, vasoconstrição pulmonar e hipotensão arterial. Frente ao aparecimento de qualquer reação adversa a protamina, deve-se interromper a infusão, e se necessário, administrar sangue, cloreto de cálcio, corticoides, antialérgicos e vasopressores.

PALAVRAS-CHAVE

Circulação extracorpórea. Protamina. Hipotensão.

REFERÊNCIAS BIBLIOGRÁFICAS

1. Maria Helena L. Souza e Decio O. Elias. Fundamentos da Circulação extracorpórea. 2ª edição. Centro Editorial Alfa Rio, 2006.
2. Mohammad Barham. Cardiopulmonary Bypass Principles and Techniques. 1ª edição. Amman Jordan, 2016.

21

OXIGENAÇÃO POR MEMBRANA EXTRACORPÓREA (ECMO)

MATHEUS BOTOSSI MEIRELLES • ALEXANDRE MIRANDA DOURADO • MÁRIO ISSA

INTRODUÇÃO

A **oxigenação por membrana extracorpórea** (ECMO) é feita por um dispositivo mecânico de assistência circulatória, de curta duração, que oferece adequada oxigenação tecidual em situações de falência cardíaca e/ou pulmonar quando não houve resposta ao tratamento convencional otimizado. São divididos, basicamente, em dois tipos de configuração, o venoarterial (ECMO VA) e o venovenoso (ECMO VV), representados na **Figura 21.1**.

Tem como objetivo fornecer o suporte necessário ao paciente crítico, mimetizando o metabolismo basal por dias ou semanas, mas sempre como uma "ponte para a decisão" que pode ser a transição para um suporte circulatório de longo prazo, o transplante em caso de o órgão não ser mais viável, o desmame após a recuperação da função, ou a retirada do dispositivo em caso de futilidade. Ambos os tipos de ECMO fornecem suporte pulmonar, mas somente o venoarterial estabelece suporte hemodinâmico.[1,2]

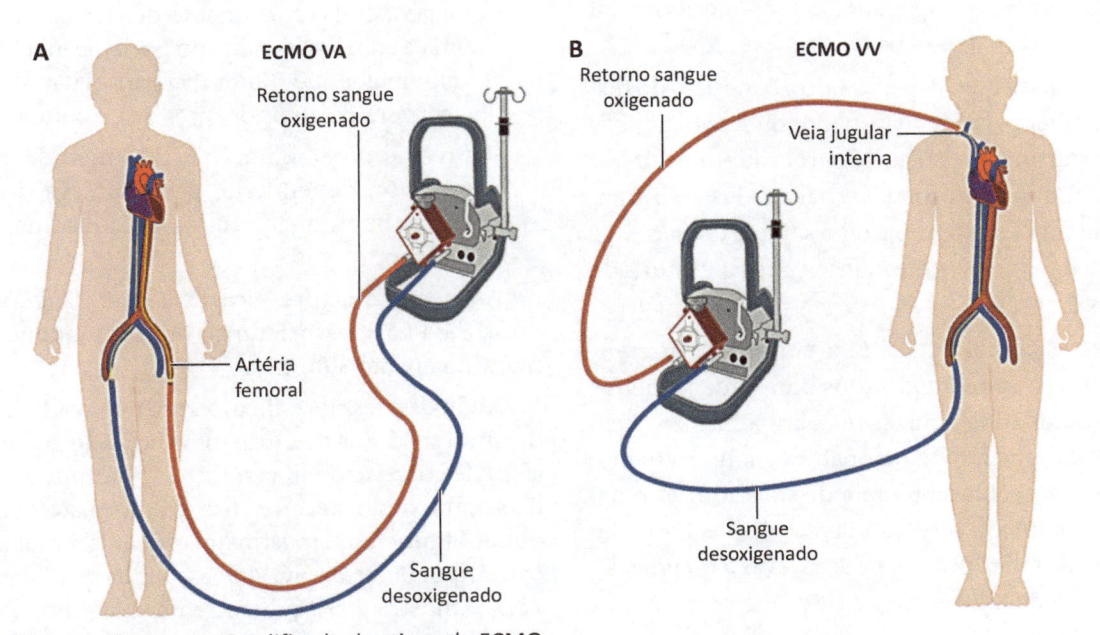

Figura 21.1. Esquema ilustrativo simplificado dos tipos de ECMO.

CIRCUITO

De um modo geral, a ECMO é composta por uma bomba propulsora, o oxigenador (com ou sem um trocador de calor acoplado) e os tubos.

A **bomba propulsora** utilizada atualmente é centrifuga que, através da rotação em alta velocidade de um disco em seu próprio eixo, gera um fluxo de sangue contínuo. O desempenho dela depende da pré-carga e pós-carga do paciente para poder drenar o sangue venoso e impulsioná-lo até o retorno ao organismo por uma veia ou artéria.[2,4]

O oxigenador é um recipiente com, pelo menos, duas câmaras, sendo que por uma delas passa o fluxo de sangue do paciente e, pela outra, percorre o fluxo de gás fresco (*sweep gas*). São separadas por uma membrana semipermeável, geralmente feita de polimetilpenteno, material que permite de forma mais eficiente a difusão dos gases do local de maior pressão parcial para menor pressão parcial. Além disso, esse polímero tornou o oxigenador mais compacto e reduziu o volume de líquido necessário para o preparo do circuito (*prime*) evitando hemodiluição e hemotransfusão excessivas, além de diminuir a resposta inflamatória e formação de trombos.[2,4-6]

O gás fresco é uma mistura de oxigênio e ar ambiente que pode ser ajustada no misturador de gases (*Blender*), gerando uma fração inspirada de oxigênio (FiO_2). Quanto maior a FiO_2 ou maior o fluxo de sangue através do oxigenador, mais alta a concentração de oxigênio no sangue pós-membrana. Já a concentração de CO_2 no sangue é determinada pela velocidade do fluxo de gás fresco durante sua passagem pelo oxigenador, ou seja, ao aumentar a velocidade do *sweep gas*, mais CO_2 será removido.[2,4-6]

A terceira câmara que, dependendo do modelo do dispositivo, pode fazer parte do oxigenador ou ser adicionada como um compartimento isolado é o trocador de calor que faz circular água através de um material condutor térmico, sem existir mistura com o *prime* ou o sangue do paciente, e permite esfriar, aquecer ou manter a temperatura do paciente estável.[2,4-6]

Apesar desses componentes estarem sempre presentes, os projetos são individualizados para cada paciente. Podem ser adicionados conectores para administração de medicamentos, recursos adicionais de monitoramento e, até mesmo, acrescentar a terapia de substituição renal contínua. No entanto, a inserção desses dispositivos são oportunidades de falha, porque podem levar a estagnação do sangue e consequente formação de coágulos, ou então, a rupturas ou desconexão acidental deles.[6,7]

Independentemente da complexidade, os circuitos visam ao equilíbrio entre segurança, eficácia e simplicidade. Grandes comprimentos de tubos induzem resposta inflamatória exacerbada pela maior exposição às superfícies plásticas e, também, produzem maior resistência ao fluxo, mantendo pressões de circuito elevadas e com mais danos aos elementos do sangue. Por isso, devem envolver o mínimo de tubos, desde que permitam a mobilização adequada do paciente.[2,4,6-8]

O preparo do circuito deve ser feito sempre sob condições estéreis. O *prime* mais comum são as soluções cristaloides, como *Plasma-Lyte*, Ringer lactato ou soro fisiológico, com ou sem adição de albumina humana. O volume necessário depende de cada componente do circuito e está relacionado diretamente com a hemodiluição do paciente. Uma vez preenchido com cristaloide, o circuito, pode ser armazenado e utilizado em até 30 dias. Em caso de o paciente apresentar hematócrito baixo e para evitar hemodiluição excessiva podem ser adicionados ao *prime* bolsa de sangue e/ou aditivos.[6,7,9,10]

A monitorização básica do circuito pode ser feita checando as pressões da ECMO em 3 pontos mais comuns (ilustrados abaixo na **Figura 21.2.**):

- Pressão de acesso venoso ou de sucção (P1), medida antes da bomba e dependente da volemia do paciente, calibre da cânula de drenagem e comprimento dos tubos; tolera um mínimo de -300mmHg e valores mais negativos podem causar hemólise e cavitações nos tubos provocando microembolias aéreas.[6-10]
- Pressão pré-membrana (P2), medida entre a bomba e o oxigenador, depende da resistência interna do oxigenador, comprimento dos tubos, calibre da cânula e com a pós-carga do paciente; não deve ter seu valor maior que 400mmHg para evitar fragmentação e ruptura de componentes do circuito.[6-10]
- Pressão pós-membrana (P3), medida após o oxigenador, dependente da pós-carga do paciente, comprimento dos tubos e calibre da cânula de retorno.[6-10]

A diferença de pressão entre P3 e P2, gera um delta pressórico (ΔP) associado ao fluxo de sangue e deve ser mantido em até 50mmHg.[6-10]

Além da pressão, o fluxo também é avaliado, por meio de um transdutor de ultrassom acoplado ao circuito que, além de correlacionar as rotações por minuto e o volume de sangue deslocado, verifica bolhas distais ao oxigenador. A **Figura 21.2.** mostra um esquema simplificado com os componentes da ECMO já citados, e a tabela (**Tabela 21.1.**), mostra a relação entre pressões, fluxo e rotações por minuto.[6-9]

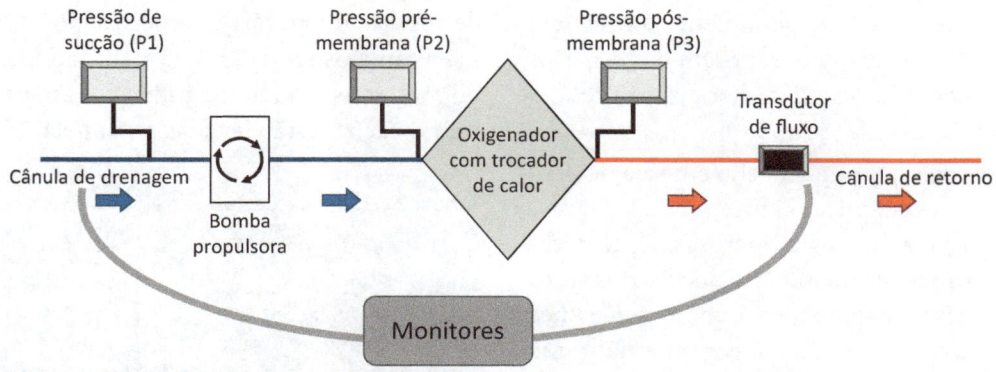

Figura 21.2. Esquema ilustrativo simplificado do circuito da ECMO.

Tabela 21.1. Relação entre pressões (com seus valores ideais), fluxo e rotações por minuto, com prováveis causas e condutas.

P1 (-50/-200)	P2 (250/350)	P3 (200/300)	ΔP (P3-P2)	FLUXO	RPM	CAUSAS PROVÁVEIS	CONDUTAS
⇩	⇩	⇩	⇩	⇩	=	Hipovolemia, tamponamento, pneumotórax, posicionamento inadequado ou kinking, ou coágulo em cânula de linha venosa.	Prova volêmica Rx de tórax EcoTT Checar patência e posição da cânula e tubos de drenagem
⇧	⇩	⇩	⇩	⇩	⇩/=	Falha na bomba propulsora. Ar ou coágulo na bomba.	Migrar do console eletrônico para a manivela Retirada do coágulo Troca da bomba
⇧	⇧	⇩	⇧	⇩	=	Falha no oxigenador (trombose, fibrina).	Troca do oxigenador
⇧	⇧	⇧	⇩	⇩	=	Aumento da pós-carga, kinking ou coágulo em linha arterial	Checar patência e posição da cânula e tubos de retorno

CANULAÇÃO E ACESSOS VENOSOS

Para ECMO VV, a inserção da cânula de drenagem pode ser feita na veia femoral e a de retorno na veia jugular ou introduzir uma cânula com menor comprimento para drenagem em uma veia femoral e outra mais longa para o retorno na veia femoral contralateral. A posição deve ser sempre confirmada, seja por radiografia (Rx) de tórax, ultrassom (USG) ou radioscopia, a fim de manter uma distância segura entre as extremidades distais das cânulas (>10cm) e evitar o fenômeno de recirculação (drenagem do sangue já oxigenado sem que passe pela circulação sistêmica). Existe também a possibilidade de cateterização de apenas um sítio, geralmente veia jugular, com cânula de triplo estágio, que faz a drenagem pelas veias cavas e o retorno no átrio direito direcionado para valva tricúspide, porém, até o momento, dispositivo de difícil aquisição na maioria dos hospitais brasileiros.[7,8,11]

Para ECMO VA, a canulação pode ser periférica ou central. Periférica usando para drenagem veia jugular ou femoral e para retorno artéria carótida (geralmente em crianças), artéria subclávia/axilar, ou ainda, artéria femoral, que, neste caso, se também for utilizada a veia femoral para drenagem, preferir o membro contralateral. A canulação femoro-femoral, apesar de mostrar benefício em momentos de urgência/emergência e parada cardiocirculatória pelo rápido acesso e menor interferência nas reanimações, traz a atenção para 2 pontos que serão abordados à frente no texto, na parte de complicações, que são: isquemia do membro com a canulação arterial e a Síndrome de Arlequim (hipoxemia diferencial).[6-10]

A escolha correta das cânulas é fundamental para o sucesso da ECMO. Deve ser baseada no grau de suporte desejado, na quantidade de fluxo para atingir esse suporte, no tamanho e condição dos vasos, na estatura e perfil do paciente. O calibre e a qualidade dos vasos podem ser analisados através de USG com Doppler. Para estimar o número mais adequado da cânula, que é medida em *French (Fr)*, deve-se multiplicar o diâmetro do vaso (em milímetros) por 3, aproximadamente. Cânulas arteriais de

15 a 17*Fr* e venosas de 21 a 29*Fr*, geralmente conseguem manter fluxo e perfusão adequados, porém em cenários que demandem maior fluxo, cânulas arteriais maiores (19 a 23*Fr*) podem ser necessárias.[2,4,8]

A canulação periférica pode ser feita em sala de centro cirúrgico, da hemodinâmica ou mesmo na UTI, mas sempre com assepsia e antissepsia rigorosas. As técnicas usadas podem ser através de incisão e dissecção dos vasos com canulação sob visualização direta, punção percutânea usando fio guia e a técnica de *Seldinger* ou então uma técnica mista, chamada de *Semi-Seldinger*, em que há somente a incisão e exposição dos vasos, passando as cânulas através de uma contra abertura na pele distalmente a incisão.[8]

Por fim, para ECMO VA existe a opção de canulação central, diretamente do átrio direito e aorta ascendente/arco aórtico. Geralmente utilizada em pacientes pós-cardiotomia que evoluíram com disfunção cardíaca importante e não toleraram a saída de circulação extracorpórea (CEC). Podem ser utilizadas as mesmas cânulas da CEC e, essa modalidade, permite uma drenagem e um fluxo mais altos que a periférica, sendo importante, também, em momentos de maior demanda metabólica, como a sepse.[6-10]

INDICAÇÕES E CONTRAINDICAÇÕES

A decisão de iniciar a ECMO deve ser baseada após análise minuciosa do risco-benefício para cada paciente, avaliando idade, expectativa de vida, comorbidades, qualidade de vida e prognóstico de doenças subjacentes. Deve ser iniciada, preferencialmente, antes da falência de múltiplos órgãos. Para auxiliar no processo de decisão, surgiram escores que avaliam a previsão de sobrevida intra-hospitalar após implante de ECMO em casos de choque cardiogênico (*SAVE Score, ENCOURAGE Score, REMEMBER Score*) ou falência respiratória (*RESP Score*) podendo ser calculados pela internet ou aplicativos das principais plataformas digitais.[7,9,12]

A ECMO VA deve ser considerada após 6 horas de choque cardiocirculatório instalado, permanecendo refratário a fluidos, com drogas inotrópicas e vasoativas otimizadas e balão intra-aórtico (BIA) em uso. Porém, a causa da descompensação precisa ser reversível, ou então, o paciente ser elegível para assistência de longo prazo ou transplante cardíaco. É utilizada, predominantemente, em casos de choque cardiogênico, mas, pode também ser empregada em choque obstrutivo, e menos comumente, no distributivo. Comparativamente com outras modalidades de suporte temporário, fornece suporte biventricular e é mais vantajoso nos casos de arritmias malignas e falência pulmonar associada. As indicações mais comuns e contraindicações estão listadas na **Tabela 21.2**.[1,5-7,9,10]

Tabela 21.2. Indicações e contraindicações de ECMO VA.

Principais indicações	Contraindicações
Infarto agudo do miocárdio. Miocardite fulminante. Embolia pulmonar maciça. Arritmias intratáveis. Exacerbação de insuficiência cardíaca. Intoxicação com drogas cardiotóxicas. Hipotermia com instabilidade cardiovascular. Trauma. Cardiomiopatia aguda pós-parto. Sepse. Suporte para procedimentos cardiovasculares. Pós-cardiotomia. Disfunção de enxerto após transplante cardíaco. Parada cardíaca (PCR)*.	Insuficiência valvar aórtica grave. Doença imunológica grave com distúrbios de coagulação acentuados. Doença vascular grave com envolvimento extenso da aorta e vasos periféricos. Dissecção aórtica aguda com envolvimento extenso de ramos aórticos. Recuperação cardíaca improvável e sem indicação para transplante. Cirrose hepática (classe B e C de Child-Pugh). Baixa expectativa de vida (doenças em estágio terminal, tumor maligno, etc.). Comprometimento neurológico grave (dano cerebral anóxico prolongado, trauma extenso, sangramento).

*Paciente com idade inferior a 70 anos, com PCR testemunhada, de provável origem cardíaca e ritmo inicial chocável, com reanimação eficiente (EtCO$_2$ >10mmHg) iniciada em menos de 5 minutos, e com tempo para início do fluxo da ECMO em torno de 50-60 minutos.

A ECMO VV é indicada para casos de insuficiência respiratória aguda grave, de origem hipoxêmica ou hipercápnica, refratária, apesar de medidas clínicas otimizadas, mas reversível ou que apresente critérios para transplante pulmonar. As indicações e contraindicações mais comuns estão listadas na **Tabela 21.3**.[1,5-7,11,12]

Considerando o quadro de insuficiência pulmonar grave causado pelo SARS-CoV-2, as indicações são as mesmas aquelas mencionadas na tabela, mas em casos de escassez de recursos (como na pandemia) deve-se priorizar pacientes que tenham maior chance de sobrevida com ECMO.[12]

MANEJO E AJUSTES INICIAIS

Sedação

O paciente, nas primeiras 12-24h, deve permanecer com sedação profunda para facilitar a canulação e di-

Tabela 21.3. Indicações e contraindicações de ECMO VV.

Principais indicações	Contraindicações relativas

Insuficiência respiratória hipoxêmica (causa primária ou secundária):
• PaO_2/FiO_2 <80mmHg após terapia completa ideal, incluindo teste com pronação (se não houver contraindicações) por 6 horas ou escore de Murray >3 por 6 horas.
• PaO_2/FiO_2 <50mmHg após terapia completa ideal incluindo teste com pronação (se não houver contraindicações) por 3 horas.
Insuficiência respiratória hipercápnica:
• pH ≤7,25 com $PaCO_2$ 60mmHg por 6 horas mantendo frequência respiratória >35 por minuto e $P_{platô}$ ≤32cmH_2O.
• *Ponte para transplante pulmonar.*
• *Condições clínicas específicas:*
  - Pneumonia eosinofílica aguda.
  - Hemorragia alveolar difusa.
  - Asma grave.
  - Contusão pulmonar severa.
• Fistula broncopleural extensa.
• Disfunção de enxerto após transplante pulmonar.
	Sangramento sistêmico.
	Contraindicação à anticoagulação.
	Recusa a transfusão de hemocomponentes.
	Idade avançada (sem limiar estabelecido).
	Baixa expectativa de vida (doenças em estágio terminal, tumor maligno, etc.).
	Comprometimento neurológico grave (patologia irreversível e incapacitante ou sangramento).
	Imunossupressão.
	Ventilação mecânica por mais de 7 dias com $P_{platô}$ >30cmH_2O e FiO_2 >90%.
	Recuperação pulmonar improvável e sem indicação para transplante.

PaO_2: Pressão parcial de oxigênio no sangue arterial; $FiO2$: Fração inspirada de oxigênio; $PaCO_2$: Pressão parcial de gás carbônico no sangue arterial; $P_{platô}$: Pressão de platô no ventilador mecânico.

minuir a taxa metabólica. Após esse período, deve-se suspendê-la e reavaliar o nível neurológico do paciente, mantendo sedação mínima apenas para controle de ansiedade, dor e desconforto.[1,6,7]

Anticoagulação

Heparina não fracionada (HNF) é o agente mais usado para anticoagulação sistêmica durante a ECMO devido ao início rápido, curto efeito de ação, facilidade de titulação e reversibilidade com protamina. No momento da canulação é feito um *bolus* de 50 a 100UI/kg intravenoso. Após isso, começa a infusão contínua, inicialmente, em taxas mais baixas de 7,5 a 20UI/kg/h e utilizando os testes de monitorização, pode chegar a doses de 20 a 50UI/kg/h.[13,14]

Nos casos de doses muito elevadas e suspeita de resistência à HNF ou trombocitopenia induzida pela heparina (HIT), existem os inibidores diretos da trombina (DTIs), que tem uma anticoagulação consistente e previsível, porém sem antidoto conhecido. Exemplos usados são a bivalirudina, que se liga reversivelmente à trombina, é dose-dependente, com metabolização hepática e renal; e o argatroban usado preferencialmente nos casos de falência renal, pela metabolização apenas hepática, com ligação irreversível à trombina.[14]

O teste mais utilizado para monitorar a anticoagulação seja pela HNF ou DTIs, pela sua rapidez e disponibilidade nos serviços, é o tempo de coagulação ativado (TCA) porém, não é específico, porque mostra um panorama funcional global da hemostasia e seu uso isolado pode levar a anticoagulação subotimizada. Nos pacientes em ECMO, deve permanecer entre 180-220 segundos. Outra forma de monitorização tanto da HNF quanto DTIs é através do tempo de tromboplastina ativada (TTPa), teste sensível, que avalia a via intrínseca e formação de coágulos, com alvo terapêutico inicial entre 40-60 segundos podendo ser titulado para até 80 segundos dependendo da avaliação de risco entre sangramento/trombose. O exame padrão ouro que melhor se correlaciona com os níveis de HNF é a medida dos níveis do fator anti-Xa, porém, além de ter um custo elevado, não está disponível em muitos centros e não fornece informação sobre formação de coágulos ou outros fatores da hemostasia. Pode, também, servir como auxílio diagnóstico em casos de suspeita de resistência a HNF quando doses elevadas da mesma não atingem os valores desejados de TCA ou TTPa. Apesar de não existirem dados que recomendem que uma concentração específica esteja associada a melhores resultados, os níveis-alvo sugeridos de anti-Xa na ECMO variam de 0,2 a 0,5UI/mL.[14]

Os testes de tromboelastografia ou tromboelastometria podem ser mais utilizados na avaliação do controle de sangramento ao invés do monitoramento de anticoagulação.[14]

A **Figura 21.3.** representa uma opção para o manejo da anticoagulação em pacientes utilizando a ECMO.

Fluxo da ECMO

Após a canulação o fluxo deve ser aumentado gradualmente misturando o sangue do paciente com *o prime* até atingir o máximo possível de acordo com a clínica e a resistência das cânulas. Posteriormente, deve ser reduzido até fornecer o suporte ideal.[1,5-7]

Na ECMO VA é diminuído até se obter uma pressão de pulso arterial em torno de 10mmHg, a fim de ter um fluxo linear e contínuo. Após a estabilização do fluxo, geralmente entre 60 a 80mL/kg/min, pode-se reduzir e titular as

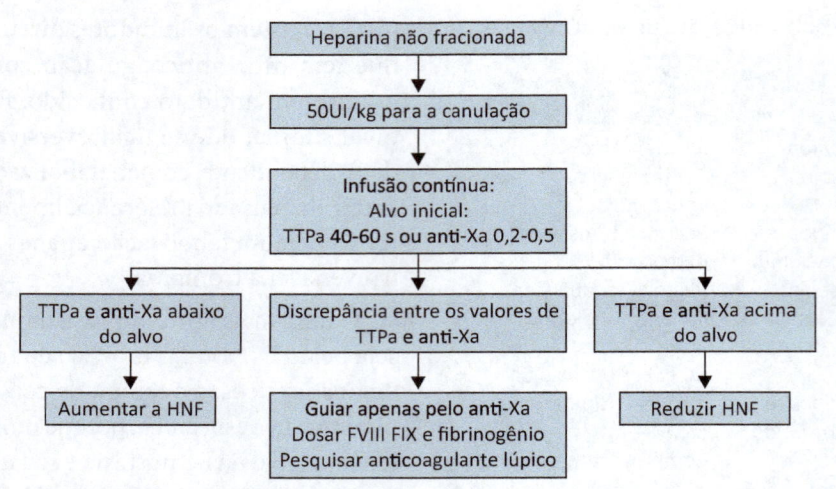

```
┌─────────────────────────────┐
│   Heparina não fracionada   │
└──────────────┬──────────────┘
               │
┌──────────────┴──────────────┐
│    50UI/kg para a canulação │
└──────────────┬──────────────┘
               │
┌──────────────┴──────────────┐
│      Infusão contínua:      │
│        Alvo inicial:        │
│ TTPa 40-60 s ou anti-Xa 0,2-0,5 │
└──┬───────────┬───────────┬──┘
   │           │           │
┌──┴──────┐ ┌──┴──────┐ ┌──┴──────┐
│TTPa e   │ │Discrepância│ │TTPa e  │
│anti-Xa  │ │entre os   │ │anti-Xa │
│abaixo do│ │valores de │ │acima do│
│alvo     │ │TTPa e     │ │alvo    │
│         │ │anti-Xa    │ │        │
└────┬────┘ └─────┬─────┘ └───┬────┘
     │            │            │
┌────┴────┐ ┌─────┴─────┐ ┌────┴────┐
│Aumentar │ │Guiar apenas│ │Reduzir  │
│a HNF    │ │pelo anti-Xa│ │HNF      │
│         │ │Dosar FVIII │ │         │
│         │ │FIX e fibri-│ │         │
│         │ │nogênio    │ │         │
│         │ │Pesquisar  │ │         │
│         │ │anticoagu- │ │         │
│         │ │lante lúpico│ │        │
└─────────┘ └───────────┘ └─────────┘
```

Figura 21.3. Estratégia para manejo de anticoagulação na ECMO.

Fonte: Adaptado de Levy JH et al., 2022[14]

drogas vasoativas mantendo uma pressão arterial sistêmica média (PAM) entre 60 e 80mmHg que, provavelmente, conservará a perfusão periférica sistêmica adequada com uma saturação venosa central ($SatvO_2$) acima de 70%. O uso do BIA está indicado nesses pacientes, pois diminui a pressão capilar e congestão pulmonar. Quando o valor de $SatvO_2$ não estiver atingido, são necessárias medidas como aumento de fluxo, infusão de volume (sangue, cristaloides, albumina) ou novo aumento de drogas vasoativas para corrigi-lo.[1,5-7,9,10]

Na ECMO VV o fluxo é adequado quando se obtém uma favorável extração de CO_2, além de saturação arterial (Sat) acima de 80-90% com uma $SatvO_2$ 20-30% menor que esse valor. Dessa forma, se o paciente apresentar um hematócrito maior que 40% e boa função cardíaca, a oferta de oxigênio sistêmica será, em torno, de 3-5 vezes maior que o consumo, sendo, portanto, adequada. Como a ECMO VV não fornece suporte hemodinâmico e devido ao quadro de possível vasoplegia pela resposta inflamatória da ECMO com a diluição no uso do *prime*, na fase inicial pode ser necessário uso de inotrópicos e vasopressores para manter PAM >65mmHg, lactato normal e índice cardíaco >2,4litros/min/m². Porém, após estabilização e reposição volêmica, geralmente, as drogas vasoativas são reduzidas.[1,5-7,11,12]

Ventilação Mecânica (VM)

Pacientes em ECMO VA, geralmente no momento da canulação, estão sob VM invasiva. Deve-se então estabelecer uma estratégia de ventilação protetora com baixo volume corrente (6-8mL/kg de peso predito) para evitar barotrauma, mas manter uma pressão expiratória final positiva (PEEP) mais alta para ajudar a prevenir o edema pulmonar causado pelo balanço hídrico diário positivo, pelo alto fluxo que pode gerar isquemia pulmonar, e, principalmente, pelo deságue incompleto do VE que se distende pela elevada pós-carga gerada pela ECMO.[1,5-7,9,10]

O edema pulmonar é uma das preocupações da ECMO VA devendo ser monitorado diariamente com Raio X tórax e/ou USG pulmonar e, na suspeita de distensão de cavidades esquerdas, solicitar um ecocardiograma, que se confirmar, permite estabelecer a conduta de tentar melhorar o deságue do VE com drogas inotrópicas, BIA, drenagem de cavidades esquerdas como a septostomia atrial por balão, ou ainda, drenagem cirúrgica da ponta do VE. Porém, nos casos sem lesão pulmonar ou com melhora da função do pulmão pode-se considerar extubação do paciente para facilitar a reabilitação física.[1,5-7,9,10]

No ECMO VV existem dois principais ensaios clínicos que norteiam o modo ventilatório nesses casos. O *CESAR trial*, de 2009, recomenda o modo de pressão controlada (PCV) em 20 a 25cmH$_2$O, PEEP 10 a 15cmH$_2$O, FiO_2 21 a 30% e frequência respiratória (FR) em 10 incursões por minuto. O estudo mais recente, *EOLIA trial*, de 2018, recomenda parâmetros parecidos, mas no modo volume assisto-controlado, com volume corrente suficiente para uma pressão de platô <24cmH$_2$O, PEEP ≥10cmH$_2$O, FR entre 10 e 30 e FiO_2 entre 30 e 50%. Ambas se mostraram eficazes ao evitar formações de atelectasias e lesões induzidas pela ventilação. Por isso, independentemente do modo escolhido, a intenção é manter uma ventilação protetora para os pulmões, mantendo Sat entre 80 e 85% com a menor FiO_2 possível, e em caso de queda abaixo desses valores, aumentar o fluxo pela ECMO.[1,5-7,11,12]

Manejo de líquidos e função renal

No início da terapia, os pacientes, geralmente, estão em choque hemodinâmico e podem se encontrar hipervolêmicos. Mesmo assim, após a canulação pode ser necessária reposição volêmica e hemotransfusão para manter quadro clínico estável. Porém, após o equilíbrio, o objetivo é retornar e manter o peso seco do paciente, mantendo o volume vascular adequado para um bom fluxo. Para isso, pode utilizar a ECMO para filtrar parte do líquido, mas deve-se manter a diurese satisfatória para um balanço hídrico negativo. Caso não seja possível deve-se estimular com diuréticos ou, em caso de falência renal, iniciar terapia contínua de substituição renal.[1,5-7]

COMPLICAÇÕES DA ECMO

Apesar da ECMO fornecer o suporte necessário ao doente crítico, o paciente pode apresentar uma parcela significativa de complicações durante a sua utilização. Entre as principais descritas na literatura, incluem-se:

Sangramento

A etiologia da coagulopatia é multifatorial, podendo resultar, entre outros fatores, da hemodiluição pelo prime utilizado, da ativação do fator tecidual na via extrínseca, da ativação de contato da via intrínseca, do efeito da heparina, do contato do sangue com o circuito que pode desregular citocinas inflamatórias, causar disfunção plaquetária e alterações na estrutura e função do fator de Von Willebrand. Esse processo pode levar a graus variados de hiperfibrinólise, redução na contagem e função das plaquetas, consumo de fatores de coagulação, queda na concentração de fibrinogênio e redução do fator de Von Willebrand.[14]

Os principais sítios dessa complicação envolvem a topografia dos acessos vasculares de canulação, pericárdio, trato gastrintestinal e geniturinário, vias aéreas e sistema nervoso central, com incidência variando de 10-40%.[15]

Na presença de sangramento ativo importante, primeiramente deve-se fazer hemostasia local, se possível, e tentar reduzir ou parar a anticoagulação, mantendo um fluxo da ECMO mais elevado, para evitar tromboses. Enquanto isso, deve-se checar e corrigir possíveis distúrbios de coagulação, com reposição de crioprecipitado em caso de fibrinogênio menor que 150-200mg/dL, transfusão de plaquetas se contagem menor que 100.000mm³ (abaixo de 50.000mm³, sem sangramento ativo), realizar ácido tranexâmico se hiperfibrinólise detectada pelos testes viscoelásticos e/ou transfusão de plasma fresco congelado se INR entre 1,5 e 2,0. Se existir a suspeita de síndrome de Von Willebrand, além da redução na velocidade da bomba da ECMO, a desmopressina na dose 0,3mcg/kg pode ajudar.[13]

Tromboembolismo

As taxas de tromboembolismo venoso não são desprezíveis nesse perfil de pacientes, devido, muitas vezes, a falta de mobilidade e fisioterapia motora adequada, além das alterações na coagulação. Deve-se ter elevada suspeição diagnóstica frente a uma piora na parte hemodinâmica e/ou nas trocas gasosas, em casos de episódios de taquicardias sem causa aparente ou nos edemas assimétricos dos membros. Assim, deve ser feita a avaliação de todo o circuito da ECMO, procurando ativamente possíveis trombos, além de utilizar o USG direcionado para suspeita, investigando sistema venoso do membro afetado, ecocardiograma transtorácico para avaliação de ventrículo direito e sinais de hipertensão pulmonar ou até mesmo tomografia de tórax com protocolo para avaliação de tromboembolismo pulmonar, dependendo da estabilidade do paciente.[14]

Quando a trombose for identificada, considerar níveis mais elevados de anticoagulação na ECMO e, em casos de recorrência, investigar estados de hipercoagulabilidade como HIT, coagulopatia intravascular disseminada, síndrome do anticorpo antifosfolipideo, entre outros.[14]

Trombose da membrana

Evento cada vez mais raro devido a progressiva utilização de materiais mais biocompatíveis, com poucos relatos descritos de microtromboses e embolias gasosas na região da membrana de troca da ECMO.[14,15]

Para reduzir esse risco deve-se manter o nível de anticoagulação apropriado e o gradiente transmembrana estável (<50mmHg) com níveis adequados de incremento de PaO_2 e redução na PCO_2, quando comparamos as gasometrias pré e pós-membrana.[15]

Desse modo, caso não se tenha uma melhora gradativa dos valores de PaO_2 (idealmente para acima de 250mmHg) com redução do PCO_2 para normalidade (35-45mmHg) quando avaliado na gasometria pós-membrana, pode sinalizar uma possível alteração no funcionamento dessa membrana e considerar possível troca da mesma.[14,15]

Eventos neurológicos

A evidência de fenômenos neurológicos durante o período de suporte mecânico por episódios de microembolizações, acidente vascular encefálico (AVE) hemorrágico ou isquêmico, convulsões e edema cerebral podem atingir mais de 50% dos pacientes quando avaliados em conjunto. A presença de alterações renais agudas, trombocitopenia, coagulopatias de consumo, episódios prévios de parada cardiorrespiratória (PCR) são fatores que aumentam o risco de AVE, principalmente em seu espectro hemorrágico.[6,15,16]

A utilização de sedação, analgesia e intubação orotraqueal dificulta a suspeição clínica nesse cenário. Por isso, deve-se ter o mínimo de sedação possível para manter apenas o controle de ansiedade, desconforto e dor. O exame físico e neurológico pormenorizado, acompanhamento conjunto com neurologista, realização de eletroencefalograma (EEG), Doppler transcraniano e tomografia computadorizada em casos selecionados podem auxiliar no diagnóstico.[6,15,16]

Complicações em sítio de punção

A utilização de cânulas calibrosas na punção da ECMO associado a anticoagulação plena aumentam muito a possibilidade de lesões vasculares. Sendo assim, a instalação dos dispositivos carece de um treinamento contínuo da equipe de ECMO e precisa ser sempre guiada por USG para reduzir os riscos de transecções de vasos, pseudoaneurismas, fístulas, lesões de nervo e hematomas. Por isso, a vigilância rotineira dos acessos deve ser realizada por toda a equipe multidisciplinar enquanto permanecer em ECMO.[3,16]

Isquemia de membro

Pacientes com punção arterial (ECMO VA) podem ter redução significativa do fluxo distal ao sítio de canulação. Deve-se checar a perfusão do membro ipsilateral a canulação através de exame físico seriado e, em caso de redução de fluxo com dor súbita, palidez cutânea ou cianose e frialdade, se faz necessária a solicitação de USG Doppler arterial do membro acometido. O quadro pode ser solucionado com a alocação de uma cânula de reperfusão para a parte distal do membro, geralmente de calibre 6 a 8 French.[3,16]

Pneumotórax

Complicação basicamente relacionada ao sistema de ECMO VV devido ao uso da cânula de retorno na veia jugular interna direita. A ausculta pulmonar detalhada e a realização de radiografias de tórax diariamente são fundamentais para o diagnóstico precoce. No caso de apresentar alguma suspeita do quadro deve-se, sempre que possível, complementar a avaliação com um USG pulmonar para a detecção mais acurada pelo alto risco de evolução para pneumotórax hipertensivo.[15]

Infecção

O risco de infecção relacionado a essa terapia não deve ser desprezada. Acessos vasculares calibrosos, higiene brônquica inadequada devido à imobilidade e a intubação orotraqueal e imunossupressão relativa, são fatores que aumentam o risco de infecção nosocomial. É primordial uma vigilância infecciosa rigorosa e tem que ser definido um baixo limiar para início de antibioticoterapia.[15]

Síndrome de Arlequim

Complicação rara, presente nos casos de ECMO VA, caracterizada pela hipoxemia diferencial entre as partes superior e inferior do corpo. Essa diferença é mais predominante nos casos de canulação periférica femoro-femoral, onde o fluxo da ECMO é retrógrado na aorta (contrário ao fluxo cardíaco) e se encontra com fluxo nativo, gerando uma área de mistura (zona M) mostrada na **Figura 21.4**.[17]

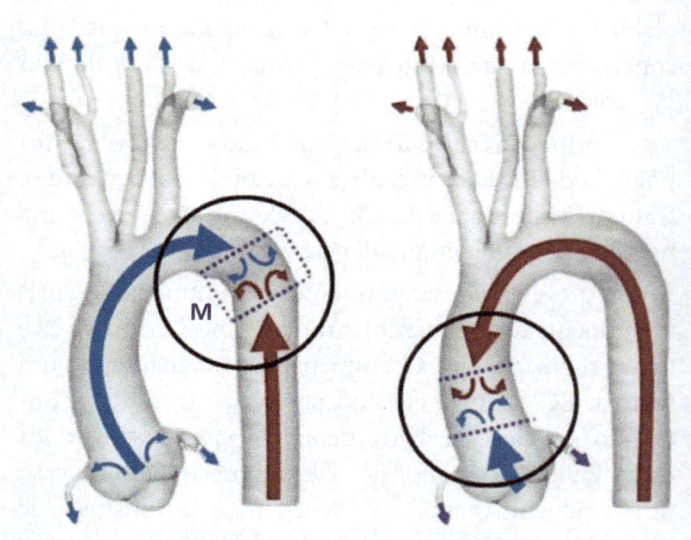

Figura 21.4. Aorta com fluxos nativos, da ECMO e área de mistura.

O quadro se agrava quando existe uma importante falência pulmonar que é incapaz de oxigenar adequadamente o sangue, mas o coração está em recuperação e consegue otimizar a ejeção do fluxo sanguíneo até abaixo da subclávia esquerda (**Imagem A, da Figura 21.4.**), limitando a entrada de sangue oxigenado na parte superior do corpo. Dessa forma, permanecem 2 circuitos em paralelo, a circulação nativa que se mantém apenas na parte superior do corpo e a circulação da ECMO perfundindo a parte inferior. A situação pode piorar ainda mais se, na instalação, a cânula de drenagem conservar-se abaixo do diafragma, pois, dessa maneira, apenas do sangue da veia cava inferior é drenado e mantém a circulação nativa superior hipoxigenada, causando hipoxemia cerebral, cardíaca e pulmonar, enquanto a circulação da parte inferior com a ECMO, permanece hiperoxigenada.[17]

Para o diagnóstico é importante ter uma linha arterial em membro superior direito para coleta de gasometrias comparativas e, também, monitorização da oximetria cerebral.

As medidas iniciais podem ser o desmame de drogas inotrópicas, aumento de do fluxo da ECMO e aumento de FiO_2. Porém, no caso de uma hipoxemia diferencial fulminante se faz necessário ou otimizar a drenagem adicionando uma cânula em jugular direita, ou mudar o sítio de canulação arterial para subclávia, ou mudança para canulação central, ou ainda, naqueles casos com boa recuperação cardíaca sem a resposta pulmonar, mudança para ECMO VV.[17]

Hemólise

Em alguns momentos, pode ocorrer vibração da cânula venosa causada pelo baixo volume sanguíneo do paciente, posição do paciente, tosse, tamanho ou posição da cânula. Essa vibração pode reduzir o fluxo da ECMO e, uma resposta comum, é aumentar as rotações da bomba para compensar. Porém, à medida que a velocidade aumenta, a pressão de sucção na linha venosa também aumenta e qualquer interrupção do fluxo pode gerar cavitações, que tem como efeito colateral a hemólise. A forma correta de agir nessa situação, seria diminuir a velocidade da bomba, identificar e resolver a causa da obstrução.[18]

Monitorização de marcadores de hemólise são os principais parâmetros para a suspeição clínica (hemograma, bilirrubina indireta, DHL, haptoglobina e esquizócitos em sangue periférico).[15]

A melhor forma de prevenir essa complicação é manter a velocidade da bomba entre 3000-3500 rotações por minuto, permanecendo sempre atento as pressões negativas (pressões mais negativas que -650mmHg geralmente causam cavitações). No caso de um fluxo inadequado com essas velocidades, avaliar a volemia do paciente, posição da cânula e considerar até adicionar nova cânula de drenagem.[18]

DESMAME DA ECMO

O desmame do suporte fornecido pela ECMO deve ser considerado assim que o paciente apresente uma evolução clínica favorável. Dependendo do tipo de suporte recebido, são necessários testes e exames específicos com o objetivo de obter sucesso na decanulação.

ECMO VV

O tempo razoável para que se tenha uma melhora da complacência pulmonar e consequente otimização nas trocas gasosas é após 72 horas da instalação da ECMO VV.[19,20]

Para medir a melhora, são necessários testes que avaliam se os pulmões nativos estão recuperando sua funcionalidade e otimizando as trocas gasosas, mesmo que de forma parcial.

O primeiro a ser realizado após o período inicial é o teste de oxigênio que estima a capacidade funcional pulmonar de oxigenação. Enquanto não houver sinais de melhora não há condições de desmame, assim, o estado do paciente precisa ser avaliado diariamente para se ter a segurança do momento exato.[19-21]

Identificada melhora na função pulmonar, o teste de autonomia se faz necessário, para aferir, além da adequada oxigenação, melhora na remoção de CO_2 e, se esse efeito, se mantém ao longo do tempo.[19-21]

Teste de oxigênio:

- Coletar gasometria arterial do paciente, prévia ao teste.

- Otimizar parâmetros da VM, mantendo constante o fluxo do *Blender* e as rotações do ECMO. O ideal é FiO_2 da VM em 100% e volume corrente de 6mL/kg.

- Após 60 minutos coletar uma nova gasometria.

Ao obter uma PO_2 maior ou igual a 100mmHg na gasometria pós-teste, pode-se interpretar o teste como a melhora da capacidade funcional pulmonar de oxigenação e pensar em um possível desmame da ECMO.[19-21]

Teste de autonomia:

- Ajuste dos parâmetros da VM com volume corrente em 6mL/kg e FiO_2 60%.
- Diminuir o fluxo do *Blender* e, caso necessário, pinçar a linha do fluxo de oxigênio para a membrana.
- Coletar uma gasometria arterial do paciente.
- Na gasometria arterial deve-se obter um PCO_2 menor que 50mmHg, pH maior que 7,2, relação PaO_2/FiO_2 maior que 100 e PO_2 maior que 80mmHg.

Se o paciente mantiver gasometria estável durante um período de, no mínimo, 4 horas, o teste pode ser interpretado como boa capacidade do pulmão em manter a autonomia na troca de gases e remoção de CO_2 e pode-se pensar em um desmame da ECMO.[19-21]

O protocolo pode variar dependendo do serviço e dependendo da equipe responsável pela ECMO o paciente pode apresentar testes favoráveis durante 12 horas ou até mesmo 3 dias e, ainda assim, continuar em ECMO para prevenir falha no desmame.[19-21]

Caso os testes realizados não sejam favoráveis, o paciente deverá continuar em assistência total, otimizando a terapia até recuperação completa.[19-21]

ECMO VA

Para avaliar o desmame da ECMO VA deve-se sempre considerar as alterações do sistema cardiovascular que levaram o paciente ao choque circulatório e necessidade do suporte mecânico.

Com essas informações alinhadas, as possíveis causas tratadas ou em tratamento e com o paciente estabilizado, deve-se buscar o momento exato para iniciar o desmame da ECMO com base na clínica e o auxílio de alguns exames.

É feita a diminuição gradativa do fluxo da ECMO com decremento de 0,5 a 1L/min por vez até atingir o alvo final de assistência mínima de 1 a 1,5L/min. Para isso, o auxílio do perfusionista ou especialista habilitado é fundamental visando respeitar os limites mínimos de fluxo do circuito considerando o peso do paciente e o risco de trombose.[16,19,22]

- *Parâmetros clínicos*

Os parâmetros clínicos demonstram de forma indireta a melhora na função cardíaca. Um deles é o surgimento de uma onda de pulso da pressão arterial invasiva (PAI), que indica a abertura da valva aórtica, uma contratilidade miocárdica parcialmente eficaz com fluxo anterógrado e melhora do débito cardíaco.[19,21]

Considerando a estabilidade hemodinâmica com PAM ≥60mmHg na ausência ou em vigência de baixas doses de catecolaminas mantendo auxílio do BIA é um indicador de melhora progressiva de perfusão sistêmica.[16,19,22]

A ausência de arritmias cardíacas sustentadas ou frequentes é considerado um parâmetro adicional da recuperação funcional.[19,22]

- *Parâmetros laboratoriais*

No momento da avaliação para um possível desmame deve-se coletar uma gasometria arterial a cada 15 ou 30 minutos em assistência mínima. Essa gasometria deverá manter o pH entre 7,35 e 7,45, adequada PaO_2 e $SatO_2$, níveis de bicarbonato e lactato compensados e eletrólitos dentro de valores normais.[16,19-22]

Atingido esse objetivo, o processo de desmame pode ser realizado de maneira gradativa e sempre considerando a estabilidade clínica e avaliação ecocardiográfica.

- *Avaliação ecocardiográfica*

Realizar um ecocardiograma diário com a intenção de avaliar a possibilidade de desmame da ECMO é fundamental no correto manejo evolutivo desses pacientes. Deve-se direcionar a avaliação para função sistólica biventricular, a integral de velocidade-tempo do fluxo aórtico (VTI), exclusão de lesões residuais, trombos cavitários e complicações pleuro-pericárdicas.[19,22]

Os critérios ecocardiográficos favoráveis para desmame da ECMO são fração de ejeção do VE maior que 25% e VTI aórtico maior ou igual a 10 cm e devem ser mantidos com o mínimo de suporte mecânico (**Figura 21.5.**). A função do VD também é analisada em conjunto considerando a significativa interdependência entre as câmaras cardíacas.[16,19,22]

Atingidos todos os parâmetros de desmame citados acima, a retirada da ECMO será efetivada pelo pinçamento das linhas arterial e venosa, sem a retirada das cânulas no primeiro momento. Isso permite a reavaliação constante da estabilidade do paciente e, em caso positivo, deve-se prosseguir com a decanulação da ECMO.[19,20,22]

Após a retirada das cânulas, para maior segurança da equipe e do paciente, é possível unir as linhas arterial e venosa do circuito através de um conector e mantê-lo recirculando para caso de instabilidade hemodinâmica e necessidade de retorno a assistência. Nesse cenário, deve-se estudar o estado clínico do paciente e novas condições de desmame, além de iniciar a discussão para possível escalonamento aos dispositivos de longa duração ou retirada em caso de futilidade.[19,20,22]

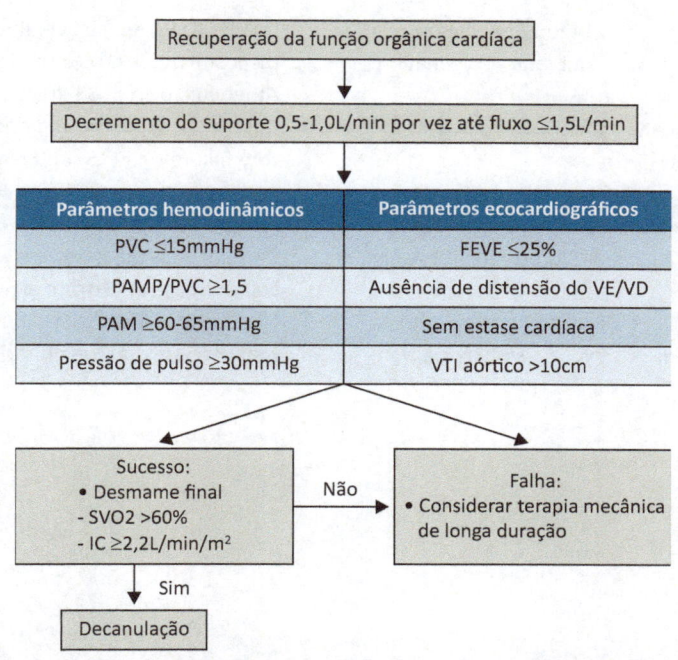

Figura 21.5. Avaliação padronizada do desmame da ECMO, considerando os parâmetros hemodinâmicos e ecocardiográficos.

FEVE: fração de ejeção do ventrículo esquerdo; IC: índice cardíaco;.PAM: pressão sistêmica média; PAMP: pressão média da artéria pulmonar; PVC: pressão venosa central; SVO2: Saturação venosa central oxigênio; VD: ventrículo direito; VE: ventrículo esquerdo; VTI: integral velocidade-tempo aórtico. Fonte: Adaptada de Kleeber et al., 2018[16]

PALAVRAS-CHAVE

Circulação extracorpórea. Bomba propulsora.

REFERÊNCIAS BIBLIOGRÁFICAS

1. Extracorporeal Life Support Organization (ELSO). General Guidelines for all ECLS Cases. Ann Arbor: Extracorporeal Life Support Organization; 2017.
2. Gajkowski EF, Herrera G, Hatton L et al. ELSO Guidelines for adult and pediatric extracorporeal membrane oxygenation circuits. ASAIO J. 2022; 68(2):133-52.
3. Pillai AK, Bhatti Z, Bosserman AL et al. Management of vascular complications of extra-corporeal membrane oxygenation. Cardiovasc Diagn Ther. 2018; 8(3):372-7
4. Lequier L, Horton SB, McMullan DM et al. Extracorporeal membrane oxygenation circuitry. Pediatric Critical Care Medicine. 2013; 14(5 Suppl 1):S7-12.
5. Schmidt GA. Extracorporeal Life Support for Adults. New York: Springer; 2016.
6. Brogan TV, Lequier L, Lorusso R et al. Extracorporeal Life Support: The ELSO Red Book. 1. ed. Ann Arbor: Extracorporeal Life Support Organization; 2017.
7. Chaves RC de F, Rabello Filho R, Timenetsky KT et al. Extracorporeal membrane oxygenation: a literature review. Revista Brasileira de Terapia Intensiva. 2019; 31(3):410-24.
8. Ramaiah C, Babu A. ECMO cannulation techniques. In: Firstenberg MS. Extracorporeal membrane oxygenation: advances in therapy. Londres: InTechOpen; 2016.
9. Lorusso R, Shekar K, MacLaren G et al. ELSO interim guidelines for venoarterial extracorporeal membrane oxygenation in adult cardiac patients. ASAIO J. 2021; 67(8):827-44.
10. Eckman PM, Katz JN, el Banayosy A et al. Veno-arterial extracorporeal membrane oxygenation for cardiogenic shock: an introduction for the busy clinician. Circulation. 2019; 140(24):2019-37.
11. Tonna JE, Abrams D, Brodie D et al. Management of adult patients supported with venovenous extracorporeal membrane oxygenation (VV ECMO): guideline from the Extracorporeal Life Support Organization (ELSO). ASAIO J. 2021; 67(6):601-10.
12. Badulak J, Antonini MV, Stead CM et al. Extracorporeal membrane oxygenation for COVID-19: updated 2021 guidelines from the Extracorporeal Life Support Organization. ASAIO J. 2021; 67(5):485-95.
13. McMichael ABV, Ryerson LM, Ratano D et al. 2021 ELSO adult and pediatric anticoagulation guidelines. ASAIO J. 2022; 68(3):303-10
14. Levy JH, Staudinger T, Steiner ME et al. How to manage anticoagulation during extracorporeal membrane oxygenation. Intensive Care Med. 2022; 48(8):1076–1079
15. Lo Coco V, Lorusso R, Raffa GM et al. Clinical complications during veno-arterial extracorporeal membrane oxigenation in post-cardiotomy and non-post-cardiotomy shock: still the achille's heel. J Thorac Dis. 2018; 10(12): 6993-7004.
16. Keebler ME, Haddad EV, Choi CW et al. Venoarterial extracorporeal membrane oxygenation in cardiogenic shock. JACC: Heart Fail. 2018:6(6)503-16.

17. Falks L, Sallisalmi M, Lindholm JA et al. Differential hypoxemia during venoarterial extracorporeal membrane oxygenation. Perfusion. 2019:34(IS)22-29
18. Toomasian JM, Bartlett RH. Hemolysis and ECMO pump in the 21st century. Perfusion. 2011:26(1)5-6
19. Broccoli G, Paes EO, Succi FMP et al. Desmame da assistência circulatória. In: Broccoli G, Paes EO, Succi FMP et al. Protocolo de Assistência circulatória ECMO. 1. ed. Rio de Janeiro: Atheneu; 2018. p.119-32.
20. Garros D, Caino FR, Bichara GCVL. Oxigenação por membrana extracorpórea (ECLS/ECMO) e dispositivo de assistência ventricular (DAV). In: de Carvalho WB, Koga W, Junior JC. Manual de Dispositivos em UTI Pediátrica e Neonatal. 1. ed. Rio de Janeiro: Atheneu; 2022. p. 83-104.
21. Buscher H. Weaning and decannulation of adults with respiratory failure on ECLS. In: Extracorporeal Life Support: The ELSO Red Book. 1.ed. Ann Arbor: Extracorporeal Life Support Organization; 2017. p.465-70.
22. Combes A. Medical management of the adult with cardiovascular disease on Extracorporeal Life Support. In: Extracorporeal Life Support: The ELSO Red Book. 1.ed. Ann Arbor: Extracorporeal Life Support Organization; 2017. p.551-59.

22

BALÃO INTRA-AÓRTICO E DISPOSITIVOS DE ASSISTÊNCIA VENTRICULAR

JANAYNA THAINÁ RABELATO • DANIEL CHAGAS DANTAS

INTRODUÇÃO

Devido ao avanço da tecnologia, um arsenal de **Dispositivos de Assistência Circulatória Mecânica** (DACM) podem ser instalados, apesar de nem todos serem disponíveis em larga escala.[1]

Diante disso, a avaliação do paciente, no pós-operatório, do candidato para DACM necessita de alguns pontos para avaliação da sua correta indicação, entre eles podemos destacar:

- Controle laboratorial de marcadores de disfunção de órgãos e tecidos, feito pela observação de função renal, função hepática, perfusão tecidual (por exemplo: lactato) e medidas de índice de saturação de oxigênio venoso.[2]
- Em casos de difícil manejo clínico, pode-se utilizar um cateter de Artéria Pulmonar para avaliação das medidas de débito cardíaco, pressão venosa central, pressão do ventrículo direito, pressão de artéria pulmonar e pressão capilar pulmonar. Além das medidas indiretas, como índice cardíaco, resistência vascular periférica e sistêmica, entre outras[2].
- Monitorização hemodinâmica minimamente invasiva através da análise da curva de onda da pressão arterial invasiva determinando o débito cardíaco. Podem ser divididos em não calibrados como o FloTrack® e Vigileo® ou calibrados in vivo por termodiluição transcardiopulmonar como o Ev1000®.[2,3]
- Ecocardiograma com pesquisa de doenças valvares, trombos e shunts, medidas das dimensões de ventrículo esquerdo, espessuras, volumes e fração de ejeção pelo método de Simpson. Os parâmetros hemodinâmicos considerados ótimos em relação à função ventricular direita e que diminuiriam o risco de disfunção de VD pós-implantes seriam: PVC ≤8mmHg; PCP ≤18mmHg; PVC/PCP ≤0,66; Resistência Vascular Pulmonar (RVP) <2 unidades Wood e trabalho indexado de VD ≥400mL/m².[3,4]
- Outros: Considerando-se a doença vascular um fator complicador importante nos implantes de DACM, todos os pacientes de alto risco para essa doença devem ser estratificados, especialmente no sistema aortocarotídeo, devido ao aumento do risco de complicações neurológicas. Pacientes com neoplasias com tratamento recente e curta expectativa de vida não devem ser elegíveis para DACM.

DACM DE CURTA DURAÇÃO OU TEMPORÁRIOS

Os **DACM temporários** podem ser utilizados no resgate hemodinâmico nos pacientes com choque cardiogênico que eram estáveis às custas de inotrópicos e descompensaram.[3,4]

Se uma injúria miocárdica reversível ocorre durante um procedimento cirúrgico cardíaco, a função miocárdica pode melhorar se o trabalho miocárdico for reduzido, sendo esse o objetivo fisiológico dos dispositivos de assistência circulatória.[5,6]

Os DACM disponíveis no Brasil estão resumidos na **Tabela 21.1.**, definindo três estratégias que podem ser sobrepostas:[3,4]

- **Ponte para decisão:** deve ser considerada em pacientes gravemente enfermos, cuja necessidade de suporte hemodinâmico é imediata, devido ao alto risco de morte por falência cardíaca.
- **Ponte para recuperação:** situação na qual existe a perspectiva de melhora da função ventricular após insulto agudo, sendo retirado o dispositivo com a melhora da função ventricular, como, por exemplo: disfunção ventricular pós-CEC, infarto transoperatório.
- **Ponte para transplante:** situação em que os dispositivos podem oferecer suporte hemodinâmico e estabilidade clinica até a realização do transplante cardíaco, no contexto da gravidade progressiva dos pacientes e pela indisponibilidade de realização do transplante em um curto prazo.

Balão intra-aórtico (BIA)

Pacientes com dissecção aórtica ou insuficiência aórtica são contraindicados para esse procedimento. O mecanismo de ação do balão intra-aórtico (BIA) é a contrapulsação aórtica (que pode ser controlado através da pressão, eletrocardiograma, espícula do marca-passo), o que aumenta a pressão diastólica na raiz da aorta, propiciando aumento da perfusão coronariana, redução da pós-carga e consequente incremento no débito cardíaco na ordem de 15 até 20%.[7]

O BIA é geralmente inserido por punção da artéria femoral e posicionado na aorta torácica descendente, ime-

Tabela 21.1. Principais dispositivos de curta duração disponíveis no Brasil

Características	BIA	ECMO	TANDEM HEART	IMPELLA	CENTRIMAG	EXCOR
MECANISMO	PNEUMÁTICO	CENTRÍFUGO	CENTRÍFUGO	AXIAL	CENTRÍFUGO	PULSÁTIL
VIA DE ACESSO	PERCUTÂNEO	PERCUTÂNEO/ TORACOTOMIA	PERCUTÂNEO	PERCUTÂNEO	TORACOTOMIA	TORACOTOMIA
CÂNULA	7-9F	18-21 Inflow 15-24 Outflow	21 F Inflow 15-17 F Outflow	2,5: 12F CP:14F 5: 21F	24-34F	27-48F Inflow 36-48F Outflow
INSERÇÃO	FEMORAL ATÉ ASCENDENTE	Percutâneo: Inflow: átrio direito via veia femoral ou jugular. Outflow: aorta descendente via artéria Femoral. Toracotomia: Inflow: átrio direito. Outflow: artéria pulmonar. (ACM-D) ou aorta ascendente (assistência biventricular).	Inflow: átrio esquerdo via veia femoral e punção, transfixação do septo interatrial. Outflow: artéria femoral.	Inserção retrógrada no ventrículo esquerdo via artéria femoral.	ACM-E: Inflow: ventrículo esquerdo (acesso via átrio esquerdo ou ponta do ventrículo esquerdo). Outflow: aorta ascendente. ACM-D: Inflow: átrio direito. Outflow: artéria pulmonar.	ACM-E: Inflow: ventrículo esquerdo (ponta do ventrículo esquerdo). Outflow: aorta ascendente. ACM-D: Inflow: átrio direito. Outflow: artéria pulmonar.
SUPORTE HEMODINÂMICO	0,5L/min	>4,5L/min	4L/min	2,5L/min até 5,0L/min	Até 8-10L/min	Até 8L/min

BIA) balão intra-aórtico. ECMO) oxigenação por membrana extracorpórea. ACM-D) assistência circulatória mecânica direita. ACM-E) assistência circulatória mecânica esquerda. Fotos retiradas de Han, 2019.

diatamente distal à origem da artéria subclávia esquerda. Técnicas alternativas de acesso à aorta descendente podem ser empregadas, seja por acesso direto via esternotomia ou percutâneo (artéria subclávia ou axilar). Independente da técnica, a ponta do BIA deve sempre ser confirmada pela radiografia de tórax ou ecocardiograma.[6,7]

Embora o estudo IABP SHOCK II não demonstre redução de mortalidade em 30 dias, em pacientes com choque cardiogênico e infarto agudo do miocárdio, comparado a terapia convencional, a prática clínica demonstra que os pacientes graves com fração de ejeção reduzida com dificuldade de saída de circulação extracorpórea se beneficiam da instalação do BIA pela sua fácil implantação e disponibilização do console, diferente da membrana de ECMO, principalmente durante o pico da pandemia do COVID-19.[6,7]

Dentre os fatores que podem melhorar a performance do BIA temos o ritmo e a frequência cardíaca, o índice cardíaco, o adequado posicionamento do dispositivo (2cm acima da carina da traqueia); o volume de gás insuflado no balão (aproximadamente 40mL).

Caso ocorra ruptura do BIA, devemos interromper imediatamente o funcionamento, zerar o decúbito do leito e posicionar o paciente em proclive, remover o BIA e considerar antibioticoterapia, já que o interior do balão não é estéril e iniciar protocolo de atendimento a embolia gasosa.[7]

O desmame deve ser guiado pela evolução clínica, laboratorial e hemodinâmica e geralmente é feito quando há baixa necessidade de suporte inotrópico e drogas vasoativas. Pode ser feito com redução da relação de funcionamento do BIA (1:1 a 1:2 a 1:4) ou por meio de redução do volume de insuflação do BIA a cada 6 a 12 horas.

Para a retirada do BIA devemos checar coagulograma previamente, interromper a contrapulsação, desconectar o balão do contrapulsador e deixe esvaziar todo o gás, remover as suturas do sítio de punção e retirar o balão. Após retirada, o sangue deve sair em 3 jatos superior e inferior (no caso da artéria femoral) para possíveis expulsões de trombos. Realize a compressão do local e avalie a perfusão do membro de forma seriada.[5,7]

Oxigenação por membrana extracorpórea (ECMO)

O ECMO foi criado em 1950, mas ganhou força após a epidemia de H1N1, em 2009, e recentemente como parte da terapia para COVID-19. Trata-se de um suporte mecânico invasivo temporário idealizado para fornecer suporte cardiopulmonar parcial ou total para pacientes com choque cardiogênico e/ou insuficiência respiratória aguda.[8] Pode ser de dois tipos: venoarterial e venovenoso. Maiores detalhes serão abordados no capítulo específico deste tema.

Impella

Pacientes com prótese mecânica ou estenose aórtica graves são contraindicados para este procedimento. Trata-se de um dispositivo composto por uma bomba de fluxo axial contínuo, que aspira sangue do VE para a aorta (trabalha em série com o VE). Permitem fluxos de 2,5L/min (Impella® 2.5), 4L/min (Impella® CP) ou 5,0L/min (Impella® 5.0). No Brasil, atualmente, o modelo disponível é o Impella® CP. É realizada a canulação da artéria femoral, seguida da passagem retrógrada do dispositivo pela valva aórtica e do posicionamento da bomba microaxial na aorta ascendente por fluoroscopia. É necessária a anticoagulação plena. O tempo de permanência com o dispositivo é de 5 a 7 dias.[5,9]

TandemHeart

Pacientes com dissecção aórtica, trombo em átrio esquerdo ou insuficiência aórtica são contraindicados para esse procedimento. Dispositivo que bombeia sangue do átrio esquerdo por meio de uma cânula inserida via transeptal por uma bomba centrífuga extracorpórea para o sistema arterial ileofemoral. Tanto o TandemHeart™ como o VE contribuem com o fluxo para a aorta (trabalham em paralelo). É composto por cânula transeptal, bomba centrífuga, cânula arterial femoral e console. É realizada a canulação da veia femoral com introdutor 21F para a punção transeptal, e a cânula é posicionada no átrio esquerdo. Em seguida, é realizada a canulação da artéria femoral, com cateter 15 ou 17F. As cânulas de 15F produzem fluxo de 3,5L/min e a de 17F, de 5L/min. É necessária a anticoagulação plena. O tempo de permanência com o dispositivo é de até 30 dias. Após a retirada do dispositivo, o paciente permanece com comunicação interatrial residual.[5,9,10]

Centrimag®

É uma bomba centrífuga de fluxo contínuo que utiliza levitação magnética para a rotação. Fornece um fluxo de até 10L/min com baixa tensão de cisalhamento, minimizando a trombogenicidade e permitindo níveis moderados de anticoagulação e mínima hemólise durante o suporte.

Utiliza canulação simples e direta, inclusive sem circulação extracorpórea, tipo átrio direito ao tronco da artéria pulmonar (suporte direito), e átrio ou VE à aorta ascendente (suporte esquerdo). O tempo de permanência é de até 30 dias.[9,10]

Berlin Heart EXCOR®

É uma bomba de fluxo pulsátil, que fornece até 8L/min, com baterias acopladas a um sistema de transporte, o qual permite a deambulação por até 10 horas. Utiliza canulação específica e direta via esternotomia. Nos Estados Unidos possui autorização para duração de meses em pacientes pediátricos.[10,11]

Dispositivos de curta permanência para ventrículo direito

Atualmente existem dois dispositivos percutâneos disponíveis na Europa e EUA: o **Impella RP** (Abiomed, Danvers, USA) e o **Proteck Duo** (Tandem Life, Livanova, UK). O Impella RP é uma bomba microaxial com um cateter de 11Fr inserido na veia femoral, cruzando as válvulas tricúspide e pulmonar, a área de entrada drena a cava inferior. O Proteck Duo é uma cânula, duplo lúmen que drena o átrio direito e a cava superior. Ambos os dispositivos reduzem as pré-cargas das câmaras direitas.[11,12]

COMPLICAÇÕES DOS DISPOSITIVOS DE CURTA PERMANÊNCIA

- **Sangramentos:** devem ser avaliados com o objetivo de diminuição, descontinuação ou mesmo reversão dos agentes anticoagulantes e antiplaquetários, e revisão cirúrgica de hemostasia.[4]
- **Hemólise:** identificada pelo achado de hemoglobinúria, acompanhada por diminuição de hemoglobina plasmática, elevação de desidrogenase lática (DHL) e de bilirrubina indireta. As causas de hemólise relacionadas ao DACM estão associadas a elevadas pressões negativas na linha venosa (> -30mmHg), se houver coágulos na câmara das bombas (bombas centrífugas), quando a temperatura da água do termopermutador está acima de 41 °C, ou na existência de elevada resistência na cânula de retorno.[4,5]
- **Evento embólico:** Eventos tromboembólicos ocorrem mais frequentemente em períodos de baixo fluxo ou inadequado manejo de anticoagulação do circuito, especialmente em locais mais propícios para estase ou turbulência de sangue. Podem ser subclínicos ou fatais, como o neurológico.[4,5]
- **Lesão vascular:** As principais lesões incluem completa secção do vaso (especialmente jugular de crianças pequenas) e a consequente perda da porção proximal do vaso para o mediastino. O controle vascular, seja utilizando clampeamento proximal e distal, ou instalando suturas para tração, é a maneira mais segura. Recomenda-se fortemente o uso de punções e canulações guiadas por ultrassonografia e/ou ecocardiograma à beira do leito.[4,5]

CRITÉRIOS PARA EXPLANTE DE DACM DE CURTA DURAÇÃO

Os DACM permitem a estabilização hemodinâmica com redução de pressões de enchimentos ventriculares, diminuição de pré-carga ventricular direita e normalização de pressão arterial, necessárias para a recuperação ventricular. Antes de 3 a 5 dias de um insulto agudo, a recuperação miocárdica é improvável e, dependendo da etiologia, pode não haver recuperação em um período de 7 a 30 dias.[12]

Em pacientes em que se espera a recuperação da função ventricular, a presença de pressão de pulso e os sinais de melhora hemodinâmica e da função ventricular permitem a redução da taxa de assistência ventricular progressivamente, elevando o trabalho ventricular.[12]

Ecocardiograma e medidas de pressão da artéria pulmonar são essenciais na avaliação de desmame de suporte circulatório em pacientes com recuperação miocárdica. É indicativo de recuperação quando, em mínima condição de assistência (fluxos entre 1,5 a 1,0L/min), observam-se boa abertura da valva aórtica, melhora da função ventricular esquerda (FEVE 40 a 45%), diminuição de cavidades cardíacas e manutenção de parâmetros hemodinâmicos adequados.[12]

PONTOS-CHAVE

- A correta avaliação do paciente candidato ao DACM deve ser utilizada.
- BIA é o dispositivo mais rotineiramente utilizado, deve ser instalado em pacientes com disfunção ventricular esquerda após realização de ecocardiograma a beira-leito.
- Pacientes com insuficiência aórtica importante e dissecção de aorta são contraindicados para o DACM.

- Para retirada dos dispositivos sempre deverá ser realizado desmame das drogas vasoativas, realização de ecocardiograma de controle para proceder com o desmame gradual.

PALAVRAS-CHAVE

Dispositivos de assistência circulatória. Falência cardíaca. Balão intra-aórtico. Transplante cardíaco.

LEITURAS SUGERIDAS

1. Zaidi D, Kirkpatrick JN, Fedson SE, Hull SC. Deactivation of Left Ventricular Assist Devices at the End of Life: Narrative Review and Ethical Framework. JACC Heart Fail. 2023 Nov;11(11):1481-1490. doi: 10.1016/j.jchf.2023.08.004. Epub 2023 Sep 27. PMID: 37768252.
2. Pamias-Lopez B, Ibrahim ME, Pitoulis FG. Cardiac mechanics and reverse remodelling under mechanical support from left ventricular assist devices. Front Cardiovasc Med. 2023 Aug 2; 10:1212875. doi: 10.3389/fcvm.2023.1212875. PMID: 37600037; PMCID: PMC10433771.
3. Tayama E, Takagi K, Shojima T, Otsuka H, Takaseya T, Arinaga K. Review of Implantable Left Ventricular Assist Devices. Kurume Med J. 2023 Sep 25;68(3.4):171-181. doi: 10.2739/kurumemedj.MS6834007. Epub 2023 Jun 14. PMID: 37316290.

REFERÊNCIAS BIBLIOGRÁFICAS

1. Wong ASK, Sin SWC. Short-term mechanical circulatory support (intra-aorticballon pump, Impella, extracorporeal membrane oxygenation, Tandem Heart): a review. Annals of Translational medicine, 8(13): 829. 2020.
2. Han J, Trumble DR. Cardiac assist devices: early concepts, current technologies, and future innovations. Bioengineering. 2019;6(1):18.
3. ISHLT Annual registry. Secular changes in organ donor profiles and impact on heart and lung transplantation. Journal of heart and lung transplantation Volume 39 (10) 997-1002,2020.
4. Ayub-Ferreira SM, Souza Neto JD, Almeida DR, Biselli B, Avila MS, Colafranceschi AS et al. Diretriz de Assistência Circulatória Mecânica da Sociedade Brasileira de Cardiologia. Arq. Bras. Cardiol. [Internet]. 2016 Aug [acesso em: 10 de janeiro de 2022]; 107(2 Suppl 2):1-33.
5. Stulak JM, El Ela AA, Pagani FD. Implantation of a durable left ventricular assist device: How I teach it. The Annals of thoracic surgery. 103 (6): 1687-1692, 2017.
6. University of Utah. Acesso em 10 de janeiro de 2024. Disponível em: https://healthcare.utah.edu/transplant/lvad-mcs/ventricular-assist-device-types.php
7. Khan MT, Siddiqui AH. Intra-aortic balloon pump. StatPearls [Internet]. Treasure Island (FL): StatPearls Publishing; 2022 Jan.
8. Mancini D, Colombo PC. Left ventricular assist devices: a rapidly envolve alternative to transplant. JACC. 2542-2545. 2015.
9. Hoy FB, Mueller DK, Geiss DM, Munns JR, Bond LM, Linett CE, et al. Bridge to recovery for postcardiotomy failure: is there still a role for centrifugal pumps? Ann Thorac Surg. 2000;70(4): 1259-63.
10. Maganti M, Badiwala M, Sheikh A, Scully H, Feindel C, David TE, et al. Predictors of low cardiac output syndrome after isolated mitral valve surgery. J Thorac Cardiovasc Surg. 2010;140(4): 790-6.
11. Awad WI, Bashir M. Mechanical circulatory support – challenges, strategies and preparations. Journal of cardiac surgery. 1-6. 2021.
12. Crespo-Leiro MG, Metra M, Lund LH et al. Advanced heart failure: a position statement of the Heart Failure Association of the European Society of cardiology. European Journal of Hearts Failure. 20. 1505-1535, 2018.

V

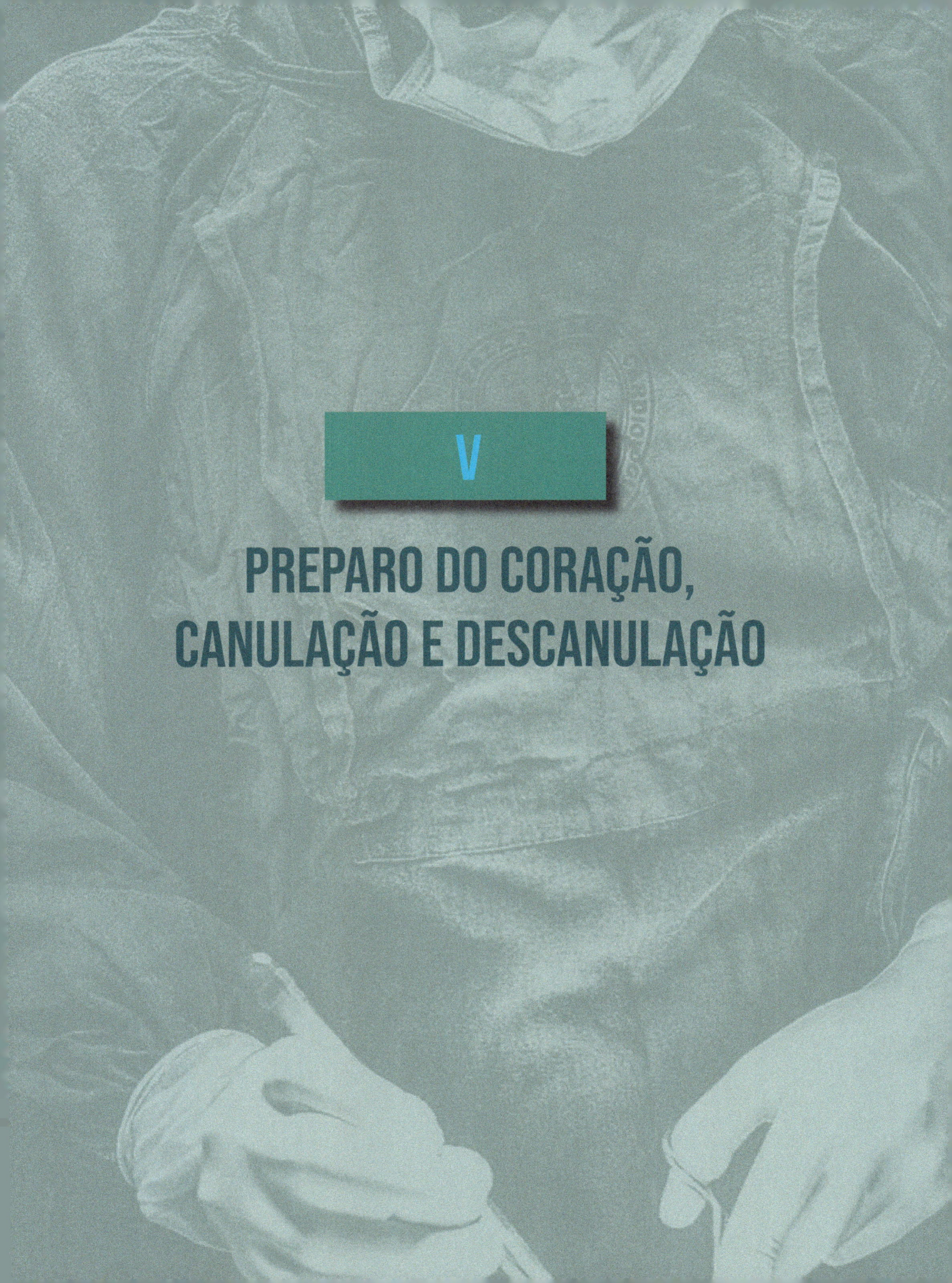

PREPARO DO CORAÇÃO, CANULAÇÃO E DESCANULAÇÃO

23

MARCA-PASSO PROVISÓRIO E DEFINITIVO

CECÍLIA MONTEIRO BOYA BARCELLOS • PAULO DE TARSO JORGE MEDEIROS

INTRODUÇÃO

Marca-passo provisório – histórico

No final do século XIX, em 1883, Walter Holbrook descreveu o comprometimento do sistema de condução como doença do nó atrioventricular, denominação atual do **bloqueio atrioventricular total**. Em 1932, Albert Hyman, em Nova Iorque, estimulou o coração de um paciente com frequência cardíaca reduzida através de estímulos elétricos no tórax com uma fonte elétrica externa acionada manualmente por uma manivela. Acredita-se que ele tenha construído o primeiro marca-passo cardíaco, mas ele reconhece que o Dr. Mark Lidwell em Sydney, Austrália, não apenas construiu um marca-passo, mas também o usou para ressuscitar um recém-nascido em 1929.[1,2]

Em novembro de 1952 o Dr. Paul M. Zoll estimulou um paciente de 65 anos com síncope acompanhada de bradicardia devido a bloqueio atrioventricular total (síndrome descrita por Stockes-Adams), com eletrodos fixados no subcutâneo através de agulhas e uma fonte de eletricidade.[3]

Gerador de pulsos e cabos-eletrodos

Na **Figura 23.1.** podemos observar um gerador de pulsos para estimulação cardíaca provisória, com todos os seus componentes: os polos de estimulação são convencionados nas cores preta (polo negativo) e vermelha (polo positivo), os botões de liga-desliga, a frequência de estimulação em pulsos por minuto, a energia liberada em

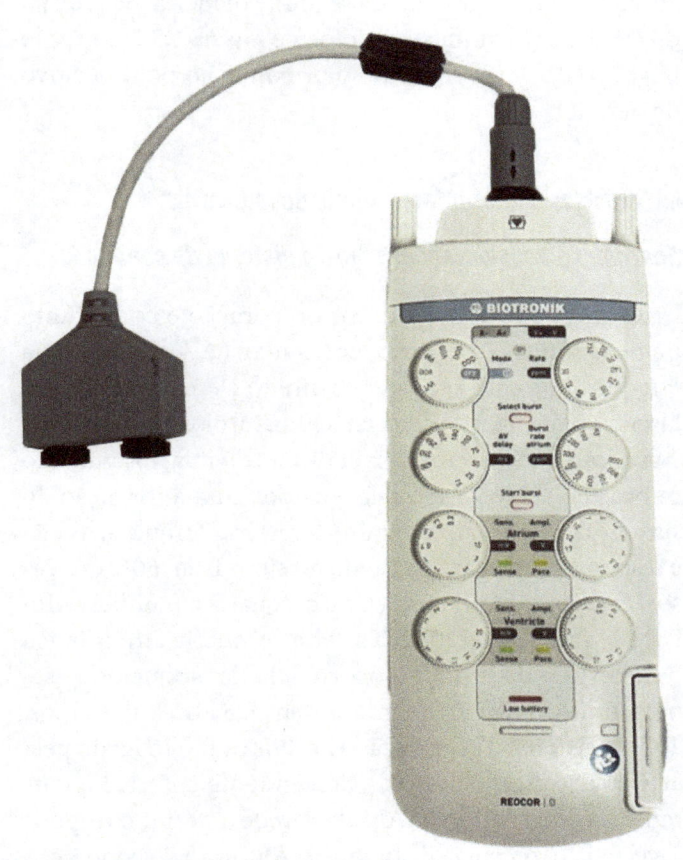

Figura 23.1. Marca-passo provisório dupla câmera com os polos (vermelho positivo e preto negativo). Botões de mudança de modo, liga-desliga, frequência de estimulação em pulsos por minuto, intervalo AV, energia em volts, sensibilidade em milivolt (mV) em ambas as câmeras, botão para burst e luz vigia da bateria.

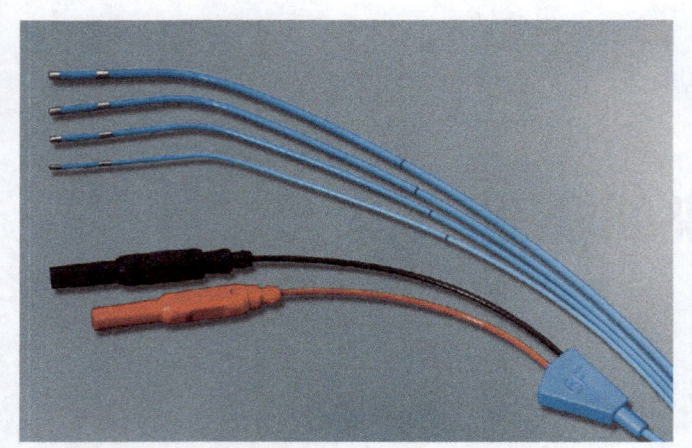

Figura 23.2. Polos do eletrodo de marca-passo provisório.

cada pulso de estimulação em volts e a sensibilidade do gerador para identificar batimentos intrínsecos do paciente em milivolt (mV), além da luz vigia do estado da bateria. O eletrodo endocárdio provisório é bipolar e deve ser conectado ao gerador da seguinte maneira: polo distal do eletrodo (identificado conforme **Figura 23.2.**) ao polo negativo do gerador e o polo proximal ao polo positivo do gerador.

MP provisório após infarto agudo do miocárdio

Anatomia e considerações sobre o sistema de condução

O sistema excitocondutor do coração é constituído pelo nó sinusal, nó atrioventricular (AV) e o sistema His-Purkinje com seus ramos direito e esquerdo com os fascículos anterior e posterior. Os distúrbios do sistema de condução que podem ocorrer durante o infarto agudo do miocárdio (IAM) estão relacionados com a irrigação do sistema de condução. Um ramo da artéria coronária direita é responsável pela irrigação do nó sinusal em 60% dos casos, e nos outros 40% é a artéria coronária circunflexa. Em 90% dos casos um ramo da artéria coronária direita irriga o nó AV, o que explica a ocorrência de bloqueios a este nível no IAM de parede inferior entre 5 a 15% dos casos. Todo o sistema de condução His-Purkinje é irrigado pela artéria coronária esquerda descendente anterior e seus ramos septais, sendo o IAM de parede anterior o responsável pela ocorrência de bloqueio AV distal de conotação mais grave e de pior prognóstico.[4,5] Quando ocorre BAV e distúrbio da condução intraventricular do estímulo no IAM de parede anterior o grau de necrose miocárdica é maior, sendo a alteração da função ventricular a determinante da gravidade na evolução, e, em geral esses casos vão necessitar de implante de marca-passo cardíaco definitivo, pois o bloqueio em geral é definitivo e irreversível. A **Tabela 23.1.** mostra a incidência das arritmias no IAM conforme a sua localização e a **Tabela 23.2.** a incidência dos bloqueios atrioventriculares e intraventriculares.

Tabela 23.1. Incidência das arritmias no infarto agudo do miocárdio conforme a sua localização

	Inferior	Anterior
Arritmia sinusal	Comum	Não usual
Taquicardia juncional	Comum	Não usual
Arritmia ventricular	Comum	Comum
Bloqueio atrioventricular	Extremamente comum	Menos comum
Bloqueio intraventricular	Não usual	Extremamente comum

Tabela 23.2. Incidência dos bloqueios atrioventriculares e intraventriculares no infarto agudo do miocárdio

	Inferior	Anterior
BAV de 1º grau	Comum	Raro
BAV de 2º grau tipo I	Comum	Nunca
BAV de 2º grau tipo II	Nunca	Comum
BAV de 2º grau 2:1 fixo	Wenckebach extremo	Tipo II
BAV total	Bloqueio nodal	Bloqueio infranodal
Bloqueio intraventricular	Não usual	comum

Os distúrbios da condução AV no IAM de parede inferior são em geral relacionados à alteração proximal do sistema de condução, ao nível do nó AV, ocorrendo, frequentemente, ritmo de escape com complexos QRS estreitos, frequência ventricular mais elevada, mais estável, em geral, de origem juncional. Quando ocorre, esse bloqueio é, em geral progressivo e gradual, evoluindo do BAV de primeiro grau para BAV de segundo grau tipo Wenckebach, BAV de segundo grau 2:1 fixo e BAV total. No IAM anterior as características dos bloqueios são opostas e podem ocorrer subitamente, pois o comprometimento do sistema de condução é distal ao nó AV. O escape ventricular tem complexos QRS largos, instáveis e com frequência ventricular mais lenta, em geral, de origem ventricular. Essas diferenças estão relatadas na **Tabela 23.3**.

A atropina pode ser utilizada principalmente na bradicardia sinusal do IAM de parede inferior e nos BAV de localização nodal como BAV de segundo grau tipo I (Wenc-

Tabela 23.3. Características dos bloqueios atrioventriculares no infarto agudo do miocárdio

	Inferior	Anterior
Localização do bloqueio	Nodal	Infranodal
Frequência ventricular	45 a 60bpm	25 a 40bpm
Ritmo de escape	Estável	Instável
Complexos QRS	Estreito	Largo

kebach), no Wenckebach extremo (costuma evoluir com BAV de segundo grau 2:1 fixo) e BAV total com escape juncional e complexos QRS estreitos. Está contraindicada sua utilização quando o bloqueio é distal, ao nível do sistema His-Purkinje como no BAV de segundo grau tipo II (Mobitz II) e BAV total com complexos QRS largos que ocorrem no IAM de parede anterior, devido ao risco de piora do grau de bloqueio causado pelo aumento da frequência sinusal como resposta à atropina, e redução da frequência ventricular.

Marca-passo provisório

O implante de um marca-passo cardíaco provisório no IAM está indicado quando ocorre uma bradicardia sintomática, quer decorra de disfunção sinusal ou BAV, independentemente da localização do IAM e do caráter do distúrbio da condução AV (nodal ou infranodal) não responsiva à atropina nos casos de alteração nodal. Na bradicardia assintomática, mas com BAV de localização infranodal como o BAV de segundo grau tipo II e o BAV total com complexos QRS largos, a indicação do marca-passo provisório é imperativa. No IAM de parede anterior que evolui sem bradicardia, mas com distúrbio da condução intraventricular do estímulo (bloqueio de ramo esquerdo, bloqueio de ramo direito com bloqueio divisional anterossuperior esquerdo ou bloqueio de ramo direito e bloqueio divisional póstero-inferior esquerdo) associado ou não a BAV de primeiro grau, o risco de evolução para BAV e bradicardia súbita com assistolia é elevado. A utilização de marca-passo provisório para o tratamento de taquiarritmia ventricular deve ser sempre cogitada nos casos de taquicardia ventricular de difícil controle com medicação; o objetivo é a supressão da arritmia através de uma estimulação ventricular acima da frequência da taquicardia ("overdrive"). Pode ser útil em casos de arritmia ventricular frequente dependente de bradicardia, não responsiva ao tratamento com medicação, visando inibir focos ectópicos ventriculares frequentes e responsáveis por prejudicar o débito cardíaco.[6,7] A **Tabela 23.4.** traz as indicações de marca-passo cardíaco provisório no IAM.

Tabela 23.4. Indicações de marca-passo provisório no infarto agudo do miocárdio

IAM com supra de ST
Marca-passo provisório

- Bradicardia sinusal sintomática não responsiva à atropina.
- BAV de segundo grau tipo Wenckebach sintomático, BAV de segundo grau 2:1 fixo e BAV de segundo grau tipo II (Mobitz II)
- BAV total
- Bloqueio de ramo alternante (bloqueio de ramo esquerdo alternando com bloqueio de ramo direito, ou bloqueio de ramo direito fixo e bloqueio divisional ântero-superior esquerdo alternando com bloqueio divisional póstero inferior esquerdo).
- Aparecimento de bloqueio bifascicular.
- Arritmia ventricular dependente de bradicardia e taquicardia ventricular incessante por mecanismo de reentrada.

Os bloqueios intraventriculares pré-existentes ao IAM não determinam a necessidade de implante de marca-passo provisório. Quando não se sabe se o bloqueio intraventricular é devido ao IAM, deve-se considerar de aparecimento recente. O estudo eletrofisiológico para se definir a indicação de marca-passo nos primeiros 40 dias após o infarto do miocárdio é controverso e a decisão de fazê-lo após os 40 dias deve ser individualizada.

O marca-passo provisório utilizado, em geral, é o transvenoso. Nas emergências a estimulação cardíaca com marca-passo provisório transcutâneo sempre que disponível deve ser utilizada, devido à possibilidade da rápida colocação de duas placas na região do tórax, bem como pela possibilidade de sua aplicação tanto para gerar estímulo nos casos de assistolia, como para cardioversão/desfibrilação elétrica. O inconveniente da estimulação transcutânea é que normalmente não é bem tolerada pelo paciente, necessitando em caso de uso prolongado, ou mesmo por um curto período, do uso de sedação. A disponibilidade da estimulação transcutânea garante maior segurança no implante do marca-passo transvenoso.

Em geral, as diretrizes recomendam esperar até 15 dias após o IAM antes de se definir a indicação de marca-passo cardíaco definitivo. Toda bradicardia persistente, seja sinusal ou devido a BAV que necessitou de marca-passo provisório e que persiste após a fase aguda do infarto, tem indicação de marca-passo definitivo. Isto se aplica também para os bloqueios intraventriculares persistentes que ocorreram devido ao IAM. As Diretrizes Brasileiras de Dispositivos Cardíacos Eletrônicos Implantáveis, publicadas em 2023, não fazem referência à etiologia isquêmica nos casos de bloqueios intraventriculares com potencial causal para bradicardia que teriam indicação para implante definitivo.[8]

Prognóstico

O prognóstico dos pacientes após IAM que desenvolvem arritmias e distúrbios da condução está relacionado à extensão da lesão miocárdica e consequentemente ao grau de disfunção ventricular associado a esta lesão.

Quando a função ventricular está preservada ou pouco alterada, o paciente tratado da insuficiência coronária que necessitou de implante de marca-passo provisório vai ter uma boa evolução clínica após a fase aguda. Nos casos de disfunção ventricular importante é necessário estratificar o risco para morte súbita cardíaca para se definir o implante de cardioversor-desfibrilador implantável independentemente da resolução da bradicardia. Normalmente o paciente que necessita do implante de marca-passo definitivo teve um acometimento miocárdico maior, em geral, devido a IAM de parede anterior. A mortalidade nesses pacientes pode chegar a 80% dos casos.

MARCA-PASSO DEFINITIVO

Introdução

O primeiro implante de marca-passo cardíaco totalmente intracorporal foi realizado em 1958 pelo médico sueco Prof. Âke Senning em Estocolmo, na Suécia. O engenheiro Rune Elmqvist desenvolveu esse marca-passo da Elema Company que durou apenas 6 horas após o implante, tendo sido trocado por um novo igual que durou seis semanas. Esta é uma das áreas da cardiologia que mais se desenvolveram nestes 56 anos.[9] A indicação de implante de um marca-passo cardíaco visa tratar uma bradicardia sintomática ou com risco de sintomas. Também está indicado o marca-passo em paciente sem bradicardia quando existem alterações do sistema de condução com risco de bradicardia súbita, como em alguns casos de bloqueios intraventriculares; como exemplo temos o bloqueio de ramo alternante, cuja existência evidencia a claudicação de ambos ramos. O marca-passo pode prevenir o risco de morte súbita cardíaca devido à bradiarritmia, melhorar a qualidade de vida e os modelos atuais podem atuar como monitores do ritmo cardíaco registrando arritmias. Alguns geradores têm também a propriedade de estabilizar arritmias atriais. Atualmente a maioria dos implantes são realizados por via endovascular, sendo em casos selecionados utilizada a via epimiocárdica. O marca-passo pode ser: atrial, ventricular ou de dupla-câmara (atrioventricular). Os modos de estimulação cardíaca serão discutidos em outro momento deste capítulo. Todo cardioversor-desfibrilador implantável ou ressincronizador cardíaco (marca-passo multissítio ou biventricular) tem a função antibradicardia dos marca-passos convencionais. Discutiremos a seguir aspectos básicos do funcionamento dos marca-passos.

Conceitos básicos

Denomina-se marca-passo o conjunto cabo-eletrodo e gerador de pulsos. O cabo-eletrodo tem um condutor metálico revestido de silicone ou poliuretano. Pode ter fixação passiva (aletas) ou ativa ("*screw-in*") para seu posicionamento no endocárdio. O gerador de pulsos é composto pelos seguintes componentes:

a) uma bateria de lítio-iodo (circuito de saída);

b) um circuito eletrônico com contador de tempo, capacidade de armazenar eletrogramas endocavitários, e com telemetria (se comunica com a interface de um programador ou pode ser "*wire less*");

c) um circuito de sensibilidade;

d) caixa de titânio englobando estes componentes; e

e) um conector em epóxi para a fixação do cabo-eletrodo ao gerador de pulsos. As funções básicas desses componentes são:

Estimular o coração (captura ou comando): é a capacidade de provocar a despolarização do tecido cardíaco por meio de um estímulo elétrico artificial. Essa estimulação do coração é ditada pelo limiar de comando, sendo a menor energia de um estímulo elétrico, necessária para despolarizar o coração na diástole após o período refratário natural e o período vulnerável (**Figura 23.3.**). A energia liberada pelo marca-passo em Volts ocorre, em geral, em 0,4 milissegundos, e a curta duração desse intervalo de pulso resulta no registro de espícula com aspecto de uma linha vertical no eletrocardiograma.

O marca-passo deve ser programado com uma voltagem duas vezes o valor da medida do limiar de comando para se ter uma margem de segurança de 100% na estimulação.

Sensibilidade: capacidade do marca-passo de reconhecer sinais elétricos provenientes da despolarização cardíaca espontânea atrial (onda P) ou ventricular (QRS). O potencial endocavitário é medido em mV (milivolt).

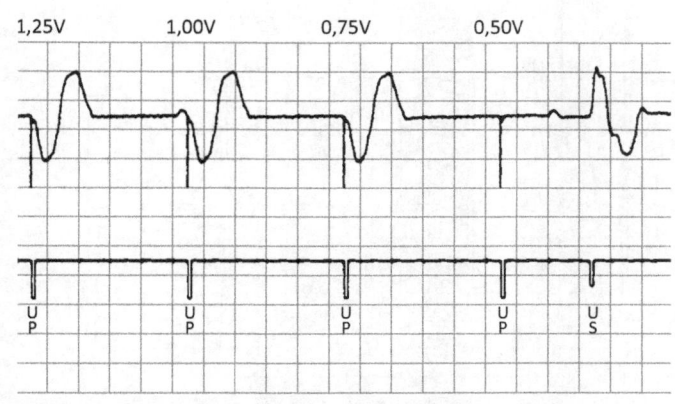

Figura 23.3. Medida do limiar de comando ventricular.

Frequência de estimulação

É a frequência mantida pelo marca-passo, que pode ser determinada em pulsos por minuto (ppm) ou em milissegundos (ms). É o chamado intervalo de pulso do gerador, o qual é o tempo entre duas espículas. A programação da frequência do marca-passo é realizada considerando-se: a indicação para o implante (doença do nó sinusal ou bloqueio atrioventricular), a idade do paciente, a cardiopatia de base, função ventricular, atividade física e o bem-estar do paciente. Na maioria dos casos os marca-passos são programados com frequência mínima de estimulação entre 60 a 70ppm. Nos marca-passos de dupla-câmara e/ou com sensor existe uma frequência máxima de estimulação que é programável. Em resumo, o marca-passo com funcionamento normal mantém a frequência cardíaca entre os limites mínimo e máximo programados pelo médico.

Intervalo atrioventricular (AV)

Nos marca-passos de dupla-câmara, com cabos-eletrodos no átrio e no ventrículo, existe um intervalo de tempo entre a espícula ou sensibilidade do átrio e a espícula ou sensibilidade do ventrículo denominado de intervalo AV. Nos marca-passos atuais, esse intervalo AV pode ser programado para se encurtar progressivamente com o aumento da frequência de estimulação, mimetizando o que ocorre com o intervalo PR que encurta com o aumento da frequência cardíaca. Em pacientes com bloqueio atrioventricular intermitente, o intervalo AV pode ser programado para se alongar a cada período de tempo para verificar se existe condução atrioventricular intrínseca do paciente, evitando uma estimulação ventricular artificial desnecessária (**Figura 23.4.**).

Período refratário

É o período no qual um batimento próprio do paciente não interfere no ciclo do marca-passo, não havendo inibição do batimento seguinte ou deflagração de nova espícula. Os eventos ocorridos no período refratário são registrados pelo contador de eventos.

Funções especiais

Os marca-passos atuais têm várias funções que podem ajudar o manuseio clínico do paciente. São elas:

- **Eletrograma endocavitário** para registro de taquiarritmias, permitindo estabelecer correlação de sintomas com a arritmia, definir necessidade de anticoagulação oral em pacientes com fibrilação atrial paroxística e verificar a eficácia de medicação antiarrítmica (**Figura 23.5.**).
- **Sensor** para adequar a variação da frequência de estimulação conforme as necessidades metabólicas do paciente (**Figura 23.6.**)
- **Monitoramento remoto** pode ser realizado tanto através de um aparelho dedicado chamado cardiomessenger, quanto através de bluetooth para o

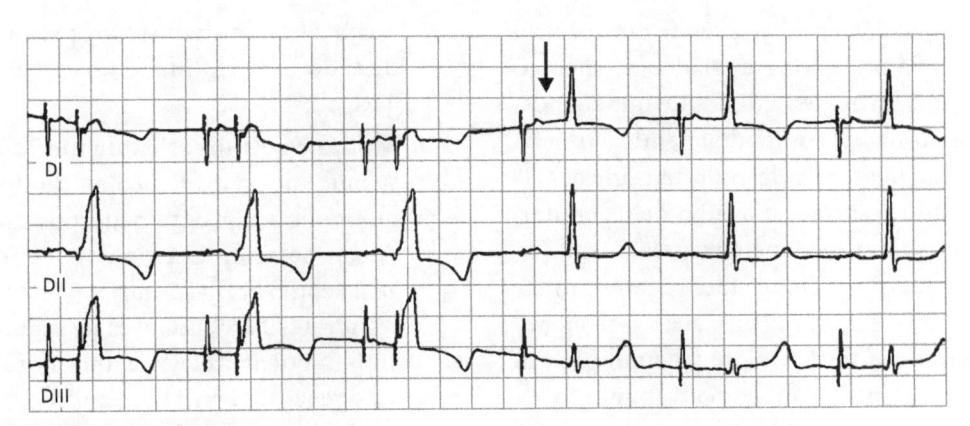

Figura 23.4. Intervalos atrioventriculares.

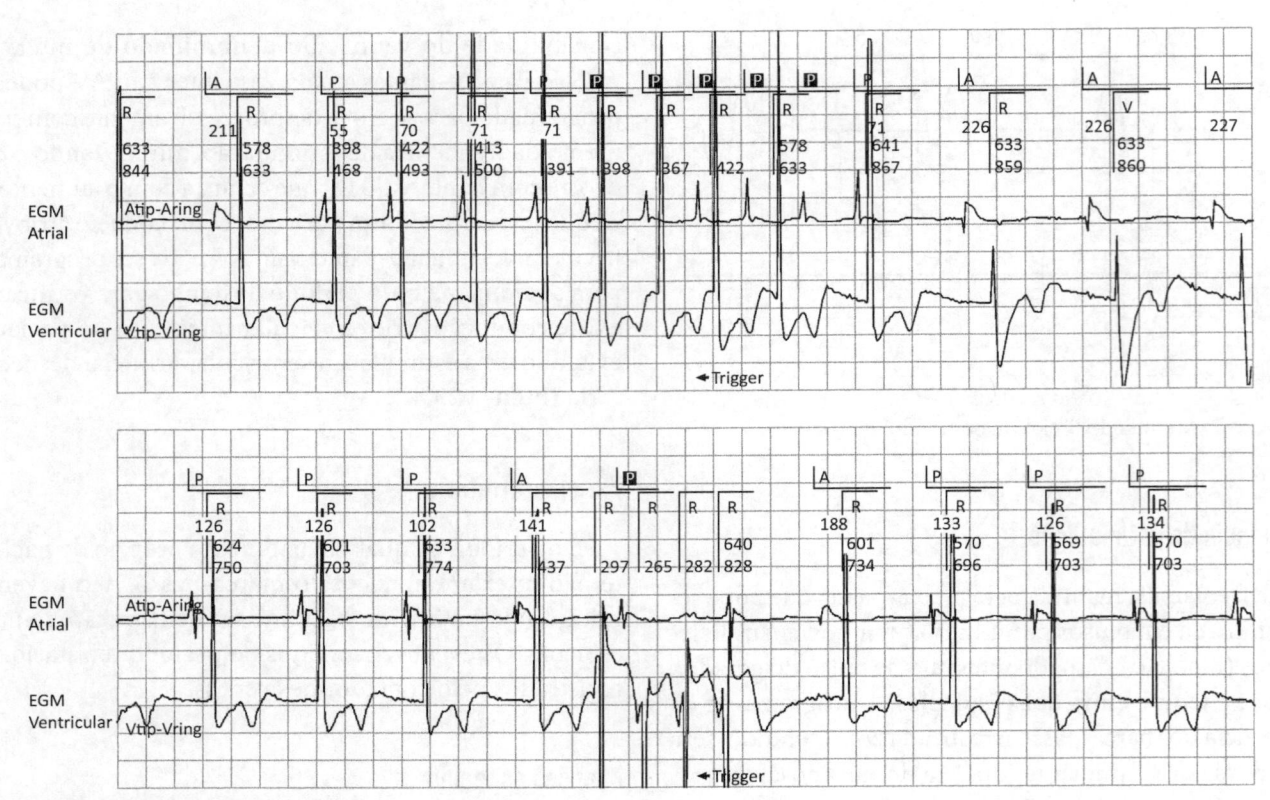

Figura 23.5. Eletrograma endocavitário.

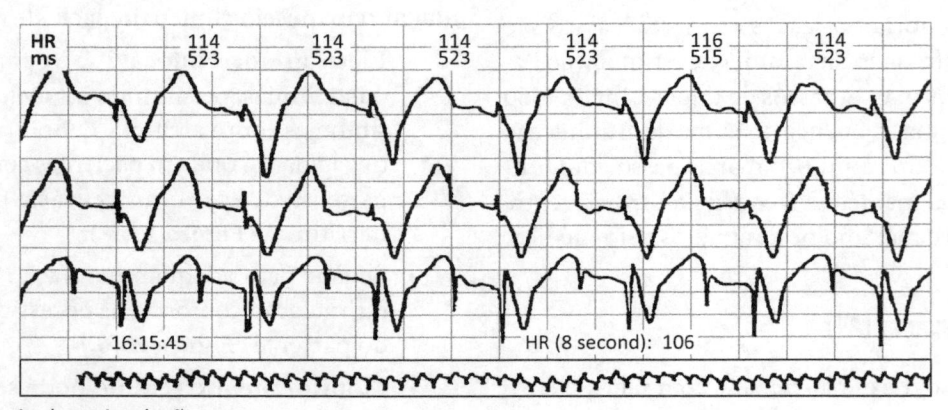

Figura 23.6. Frequência de estimulação.

próprio celular do paciente. Através de uma central esses dados são analisados e enviados ao médico do paciente que tem acesso a dados de impedância dos eletrodos, limiar de comando quando a função autocaptura está ligada e a eletrogramas intracavitários mostrando arritmias gravadas pelo gerador. Além de alertas de impedância transtorácica que monitoraram acúmulo de líquido intrapulmonar do paciente. Com esta monitorização o paciente pode ser alertado a retornar precocemente para uma ação médica mais rápida no tratamento da insuficiência cardíaca, podendo evitar uma internação, isso demonstrou melhora de qualidade de vida e mortalidade nos estudos COMPASS e TRUST.[10,11]

- **Mudança automática de modo de estimulação:** A mudança automática de modo é o mecanismo que pode ser programado nos marca-passos para deixar de sentir o átrio caso ocorra taquiarritmia atrial como fibrilação atrial, flutter atrial, a taquicardia atrial. O MP, ao invés de seguir o átrio que está com frequência elevada, monitora o átrio e estimular apenas o ventrículo, em frequências adequadas estabelecidas na programação do marca-passo.

Modos de estimulação

Para normatizar a descrição do modo de atuação dos marca-passos de acordo com suas funções básicas e o número de estruturas cardíacas envolvidas, foi criado em 1974, um código de identificação (de três letras) pela "*Internacional Society Commission for Heart Disease*".

Esse documento, posteriormente, sofreu algumas adaptações até que, em sua última revisão, em 1987, realizada pela "*North American Society of Pacing and Electrophysiology*" (NASPE) e pelo "*British Pacing and Electrophysiology Group*" (BPEG)[12], passou a utilizar um código de cinco letras com o objetivo de incluir a identificação dos dispositivos e os modos de estimulação (**Tabela 23.5.**).

O código de identificação dos modos de estimulação atualmente utilizado é o seguinte:

1ª letra – Refere-se à câmara cardíaca estimulada, sendo representado pelas letras **A** (átrio), **V** (ventrículo), **D** (átrio e ventrículo) ou **O** (nenhuma).

2ª letra – Refere-se à câmara cardíaca sentida, com a mesma representação utilizada para a câmara estimulada (**A, V, D** ou **O**).

3ª letra – Define o modo de resposta em função do que foi sentido pelo marca-passo. Para representar a inibição da atividade do marca-passo pela onda P ou pelo complexo QRS utiliza-se a letra **I**; quando um evento cardíaco sentido (onda P ou complexo QRS) deflagra um estímulo artificial do marca-passo, utiliza-se a letra **T** (do inglês "trigger"). Para identificar os dois comportamentos (**I** e **T**) utiliza-se a letra **D**. A letra **O** indica a ausência de sensibilidade e o marca-passo estimula em modo assíncrono.

4ª letra – Define a ativação ou não de um sensor artificial de resposta de frequência:

- **Modulação da frequência cardíaca** – Representada pela letra **R**, que identifica a atuação de um sensor específico capaz de proporcionar modificações da frequência de estimulação segundo a atividade física.
- **Não modulação da frequência cardíaca** – Representada pela letra **O**, que identifica que o sensor de resposta de frequência está desativado.

5ª letra – Descreve a capacidade ou não de um sistema estimular uma ou as duas câmaras atriais e/ou ventriculares: **O** sistema sem capacidade de estimulação multissítio; **A** sistema capaz de estimulação biatrial; **V** sistema capaz de estimulação bi-ventricular e **D** indica sistema capaz de estimulação biatrial e biventricular.

É importante considerar que cada modelo de marca-passo atualmente desenvolvido incorpora várias opções de modos de estimulação, acionados por programação. Evidentemente, a quantidade de modos disponíveis varia de acordo com o número de câmaras estimuladas (uni, bicameral ou multissítio) e com a evolução tecnológica do dispositivo.

Na verdade, esses dispositivos são multifuncionais podendo contornar inúmeras intercorrências clínicas que acompanham os portadores de marca-passo, por meio de reprogramação, adequando o sistema de estimulação ao distúrbio do sistema de condução do coração que motivou o implante, melhorando a qualidade de vida do paciente e/ou evitando um procedimento cirúrgico.

Descreveremos, a seguir, os principais modos de estimulação disponíveis nesses aparelhos:

- **AAI:** estimula o átrio, sente o átrio e é inibido pelo átrio.

A estimulação atrial exclusiva está indicada na doença do nó sinusal com condução atrioventricular normal e ausência de hipersensibilidade do seio carotídeo. Estimula o átrio, sente o átrio e é inibido quando a frequência atrial espontânea do paciente é superior à frequência mínima de estimulação. A indicação do modo de estimulação atrial exclusivo é de aproximadamente 2% dos implantes no Brasil (Registro Brasileiro de Marca-passo) e no mundo (*World Survey on Cardiac Pacing*). Como a alteração do sistema de condução pode ser evolutiva e os pacientes com indicação de marca-passo são em geral idosos, o número de implantes de marca-passo atrial exclusivo é baixo. Atualmente os marca-passos de dupla-câmara possuem algoritmos para manter estimulação atrial exclusiva em

Tabela 23.5. Código de Estimulação.

Código Internacional de Estimulação				
Câmara cardíaca estimulada	Câmara cardíaca sentida	Modo de resposta	Sensor	Multissítio
A (Átrio)	A (Átrio)	I (Inibido)	O (Nenhum)	O (Nenhuma)
V (Ventrículo)	V (Ventrículo)	T (Deflagrado)	R (Resposta de frequência)	A (Átrio)
D (AEV)	D (AEV)	D (IET)		V (Ventrículo)
O (Nenhuma)	O (Nenhuma)	O (Nenhum)		D (AEV)

casos de condução atrioventricular preservada, funcionando como um marca-passo AAI.

- **VVI:** estimula o ventrículo, sente o ventrículo e é inibido pelo ventrículo.

A estimulação ventricular exclusiva está indicada na bradicardia devido ao bloqueio AV total ou de bloqueio AV de elevado grau em pacientes com fibrilação/flutter atrial permanente. Nos pacientes em ritmo sinusal, a estimulação ventricular exclusiva leva à perda do sincronismo atrioventricular e/ou condução retrógrada ventrículo-atrial que podem ocasionar a síndrome do marca-passo. Sempre que possível esse tipo de estimulação deve ser evitada.

- **VDD:** estimula ventrículo, sente átrio e ventrículo, o átrio deflagra o marca-passo em ventrículo e o ventrículo inibe o MP. Não há estímulo atrial. É um marca-passo de dupla-câmara com cabo-eletrodo único que permite estimular o ventrículo e sentir o átrio simultaneamente.

A indicação do modo VDD é o bloqueio AV total ou de segundo grau com função sinusal normal. Recentemente, tem sido preconizado para pacientes submetidos a implante de válvula aórtica transcateter que evoluíram com bloqueio AV total devido ao tempo menor de cirurgia e de exposição aos Raios X, com resultados semelhantes à dupla-câmara de dois eletrodos.[13]

- **DDI:** estimula átrio e ventrículo, sente átrio e ventrículo e é inibido pelo átrio (canal atrial) e pelo ventrículo. A indicação para se programar este modo de estimulação é doença do nó sinusal e condução atrioventricular alterada.

- **DDD:** modo de estimulação dos marca-passos de dupla-câmara, estimula átrio e ventrículo, sente átrio e ventrículo, o átrio deflagra o canal ventricular do marca-passo e o ventrículo inibe ambos os canais. Este tipo de programação pode levar à ocorrência de quatro tipos de eletrocardiograma representados na **Figura 22.7**. O eletrocardiograma pode não ter nenhuma espícula, ter apenas a espícula atrial, pode ter apenas a espícula ventricular ou ambas as espículas atrial e ventricular. O MP mantém a frequência mínima de estimulação no átrio e no ventrículo, deflagra seguindo a onda P até a frequência máxima estimulando o ventrículo e monitora o intervalo PR do paciente, estimulando o ventrículo sempre que o intervalo PR ultrapassar o intervalo AV do marca-passo.

ELETROCARDIOGRAMA DOS MODOS DE ESTIMULAÇÃO:

AAI

O marca-passo atrial (modo AAI) estimula o átrio e é inibido pela atividade elétrica atrial espontânea sinusal ou atrial do paciente. Não sofre influência de eventos ventriculares. A condução atrioventricular é realizada pelo sistema His-Purkinje (**Figuras 23.8. e 23.9.**).

VVI

O marca-passo ventricular (modo VVI) respeita as atividades ventriculares espontâneas, mas não mantém qualquer relação com a onda P. Todo batimento ventricular espontâneo acima da frequência mínima de estimulação inibe o gerador (**Figura 23.10.**).

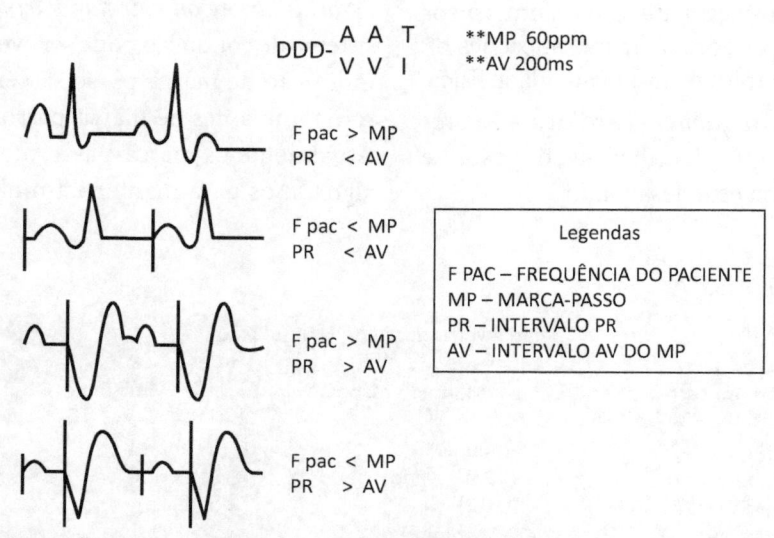

Figura 23.7. Esquema dos eletrocardiogramas possíveis em um marca-passo DDD.

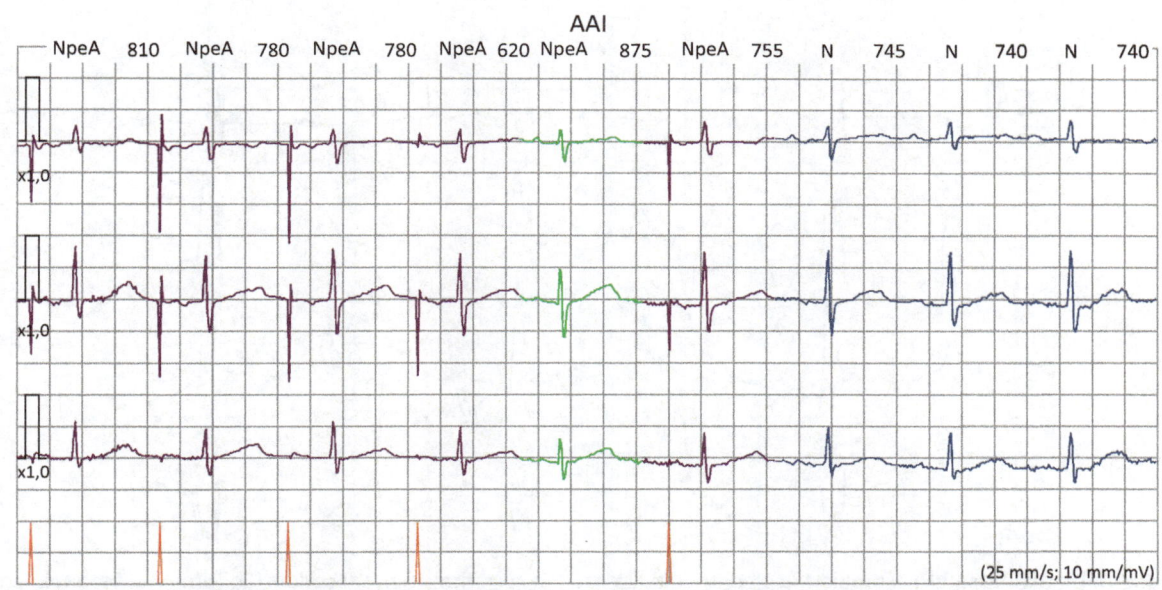

Figura 23.8. Marca-passo AAI estimulando o átrio. Ocorre uma extra-sístole atrial isolada e conduzida (verde), próximo batimento, estimulação atrial e os três últimos batimentos o marca-passo é inibido pelo ritmo sinusal do paciente. Funcionamento normal.

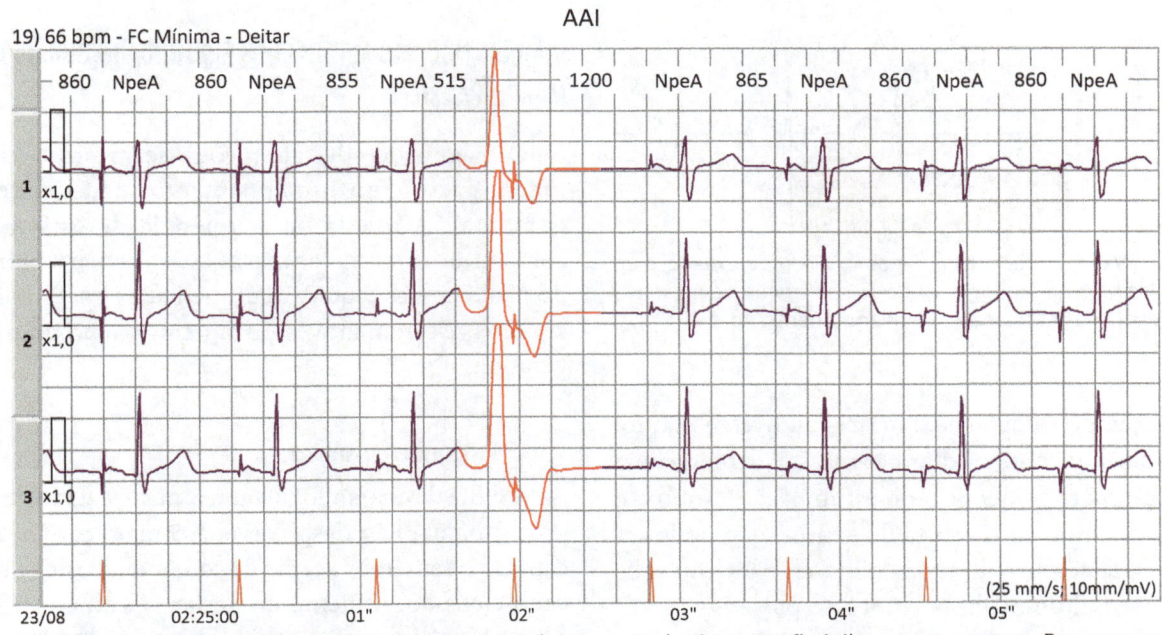

Figura 23.9. Marca-passo AAI estimulando o átrio. Nesse modo, o quarto batimento não inibe o marca-passo. Por ser uma extrassístole ventricular. Funcionamento normal.

VVI com função de histerese

Histerese é o intervalo de tempo superior ao intervalo de escape, acionado pela presença de eventos espontâneos. Desta forma, ficam estabelecidos dois limites de frequência: um para eventos estimulados (frequência de estimulação) e outro para eventos espontâneos (frequência de histerese). A função histerese em marca-passo ventricular (modo VVI) tem valor clínico porque faz o papel da pausa compensatória fisiológica pós-extrassistólica, além de respeitar o ritmo próprio em pacientes com bloqueio atrioventricular intermitente (**Figura 23.11.**).

VVIR

Estimulação com resposta de frequência – é a estimulação artificial de frequência adaptável promovida por sensores que ajustam a frequência cardíaca segundo as necessidades do paciente, melhorando a qualidade de vida.[14] A estimulação VVIR é muito útil para casos em

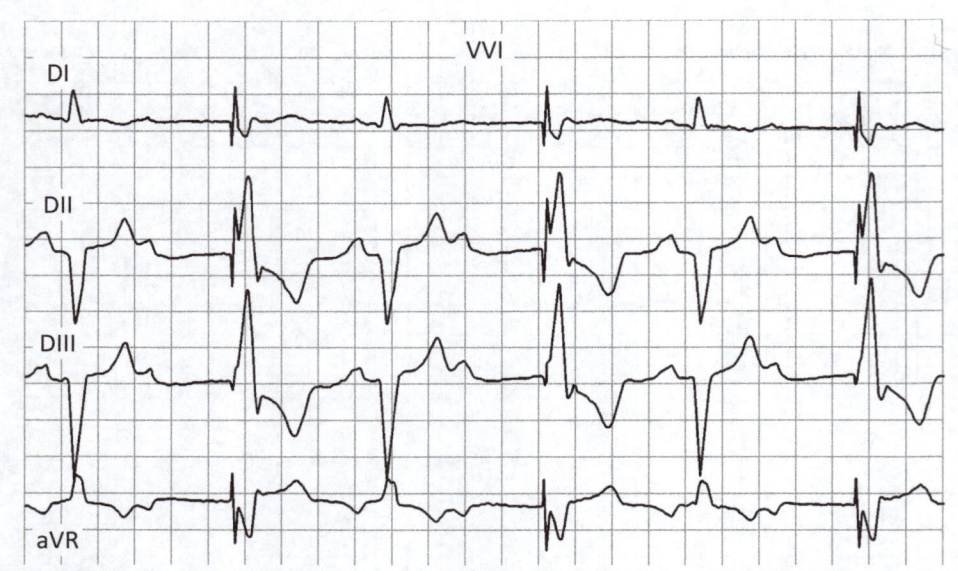

Figura 23.10. VVI. Marca-passo VVI estimulando o ventrículo alternando com ritmo sinusal conduzido (provável bloqueio atrioventricular 2:1 fixo). Marca-passo mantém frequência mínima de estimulação. Funcionamento normal.

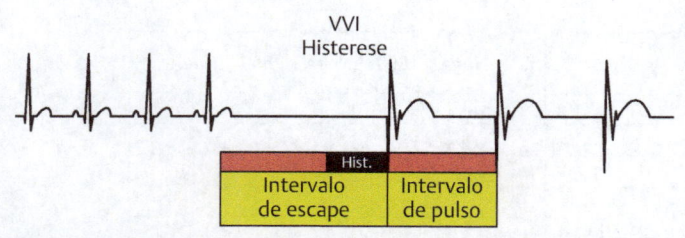

Figura 23.11. VVI histerese. Marca-passo VVI programado com histerese. Intervalo de escape maior que o intervalo de pulso espícula a espícula do marca-passo. Funcionamento normal.

que a variação de frequência é imprescindível, e não foi possível utilizar um sistema dupla-câmara. É definida uma programação para frequência de estimulação mínima e máxima, e o tempo de resposta do sensor, que pode ser ajustado por telemetria do próprio marca-passo ou teste ergométrico visando melhora clínica do paciente.

DDD

O modo DDD deve ser indicado sempre que haja necessidade de implante de marca-passo e o paciente apresentar ritmo sinusal. No caso de função sinusal normal, a onda P sinusal será o sensor biológico para adequar a frequência de estimulação ventricular. No caso de doença do nó sinusal ou ausência de cronotropismo sinusal, o marca-passo vai manter o sincronismo atrioventricular. O Grupo Britânico de Estimulação Cardíaca tem como corolário que: o átrio deve ser sempre estimulado e/ou sentido sempre que possível (**Figuras 23.12.** e **23.13.**).

DIAGNÓSTICO DAS ALTERAÇÕES ELETROCARDIOGRÁFICAS DOS MARCA-PASSOS

O diagnóstico das alterações eletrocardiográficas de marca-passo com funcionamento inadequado é fundamental. A queda na frequência de estimulação, a competição do ritmo de marca-passo com o ritmo próprio do paciente e as taquicardias mediadas podem ocasionar sintomas e serem graves. É imperativa a programação do gerador.[15,16]

- **Falha de comando**

A falha de comando do marca-passo é definida quando uma espícula não despolariza a câmara cardíaca. Várias causas podem levar a falha de comando: deslocamento do cabo-eletrodo, aumento do limiar de comando, lesão do cabo-eletrodo, perfuração, desgaste do gerador, má programação do gerador com energia próxima ao do limiar de comando (**Figura 23.14.**).

- **Falha de sensibilidade**

A falha de sensibilidade do marca-passo é caracterizada ao eletrocardiograma quando a espícula do marca-passo não respeita o batimento próprio do paciente e cai após o complexo QRS mantendo o intervalo de pulso (espícula-espícula). As causas são: deslocamento do cabo-eletrodo, baixo potencial endocavitário, lesão do eletrodo, má conexão, desgaste de gerador, má programação (**Figuras 23.15.** e **23.16.**).

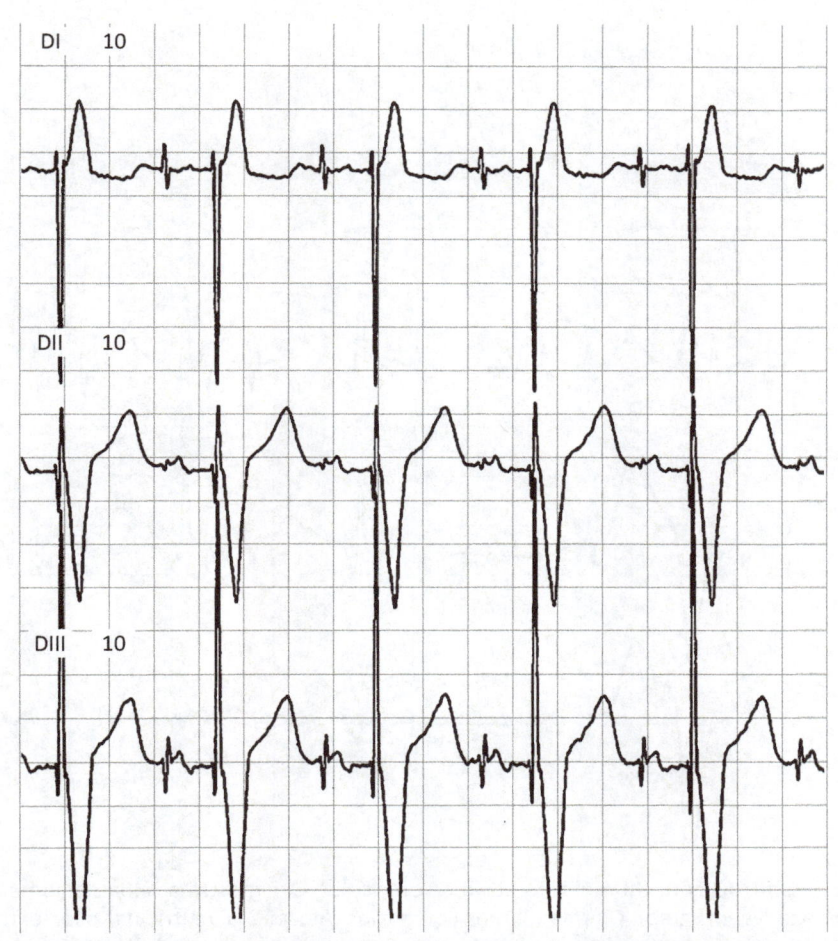

Figura 23.12. Marca-passo DDD programado com estimulação atrial e ventricular com intervalo atrioventricular em torno de 200ms. Funcionamento normal.

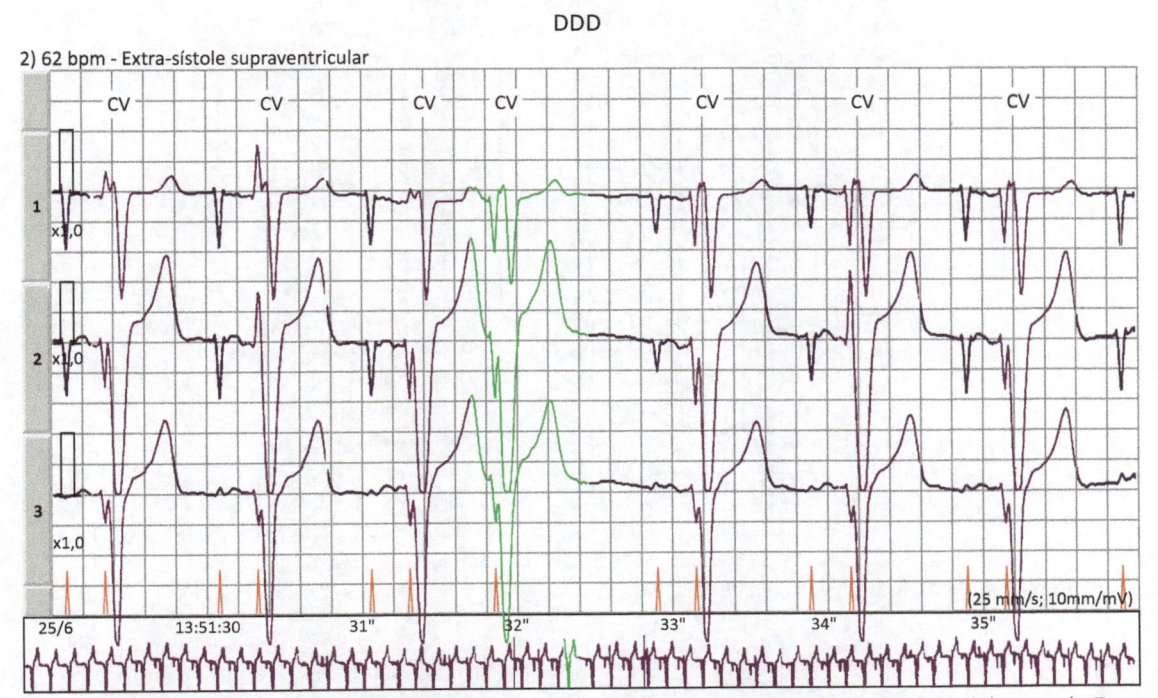

Figura 23.13. DDD. Marca-passo DDD com estimulação atrial e ventricular. Ocorre uma extra-sístole atrial na onda T que deflagra o circuito ventricular do marca-passo (verde). Funcionamento normal.

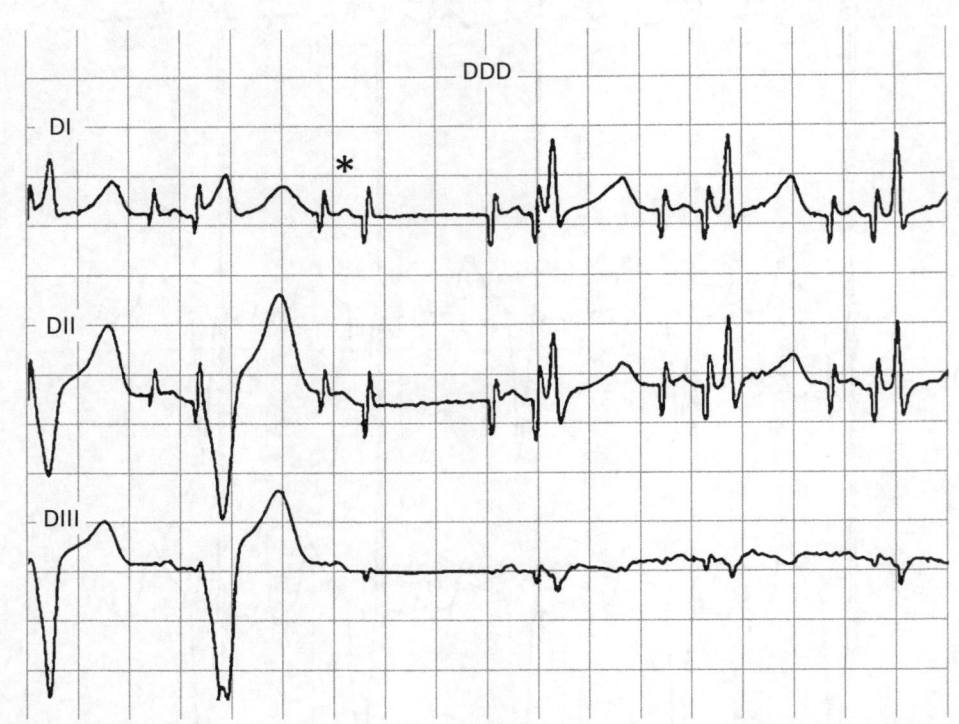

Figura 23.14. DDD. Marca-passo DDD com estimulação atrial e ventricular. O * mostra a falha de comando ventricular (espícula ventricular que não despolariza o ventrículo). Os três últimos complexos. A espícula ventricular ocorre, mas não captura o ventrículo (distância espícula onda R vai progressivamente aumentando). Provável falha de comando ventricular. Diagnóstico diferencial de fusão.

12:19:27 5ª F
FC: 67

Falha de sensibilidade ventricular

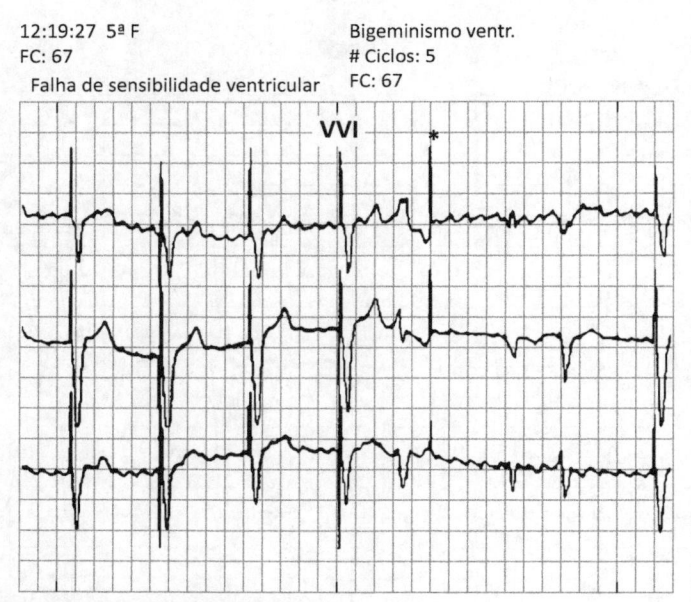

Bigeminismo ventr.
Ciclos: 5
FC: 67

Figura 23.15. QRS do paciente não inibe a espícula ventricular.

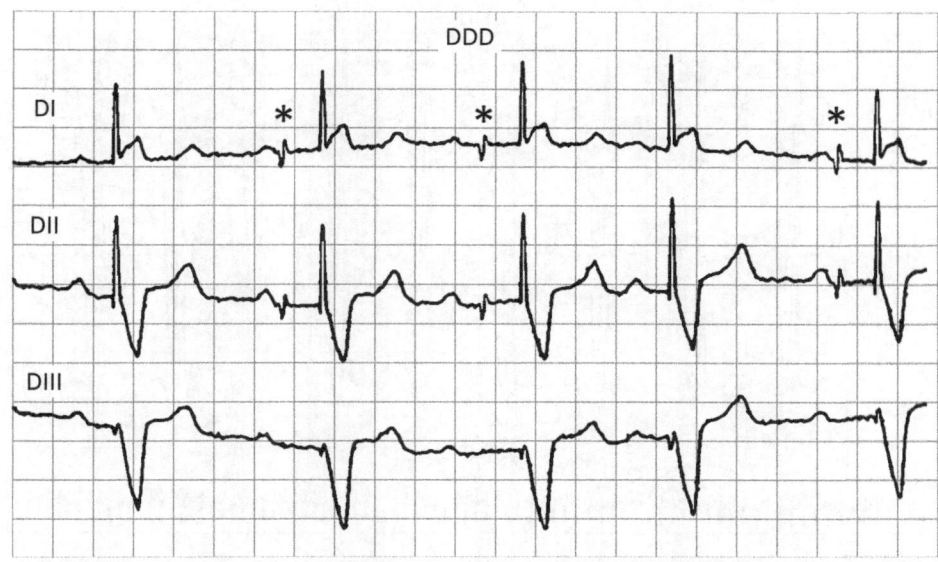

Figura 23.16. Marca-passo DDD com falha de sensibilidade e estimulação atrial. O batimento sinusal não inibe a espícula atrial que é lançada logo após a onda P no segundo, terceiro e quarto batimentos*.

- **Pausa**

A definição de pausa é a queda da frequência de estimulação, abaixo da frequência mínima programada, com ausência de espícula. As causas são: fratura de cabo-eletrodo, má conexão dos cabos eletrodos ao gerador, interferências externas, interferências do próprio coração, interferência muscular e desgaste do gerador (**Figura 23.17.**).

- **Taquicardia mediada pelo marca-passo**

Na grande maioria dos casos o paciente tem uma condução ventrículo-atrial pelo nó atrioventricular ou por um feixe anômalo de condução ventrículo-atrial. A onda P retrógrada cai fora do período refratário atrial, é sentida e deflagra o marca-passo em ventrículo, perpetuando a taquicardia (**Figura 23.18.**).

- **Pseudo Wenckebach ou Wenckebach eletrônico**

Ocorre no marca-passo DDD quando a frequência atrial é superior à frequência máxima de deflagração ventricular. O marca-passo alonga o intervalo AV para manter a frequência máxima de deflagração, e quando a onda P cai no período refratário atrial não é sentida, causando uma pausa. O pseudo Wenckebach não é disfunção. A frequência máxima do marca-passo deve ser programada sempre se levando em consideração a idade do paciente, cardiopatia de base e a função ventricular (**Figura 23.19.**).

PROCEDIMENTOS CIRÚRGICOS

Para um procedimento cirúrgico é importante que, antes da cirurgia, as equipes médicas e de enfermagem sigam os protocolos de cirurgia segura: confirmando o

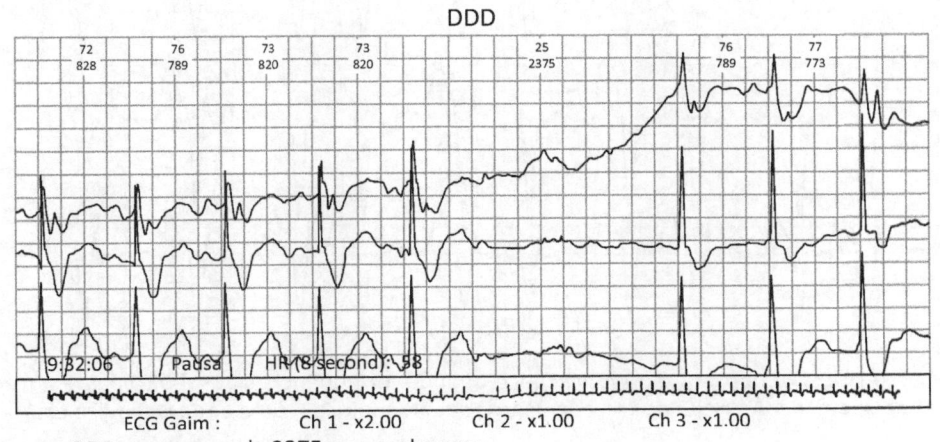

Figura 23.17. Marca-passo DDD com pausa de 2375ms a esclarecer.

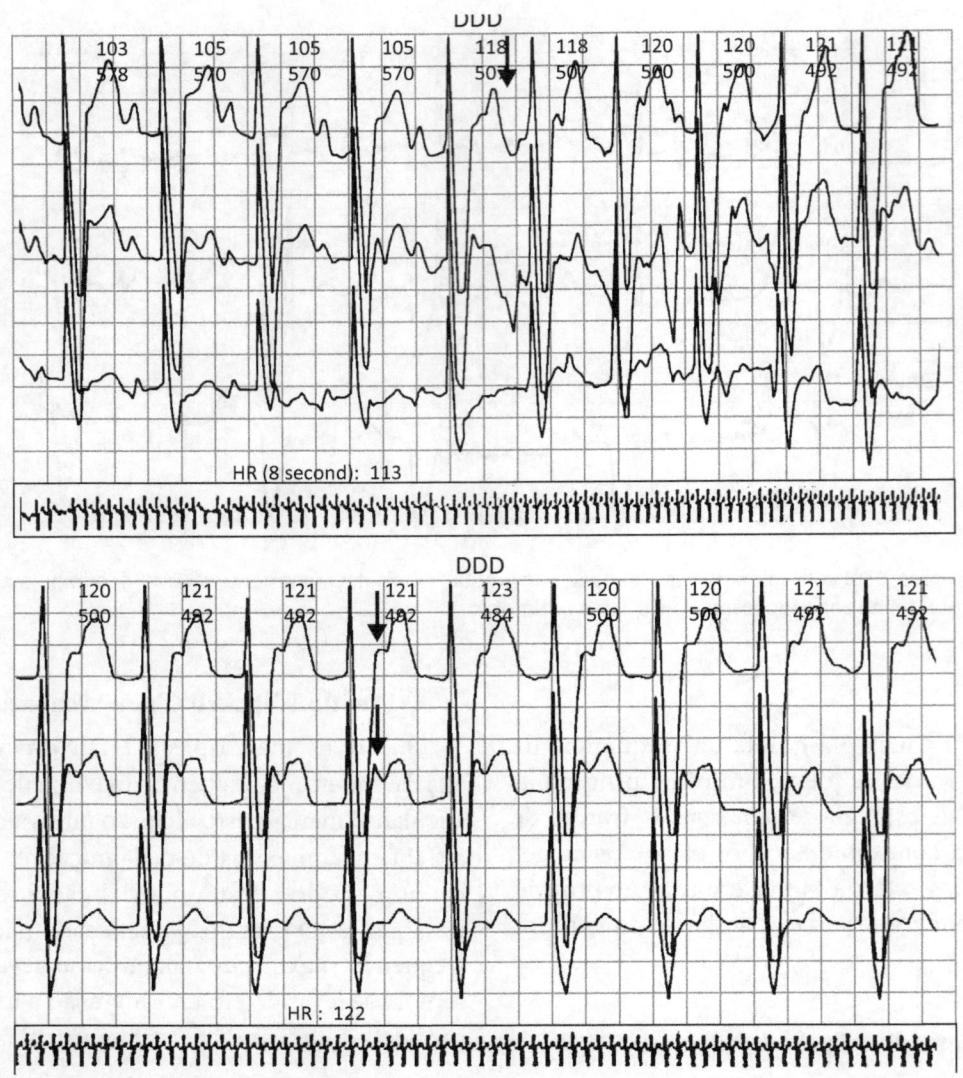

Figura 23.18. Traçado da esquerda mostra marca-passo DDD sentindo o átrio e deflagrando e ventrículo. A partir da seta não se observa mais a onda P. No traçado da direita a taquicardia mediada pelo marca-passo e a visualização com as setas indicando a onda P retrógrada.

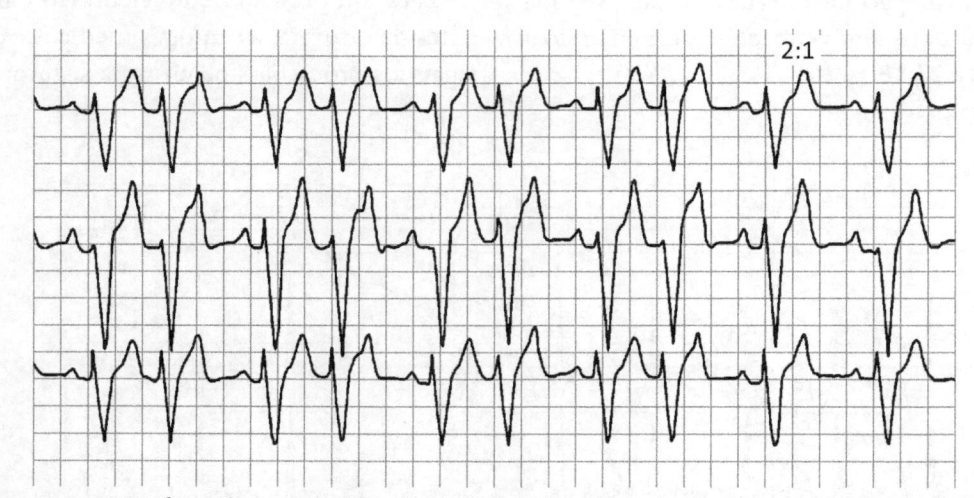

Figura 23.19. Marca-passo DDD fazendo pseudo Wenckebach quando a frequência sinusal ultrapassa a frequência máxima de deflagração ventricular programada. À direita do traçado ocorre um bloqueio 2:1, uma onda P sempre está no período refratário atrial.

nome do paciente, data de nascimento, número de registro hospitalar e lateralidade. Toda a equipe deve estar ciente da indicação do procedimento e os exames pré-operatórios checados.

O implante de um marca-passo definitivo deve ser realizado em centro cirúrgico ou laboratório de hemodinâmica/eletrofisiologia sob visão fluoroscópica com monitorização eletrocardiográfica contínua, oximetria de pulso e registro de pressão arterial.

A anestesia pode ser local, de preferência associada a sedação, ou geral em casos específicos (na dependência da complexidade do procedimento, da via de acesso e das condições clinicas dos pacientes).

Em relação ao acesso cirúrgico, o local de implante do gerador de pulsos, a utilização de uma via transvenosa ou epicárdica para implante de cabos eletrodos devem ser considerados.

É importante ressaltar que devem ser considerados na estratégia cirúrgica algumas variáveis importantes como: idade do paciente, fragilidade, uso de marca-passo provisório, cateteres venosos, cirurgias torácicas prévias, necessidade ou radioterapia prévia, características anatômicas, infecções de pele e membro superior dominante.

A região do local do gerador, na maioria dos casos peitoral, pode ser abdominal em situações específicas, subcutânea ou submuscular. O acesso venoso é realizado por dissecção da veia cefálica ou punção da veia axilar, subclávia, jugular ou femoral. O número de cabos eletrodos vai variar conforme o sistema implantado convencional ou multissítio, sendo atualmente utilizados os de fixação ativa (*screw-in*).

Durante o procedimento cirúrgico é imprescindível a aferição dos limiares de sensibilidade, estimulação e as impedâncias dos cabos-eletrodos, além do eletrograma endocavitário ou epicárdio.

A programação do gerador do marca-passo deve ser realizada na sala cirúrgica com adequação as necessidades do paciente e limiares encontrados.

O relatório da cirurgia de um marca-passo deve incluir identificação do paciente, descrição do ato operatório, dados técnicos do sistema e a ocorrência ou não de complicações (por exemplo, pneumotórax, hemotórax, perfuração do ventrículo direito, hematoma em loja do gerador, contaminação e arritmias). O registro brasileiro de marca-passo e cardioversores-desfibriladores (RBM) deve ser preenchido, mantendo uma via no prontuário do paciente e enviado uma via a sociedade responsável(ABEC/DECA/SBCCV).

AVALIAÇÃO NO PÓS-OPERATÓRIO E PERÍODO DE INTERNAÇÃO

Após a cirurgia de marca-passo é necessário realizar avaliação clínica do paciente, com exames de ECG e radiografia de tórax (pré-alta hospitalar) para confirmar o funcionamento adequado do marcapasso, posição dos cabos-eletrodos e diagnosticar possíveis disfunções e complicações.

O paciente deve permanecer internado em ambiente hospitalar por 12 a 24 h. Quando o procedimento não envolve acesso intravascular (troca de gerador) a observação pós-operatória pode ser feita de 6 a 12 horas (hospital-dia).[8]

A orientação para retorno ao ambulatório de marca-passo deverá ocorrer em até 30 dias para avaliação da ferida operatória e checagem do bom funcionamento do dispositivo, bem como adequação de sua programação.

LEITURA SUGERIDA

- Link MS, Hellkamp AS, Mark Estes NA et al. High incidence of pacemaker syndrome in patients with sinus node dysfunction treated with ventricular-based pacing in the Mode Selection Trial (MOST). J Am Coll Cardiol 2004;43(11):2066-71.

REFERÊNCIAS BIBLIOGRÁFICAS

1. Mond HG, Wickham GG, Sloman JG. The Australian history of cardiac pacing: memories from a bygone era. Heart Lung Circ 2012 Jun;21(6-7):311-9.
2. Mullins IJ. The generation of electric currents in cardiac fibers by Na/Ca exchange. Am J Physiol.1979 Mar;236(3):C103-10.
3. Zoll PM. Noninvasive cardiac stimulation revisited. Pacing Clin Electrophysiol. 1990 Dec;13(12 Pt 2):2014-6.
4. Holmes Jr DR. Temporary Cardiac Pacing. In Furman S, Hayes DL, Holmes Jr DR, eds. A Practice of Cardiac Pacing. New York: Futura Publishing Company Inc. Mount Kisco; 1986:129-157.
5. Pesaro AEP, Serrano Jr CV, Nicolau JC. Infarto Agudo do Miocárdio – Síndrome Coronariana Aguda com supradesnível do segmento ST. Rev Assoc Med Bras 2005; 50(2):214-20.Michae
6. Piegas LS, Feitosa G, Mattos LA et al. Sociedade Brasileira de Cardiologia. IV Diretriz da Sociedade Brasileira de Cardiologia sobre Tratamento do Infarto agudo do Miocárdio com Supradesnível do Segmento ST. Arq Bras Cardiol.2009;93(6 supl.2):e179-e264.
7. Van de Werf F, Ardissimo D, Betriu A et al. Management of acute myocardial infarction in patients presenting with ST-segment elevation. The Task Force on the management acute myocardial infarction of the European Society of Cardiology. European Heart J 2003;24(1):28-66.
8. Teixeira RA, Fagundes AA, Baggio-Junior JM, Oliveira JC, Medeiros PTJ, Valdigem BP, et al. Diretriz Brasileira de Dispositivos Eletronicos Implantáveis – 2023 Arq Bras Cardiol. 2023; 120(1):e 20220892.

9. Cooley DA. In Memoriam: Tribute to Åke Senning, Pioneering Cardiovascular Surgeon.Tex Heart Inst J. 2000;27(3):234–5.
10. Varma, N.et al. Efficacy and safety automatic remote monitoring for implantable cardioverter-desfibrillator follow-up: the Lumos-T Safety Reduces Routing Office Device Follow-up (TRUST) trial. Circulation, 2010 Jul 27; 122(4):325-32.
11. Mabo, P. et al. A Randomized Trial of Long-term Remote Monitoring of Pacemaker Recipient (The COMPAS trial). European Heart Journal. doi:10.1093/eurheartj/ehr419.
12. Bernstein AD, Daubert JC, Fletcher RD et al. The revised NASPE/BPEG generic code for antibradycardia, adaptive-rate, and multisite pacing. North American Society of Pacing and Electrophysiology/British Pacing and Electrophysiology Group. Pacing Clin Electrophysiol. 2002 Feb;25(2):260-4.
13. Chan WK, Danon A, Wijeysundera HC et al. Single Versus Dual Lead Atrioventricular Sequential Pacing for Acquired Atrioventricular Block During Transcatheter Aortic Valve Implantation Procedures. Am J Cardiol 2018 Aug 15;122(4):633-637.
14. Lamas GA, Knight JD, Sweeney MO et al. Impact of rate-modulated pacing on quality of life and exercise capacity--evidence from the Advanced Elements of Pacing Randomized Controlled Trial (ADEPT). Heart Rhythm 2007 Sep;4(9):1125-32.
15. Mulpuru SK, Madhavan M, McLeod CJ et al. Cardiac Pacemakers: Function, Troubleshooting, and Management: Part 1 of a 2-Part Series. J Am Coll Cardiol 2017 Jan 17;69(2):189-210.
16. Martinelli Filho M, Nishioka SAD, Siqueira SF. Atlas de Marca-passo: a função através do eletrocardiograma. São Paulo: 2a ed, Ed. Atheneu, 2012

24
NOÇÕES DE CIRURGIA DE REVASCULARIZAÇÃO MIOCÁRDICA

JANAYNA T. RABELATO • PAULO H. PAULISTA • MÁRIO ISSA

HISTÓRICO

A noção de **doença arterial coronária** (DAC) foi trazida ao *Royal College of Physicians*, em 1768, por William Heberden. Porém, a relação entre essa doença e a angina pectoris não estava completamente elucidada e, apenas em 1876, Adam Hammer, sugeriu que a angina pectoris e o infarto do miocárdio poderiam ser atribuídos à diminuição ou à interrupção do fluxo sanguíneo coronário, quando pelo menos uma das artérias do coração estivesse comprometida. Isso permitiu melhor compreensão da doença arterial coronária, possibilitando a programação de seu tratamento.[1]

Quase um século depois, em 1951, Vineberg *et al.*, após extenso estudo experimental envolvendo o desenvolvimento de circulação colateral, propuseram o implante da artéria torácica interna na musculatura do ventrículo esquerdo. Para tanto, realizavam um túnel em meio à parede ventricular, em cujo interior posicionavam a artéria torácica interna. Os ramos dessa artéria eram mantidos sangrantes, com finalidade de estabelecerem futuras conexões com as arteríolas miocárdicas isquêmicas. Essa técnica obteve bons resultados e foi um importante tratamento da angina por vários anos.[1]

Certamente o grande impulso ao desenvolvimento da revascularização do miocárdio foi o advento da cineangiocoronariografia em 1958. Após isso, em maio de 1960, Goetz *et al.*, realizaram a primeira revascularização do miocárdio com sucesso. Anastomosaram a artéria torácica interna direita, empregando sutura mecânica com anel de tantalum, com a artéria coronária direita. Em 1964, Garrett *et al.*, realizaram, no Methodist Hospital, em Houston, a primeira revascularização miocárdica bem sucedida com veia safena, após insucesso na endarterectomia dessa artéria coronária.[1]

Em 1967, René Favaloro, cirurgião argentino que se aperfeiçoava na Cleveland Clinic, propôs a utilização da veia safena para a realização de uma anastomose direta no sistema coronariano.[2]

No Brasil, o pioneiro foi Adib Jatene, no Instituto Dante Pazzanese de Cardiologia, que realizou a primeira revascularização miocárdica, sendo essa técnica utilizada rotineiramente em milhares de pacientes no mundo todo.[2]

INDICAÇÕES DE REVASCULARIZAÇÃO DO MIOCÁRDIO

O quadro clínico da obstrução aterosclerótica coronariana é amplo e os sintomas são bastante diversificados. Esta doença pode ser classificada em insuficiência coronariana aguda e crônica, sendo que o tratamento pode ser clínico, através de medicamentos e de mudanças nos hábitos de vida ou cirúrgico, através de intervenções mais invasivas de revascularização do miocárdio, como o implante de *stents* farmacológicos ou cirurgia de revascularização.

Primeiramente, o paciente será avaliado clinicamente através da análise da angina pectoris pelo CCS Score que varia de zero até quatro baseado nos sintomas relatados, como: ausência de sintomas, sintomas aos esforços ou até mesmo em repouso, de acordo com esta avaliação a reprodutibilidade pode chegar em até 73% dos casos. Entretanto, a prática clínica não é correspondente, com a intensidade dos sintomas sendo diretamente relacionada ao grau da lesão, visto que muitas vezes os pacientes diabéticos não possuem angina.[3,4]

A avaliação dos exames complementares inicia através da radiografia de tórax e eletrocardiograma, essenciais para avaliação da área cardíaca e aumento de câmaras. A complementação do ecocardiograma transtorácico é necessária para avaliação de contratilidade miocárdica, função ventricular, aumento de câmaras cardíacas, complicações mecânicas pós-infarto, insuficiência mitral isquêmica, entre outros.[3]

Dentre os exames complementares para avaliação de isquemia, a angiotomografia coronariana revela a análise do score de cálcio e a classificação da severidade de comprometimento coronariano. A cintilografia miocárdica avalia a porcentagem de carga isquêmica e viabilidade.[3,4]

A cineangiocoronariografia é o exame padrão-ouro para indicação de qual procedimento de revascularização será realizado, percutâneo ou cirúrgico. A avaliação é baseada na análise do SYNTAX SCORE, que se trata de um estudo angiográfico que identifica o grau da complexidade e severidade da lesão, a pontuação acima de 23 deverá ser discutido em *Heart Team*. A anatomia coronariana e avaliação angiográfica foram abordadas no capítulo de anatomia cardíaca.[3,4]

Outro ponto importante a ser considerado é a avaliação da calcificação da aorta nos pacientes sexagenários através de tomografia computadorizada sem contraste como rotina para avaliação do local de canulação.[5] Na **Figura 24.1.**, abaixo, a anastomose proximal da ponte de safena foi realizada no tronco braquiocefálico devido à grande quantidade de cálcio na aorta ascendente.

Depois de realizado o pré-operatório e a análise do cateterismo, o cirurgião deverá optar como será realizada a revascularização. Basicamente, os tipos de condutos empregados para a revascularização do miocárdio são os condutos venosos e condutos arteriais. O conduto venoso mais utilizado é a veia safena magna, que apesar de ser de fácil utilização, apresenta degeneração progressiva ao longo do seguimento pós-operatório, sendo que, ao final de 10 anos, estudos recentes demonstram que aproximadamente 70% desses enxertos estão pérveos.[5]

Os condutos arteriais, em especial as artérias torácicas internas, apresentam maior durabilidade, atingindo perviabilidade de 90% em 15 anos. A utilização de outras artérias deverá ser avaliada quanto ao uso de acordo com as lesões coronarianas encontradas.[6]

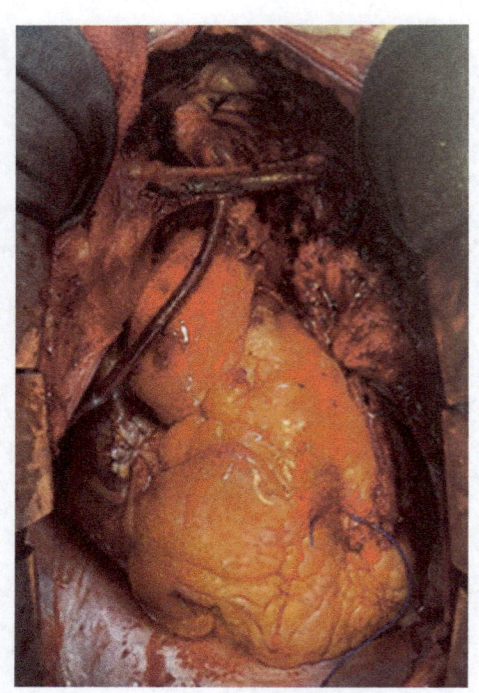

O uso da artéria radial como enxerto é preferível ao uso da safena para tratar o segundo vaso-alvo mais importante com estenose significativa após a artéria coronária descendente anterior esquerda. Os benefícios incluem permeabilidade superior após cinco anos, redução de eventos cardíacos adversos e melhora na sobrevida.[6]

Em pacientes com DAC, insuficiência cardíaca e fração de ejeção de VE ≤35% é recomendada a revascularização miocárdica cirúrgica. O estudo STICHES demonstrou que ao final de 10 anos de seguimento, os pacientes com disfunção ventricular (FEVE ≤35%) submetidos à cirurgia de revascularização do miocárdio apresentaram maior

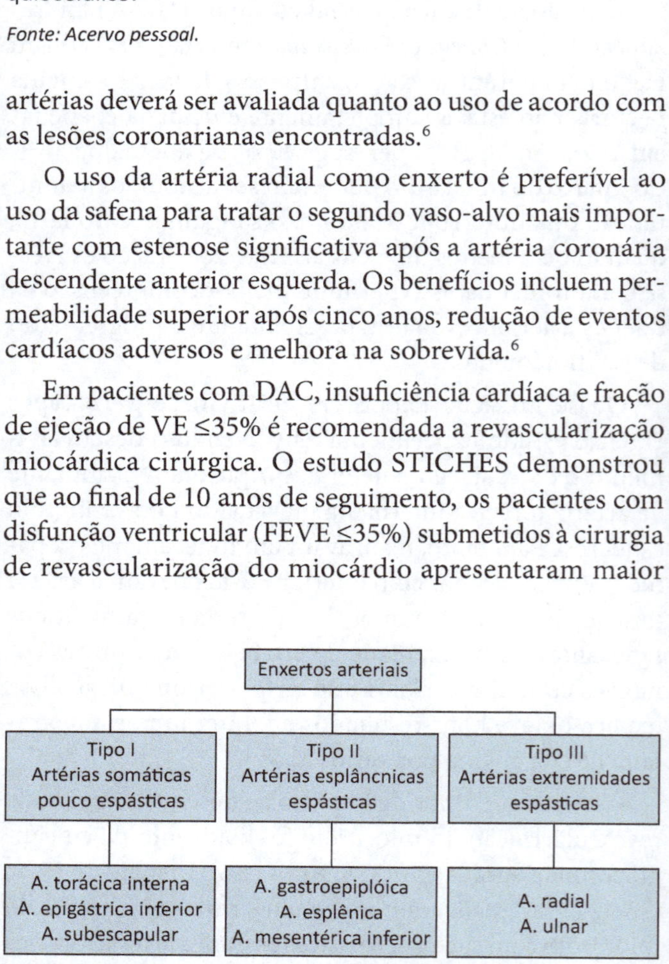

Figura 24.1. Revascularização do miocárdio com duas pontes. Artéria torácica interna esquerda com a descendente anterior e safena para coronária direita, com anastomose no Tronco Braquiocefálico.

Fonte: Acervo pessoal.

Fluxograma 24.1. Tipos de enxertos arteriais.

Enxertos arteriais

Tipo I Artérias somáticas pouco espásticas	Tipo II Artérias esplâncnicas espásticas	Tipo III Artérias extremidades espásticas
A. torácica interna A. epigástrica inferior A. subescapular	A. gastroepiplóica A. esplênica A. mesentérica inferior	A. radial A. ulnar

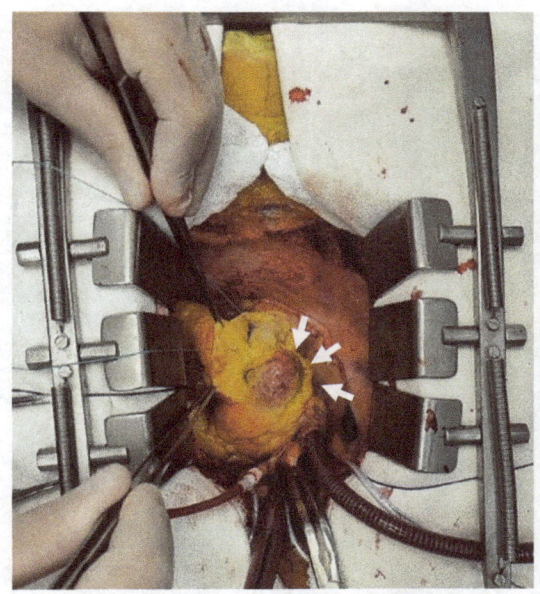

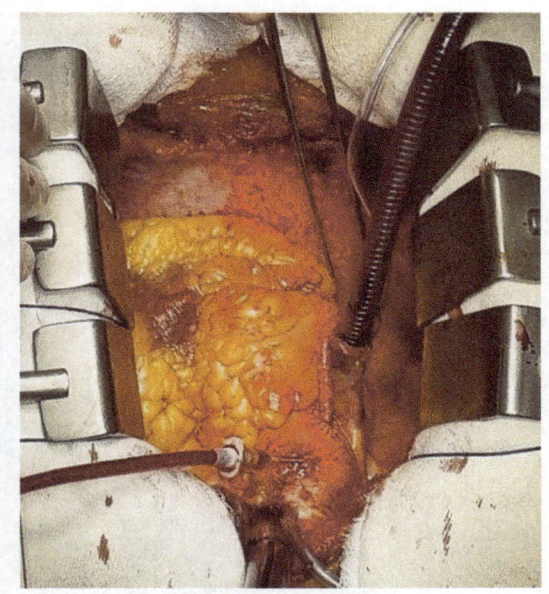

Figura 24.2. Aneurisma de coronária direita, realizada sutura do aneurisma e anastomose após a lesão.

Fonte: Acervo pessoal.

sobrevida quando comparados aos que ficaram em tratamento clínico.[7]

Nos casos raros de aneurisma coronariano ou fístula coronariana, que correspondem a 0,2% dos pacientes coronarianos operados, não há consenso sobre qual o melhor tratamento utilizado. A opção de implantes de *coil* por hemodinâmica ou realização de pontes com ligadura da coronária próximo ao aneurisma poderá ser realizada.[4]

Na **Tabela 24.1.**, abaixo, resumimos a indicação cirúrgica e o nível de evidência nos principais *guidelines* recentes sobre o tema.

TÉCNICA CIRÚRGICA

Considerando que após o estudo da cineangiocoronariografia foi indicada a revascularização miocárdica, outro ponto que o cirurgião deve considerar é qual enxerto deverá usar. A opção da Artéria Torácica interna esquerda anastomosada para a Descendente Anterior deverá ser usada, devido a sua patência acima de 20 anos em grandes estudos.[5]

A utilização da veia safena é alvo de grandes discussões na especialidade, visto que possui patência média de 10 a 15 anos, em pacientes com terapia clínica otimizada no pós-operatório. A utilização de *safena no-touch* e de preparos com substâncias que podem aumentar a patência deste enxerto são fontes de estudos futuros sobre o tema, frisados nos capítulos de enxertos.

Tabela 24.1. Indicações para cirurgia de Revascularização miocárdica para angina estável.

Doença	EACTS 2018	AHA 2021
Acometendo tronco de coronária esquerda >50%	IA	IA
Doença de DA proximal >50%	IA	IA
Doença coronariana com dois ou três vasos e FE <35%	IA	IB
Área de isquemia detectada >10% em VE em testes funcionais ou FFR alterado	IB	IB
Artéria única acometendo >50% do vaso	IC	IC
Estenose coronariana hemodinamicamente importante com sintomas de angina limitante ou persistente apesar do tratamento otimizado	IA	IA

DA) Descendente anterior. FE) Fração de ejeção. VE) Ventrículo esquerdo. FFR) Reserva de fluxo fracionada.

A utilização da artéria radial é preconizada como melhor enxerto para artérias com lesões acima de 70%, preferencialmente aqueles acima de 90%. O uso da dupla mamária poderá ser utilizado em pacientes jovens, sem diabetes, sem doenças pulmonares e desde que a Artéria torácica interna direita alcance após a lesão culpada no vaso que deverá ser tratado, geralmente a coronária direita ou ramo marginal da circunflexa.

ENXERTOS PARA REVASCULARIZAÇÃO DO MIOCÁRDIO

ARTÉRIA RADIAL
- Alguns estudos randomizados apoiam melhor patência comparado à veia safena magna.
- Existe evidência limitada à retirada endoscópica.
- Deve ser usada em coronárias com lesões graves para que não tenha competição de fluxo.
- Uso de vasodilatadores durante o primeiro ano após a revascularização.

VEIA SAFENA MAGNA COM RETIRADA ENDOSCÓPICA
- Reduz o risco de complicações de ferida operatória.
- Alguns estudos referem diminuição da patência a longo prazo, mais estudos são necessários sobre o tema.

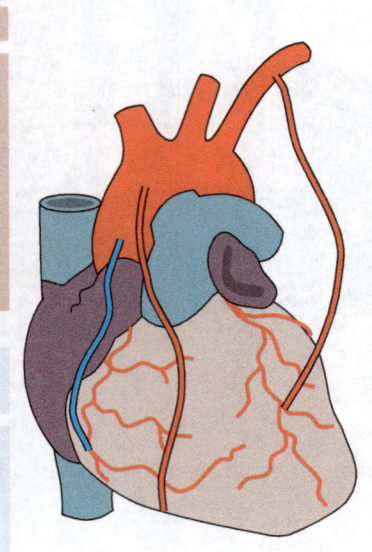

ARTÉRIA TORÁCICA INTERNA DIREITA
- Não há evidência de melhor patência comparando a A. torácica interna direita e a V. safena magna.
- O uso de dupla mamária tem maior risco de infecção de ferida operatória, por isso seu uso deve ser em pacientes selecionados.
- A evidência do uso da mamária esqueletizada é fraco, está mais relacionado a menor infecção de ferida operatória, mas não há conclusões sobre superioridade quanto a patência.

ARTÉRIA GASTROEPIPLOICA DIREITA
- A patência é superior quando comparada à V. safena magna, entretanto não há diferença clínica.
- Seu uso está relacionado ao maior número de complicações de ferida operatória.

VEIA SAFENA MAGNA "NO-TOUCH"
- Estudos randomizados apoiam que a patência desse enxerto é melhor quando comparado à veia safena tradicional, mas ainda não há diferença clínica.
- Uso desta técnica aumenta o risco de infecção local.

Figura 24.3. Resumo sobre os principais enxertos utilizados na revascularização do miocárdio.
Retirada de Gaudino et al., 2023.

Para realização da cirurgia com CEC, a canulação poderá ocorrer na aorta e átrio direito ou aorta e cavas. No IDPC, para revascularização geralmente utilizamos a técnica de pinçamento intermitente, a aorta é clampeada e podemos confeccionar a anastomose em 10 minutos. Após isso, a aorta é aberta e a aspiração da raiz da aorta deverá ser realizada, com recuperação dos batimentos cardíacos por dois minutos.

As cardioplegias geladas, realizadas na raiz da aorta, são alternativas seguras desde que os locais para realização das anastomoses e os tamanhos dos enxertos sejam demarcados previamente.

Para confecção da anastomose distal, a arteriotomia deverá ser realizada após a lesão culpada de tamanho ligeiramente menor ao do enxerto utilizado. O fio de Prolene 7.0 deverá ser utilizado em sutura contínua respeitando a ordem enxerto-coronária com delicadeza para que não ocorra lesão endotelial ou dobras na anastomose, garantindo que a anastomose estará pérvea sem sangramentos, conforme demonstrado na figura a seguir.[5]

As anastomoses poderão ser sequenciais caso os calibres das coronárias sejam equivalentes, com distância entre as coronárias próximas e que não angule o enxerto, garantindo boa perfusão para os dois vasos revascularizados com o mesmo enxerto.

A anastomose proximal é realizada após a aorta clampeada, com fio de Prolene 6.0 com sutura contínua linear, com o enxerto cerca de 1,5 vez maior que o pequeno trecho de aorta que foi retirado para a anastomose.

Atualmente, a mortalidade para este tipo de cirurgia varia entre 2 a 4% no IDPC, um índice considerado baixo considerando o perfil dos pacientes de alto risco. As principais causas de óbito são de choque cardiogênico, pneumonia e AVC.

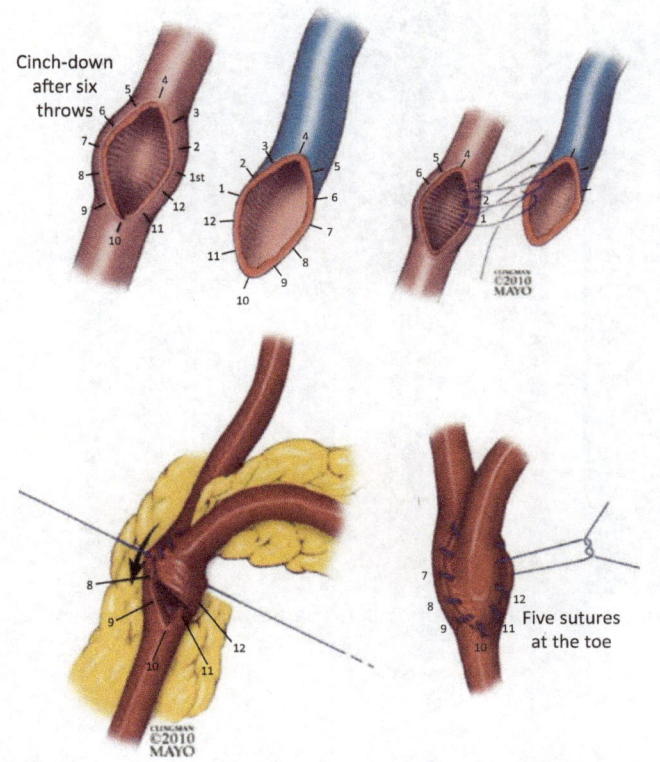

Figura 24.4. Confecção da anastomose distal com técnica de sutura contínua.

Retirada de Cohn, 5ª edição.

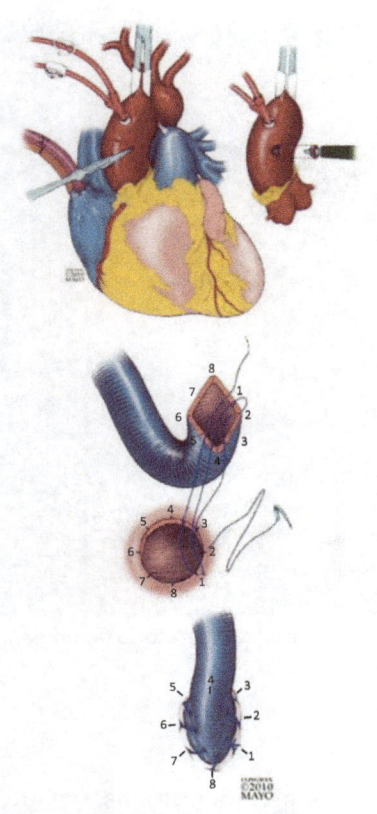

Figura 24.5. Confecção da anastomose proximal com técnica de sutura contínua.

Realizada a aortotomia para confecção da anastomose com bisturi (A) ou através de Punch (B). Realizada a anastomose com sutura contínua (C). Figura retirada de Cohn, 5ª edição.

REVASCULARIZAÇÃO MIOCÁRDICA: COM E SEM CIRCULAÇÃO EXTRACORPÓREA

Reservada inicialmente para tratamento de lesões coronárias únicas e localizadas na parede anterior do coração, essa tática foi rapidamente estendida para pacientes com lesão em dois ou mais vasos. Foram desenvolvidos diferentes modelos de estabilizadores cardíacos, que permitiram a diminuição regional do movimento cardíaco, como demonstrado na foto abaixo. Passou-se também a usar "*shunts*" intracoronários que possibilitaram a manutenção da irrigação do leito distal durante a anastomose, evitando isquemia e eventual deterioração hemodinâmica. Isso proporcionou um maior conforto para a confecção das anastomoses nessas cirurgias.[8]

O assunto tornou-se polêmico e inúmeros estudos comparativos foram desenvolvidos, com resultados conflitantes. Mas, certamente, o grande benefício do método consiste em se evitar a manipulação excessiva da aorta ascendente. Dessa maneira, embora seja desejável minimizar o uso da circulação extracorpórea na revascularização miocárdica, ainda é um grande desafio para a moderna cirurgia cardíaca evitá-la em todos os casos.

Todos os estudos que fazem este comparativo são claros e precisos, dependem da experiência do cirurgião. Além disso, a técnica sem CEC depende da seleção adequada dos pacientes com anatomia coronariana favorável, estabilizadores que garantem o correto posicionamento do coração, anestesista garantindo a estabilidade hemodinâmica do paciente, equipe de perfusão a postos para converter para CEC no caso de instabilidade.[5]

A avaliação da calcificação da aorta também é um fator que deve ser levado em conta sobre a escolha da revascularização sem CEC, entretanto é estudado que a necessidade de conversão para instalação de CEC aumenta a mortalidade cirúrgica em até 8% e tem pior desfecho comparado a AVC e sangramentos.[5]

TÉCNICA MINIMAMENTE INVASIVA

Na busca de manter os benefícios do tratamento cirúrgico da insuficiência coronária, com técnicas menos invasivas e com menor trauma cirúrgico tem-se procurado realizar a revascularização do miocárdio com a artéria

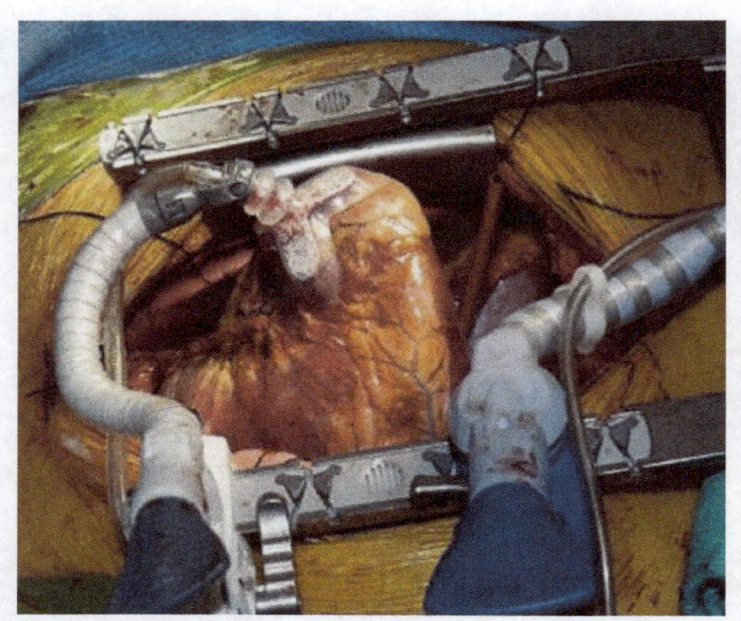

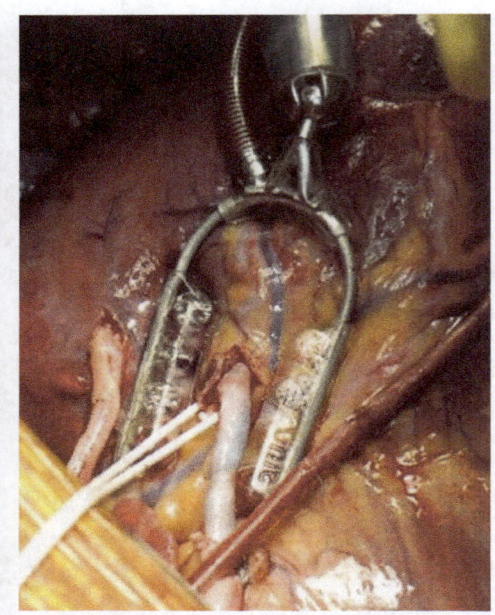

Figura 24.6. Imagens de intra-operatório demonstrando os estabilizadores coronarianos e ventriculares para auxiliar o posicionamento.

Fonte: Acervo pessoal

torácica interna por minitoracotomia, evitando-se a circulação extracorpórea e a esternotomia. Uma das principais preocupações dessa nova técnica era a qualidade da anastomose da artéria torácica interna com a artéria coronária, na ausência de circulação extracorpórea e por miniacesso.[8]

O desenvolvimento e mudanças recentes da cirurgia cardíaca e da cardiologia intervencionista têm demonstrado a necessidade da instalação do laboratório de hemodinâmica integrado à sala cirúrgica. A sala híbrida, em geral, é localizada dentro do centro cirúrgico e utilizada em cirurgias menos invasivas, videoassistidas ou robóticas, que necessitem de modalidade de imagens mais sofisticadas e complexas. Elas fornecem segurança ao ato operatório e permitem ao cirurgião uma rápida avaliação do resultado cirúrgico. Procedimentos intervencionistas mais invasivos e complexos que necessitem de rápida atuação do cirurgião cardiovascular e de assistência mecânica também são realizados nessa sala.

A revascularização híbrida é uma alternativa atual, de acordo com o último *guideline* para doenças coronarianas agudas. A utilização do enxerto da artéria torácica interna esquerda com a descendente anterior e o tratamento das demais artérias com *stents* farmacológicos preveem menor tempo cirúrgico nas abordagens com coronárias de difícil manejo para o cirurgião.[9]

PONTOS-CHAVE

- Em pacientes com lesão de tronco de coronária esquerda (TCE) e/ou multiarteriais, é recomendado o cálculo do Syntax Score para avaliar a complexidade anatômica da DAC e a morbimortalidade a longo prazo após a intervenção coronária percutânea (ICP).
- O uso de enxerto radial, em pacientes sem doença arterial periférica, é recomendado sobre o enxerto de veia safena em artérias com estenose coronariana importante.
- Em pacientes com DAC, insuficiência cardíaca e fração de ejeção de VE ≤35% é recomendada a revascularização miocárdica cirúrgica.

PALAVRAS-CHAVE

Revascularização do miocárdio. Safena. Artéria torácica interna. Anastomose. Radial. Syntax. Stiches. Híbrida.

SUGESTÕES DE LEITURA

1. Hammer A. The history of coronary heart disease. Leibowitz JO. Institute of the History of Medicine, New Series, vol. XVIII-United Kingdom, 1970. The nineteenth century. p.135.

2. Favaloro RG. Saphenous vein autograft replacement of severe segmental coronary artery occlusion: operative technique. Ann Thorac Surg. 1968;5(4):334-9.
3. Purmessur R, Wijesena T, Ali J. Minimal-Access Coronary Revascularization: Past, Present, and future. J Cardiovasc Dev Dis. 2023 Jul 31;10(8):326.
4. Jaswaney R, Arora S. Hybrid Coronary Revascularization: Insights of Long-Term Outcomes. Am J Cardiol. 2024 Feb 1; 212:135-136.
5. Goldman S, McCarren M, Sethi GK, Holman W, Bakaeen FG, Wagner TH, Wang Y, Shih MC, Edson R; CSP #474 Investigators. Long-Term Mortality Follow-Up of Radial Artery Versus Saphenous Vein in Coronary Artery Bypass Grafting: A Multicenter, Randomized Trial. Circulation. 2022 Oct 25;146(17):1323-1325.
6. Gaudino, Mario, et al. "Expert Systematic Review on the Choice of Conduits for Coronary Artery Bypass Grafting: Endorsed by the European Association for Cardio-Thoracic Surgery (EACTS) and the Society of Thoracic Surgeons (STS)." *European Journal of Cardio-Thoracic Surgery*, vol. 64, no. 2, 1 Aug. 2023.

REFERÊNCIAS BIBLIOGRÁFICAS

1. Dallan LAO., Jatene FB. Revascularização miocárdica no século XXI. Braz. J. Cardiovasc. Surg. 28 (1) • Mar 2013.
2. Pego-Fernandes PM, Gaiotto FA, Guimarães-Fernandes F. Estado atual da cirurgia de revascularização do miocárdio. Rev Med (São Paulo). 2008 abr.-jun.;87(2):92-8
3. Neumann FJ, Sousa-Uva M, Ahlsson A, Alfonso F, Banning AP et al. 2018 ESC/EACTS Guidelines on myocardial revascularization. *European Heart Journal.* 40(2), 2019.
4. Lawton et al. 2021 ACC/AHA/SCAI Guideline for Coronary Artery Revascularization: A Report of the American College of Cardiology/American Heart Association Joint Committee on Clinical Practice Guidelines. Circulation. 2022.
5. Cohn LH, Adams DH. Cardiac surgery in adult. 5ª edição. 2017.
6. Gaudino M et al. Radial artery or saphenous vein grafts in coronary artery bypass surgery. New England Journal of medicine 2018; 378:2069-2077.
7. Velazquez J et al. Coronary artery bypass surgery in patients with ischemic cardiomyopathy. New England Journal of medicine 2016; 374: 1511-1520.
8. Surve TA, Kazim MA, Sughra M, Mirza AMW, Murugan SK, Shebani KAM, Karishma F, Trada IJ, Mansour M, Asif K, Kaur L, Kamal A, Unachukwu N, Naveed A. Revascularization Modalities in Acute Coronary Syndrome: A Review of the Current State of Evidence. Cureus. 2023 Oct 17;15(10):e47207.
9. Byrne RA et al. 2023 ESC Guidelines for the management of acute coronary syndromes. European Heart Journal (2023) 44, 3720–3826.

25

ANEURISMA DE VENTRÍCULO ESQUERDO

ANA BEATRIZ SILVA BARBOSA • RENATO TAMBELLINI ARNONI

DEFINIÇÃO

O **aneurisma do ventrículo esquerdo**, também conhecido como aneurisma verdadeiro, é definido como uma área do ventrículo que se torna fina e dilatada, com margens distintas, que ocorre, geralmente, após infarto transmural e que leva à discinesia de um segmento miocárdico durante a sístole ventricular, sua incidência pode chegar a 30-35%.[1] A mesma vem diminuindo com o tempo devido ao aumento do uso de trombolíticos e da revascularização miocárdica.

Grande parte dos aneurismas verdadeiros descritos na literatura resulta de doença arterial coronariana, contudo, eles podem resultar também de trauma, doença de Chagas ou sarcoidose. Um número muito pequeno de aneurismas congênitos do ventrículo esquerdo também foi relatado e denominado divertículo do ventrículo esquerdo.[2]

O aneurisma verdadeiro deve ser diferenciado do pseudoaneurisma que é, na verdade, uma ruptura da parede ventricular contida pelo pericárdio circundante.

HISTÓRIA

A primeira descrição de aneurisma ventricular foi feita por John Hunter no século XVIII, mas somente em 1881 foi estabelecida sua relação com a doença arterial coronariana. A partir de 1922 foram feitos os primeiros diagnósticos através de radiografia convencional e apenas em 1951 foi feito o primeiro diagnóstico angiográfico.

Os relatos de tratamento cirúrgico tiveram início em 1944, quando Beck usou estrutura de *fáscia lata* para reforçar a parede ventricular esquerda. Em 1954, Likoff e Bailey realizaram uma ventriculoplastia fechada para exclusão de um aneurisma ventricular esquerdo sem circulação extracorpórea via toracotomia esquerda utilizando clampeamento vascular do aneurisma.[3]

O conceito de que a ressecção de um aneurisma poderia produzir benefícios funcionais levando à melhora do desempenho do ventrículo esquerdo foi sugerido por Cooley, em 1958, quando relatou a primeira ressecção e fechamento com sutura linear. A associação de aneurismectomia com revascularização do miocárdio tornou-se popular no final da década de 1960 e início da década de 70 com os relatos de Favaloro (1969), Schattenberg (1970) e Marin (1973).

Os primeiros relatos favoráveis à necessidade de uma reconstrução geométrica do ventrículo esquerdo foram feitos por Hutchins e Brawley, em 1980, e, em 1985, Jatene introduziu o conceito de reconstrução geométrica do ventrículo esquerdo utilizando material protético, também seguido por Dor, que idealizou a endoventriculoplastia circular em 1989. Cooley, no mesmo ano, relatou a endoaneurismorrafia, e Mills propôs o reparo endoventricular com tela de feltro.[4]

FISIOPATOLOGIA

O desenvolvimento de um aneurisma ventricular esquerdo tem início com a fase de expansão precoce que começa logo após o infarto transmural, na maior parte dos casos devido à oclusão aguda da artéria descendente anterior (85%) ou da coronária direita, ou circunflexa dominante (10-15%).[2] A falta de colaterais angiográficas está fortemente associada à formação desses aneurismas.

Os infartos que resultam na formação de aneurisma podem apresentar afinamento grosseiro da zona infartada poucas horas após o evento. Dentro de alguns dias, a superfície endocárdica do aneurisma torna-se lisa, com perda de trabéculas e deposição de fibrina e trombo na superfície endocárdica. Numa minoria de pacientes, ocorre hemorragia extravascular no tecido infartado e pode deprimir ainda mais a função sistólica e diastólica do miocárdio envolvido.[5]

As células inflamatórias migram para a zona do infarto em 2 ou 3 dias e contribuem para a lise dos miócitos necróticos. A microscopia eletrônica demonstra ruptura da rede de colágeno nativa, essa ruptura, associada à necrose dos miócitos, produz um nível mais baixo de resistência à tração, tornando a ruptura da parede miocárdica mais comum. A ruptura ventricular esquerda é relativamente rara depois que a parede aneurismática ventricular é substituída por tecido fibroso.

A porção não aneurismática da parede ventricular está sujeita ao aumento do estresse sistólico à medida que o tamanho da cavidade ventricular aumenta, conforme descrito pela lei de Laplace, e pode, em última instância, perder sua reserva sistólica e contribuir para o aumento e a falência do ventrículo esquerdo (VE). Este processo é agravado por qualquer isquemia miocárdica que se desenvolve na porção não aneurismático da parede ventricular. O aneurisma altera a curvatura e a espessura da parede do VE e, como estes são determinantes da pós-carga, o desempenho global é alterado. Finalmente, o movimento paradoxal (discinesia) na porção aneurismática da parede reduz a eficiência do ventrículo porque o trabalho sistólico é desperdiçado na expansão do aneurisma.

A fase de remodelação da formação do aneurisma ventricular começa 2 a 4 semanas após o infarto, quando aparece tecido de granulação altamente vascularizado. Este tecido de granulação é posteriormente substituído por tecido fibroso em 6 a 8 semanas. À medida que os miócitos são perdidos e o miocárdio é substituído por tecido fibroso, a espessura da parede ventricular diminui. Em infartos maiores, a cicatriz fina geralmente é revestida por trombo mural.

A função do ventrículo direito (VD) pode estar prejudicada em pacientes com aneurisma do VE. Isso resulta de acinesia ou discinesia do septo ventricular, comprometendo a movimentação da parede do VD próximo ao ápice.

DIAGNÓSTICO

Quadro clínico

Aneurismas pequenos e médios geralmente não apresentam sintomas específicos. Já pacientes com grandes aneurismas do VE podem apresentar:[6]

- **Angina:** é o sintoma mais frequente na maioria dos pacientes, devido à doença obstrutiva coronariana.
- **Dispneia:** ocorre quando mais de 20% da parede ventricular está infartada. Resulta da disfunção ventricular esquerda.
- **Arritmias:** atriais ou ventriculares ocorrem em 15% a 30% dos pacientes e podem tornar-se intratáveis e causar morte.
- **Tromboembolismo:** embora cerca de metade dos aneurismas contenha trombos, o tromboembolismo ocorre apenas numa pequena proporção dos casos e pode produzir sintomas de acidente vascular cerebral, infarto do miocárdio, isquemia visceral ou de membros.

1. **Exame físico**
- Palpação do **íctus** cordis demonstra um impulso sistólico apical difuso e sustentado.
- Ausculta, geralmente uma terceira bulha cardíaca e frequentemente uma quarta bulha (atrial) estão presentes. Pode haver um sopro pansistólico apical se houver regurgitação mitral.

2. **Exames de imagem**
- **ECG:** presença de ondas Q, juntamente com elevação persistente do segmento ST.
- **RX:** pode mostrar aumento do ventrículo esquerdo e cardiomegalia, mas a radiografia de tórax não é específica para aneurisma de ventrículo esquerdo.
- **VENTRICULOGRAFIA:** é o padrão-ouro. O diagnóstico é feito demonstrando uma área de discinesia, geralmente nas paredes antero-septal-apical. Ocasionalmente, a ventriculografia esquerda também pode demonstrar trombo mural.
- **ECOCARDIOGRAFIA:** é um método sensível e específico de diagnóstico, pode detectar trombo mural ou regurgitação da valva mitral, podendo muitas vezes distinguir o falso aneurisma do verdadeiro aneurisma, demonstrando um defeito na parede ventricular verdadeira.

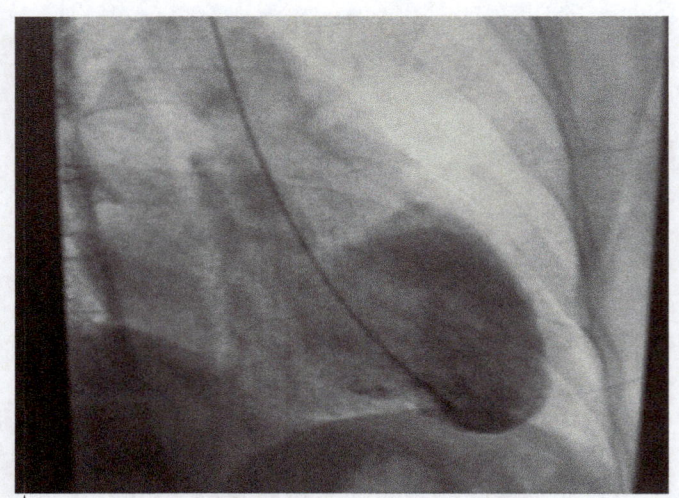

Figura 25.1. Ventriculografia com imagem de aneurisma apical.

Fonte: acervo pessoal.

- **RESSONÂNCIA MAGNÉTICA:** é o meio mais confiável de avaliação do volume ventricular esquerdo na presença de aneurisma de ventrículo esquerdo. A ressonância magnética pode definir com precisão aneurismas do ventrículo esquerdo e detectar trombos murais.

INDICAÇÃO CIRÚRGICA

A correção cirúrgica é indicada para pacientes que apresentem os seguintes sintomas: angina, insuficiência cardíaca congestiva, arritmias ventriculares ou embolização sistêmica. Para estes pacientes, a operação oferece melhores resultados do que a terapia médica.

A base cirúrgica se concentra na técnica de sutura linear ou na reconstrução geométrica do ventrículo esquerdo que abrange diferentes técnicas que reduzem o volume ventricular sistólico e diastólico e recuperam o formato elíptico do ventrículo.

CLASSIFICAÇÃO DI DONATO

Di Donato *et al.* apresentaram uma análise ecocardiográfica da forma de ventrículos esquerdos que seriam submetidos à cirurgia de reconstrução ventricular, classificando os tipos de VE segundo o formato relacionado às suas áreas discinéticas em três tipos:[7]

- **Tipo I (aneurisma verdadeiro):** aneurisma definido geometricamente por dois bordos na sístole, observando-se uma abrupta modificação na curvatura de negativa para positiva e de positiva para negativa.
- **Tipo II (intermediário):** aneurisma com apenas um bordo entre miocárdio normal e tecido cicatricial, ao contrário dos dois bordos observados no tipo I.
- **Tipo III (cardiopatia dilatada isquêmica):** neste último, o formato do ventrículo esquerdo na sístole não apresenta bordos, estando a curvatura aplainada ao longo do contorno do perímetro ventricular.

TÉCNICA OPERATÓRIA

O procedimento é feito com anestesia geral e monitorização invasiva (pressão arterial invasiva, cateter venoso central, sonda de Foley).

A cirurgia, quando associada à revascularização do miocárdio, é iniciada com esternotomia mediana e pericardiotomia em T invertido, os enxertos venosos e arteriais são preparados. A circulação extracorpórea é iniciada após a heparinização e canulação (aorta ascendente e átrio direito). O paciente é resfriado (32° C) e é feita a cardioplegia.

O mapeamento epicárdico é realizado se necessário. A dissecção das aderências entre o VE e o pericárdio é adiada até que a aorta seja pinçada, para evitar o deslocamento e a embolização do trombo mural. As artérias coronárias a serem enxertadas são identificadas. O ventrículo esquerdo é inspecionado para identificar uma área apropriada de

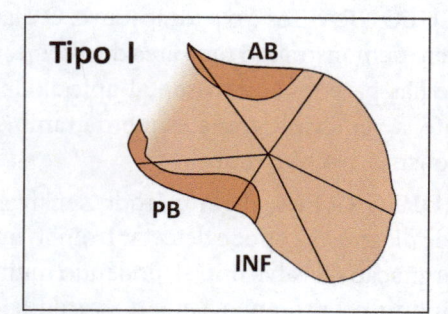

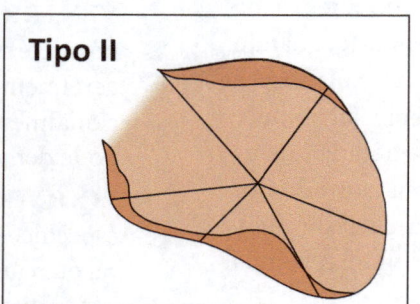

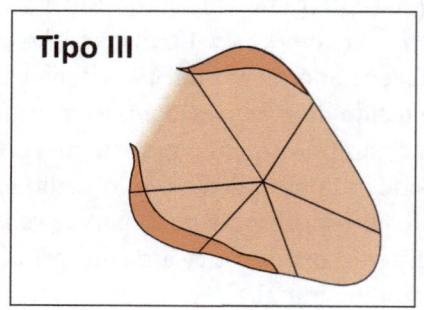

Figura 25.2. Classificação de aneurisma de ventrículo esquerdo por Di Donato.

Tipo I: "aneurisma verdadeiro". Tipo II: intermediário. Tipo III: cardiomiopatia dilatada isquemica. Fonte: Ann Thorac Surg 2009; 87: 455-62.

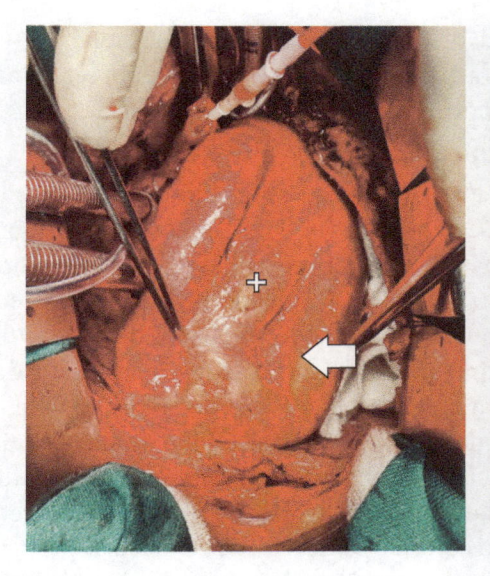

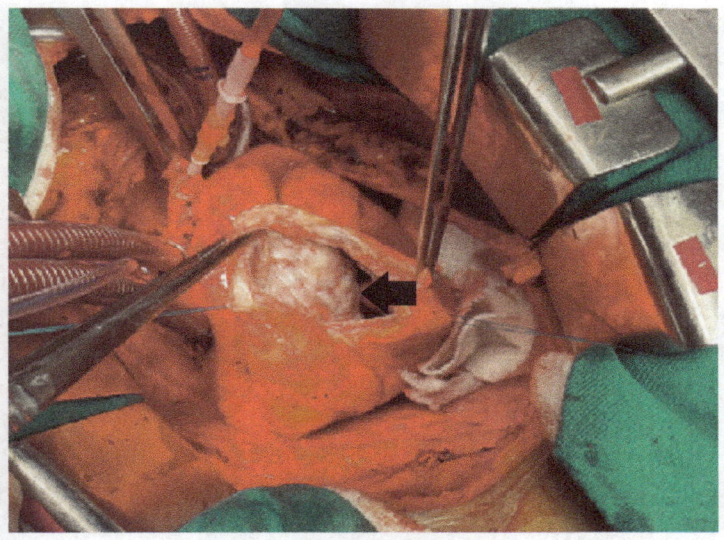

Figura 25.3. Seta branca (aneurisma de parede anterior). Símbolo de "+" (Artéria descendente anterior). Seta preta (fibrose septal).

Fonte: Acervo pessoal do autor.

parede ventricular afinada. É feita uma ventriculotomia vertical linear. O ventrículo esquerdo é aberto, todos os trombos murais são cuidadosamente removidos e a correção do aneurisma pode ser através das seguintes técnicas:

- **Técnica de sutura linear**

Trata-se da técnica mais usada para o fechamento ventricular. Sua maior desvantagem é que a aproximação das paredes septal e lateral pode levar a um decréscimo no tamanho funcional da cavidade ventricular e pode distorcer a geometria natural do VE, além de não excluir o movimento paradoxal quando o aneurisma é septal.

Para sua realização deve-se fazer uma incisão na parede aneurismática do ventrículo, de modo que no fechamento o ventrículo seja menos distorcido possível. Após a

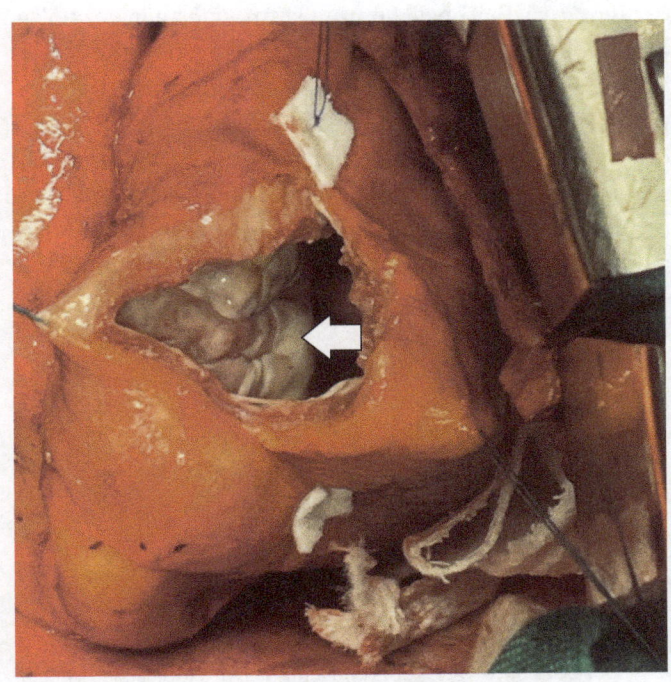

Figura 25.4. Seta branca (cerclagem da área fibrótica).

Fonte: Acervo pessoal do autor.

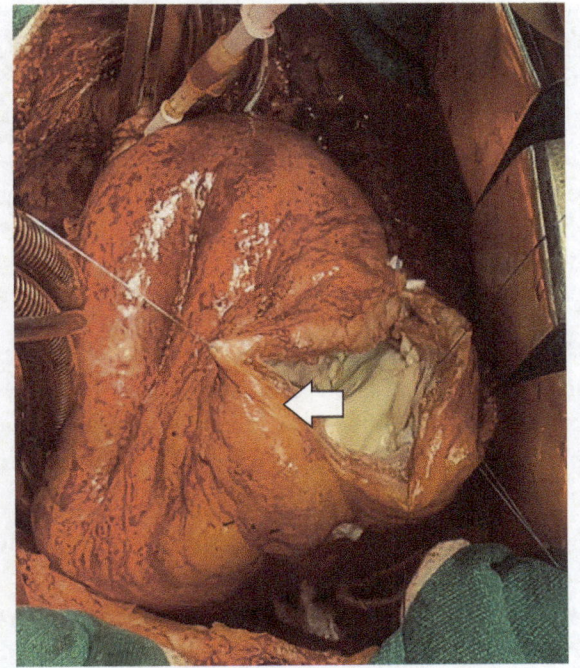

Figura 25.5. Seta branca (patch de pericárdio bovino suturado no orifício da ventriculotomia).

Fonte: Acervo pessoal do autor.

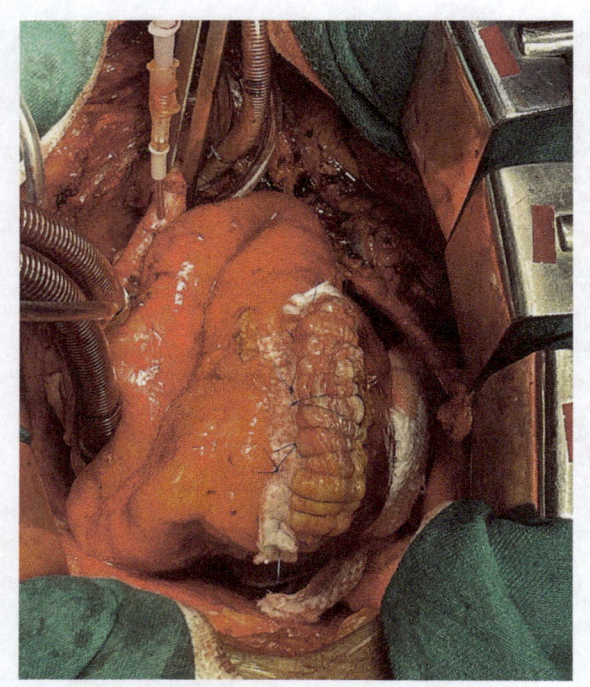

Figura 25.6. Ventriculorrafia com reforço feltro.

Fonte: Acervo pessoal do autor.

abertura, uma sutura de suporte é colocada em cada extremidade da linha de fechamento. Se o aneurisma for pequeno, o fechamento do VE pode ser realizado com duas fileiras de sutura contínua com polipropileno n.º 2-0.

Mais frequentemente, o fechamento é realizado com suturas simples em "U" horizontal com polipropileno n.º 2-0, incorporando tiras de feltro de politetrafluoretileno (PTFE) em cada lado da parede ventricular. Concluída esta linha de sutura, ela é reforçada com dois pontos contínuos de polipropileno n.º 2-0 que são posicionados em cada extremidade da incisão, colocados através do feltro e pelas bordas do miocárdio superficial às suturas horizontais, e amarradas entre si.[6]

- **Fechamento com patch circular**

Na impossibilidade da realização de um reparo linear devido à necessidade de ressecção de uma grande área aneurismática, que impeça o fechamento por aproximação simples, um patch de Dacron ou pericárdio bovino pode ser incorporado na área do defeito.

Aneurismas inferiores ou posteriores geralmente requerem esse tipo de correção. Após a abertura do aneurisma, um retalho de Dacron ou pericárdio bovino é cortado com diâmetro 2cm maior que a abertura ventricular. Suturas em "U" horizontal de prolipropileno 0 são colocadas através da borda da ventriculotomia e depois através do Dacron ou pericárdio bovino, deixando pledgets dentro e fora da cavidade ventricular. As suturas são amarradas e suturas adicionais podem ser feitas para melhor controle de hemostasia.[5]

- **Técnica de Jatene**

Após a realização de ventriculotomia na área aneurismática e sua ressecção, uma linha de sutura em bolsa é realizada na transição do miocárdio viável e fibrótico, para reduzir concentricamente o orifício. Essa redução previne a distensão quando os bordos da área de fibrose são aproximados. É então realizado o fechamento da ventriculotomia, se a cavidade ventricular se aproximou do tamanho desejado após o procedimento de redução circular, a técnica de fechamento linear poderia ser utilizada. O importante é evitar a linha de sutura longa e reta que deforma o coração. Se a cavidade ventricular permanecer aumentada, um patch de pericárdio bovino ou Dacron é suturado junto ao orifício da ventriculotomia. A sutura endoventricular reduz a extensão da área aneurismática da cavidade ventricular recém-formada. A sutura do patch pode ser realizada tanto através da utilização de pontos em "U" horizontal nas barras de Teflon ou por sutura contínua.[8]

- **Técnica de Dor**

A técnica de Dor, ou **endoventriculoplastia com exclusão septal**, é realizada a partir da abertura ventricular no centro da área aneurismática; Em seguida realiza-se a exclusão de áreas discinéticas ou acinéticas da parede livre do VE através de uma sutura circular em bolsa, com prolipropileno 3-0, entre o tecido fibroso e as bordas contráteis, de forma reduzir o orifício aneurismático; um patch é implantado na base da cerclagem anterior para exclusão das porções não contráteis do VE e do septo. Em seguida é realizada uma sutura em "U" horizontal, com prolipropileno 3-0, pontos separados e reforço de feltro para o fechamento ventricular. Uma segunda camada de sutura continua pode ser feita para reforço hemostático.[9]

LEITURA SUGERIDA

1. Menicanti L, Di Donato M. The Dor procedure: what has changed after fifteen years of clinical practice? J Thorac Cardiovasc Surg. 2002 Nov;124(5):886-90.

REFERÊNCIAS BIBLIOGRÁFICAS

1. Issa M, Arnoni AS, Chaccur P, Dinkhuysen JJ, Abdulmassih Neto C, Souza LCB de, et al. Fatores que influenciam a mortalidade hospitalar na cirurgia de correção de aneurisma do ventrículo esquerdo. Braz J Cardiovasc Surg [Internet]. 1996Jan;11(1):18–22.

2. Sattar Y, Alraies MC. Ventricular Aneurysm. [Updated 2021 Nov 17]. In: StatPearls [Internet]. Treasure Island (FL): StatPearls Publishing; 2022 Jan
3. Oliveira E S T, Mortalidade cirúrgica, hospitalar e sobrevida de pacientes submetidos à reconstrução ventricular esquerda associada ou não a revascularização miocárdico. Rio de Janeiro: Instituto Nacional de Cardiologia – INC. 2015.
4. Mills N L, Everson C T, Hockmuth D R - Technical advances in the treatment of left ventricular aneurysm. *Ann Thorac Surg* 1993; **55:** 792-800.
5. Cohn L H, Adams D H et al. –Cardiac Surgery in Adult. 5 ed. Mc-Graw-Hill Education. 2018
6. Kirklin J K, et al. –Cardiac Surgery. 4 ed, Philadelphia: Elsevie Saunders. 2013.
7. Di Donato, Marisa et al. "Surgical ventricular restoration: left ventricular shape influence on cardiac function, clinical status, and survival." *The Annals of thoracic surgery* vol. 87,2 (2009): 455-61.
8. Jatene A D - Left ventricular aneurysmectomy: resection or reconstruction. *J Thorac Cardiovasc Surg* 1985; **89:** 321-31.
9. Dor V, Saab M, Coste P, Kornaszewska M, Montiglio F. Left ventricular aneurysm: a new surgical approach. Thorac Cardiovasc Surg. 1989 Feb;37(1):11-9.

26

NOÇÕES DE CIRURGIAS VALVARES

GIOVANNA DE LACERDA GUEDES • VITOR LUCENA • JANAYNA THAINÁ RABELATO • ANTONINHO SANFINS ARNONI

INTRODUÇÃO

As **doenças valvares**, ou valvopatias, são a segunda maior causa de cirurgia cardíaca em todo o mundo, atrás apenas das cirurgias de coronária. Diversas doenças podem cursar com acometimento das valvas cardíacas, compondo o heterogêneo grupo das valvopatias onde temos a febre reumática, as degenerações mixomatosas, as endocardites, a senilidade, a aterosclerose entre outras. Sem nos esquecermos das dilatações da aorta que frequentemente afetam a valva aórtica Nos países desenvolvidos, a principal etiologia da doença valvar é a degeneração senil. Nos países em desenvolvimento, como o Brasil, a doença reumática ainda ocupa a primeira posição.[1]

As valvas mitral, aórtica, tricúspide e pulmonar podem ser acometidas de disfunção do tipo estenose ou insuficiência. Ambas geram sobrecarga aos ventrículos e aos átrios (seja de pressão ou de volume), podendo cursar com dilatação de câmaras, arritmias e perda de função ventricular com a evolução da doença. Neste capítulo abordaremos as valvas aórtica, mitral e tricúspide. As doenças da valva pulmonar têm maior importância nas cardiopatias congênitas e serão abordadas no respectivo capítulo.

Uma vez que apresente disfunção grave, a valva acometida deve ser abordada, seja por cirurgia ou de forma percutânea. Nesse contexto, o tratamento médico otimizado faz parte da compensação do quadro clínico, mas tem eficácia limitada de forma isolada.[1,2]

O exame de escolha para iniciar a investigação de qualquer valvopatia cardíaca é o ecocardiograma transtorácico, sendo esse suficiente por si só na maioria das vezes. Em casos em que se faz necessária investigação aprofundada, podemos empregar o ecocardiograma transesofágico, tomografia, ressonância magnética e cateterismo cardíaco, dentre outros.

FISIOPATOLOGIA

A valva cardíaca (**Figura 26.1.**) é uma estrutura especializada cujo objetivo é determinar a direção do fluxo sanguíneo. De forma unidirecional, o sangue do ventrículo esquerdo deve sair pela valva aórtica, mas o sangue na aorta não pode retornar ao ventrículo esquerdo.

Há dois tipos básicos de disfunção valvar. A **insuficiência** é a falha no mecanismo básico da valva cardíaca, ou seja, o sangue continua passando no sentido correto, mas agora a falha da contenção pela valva permite retorno de fluxo sanguíneo para a câmara anterior. Isto, em geral, gera sobrecarga de volume e dilatação das câmaras do lado correspondente à falha.

A **estenose valvar** é um estreitamento na abertura da valva que dificulta a passagem do sangue através dessa estrutura. No caso de estenose aórtica, por exemplo, esse estreitamento eleva a pós-carga do ventrículo esquerdo, devendo esse realizar um trabalho consideravelmente maior do que deveria já que a via de saída do sangue está estreitada. Esse mecanismo usualmente gera sobrecarga de pressão somente à câmara cardíaca a montante da valva.

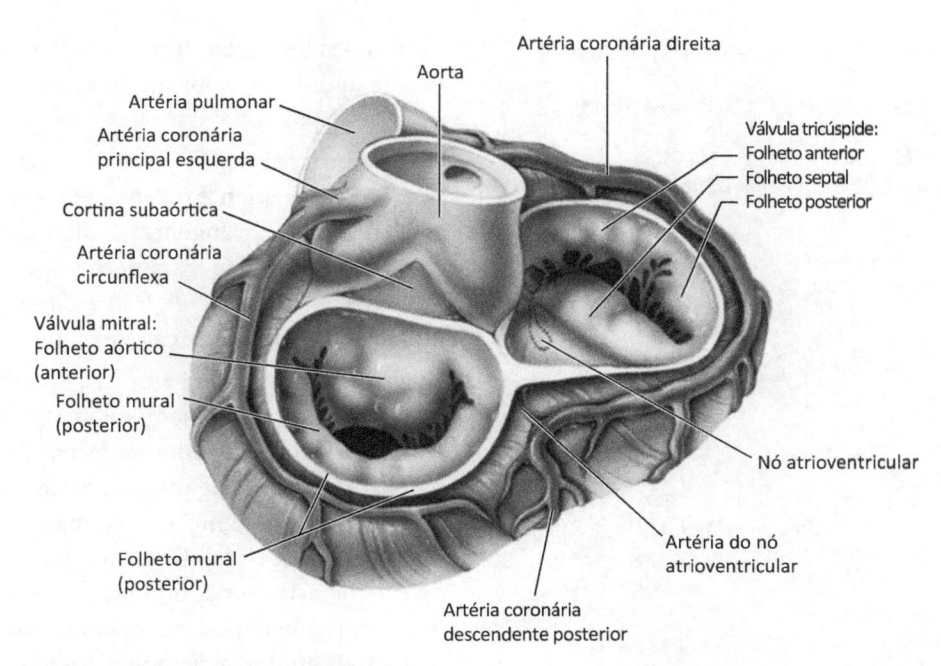

Figura 26.1. Representação anatômica das valvas cardíacas.

A valva pode ser acometida por esses dois mecanismos de falha ao mesmo tempo, gerando uma dupla lesão valvar.

TIPOS DE ABORDAGEM E INDICAÇÕES

De forma simplista, a abordagem de valvopatia é indicada para pacientes sintomáticos com disfunção valvar grave (**Tabela 26.1.**). No caso de paciente assintomático, ainda que com disfunção grave, a correção é indicada quando da presença de complicadores. Por último, pode-se indicar abordagem em valvopatias moderadas em situações específicas (como uma estenose aórtica moderada em um paciente que será submetido a outra cirurgia cardíaca). A indicação do momento e do tipo de abordagem idealmente passa por um *Heart Team*, um colegiado que toma decisões individualizadas para cada paciente.[1,2]

O tipo de correção de escolha varia para cada tipo de disfunção valvar. A terapêutica cirúrgica para correção de valvas cardíacas estenóticas tem sofrido modificações e evoluções desde o início da cirurgia cardíaca. A valva mitral, a princípio, foi tratada com técnicas a "céu fechado", através de comissurotomias digitais ou emprego de valvulótomos. A circulação extracorpórea com a cirurgia sob visão direta trouxe melhores resultados tanto imediatos, como tardios, uma vez que permitiu atuação não só ao nível valvar, mas também das estruturas subvalvares, como cordas e papilares. Esses procedimentos são realizados com baixa mortalidade operatória e com bons resultados a longo prazo. Esse resultado está na dependência de vários fatores, tais como idade, sexo, ritmo cardíaco prévio, grupo funcional, característica da valva, além de uma boa técnica operatória, sempre dando atenção as estruturas subvalvares.

De forma geral, a intervenção cirúrgica é o padrão-ouro e a intervenção percutânea é reservada para os pacientes que apresentam alto risco à cirurgia convencional. A situação se inverte quando tratamos de estenose mitral. A valvoplastia mitral por balão é atualmente o tratamento de escolha para esse tipo de disfunção valvar quando escore de Wilkins é até 8, sendo a cirurgia indicada quando o paciente apresenta grave acometimento subvalvar da valva mitral (acometimento de músculos papilares e cordas tendíneas), impossibilitando o procedimento percutâneo. Situações especiais como pacientes gestantes também podem ter indicação de tratamento percutâneo quando o escore é entre 9-10.

Outro tratamento percutâneo bastante conhecido é o implante de valva aórtica transcateter (TAVI) no contexto de estenose aórtica. Embora os limites de sua indicação venham sendo testados, seu emprego é formalmente indicado nos pacientes muito idosos, de alto risco cirúrgico e fragilidade. Na legislação do SUS, por exemplo, está coberto o implante de TAVI em pacientes idosos >70 anos, com alto risco cirúrgico, discutiremos em capítulo específico.

Pacientes que já possuem uma prótese valvar, atualmente factível com próteses biológicas, e apresentam disfunção ou algum comemorativo que necessite de reoperação também tem a possibilidade de abordagem

Tabela 26.1. Tabela de classificação do eco e complicadores.

CRITÉRIOS CLASSIFICATÓRIOS DAS VALVOPATIAS		
	CRITÉRIOS DE GRAVIDADE	FATORES COMPLICADORES
ESTENOSE AÓRTICA	AV ≤1cm², indexada ≤0,6cm²/m², gradiente médio VE/AO ≧ 40mmHg, velocidade máxima do jato ≧ 4m/s, velocidade de fluxo VSVE e valva aórtica <0,25	FEVE <50% AV <0,7, velocidade máxima do jato >5, gradiente médio >60
INSUFICIÊNCIA AÓRTICA	Vena contracta >0,6cm, largura do jato >0,65cm, área do jato ≧60%, fração regurgitante ≧50%, volume regurgitante ≧60mL/batimento, ERO ≧0,30cm²	FEVE <50%, DDVE >75 e DSVE>55 para reumáticos, DDVE>70 e DVE >50 para não reumáticos Na RM, presença de realce tardio, fração regurgitante >33%, VDVE >246mL Na angiotc, valva bicúspide com indicação de intervenção + raiz da Ao >45mm
ESTENOSE MITRAL	AV <1,5cm², GDM AE/VE ≧10 mmHg, PSAP ≧50 em repouso ou 60 com esforço	Hipertensão pulmonar, FA de início recente (remodelamento de AE)
INSUFICIÊNCIA MITRAL	Área do jato ≧40% do AE, fração regurgitante >+50%, volume regurgitante ≧60mL, ERO ≧0,40cm²	FEVE≤60% ou queda durante o acompanhamento, DSVE ≧40mm, PSAP ≧ 50 no repouso ou 60 no esforço, volume de AE ≧60mL/m², FA de início recente (<1 ano)
INSUFICIÊNCIA TRICÚSPIDE	ERO ≧0,40cm², fluxo reverso nas veias hepáticas, volume regurgitante >45mL/batimento, vena contracta ≧0,7cm, diâmetro do anel ≧40mm, falha de coaptação das cúspides, pico precoce no doppler contínuo	Dilatação ou disfunção progressiva do VD

percutânea com o advento do *Valve-in-valve*. Essa modalidade terapêutica consiste no implante de uma prótese biológica por cateter em uma prótese biológica previamente implantada. Esse é um tratamento que ainda não tem indicações bem definidas e ainda se estudam os limites de sua aplicação. Mais ainda que a TAVI convencional, reserva-se para casos de risco cirúrgico alto.

Tais procedimentos estão em desenvolvimento e expansão relativamente recente, tendo estudos e indicações cada vez mais abrangentes, e atualmente se configuram como alternativa de tratamento que deve ser discutida e indicada em contexto de *Heart Team*, segundo as comorbidades e anatomia de cada paciente.

Dentre as opções cirúrgicas, temos a plastia valvar ou a troca, seja por prótese biológica ou mecânica. A plastia consiste basicamente na tentativa de rearranjar a valva nativa do paciente de uma maneira que diminua sua disfunção, como a redução do tamanho do anel tricúspide em uma anuloplastia. Diversas técnicas são descritas, podendo inclusive ser combinadas em um mesmo paciente. Próteses também podem ser empregadas na plastia, como os anéis de anuloplastia utilizados em correções das valvas mitral e tricúspide.

Quando a valva é anatomicamente desfavorável à realização de plastia, ou no caso de uma malsucedida, a substituição por prótese deve ser realizada. Inúmeras próteses já foram testadas e utilizadas de rotina, destacando-se a primeira delas, a valva de Starr-Edwards. Atualmente, encontram-se no mercado válvulas biológicas de tecido valvar porcino e de pericárdio bovino (cada marca com um tratamento diferente do material) e de material metálico (cada marca com seu desenho e peculiaridade). (**Figura 26.2.**)

Idealmente, quando factíveis anatomicamente, as plastias são preferidas para a preservação da valva nativa do paciente, já que não há uma prótese valvar ideal e de indicação universal. As valvas biológicas possuem uma duração limitada, uma vez que o tecido animal sofre degenerações pelo uso, e invariavelmente evoluirão com disfunção. Sua duração é de aproximadamente 10-15 anos.

Atualmente, as próteses biológicas podem ser divididas em *Stented* (*Medtronic Mosaic Ultra*, *Edwards Magna Ease*, *Edwards Perimount*) que são aquelas que podem ser implantadas convencionalmente ou *Stentless* (*3F Stentless Medtronic* ou *Pericarbon Freedom Livanova*) utilizadas geralmente em pacientes com anel aórtico pequeno e com alto risco cirúrgico devido à rápida liberação após a passagem de três pontos no anel aórtico para direcionar sua acomodação.

Outra opção é o uso de aloenxerto, caindo em desuso na literatura devido à dificuldade de encontrar material de tamanho adequado. O uso de homoenxerto, em contrapartida, é utilizado em grandes centros especializados

CAPÍTULO 26 | NOÇÕES DE CIRURGIAS VALVARES   175

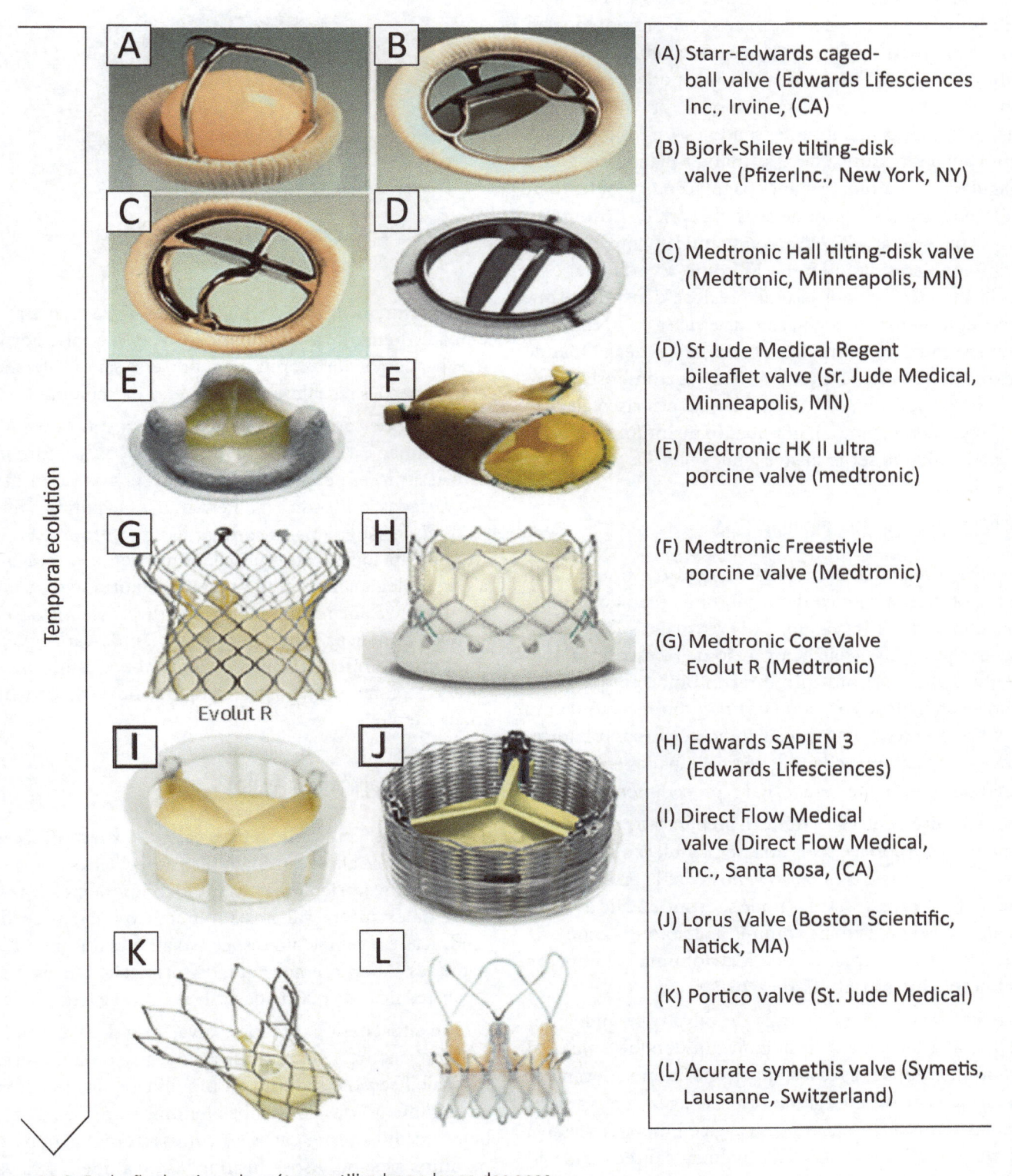

(A) Starr-Edwards caged-ball valve (Edwards Lifesciences Inc., Irvine, (CA)

(B) Bjork-Shiley tilting-disk valve (PfizerInc., New York, NY)

(C) Medtronic Hall tilting-disk valve (Medtronic, Minneapolis, MN)

(D) St Jude Medical Regent bileaflet valve (Sr. Jude Medical, Minneapolis, MN)

(E) Medtronic HK II ultra porcine valve (medtronic)

(F) Medtronic Freestyle porcine valve (Medtronic)

(G) Medtronic CoreValve Evolut R (Medtronic)

(H) Edwards SAPIEN 3 (Edwards Lifesciences)

(I) Direct Flow Medical valve (Direct Flow Medical, Inc., Santa Rosa, (CA)

(J) Lorus Valve (Boston Scientific, Natick, MA)

(K) Portico valve (St. Jude Medical)

(L) Acurate symethis valve (Symetis, Lausanne, Switzerland)

Figura 26.2. Evolução dos tipos de próteses utilizadas ao longo dos anos.

com resultados satisfatórios a longo prazo, principalmente com a Técnica de Ross.

As próteses metálicas, por outro lado, têm duração indefinida, já que o material resiste superiormente ao desgaste. Sua superfície em contato com o sangue, no entanto, promove a formação de coágulos que podem impedir o funcionamento correto da prótese ou gerar embolias para qualquer território a jusante, sendo assim todo paciente com válvula mecânica deve se manter plenamente anticoagulado. Atualmente a anticoagulação no contexto de prótese mecânica não pode ser feita com os novos anticoagulantes orais (NOACs), sendo unicamente liberados os antagonistas da vitamina K, como a varfarina. Esse medicamento é um anticoagulante dose-dependente que deve ser monitorado regularmente através do RNI, o qual deve ser mantido numa faixa terapêutica ideal. Quando baixo, não se previnem efetivamente as tromboses e embolias. Por outro lado, quando alto, há um risco elevado de sangramento, tanto maior quanto maior for o valor do exame, podendo ser inclusive fatal.

PREPARO, CANULAÇÃO E CARDIOPLEGIA

Nas cirurgias convencionais o acesso e preparo são feitos rotineiramente com esternotomia mediana e pericardiotomia em T invertido. Cada vez mais as abordagens valvares podem ser feitas por meio de técnicas minimamente invasivas, com miniesternotomia, toracotomia lateral e até videocirurgia ou cirurgia robótica. Cada um desses diferentes acessos possui indicações e contraindicações específicas, principalmente relacionadas à anatomia esperada do paciente para tornar o procedimento factível.

Nas cirurgias da valva mitral a preparação para a circulação extracorpórea é realizada por canulação arterial na aorta ascendente e canulação venosa dupla em ambas as veias cavas. O acesso à valva pode ser realizado de diversas maneiras, sendo as mais comuns a atriotomia esquerda paralela ao sulco interatrial e a atriotomia direita com septotomia interatrial. (**Figura 26.3.**)

A preparação para cirurgia de valva tricúspide é semelhante à de valva mitral, com um detalhe adicional importante. Ambas as cavas, superior e inferior, devem ser garroteadas de modo a garantir a drenagem efetiva pelas cânulas venosas e um campo cirúrgico limpo. O acesso à valva é por atriotomia direita, usualmente direcionada do apêndice atrial direito à veia cava inferior.

Nas cirurgias da valva aórtica, a estratégia de canulação empregada mais usual é a canulação arterial da aorta ascendente e a canulação do átrio direito através de cânula multiperfurada de duplo estágio, onde sua ponta fica posicionada drenando a cava inferior. O acesso à valva aórtica é realizado por aortotomia, podendo essa ser de diferentes conformações, usualmente transversa ou oblíqua.[3,4]

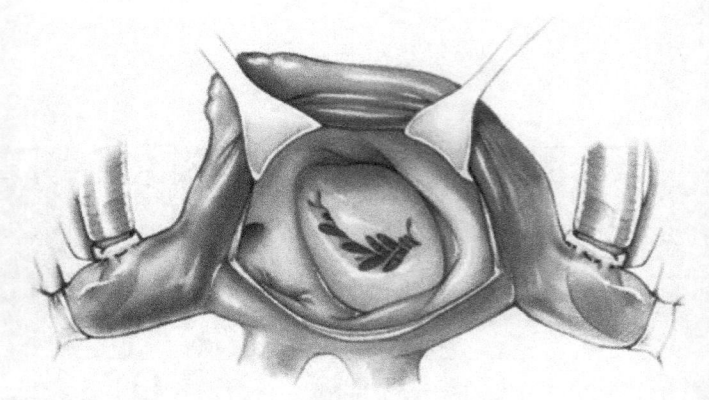

Figura 26.3. Atriotomia esquerda com exposição da valva mitral.

O tipo de cardioplegia varia conforme a preferência do cirurgião e a disponibilidade no serviço, discutiremos este assunto em capítulo específico. As vias de infusão são variadas, podendo ser anterógradas (seguindo o fluxo normal de sangue pelas coronárias) ou retrógradas (infundidas pelo seio coronário). Usualmente emprega-se a cardioplegia anterógrada na raiz da aorta. No caso de insuficiência aórtica moderada ou grave, esse método de infusão é ineficaz. Pode-se lançar mão de cardioplegia diretamente infundida nos óstios coronarianos através de aortotomia, cardioplegia retrógrada ou de pinçamento intermitente.[4]

TÉCNICAS DE PLASTIA VALVARES

Inúmeras técnicas de reparo valvar são descritas, cada uma para uma alteração anatômica específica da valva. As valvas atrioventriculares são multicomponentes. Fazem parte da estrutura valvar os folhetos, o anel, as cordas tendíneas e o ventrículo respectivo através dos músculos papilares. Abordaremos aqui, de forma sucinta, as principais técnicas de plastia das valvas mitral e tricúspide.

Em situações de estenose valvar mitral, as alterações anatômicas mais encontradas são a fusão de comissuras, calcificação e redução da mobilidade dos folhetos e encurtamento das cordoalhas tendíneas. A plastia mais bem sucedida nesses casos é a comissurotomia, onde separamos as subdivisões fusionadas pela doença valvar. Alterações no aparato subvalvar não têm boa resposta à plastia, sendo esse o motivo da preferência à cirurgia aberta nos casos de estenose mitral com acometimento grave subvalvar, uma vez que a valvoplastia percutânea realiza apenas a abertura das comissuras. Na valva mitral, vários mecanismos podem levar a insuficiência, conforme demonstrado na classificação de Carpentier, na **Figura 26.4.** abaixo.[3,5]

Os folhetos, usualmente, são redundantes, como é na doença de Barlow. Nesse caso, podem-se fazer ressecções localizadas desses folhetos de forma a reduzir o excesso de tecido que permite o refluxo sanguíneo. Obtém-se melhor

Dysfunction	View Artial	Lesions	Etiology
Type I Normal motion 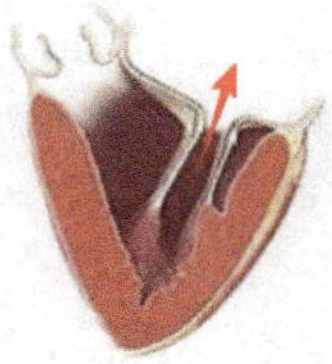	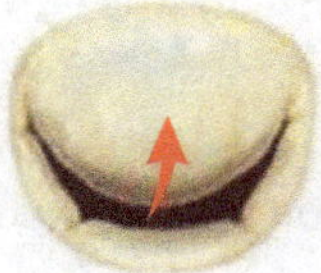	Annular dilatation Annular deformation Perforation of leaflets Clefts in leaflets	Ischemic heart disease Dilated cardiomyopathy Endocarditis Congenital pathology
Type II Excess motion 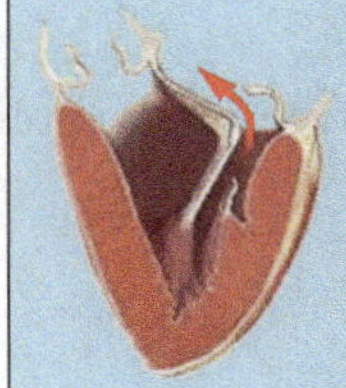	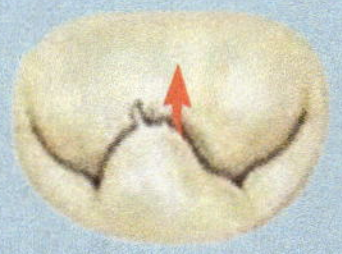	Myxamotous degeneration Elongation of chordae Rupture of chordae Elongation of papillary muscle Rupture of papillary muscle	Degenerative disease Fibroelastic deficiency Marfan syndrome *Forme fruste* Barlow's disease Endocarditis Rheumatic disease Trauma Ischemic heart disease Ehler-Danlos disease
Type IIIA Restricted motion (Retraction) 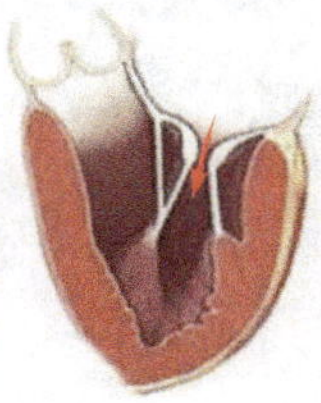	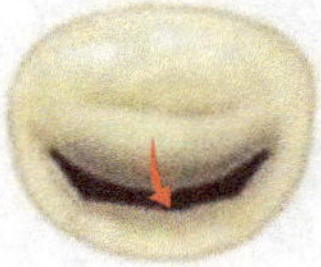	Thickening of leaflets Retraction of leaflets Thickening of chordae Fusion of chordade Calcification Fusion of commissures Ventricular fibrosis	Rheumatic disease Carcinoid syndrome Radiotherapy Systemic lupus erythematosus Ergotamine consumption Hypereosinophilic syndrome Mucopolysaccharidosis
Type IIIB Restricted motion (Apical displacement) 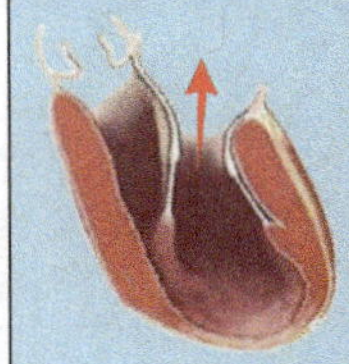	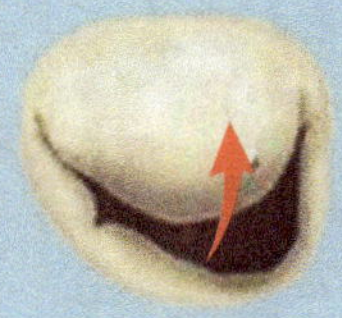	Tethering of leaflets Papillary displacement Ventricular dilatation Ventricular aneurysm Ventricular fibrosis	Ischemic heart disease Dilated cardiomyopathy

Figura 26.4. Classificação de Carpentier.

resultado quando essa técnica é empregada no folheto posterior, usualmente em P2. Resseca-se uma cunha de ápice no anel (triangular) ou uma faixa (quadrangular) de tecido desse segmento, juntando-se as bordas laterais que restaram. Em alguns casos em que é necessário ressecar grandes porções, o deslizamento com incisões paralelas ao anel e reconstrução adequada pode ser de utilidade para evitar que a sutura venha a rasgar no pós-operatório. O alongamento dos folhetos com emprego de retalhos de pericárdio bovino pode ser importante nos casos de folhetos retraídos.[3-5]

Outro mecanismo que pode levar à insuficiência mitral é a ruptura de cordas tendíneas.[6] Essas se ligam a diversas partes do folheto e impedem seu prolapso. Quando rotas, podemos substituí-las pelo implante de cordas sintéticas ancoradas no músculo papilar e na borda livre do folheto acometido. O prolongamento das cordas também pode permitir o prolapso da extremidade livre dos folhetos, mesmo que ainda permaneçam íntegras. Nesse caso, apenas as encurtar pode render bons resultados sem a necessidade de implante de material sintético.

Usualmente, a sobrecarga de volume, associada ao refluxo mitral, leva a dilatação do anel valvar, uma vez que esse também é parte do ventrículo esquerdo. Sendo a porção anterior do anel parte do esqueleto fibroso do coração, essa é menos susceptível à dilatação do que o anel posterior. A anuloplastia é corriqueiramente adicionada a qualquer tipo de plastia realizada na valva mitral. Essa pode ser realizada com anéis protéticos de diversos tipos (flexíveis, rígidos, semirrígidos, completos, incompletos), com tira de pericárdio bovino ou apenas com suturas.

Nas valvas estenóticas calcificadas, a descalcificação é possível em alguns casos bem selecionados, com bons resultados. Nesses casos fazemos uma verdadeira lapidação dos folhetos, devolvendo a eles sua mobilidade e permitindo a boa abertura com resultados satisfatórios a longo prazo. Já quando a calcificação é grande, os resultados a longo prazo não são animadores

A plastia da valva tricúspide usualmente é limitada a anuloplastia. Podem ser empregados os mesmos materiais protéticos mencionadas para a valva mitral, além de poder ser realizada apenas com sutura (técnica de De Vega modificada, técnica de Kay).[5]

O resultado a longo prazo das plastias está diretamente relacionado a boa técnica utilizada com boa coaptação dos folhetos. Depende também do tipo de patologia que

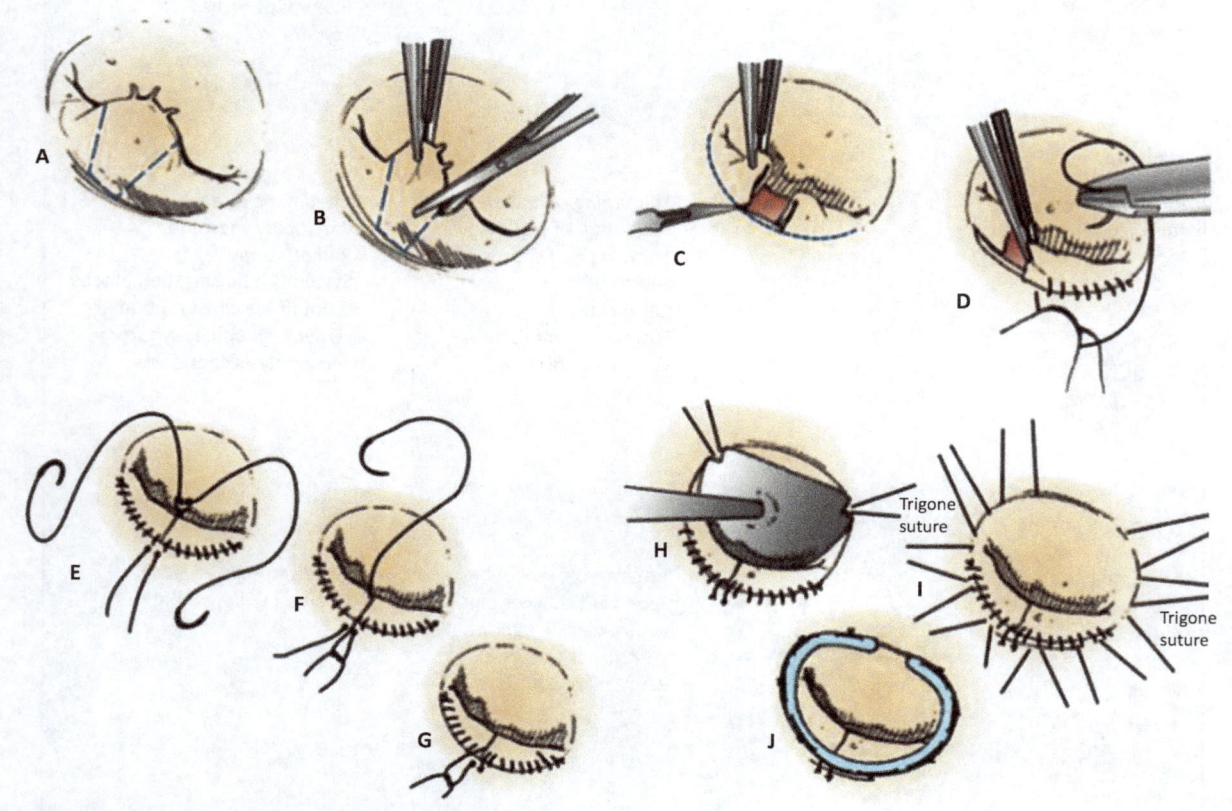

Figura 26.5. Técnica de ressecção quadrangular para plastia mitral.

Fonte: *Retirada de Cohn, 5ª edição.*

levou a insuficiência, seja ele reumático ou degeneração mixomatosa, ou endocardite, entre outras. Os resultados na degeneração mixomatosa são melhores do que nos reumáticos, especialmente pela possibilidade de novos surtos de febre reumática, principalmente nos jovens. O emprego da ecocardiografia intraoperatória é de fundamental importância na análise imediata do resultado, com consequência na evolução tardia desses procedimentos.

TROCAS VALVARES

A troca de uma valva cardíaca depende inicialmente do tipo de prótese utilizada. As biológicas mais comuns são aquelas em que o tecido animal (Pericárdio bovino ou porcino) é montado em uma estrutura semirrígida com um anel de sutura ao redor, semelhantemente a uma prótese mecânica.

Outros tipos também existem, como nas próteses sem *stent*, autoenxerto (Cirurgia de Ross), aloenxerto de cadáver ou xenoenxerto porcino (*Medtronic Freestyle Root*). Outra categoria engloba as válvulas cirúrgicas implantadas sem sutura (*Corcym Perceval*, *Edwards Intuity*). Essas utilizam-se da força radial que a prótese exerce no anel aórtico para manterem-se bem-posicionadas e têm vantagem em menor tempo cirúrgico e em maior área valvar.

O implante de uma prótese valvar com sutura pode ser intra ou supra-anelar. Fios de poliéster trançado 2-0 com *pledgets* são geralmente utilizados para o implante. (**Figura 26.7.**)

No caso do posicionamento intra-anelar, o cirurgião passa os pontos separados em U da aorta ou do átrio esquerdo em direção ao ventrículo. Esses pontos são então passados de volta na válvula e amarrados. Isso posiciona a prótese no exato nível do anel valvar, evertendo-o para ir ao encontro do anel de sutura da prótese. No implante supra-anelar, esses mesmos pontos em U são passados de maneira direta do ventrículo à aorta/átrio esquerdo e então no anel de sutura da prótese. Quando amarrada, os *pledgets* ficarão escondidos dentro do ventrículo e o anel de sutura da prótese repousa diretamente sobre o anel valvar. Em nosso serviço utilizamos o implante supra-anelar de rotina, uma vez que permite o implante de próteses maiores com menos estresse no tecido cardíaco.[5,7]

Uma grande preocupação no caso de estenose aórtica é o tamanho da prótese. Mais especificamente, o tamanho do orifício efetivo de fluxo dessa. Frequentemente, o anel aórtico é pequeno, muitas vezes calcificado, o que pode dificultar o implante de uma prótese adequada. Nesses casos, o simples implante da prótese "que cabe" pode representar manutenção do mecanismo de estenose valvar, mesmo trocando-se a valva nativa mantém-se o gradiente, já que esta não é adequada às necessidades segundo a superfície corpórea do paciente. Para evitar desproporção entre o paciente e prótese (diagnosticada quando o orifício de fluxo indexado é $\leq 0,85 cm^2/m^2$), quando esse risco é alto, realizamos a ampliação do anel aórtico. Várias técnicas foram descritas com essas finalidades, mas a de Nicks e Manoughian são as mais utilizadas no nosso serviço. Ambas utilizam uma abertura da aorta em direção ao anel aórtico, com a colocação de um retalho de pericárdio que permite a colocação de prótese um ou dois números maiores. Na de Manoughian a abertura é dirigida a comissura entre os folhetos não coronário e o esquerdo, diminuindo o risco da abertura do teto do átrio esquerdo, complicação cuja correção exige muitos cuidados.[8] A de Nicks abre no meio do folheto não coronário e também é de grande utilização. (**Figura 26.8.**)

Já nos pacientes com insuficiência aórtica, as plastias têm sido utilizadas com bons resultados em casos bem selecionados. Várias técnicas foram propostas, entre elas o aumento dos folhetos com utilização de pericárdio bovino.

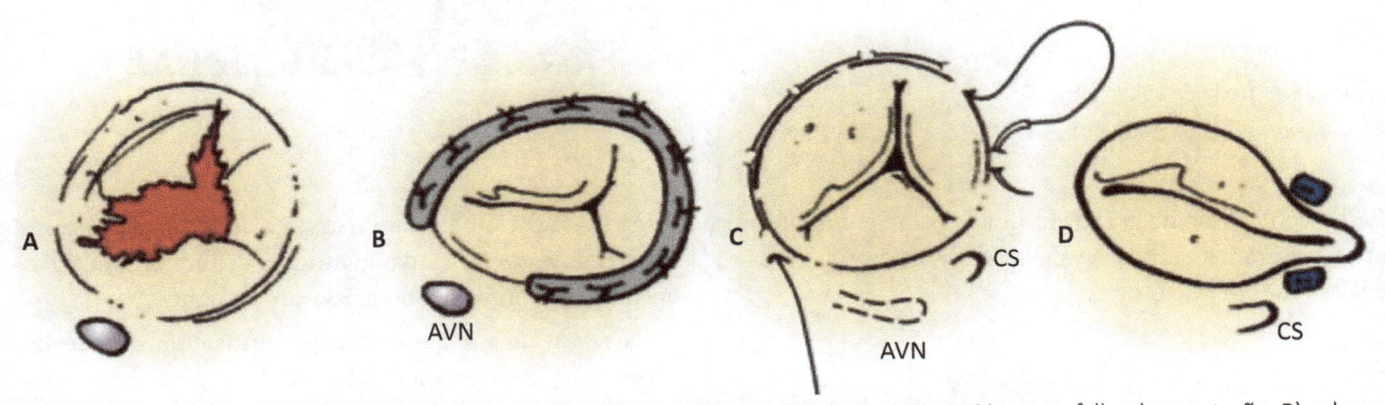

Figura 26.6. Técnicas de plastia da valva tricúspide. Nos detalhes: A) dilatação do anel tricuspídeo com falha de coaptação. B) colocação de anel semirrígido. C) Sutura de De Veja. D) Técnica de bicuspidização. CS) seio coronariano.

Fonte: Figura retirada de Cohn, 5ª edição.

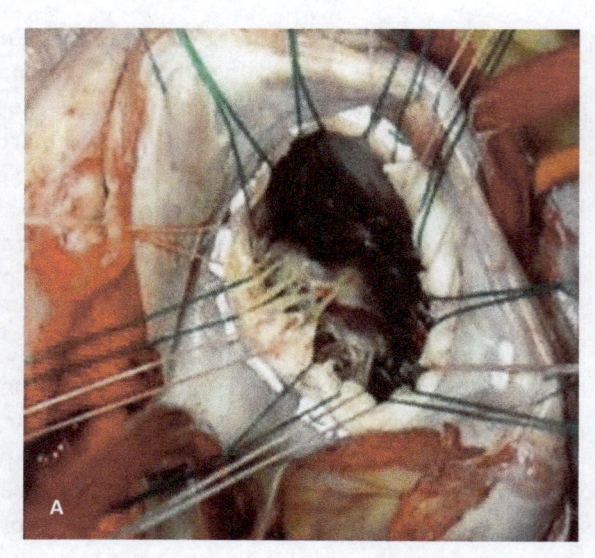

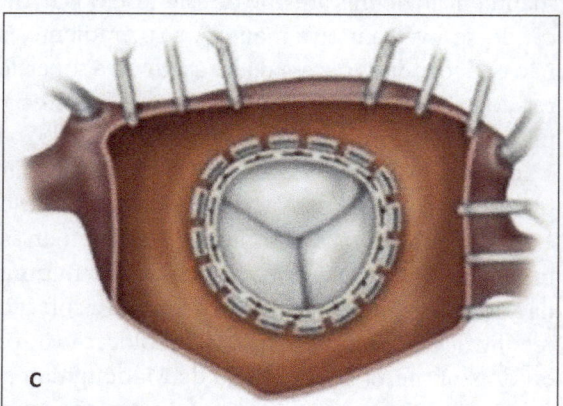

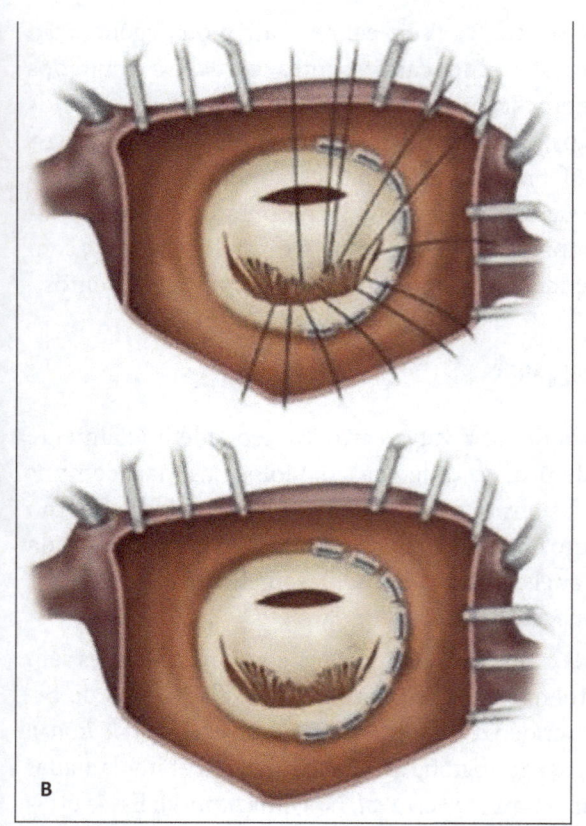

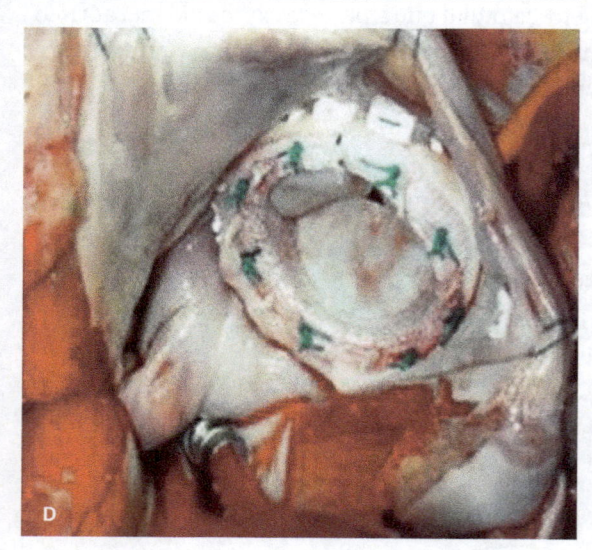

Figura 26.7. Troca da valva mitral.

Fonte: Figura retirada de Cohn, 5ª edição.

Essas técnicas são de grande utilidade principalmente em crianças onde a colocação de próteses traz problemas a curto e médio prazo.

COMPLICAÇÕES E RELAÇÕES ANATÔMICAS

As valvas cardíacas são regiões de transições intricadamente relacionadas com diversas outras estruturas.

(**Figura 26.9.**) Qualquer cirurgia a ser realizada nessas regiões deve ser pensada de modo a evitar complicações que podem surgir devido a essa proximidade.

No caso da valva aórtica, podemos citar as artérias coronárias. Um implante malsucedido de uma prótese que gere obstrução do óstio de uma ou de ambas as coronárias é uma complicação evitável e potencialmente catastrófica. Mais ainda, o nós atrioventricular e o tecido de condução

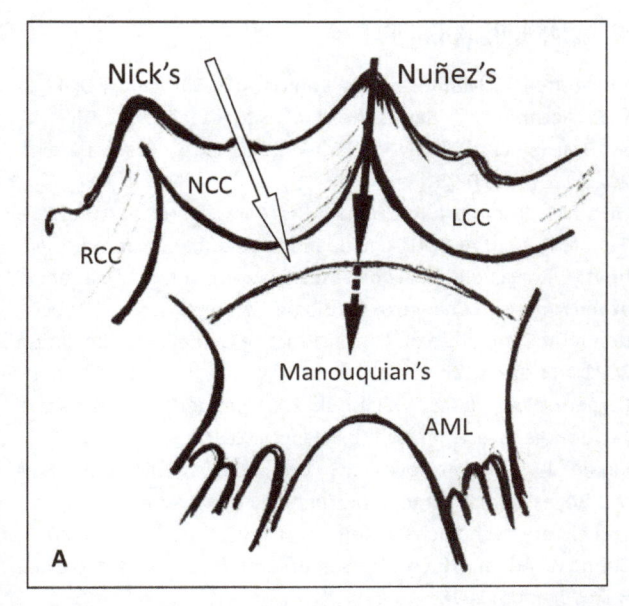

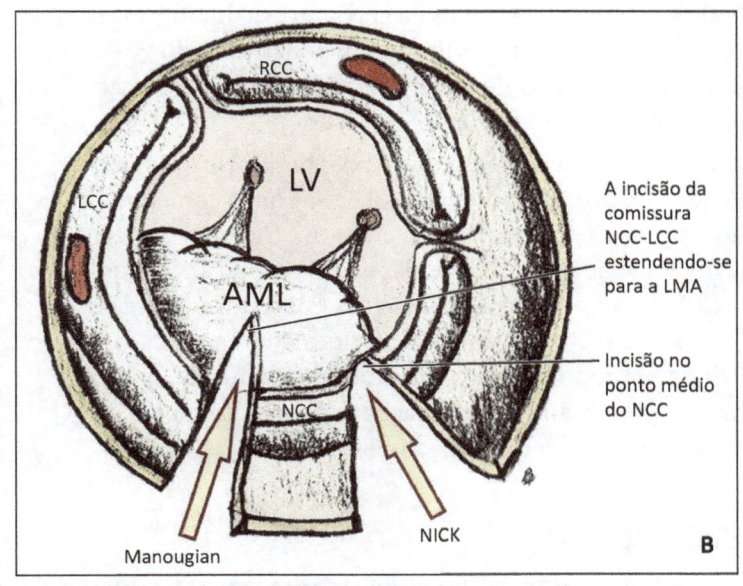

Figura 26.8. Técnicas de ampliação do anel aórtico. NCC) folheto não coronariano. RCC) folheto coronariano direito. LCC) folheto coronariano esquerdo. AML) folheto anterior da valva mitral. LV) ventrículo esquerdo.

Fonte: Retirado de Srimurugan et al., 2021.

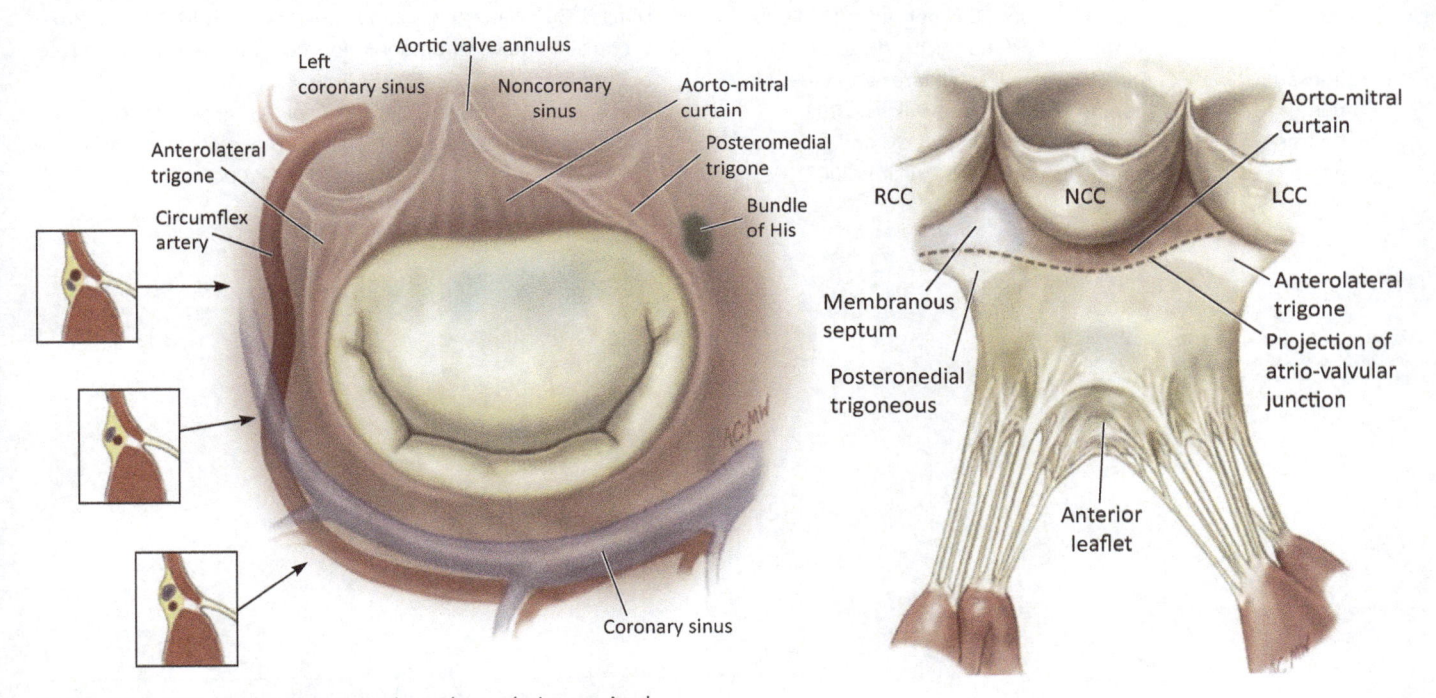

Figura 26.9. Relações anatômicas das valvas aórtica e mitral.

inicial intraventricular estão intimamente relacionados ao folheto coronariano direito, de modo que a manipulação dessa região pode levar a distúrbios de condução variáveis, notadamente o bloqueio de ramo esquerdo e o bloqueio atrioventricular.

No caso da valva mitral, a artéria circunflexa percorre o sulco interatrial por toda a extensão da porção posterior do anel valvar, bem como a parte final do sistema venoso coronariano, notadamente o seio coronário. Ainda nessa região, devido à fragilidade do anel em comparação com o anterior relacionado ao esqueleto fibroso do coração, um ponto mal posicionado pode levar a ruptura do anel e infiltração sanguínea entre as fibras do ventrículo esquerdo (quadro chamado de disjunção atrioventricular), altamente letal. Próximo à comissura anterolateral posiciona-se o anel aórtico, de modo que cuidado deve ser empregado de modo a não lesar os folhetos da valva aórtica durante uma troca mitral. Adicionalmente, o posicionamento do pé de uma valva biológica nessa região pode levar a obstrução da via de saída do ventrículo esquerdo.

No caso da valva tricúspide, um dos limites do triângulo de Koch é o próprio folheto septal. Essa região compreendida entre o seio coronário e a comissura anteroseptal deve ser evitada sempre que possível de modo a prevenir distúrbios de condução por lesão aos nós atrioventricular. No caso de troca valvar, há cirurgiões que implantam a prótese em todo o anel tricúspide, exceto nessa região, implantando-a diretamente na base do folheto septal, de modo a evitar esse tipo de complicação.

LEITURA SUGERIDA

1. Cohn LW, Adam AH. Cardiac Surgery In Adults. 5ª ed. Mc-Graw Hill Education, 2018.
2. Stefanelli G, Sgura F, Menozzi FM, Meli M, Weltert L. Long-Term Results After Aortic Valve Replacement with Last-Generation Stentless Prostheses. Surg Technol Int. 2023 Nov 16;43:sti43/1683. Epub ahead of print. PMID: 37972554.
3. Khonsari S, Sintek C. Cardiac surgery: safeguards and pitfalls in operative technique. Lippincott Williams & Wilkins, 2008.
4. Khonsari S, Sintek C. Cardiac surgery: safeguards and pitfalls in operative technique. Lippincott Williams & Wilkins, 2008.

REFERÊNCIAS BIBLIOGRÁFICAS

1. Tarasoutchi F, Montera MW, Ramos AIO, Sampaio RO, Rosa VEE, Accorsi TAD, Santis A, et al. Atualização das Diretrizes Brasileiras de Valvopatias – 2020. Arq. Bras. Cardiol. 2020;115(4):720-75.
2. Otto CM, Nishimura RA, Bonow RO, Carabello BA, Erwin III JP, Gentile F. 2020 ACC/AHA guideline for the management of patients with valvular heart disease: executive summary: a report of the American College of Cardiology/American Heart Association Joint Committee on Clinical Practice Guidelines. Circulation 2021;143:e72-e227.
3. Carpentier A, Adams DH, Filsoulfi F. Carpentier's reconstructive valve surgery. Elsevier Health Sciences, 2010.
4. Kirklin JW, Barratt-Boyes BG, Kouchoukos NT. Kirklin/Barratt-Boyes cardiac surgery: morphology, diagnostic criteria, natural history, techniques, results, and indications. Elsevier, 2013.
5. Cohn LW, Adam AH. Cardiac Surgery In Adults. 5a ed. Mc-Graw Hill Education, 2018.
6. Castillo JG, Solis J, Gonzalez-Pinto A, Adams DH. Surgical echocardiography of the mitral valve. Revista Española de Cardiología 2011;64(12):1169-81.
7. Dangas GD, Weitz JI, Giustino G, Makkar RR, Mehran R. Prosthetic heart valve thrombosis. Journal of the American College of Cardiology 2016;68(24):2670-89.
8. Srimurugan B, Krishna N, Jose R, Gopal K, Varma PK. Aortic root widening: "pro et contra". Indian Journal of Thoracic and Cardiovascular Sugery 2021;38(suppl 1):91-100.

27

ENDOCARDITE INFECCIOSA

JANAYNA THAINA RABELATO • RENATO TAMBELLINI ARNONI

INTRODUÇÃO

As observações de William Osler e Emanuel Libman, há 350 anos, contribuíram para o diagnóstico e tratamento desta grave infecção. A **Endocardite Infecciosa** (EI) trata-se de um problema crítico de saúde pública com incidência de 13,8 pacientes para 100.000 habitantes no mundo.[1] Atualmente, os pacientes acima de 65 anos são mais acometidos por tal infecção nos países desenvolvidos devido à presença de próteses valvares, doenças valvares, Diabetes mellitus ou necessidade de hemodiálise. Já a população jovem é mais acometida nos países em desenvolvimento devido ao uso de drogas injetáveis.[2]

Apesar dos avanços nos diagnósticos, através dos exames complementares como o ecocardiograma transesofágico, tomografia e PET scan, a cirurgia com adequada retirada de toda infecção e a necessidade de antibioticoterapia plena, a mortalidade ainda pode variar de 10 a 26%, segundo o grau de acometimento valvar e se houve embolização.[3]

A epidemiologia varia entre os continentes, as bactérias do grupo *Streptococcus* são mais prevalentes, sendo que aqueles com cardiopatia congênita ou alterações valvares como a Febre Reumática são mais susceptíveis a este tipo de infecção.[4]

FISIOPATOLOGIA

A infecção de valva nativa inicia com a injúria do endotélio ou endocárdio com exposição do colágeno subendotelial, acumulando plaquetas e fibrina formando uma vegetação estéril.[4] A circulação bacteriana no sangue pode colonizar a lesão. Com isso, a vegetação já infectada pode promover bacteremia e as complicações inerentes à infecção, como a destruição valvar com extensão paravalvar e Insuficiência cardíaca. Além da embolização cerebral, renal, esplênica, pulmonar e periférica. Os fenômenos imunológicos são complementares à infecção, como a glomerulonefrite e a presença do fator reumatoide.[4]

Mundialmente, bactérias Gram-positivas estão presentes em 80% das infecções de valvas nativas, variando entre 40% dos casos entre o Staphylococcus aureus e 40% Streptococcus (viridans e bovis), 10% dos casos com Enterococcus. As bactérias do grupo HACEK (Haemophilus, Aggregatibacter, Cardiobacterium, Eikenella e Kingella), fungos, bacilos Gram-negativos são isolados em 5% dos casos.[4,5]

O Staphylococcus coagulase negativo é mais comum em pacientes com próteses valvares.[5]

A EI pode ser classificada segundo os sintomas em três grupos: aguda (até 6 semanas), subaguda (6 semanas até 3 meses) e crônica (acima de 3 meses).[1,5]

A população com maior risco de infecção está descrita na **Tabela 27.1.** a seguir.

Pacientes com risco intermediário incluem os portadores de doença reumática, valvopatias não reumáticas, cardiopatias congênitas, incluindo valva aórtica bicúspide, implante de CDI e miocardiopatia hipertrófica.[1,5]

Tabela 27.1. População com alto risco de Endocardite infecciosa

Pacientes com EI prévia (infecção ativa ou tratada previamente).
Pacientes com implante de próteses valvares, seja via convencional, minimamente invasiva ou transcateter. As próteses biológicas em posição aórtica e mitral estão mais associadas a reinfecção de próteses.
Pacientes com implante de material cirúrgico (tubo ou patch) em reparos cardíacos.
Pacientes com próteses para fechamento de defeitos de septo, fechamento de apêndice de átrio esquerdo, filtros de veia cava são considerados de alto risco nos primeiros seis meses após o implante.
Pacientes portadores de doenças congênitas cianóticas possuem incidência de 0,41 casos para 1000 pacientes por ano.
Pacientes com dispositivos de assistência ventriculares como terapia de destino são considerados de alto risco e a profilaxia deverá ser considerada.

Dados retirados do Guideline Europeu, de 2021.

A profilaxia usada para procedimentos odontológicos é geralmente usada com Amoxicilina, 1 grama, via oral, 1 hora antes do procedimento. Para pacientes alérgicos a Amoxicilina ou Penicilina, a escolha deve variar entre Eritromicina e a Clindamicina.[1]

DIAGNÓSTICO

Segundo os Critérios Duke-ISCVID 2023, algumas mudanças foram realizadas, elas se encontram abaixo na tabela. Os critérios de Duke modificados têm alta sensibilidade (cerca de 80%) e alta especificidade (cerca de 99%) para o diagnóstico de EI. Isto é extremamente importante, pois o diagnóstico de endocardite é um gatilho para um tratamento muitas vezes agressivo e dispendioso, que pode incluir longos períodos de antibióticos e eventualmente cirurgia.[6]

A *EI Definitiva* é estabelecida na presença de qualquer um dos seguintes:

- **Critério Patológico**
- Microrganismos identificados no contexto de sinais clínicos de endocardite ativa em uma vegetação; de tecido cardíaco; de uma prótese valvar explantada ou anel de sutura; de um enxerto de aorta ascendente (com envolvimento da valva aórtica); de um dispositivo eletrônico implantável intracardíaco endovascular; ou de uma embolia arterial; OU
- Endocardite ativa (aguda, subaguda ou crônica) identificada em/ou sobre uma vegetação; de tecido cardíaco; de uma prótese valvar explantada ou anel de sutura; de um enxerto de aorta ascendente (com evidência concomitante de envolvimento da válvula); de um dispositivo implantável intracardíaco endovascular; ou de um êmbolo.

- **Critério clínico**
- 2 critérios clínicos maiores, OU
- 1 maior + 3 critérios clínicos menores, OU
- 5 critérios clínicos menores.

- *EI Provável*
- 1 critério maior + 1 menor, OU 3 critérios menores.

- *EI descartada ou rejeitada*
- Diagnóstico diferencial alternativo consistente que explique os sinais/sintomas.
- Ausência de recorrência apesar da terapia antibiótica por menos de 4 dias.

Tabela 27.2. Critérios de Duke modificados e atualizados para diagnóstico de Endocardite infecciosa

Maiores
HEMOCULTURA POSITIVA EM PELO MENOS 2 AMOSTRAS *(a) GERME TÍPICO PARA EI:* Streptococcus, Streptococcus gallolyticus (S. bovis), grupo HACEK, S. aureus, E. Faecalis. *(b) Hemoculturas positivas para germes que raramente causam EI, isolados em três ou mais amostras.* *(c) PCR para Coxiella burnetii, Bartonella sp ou Tropheryma whipplei, ou anticorpos para Bartonella.* ECOCARDIOGRAMA COM VEGETAÇÃO TÍPICA, NOVA REGURGITAÇÃO VALVAR OU ABSCESSO. Evidência de envolvimento valvar em ecocardiograma transtorácico, transesofágico, tomografia computadorizada cardíaca ou PET scan. Critério cirúrgico com evidência de EI documentada à inspeção direta intraoperatória.
Menores
FEBRE >38 °C, CONDIÇÃO PREDISPONENTE, FENÔMENO VASCULAR OU EMBÓLICO. *Evidência microbiológica não satisfazendo critério maior ou sorologia positiva para organismos conhecidos por causar EI (inclui PCR/sequenciamento de patógeno atípico).* *Atividade metabólica anormal detectada por PET/CT dentro de 3 meses após o implante da prótese valvar, enxerto aórtico ascendente, eletrodos de dispositivo intracardíaco ou outro material protético.*

- Ausência de evidência patológica ou macroscópica de endocardite infecciosa em cirurgia, ou autópsia, com terapia antibiótica por menos de 4 dias.
- Não atende aos critérios para endocardite possível acima.

TRATAMENTO CLÍNICO

O tratamento baseia-se no diagnóstico realizado pelos critérios de Duke modificados e na antibioticoterapia guiada por culturas. O Guideline, de 2023, de EI reforça a necessidade de um *Heart Team* para acompanhar o paciente.[1]

Caso não tenham identificado um agente infeccioso em culturas, um tratamento empírico com antibioticoterapia ampla deverá ser realizado na tentativa de evitar nova bacteremia antes da cirurgia.[7]

Pacientes com sintomas neurológicos devem ser avaliados por neurologista e avaliados com tomografia computadorizada de crânio ou ressonância magnética. Caso tenha apresentação hemorrágica, a cirurgia de EI deve ser adiada em quatro semanas.[7]

Caso tenha necessidade de operar, segundo as orientações do AATS, de 2017, um centro de referência no assunto tem melhor resultado de prognóstico do paciente.[7]

TRATAMENTO CIRÚRGICO

Os novos critérios de Duke adicionam um novo Critério Maior para pacientes com endocardite infecciosa – a evidência cirúrgica. A inspeção intraoperatória por cirurgiões cardiovasculares é inestimável em caso de suspeita de EI, principalmente se não houver confirmação patológica ou microbiológica adicional disponível. Como resultado, evidências intraoperatórias de EI (por exemplo, vegetações, abscesso, destruição valvular, deiscência ou afrouxamento de válvula protética, ou outra evidência direta de EI) agora contam como critério maior.[6]

O período ideal para a operação na endocardite infecciosa depende, principalmente, da tolerância hemodinâmica do paciente. O tratamento cirúrgico deve ser considerado em todos os pacientes que apresentam episódios de falência cardíaca, tais como edema agudo de pulmão, nos pacientes com regurgitação aórtica aguda, lesões estruturais com destruição valvar, fístulas cardíacas, ou vários graus de anormalidades na condução atrioventricular causada por abscessos septais. As tabelas abaixo resumem as principais indicações de cirurgia na EI.[1,5]

Tabela 27.3. Indicações de cirurgia na Endocardite Infecciosa

Indicação	Descrição
Falência cardíaca	Alterações valvares ou subvalvares incluindo fístula, causando hipertensão pulmonar e choque cardiogênico.
Infecção persistente	Apesar de antibioticoterapia adequada, a vegetação mantém tamanho ou bacteremia.
Complicação da infecção	Abscesso, bloqueio atrioventricular, destruição do aparato subvalvar.
Prevenção de embolismo	Vegetação acima de 10mm, principalmente relacionado ao folheto anterior da mitral ou com episódio de embolia prévia.

Dados retirados do Guideline europeu de 2021.

Tabela 27.4. Classificações das indicações de cirurgia na Endocardite Infecciosa

EMERGÊNCIA	IAo ou Imi grave, ou obstrução (EAP ou choque cardiogênico).
URGÊNCIA	IAo ou Imi com sinais ecocardiográficos com piora hemodinâmica (HP ou fechamento precoce da mitral). Infecção complicada (abscessos, pseudoaneurismas, fístulas). Febre persistente e culturas positivas >7 dias. Vegetações >10mm com embolia ou abscesso.
ELETIVA	EI de valva aórtica ou mitral sem sinais de IC.

Dados retirados do Guideline europeu de 2021. IAo: Insuficiência aórtica, Imi: Insuficiência mitral, HP: hipertensão pulmonar

Os eventos embólicos podem ocorrer em 20 a 50% dos casos, variando segundo o tamanho, mobilidade da vegetação, localização, EI de várias valvas concomitantemente.[7]

Segundo o Guideline do STS, de 2017, o cirurgião deverá remover todo o material infectado, seja a valva nativa (vide **Figura 27.1.** abaixo), pontos de calcificação no anel ou material de próteses anteriores e um patch de pericárdio bovino pode ser suturado para diminuir a tensão da nova sutura para implante de outra prótese.[7]

O **Fluxograma 27.1.** a seguir resume as intervenções possíveis segundo os diagnósticos de EI em cada valva.[8]

VALVA AÓRTICA

Nos casos de infecção de valva aórtica com acometimento do anel com abscesso, no Instituto Dante Pazzanese de Cardiologia foi criada uma técnica de reconstrução com tubo de Dacron valvado denominada "Tubo infracoronariano", com objetivo de garantir mais sustentação ao anel aórtico.[9]

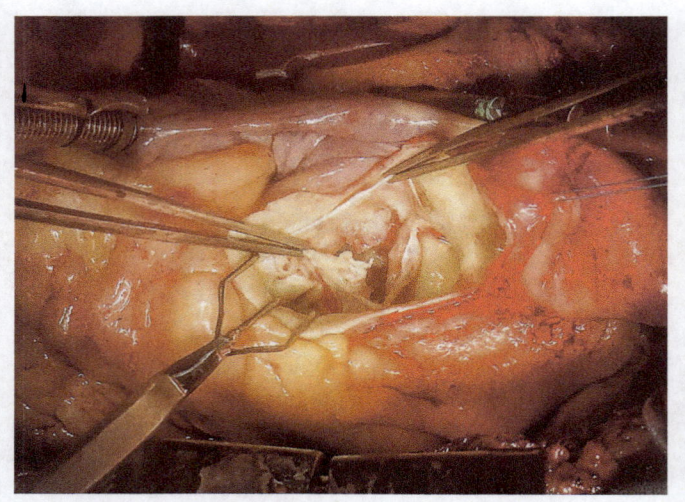

Figura 27.1. Endocardite de valva aórtica.
Fonte: Acervo pessoal.

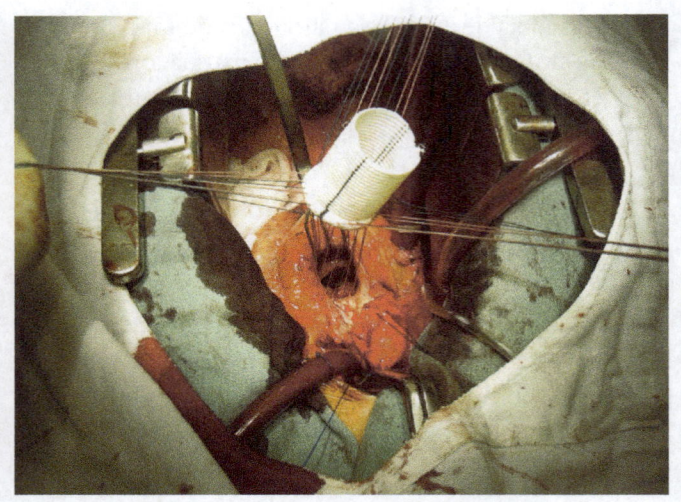

Figura 27.2. Técnica de Tubo infracoronariano.
Fonte: Acervo pessoal.

A técnica consiste na colocação de um tubo de Dacron valvado abaixo dos óstios coronarianos, na tentativa de fechar o abscesso em toda a circunferência do anel destruída pela endocardite.

VALVA MITRAL

Embora a troca valvar seja a alternativa de escolha nos casos de destruição valvar por endocardite infecciosa (EI), várias vertentes têm apoiado uma das técnicas de Plastia mitral como método de escolha, visto os promissores resultados nos estudos observacionais.[10] O sucesso nas plastias mitrais nos pacientes com EI em centros experientes, pode chegar em 80% dos casos com classificação de Carpentier tipo II.[1,10]

O conceito continua o mesmo, retirar toda a região acometida pela infecção, com isso muitas vezes o anel torna-se frágil e mais exposto, necessitando de uma reconstrução de pericárdio antes de realizar a passagem dos pontos para realização da troca valvar por prótese biológica ou mecânica.

VALVA TRICÚSPIDE

Nos casos de infecção de marca-passo ou CDI, todo material deve ser retirado, mesmo que envolva a ressecção

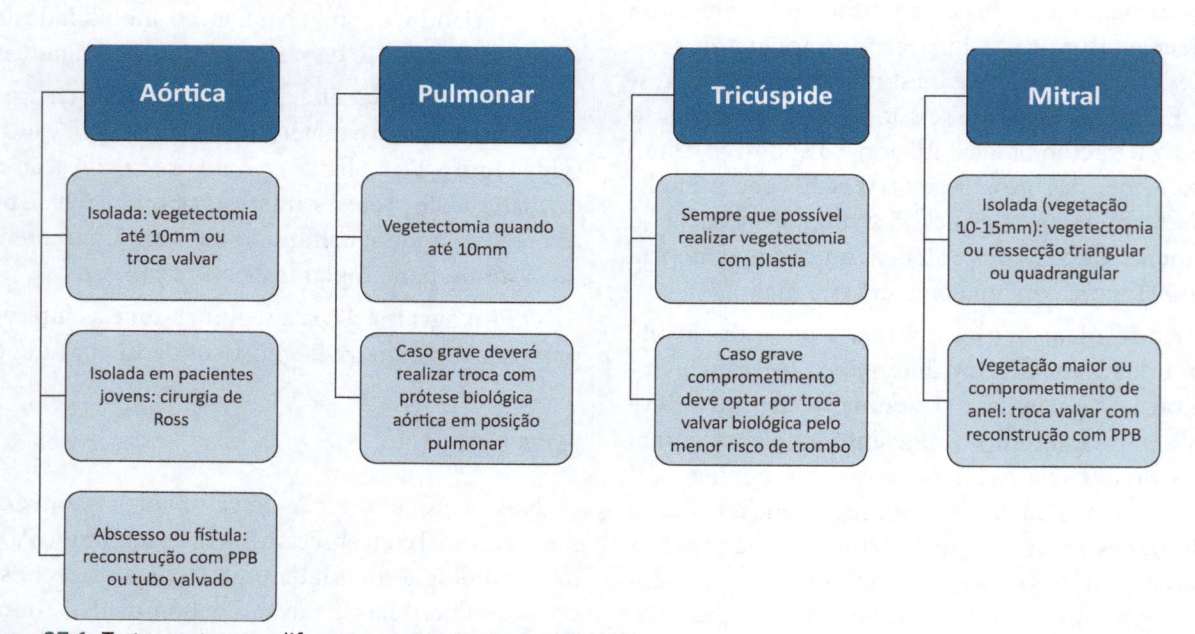

Fluxograma 27.1. Tratamentos em diferentes acometimentos valvares.

PPB: Patch de Pericárdio Bovino.

Aórtica	Pulmonar	Tricúspide	Mitral
Isolada: vegetectomia até 10mm ou troca valvar	Vegetectomia quando até 10mm	Sempre que possível realizar vegetectomia com plastia	Isolada (vegetação 10-15mm): vegetectomia ou ressecção triangular ou quadrangular
Isolada em pacientes jovens: cirurgia de Ross	Caso grave deverá realizar troca com prótese biológica aórtica em posição pulmonar	Caso grave comprometimento deve optar por troca valvar biológica pelo menor risco de trombo	Vegetação maior ou comprometimento de anel: troca valvar com reconstrução com PPB
Abscesso ou fístula: reconstrução com PPB ou tubo valvado			

de folheto da tricúspide para evitar a recorrência da infecção, nesses casos podem chegar a 3% com maior risco nos primeiros seis meses de pós-operatório.[7]

Se houver a necessidade de retirada dos folhetos, a necessidade de implantação da prótese mitral biológica em posição tricúspide é a escolha, visto o risco de trombose nos casos de mecânica.[11]

VALVA PULMONAR

Em centros de referência, a cirurgia de Ross é uma escolha. A técnica consiste em colocar a valva pulmonar na posição aórtica e implantar uma prótese na posição pulmonar. A vantagem é que uma valva nativa do próprio indivíduo na posição aórtica tem durabilidade longa e a prótese na posição pulmonar dura muito mais tempo do que a mesma na posição aórtica. Assim, reduz-se a necessidade de reoperação.[12]

ENDOCARDITE DE VALVA PROTÉTICA

Pode ocorrer em 10 a 15% dos casos de EI, possui maior risco nas primeiras seis semanas após a troca, principalmente no caso das próteses mecânicas.[13]

A endocardite valvar precoce pode ocorrer no primeiro ano após a troca em válvulas biológicas por mecanismo semelhante à primária. A injúria endotelial promove a formação de trombos associados às adesinas bacterianas, com isso a circulação através de bacteremia pode alcançar novo tecido e provocar nova infecção.[13]

O diagnóstico e tratamento é válido como citado anteriormente, entretanto a cirurgia é mais complexa. Realizar uma tomografia de tórax sem contraste ajuda no planejamento para abordagem da reoperação, se haverá necessidade de canulação femoral e entrada em circulação extracorpórea antes da abertura da esternotomia.

A retirada da prótese deve ser cuidadosa, retirando sempre que possível todos os fios, para a prótese conseguir sair do anel.

Atualmente, a retirada de próteses *valve-in-valve* em posição mitral e aórtica após TAVI com endocardite fazem parte da realidade do cirurgião cardiovascular, o cuidado com a armação que prende no aparato subvalvar não deve ser esquecido. A **Figura 27.3.** abaixo demonstra uma retirada de prótese de *valve-in-valve* em posição mitral realizada no IDPC.

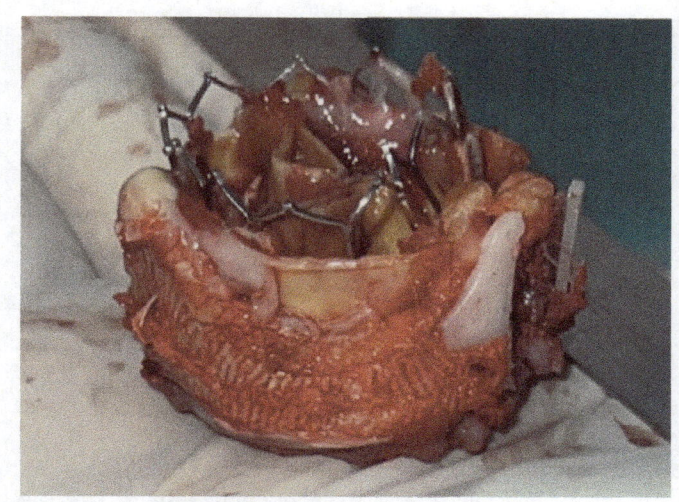

Figura 27.3. Endocardite em valve-in-valve mitral.
Fonte: Acervo pessoal.

LEITURA SUGERIDA

1. Vendramin I, Benedetti G, Lechiancole A, Sponga S, Meneguzzi M, Auci E, Bortolotti U, Livi U. Infective endocarditis following a valve-in-valve procedure. Gen Thorac Cardiovasc Surg. 2020 Dec;68(12):1469-1471. doi: 10.1007/s11748-019-01285-2. Epub 2020 Jan 8. PMID: 31916146.
2. Pisani A, Hounat F, Brega C, Borghese O, Braham W, Alkhoder S. Infective endocarditis following transcatheter aortic valve implantation. Ann Cardiol Angeiol (Paris). 2020 Oct;69(4):204-206. doi: 10.1016/j.ancard.2020.07.013. Epub 2020 Aug 11. PMID: 32797937.

REFERÊNCIAS BIBLIOGRÁFICAS

1. Friedhelm Beyersdorf, Alec Vahanian, Milan Milojevic, Fabien Praz, Stephan Baldus, Johann Bauersachs, Davide Capodanno, Lenard Conradi, Michele De Bonis, Ruggero De Paulis, Victoria Delgado, Nick Freemantle, Martine Gilard, Kristina H Haugaa, Anders Jeppsson, Peter Jüni, Luc Pierard, Bernard D Prendergast, J Rafael Sádaba, Christophe Tribouilloy, Wojtek Wojakowski, ESC/EACTS Scientific Document Group , 2021 ESC/EACTS Guidelines for the management of valvular heart disease: Developed by the Task Force for the management of valvular heart disease of the European Society of Cardiology (ESC) and the European Association for Cardio-Thoracic Surgery (EACTS), *European Journal of Cardio-Thoracic Surgery*, Volume 60, Issue 4, October 2021, Pages 727-800.
2. Hubers S.A., DeSimone D.C., Gersh B.J., Anavekar N.S. Infective Endocarditis: A contemporary review. MayoClinProc.2020;95(5):982-997.
3. Khaledi M et al. Infective endocarditis by HACEK: a review. Journal of Cardiothoracic Surgery. (2002);17: 185 (1-8).
4. Chambers HF., Bayer A.S. Native-Valve Infective Endocarditis. N Engl J Med 2020;383: 567-76.
5. Rajani R., Klein JL. Infective endocarditis: A contemporary update. Clinical Medical. 2020 Jan;20(1):31-35.

6. Fowler VG, Durack DT, Selton-Suty C, et al. The 2023 Duke-ISCVID Criteria for Infective Endocarditis: Updating the Modified Duke Criteria. Clin Infect Dis. 2023.

7. Pettersson GB, Coselli JS, Hussain ST et al. 2016 The American Association for Thoracic Surgery (AATS) consensus guidelines: Surgical treatment of infective endocarditis: Executive summary. Journal of Thoracic Cardiovasc Surg. 2017 Jun;153(6):1241-1258.e29.

8. Nappi F, Spadaccio C, Dreyfus J et al. Mitral endocarditis: A new management framework. J Thorac Cardiovasc Surg 2018;156:1486-95.

9. Arnoni AS, Arnoni RT, Paulista PP et al. Cirurgia da endocardite em valva aórtica - opção para tratamento de abscesso aórtico. Arq. Bras. Cardiol. 91 (2) • Ago 2008.

10. Harky A, Hof A, Garner M, Froghi S, Bashir M. Mitral valve repair or replacement in native valve endocarditis? Systematic review and meta-analysis. J Card Surg. 2018 Jul;33(7):364-371. doi: 10.1111/jocs.13728. Epub 2018 Jun 21. PMID: 29926515.

11. Hussain ST, Witten J, Shrestha NK, Blackstone EH, Pettersson GB. Tricuspid valve endocarditis. Ann Cardiothorac Surg. 2017 May;6(3):255-261. doi: 10.21037/acs.2017.03.09. PMID: 28706868; PMCID: PMC5494428.

12. Loobuyck V, Soquet J, Moussa MD, Coisne A, Pinçon C, Richardson M, Rousse N, Mugnier A, Juthier F, Marechaux S, Prat A, Vincentelli A. Active Aortic Endocarditis in Young Adults: Long-term Results of the Ross Procedure. Ann Thorac Surg. 2020 Sep;110(3):856-861. doi: 10.1016/j.athoracsur.2020.01.006. Epub 2020 Feb 19. PMID: 32084372.

13. Nataloni M, Pergolini M, Rescigno G, Mocchegiani R. Prosthetic valve endocarditis. J Cardiovasc Med (Hagerstown). 2010 Dec;11(12):869-83. doi: 10.2459/JCM.0b013e328336ec9a. PMID: 20154632.

28

NOÇÕES DE CIRURGIA DA AORTA

IURI BETUEL GOMES ANTÓNIO • MÁRIO ISSA

INTRODUÇÃO

Apesar dos avanços nas áreas médicas, as doenças da aorta continuam a representar um desafio para os profissionais de saúde. Existem debates sobre o momento adequado para intervenção cirúrgica em casos de dilatação assintomática da aorta ascendente, além de controvérsias sobre a melhor forma de proteção cerebral durante a cirurgia do arco aórtico. A isquemia medular é uma preocupação nos casos de doenças da aorta descendente e toracoabdominal, levando ao desenvolvimento de *stents* autoexpansíveis. Estudos recentes auxiliam na tomada de decisões individualizadas quanto à intervenção em casos de aneurismas degenerativos. No capítulo, os autores abordarão sucintamente o **aneurisma de aorta torácica ascendente** e **arco aórtico**, incluindo suas indicações cirúrgicas, técnicas, estratégias cirúrgicas, complicações e uso de hipotermia e parada cardiocirculatória.[1-3]

ANEURISMA DE AORTA (AA)

Conceito e classificação

Aneurisma é uma dilatação irreversível maior que 50% do diâmetro normal previsto para o segmento analisado da aorta. (**Figura 28.1.**) Constituem a segunda doença mais comum da aorta, depois da doença aterosclerótica.[2]

Tabela 28.1. Classificação[2]

De acordo a sua localização	• AA torácica ascendente 50-60%. • AA torácica descendente 30-40%. • AA abdominal (suprarrenal, justar renal e infrarrenal).
De acordo com a sua forma	• Fusiforme (envolvem toda circunferência da artéria). • Sacular (afetam apenas um lado da artéria). • Pseudoaneurisma (compostos apenas pela adventícia, trombo organizado e tecidos circundantes – ruptura contida).

Fisiopatologia

A fisiopatologia do AA envolve fragilidade da parede arterial devido a deficiências no tecido conjuntivo, inflamação crônica, alterações na matriz extracelular e remodelação vascular. A aorta ascendente torácica é geralmente mais afetada pela necrose cística da camada média. A compreensão desses mecanismos é importante para o diagnóstico, tratamento e prevenção dessa condição.[4]

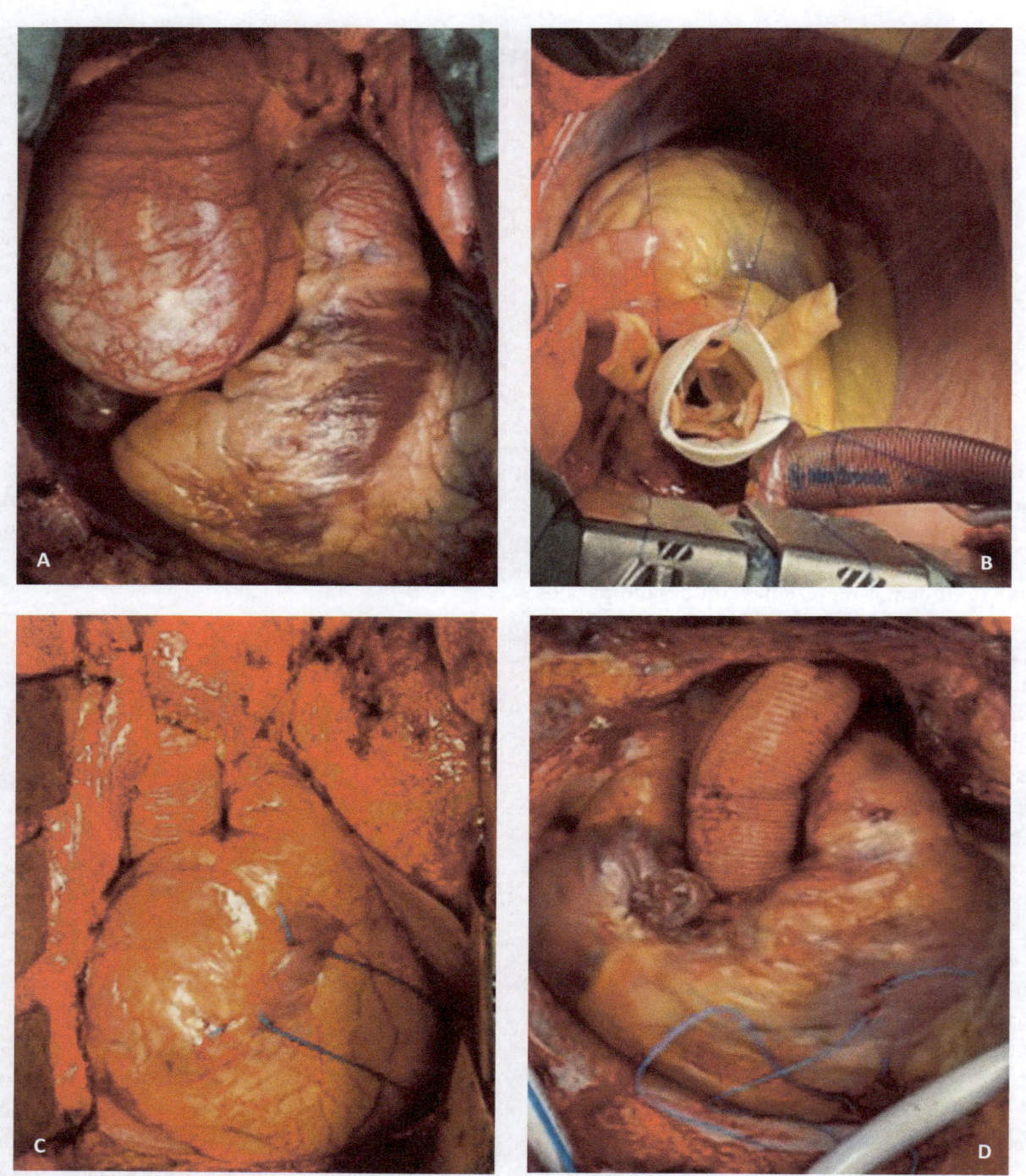

Figura 28.1. A: Aneurisma de aorta ascendente; B: Cirurgia de Tirone David; C: Tubo supra coronariano; D: Tubo supra coronariano + hemiarco.

Fonte: Imagens capturadas no Instituto Dante Pazzanese de Cardiologia (acervo pessoal).

Etiologia e fator de risco

Tabela 28.2. Etiologia e Fator de Risco[2,3,5]

	• A maioria dos aneurismas da aorta torácica (AAT) são degenerativos (também denominados **idiopáticos** ou **esporádicos**) e ocorrem em associação com fatores de risco.
V	**Vasculares** • Hipertensão arterial.
I	**Infecciosas** • Aortite, embolia séptica, aneurisma micótico. **Inflamatórias** • Arterite de células gigantes, arterite de Takayasu, doença relacionada à IgG4, artrite reumatoide, espondilite anquilosante, granulomatose com poliangite, artrite reativa, síndrome de Behcet.
T	**Traumáticas** • Trauma.
C	**Congênitas** • **Distúrbios sindrômicos do tecido conjuntivo:** Síndrome de Ehlers-Danlos, Síndrome de Marfan, Síndrome de Turner, Síndrome de Loeys-Dietz. • **Distúrbios não sindrômicos:** Valva aórtica bicúspide, história familiar de doença aneurismática.

Quadro clínico

Tabela 28.3. Manifestações Clínicas[3]

Geralmente são assintomáticos • Cerca de 40% são achados incidentais durante a investigação de outras doenças.	
Quando sintomáticos variam de acordo com: • Localização, tamanho dos aneurismas e compressão estruturas vizinhas.	
Raiz e aorta ascendente	**Arco aórtico**
• Insuficiência aórtica (IAo) produzindo sintomas e sinais de insuficiência cardíaca. • Dor isquêmica: por compressão de uma das artérias coronárias.	• Tosse, dispneia, sibilos ou pneumonia de repetição (compressão de traqueia ou brônquios). • Disfagia aórtica (compressão do esôfago). • Síndrome de Ortner: rouquidão unilateral (compressão do nervo laríngeo recorrente ou nervo vago esquerdo). • Paralisia hemidiafragmática (compressão do nervo frênico). • Síndrome de veia cava superior: Edema do pescoço, face ou extremidades superiores (compressão da veia inominada ou veia cava superior).

Diagnóstico

É feito pelos antecedentes, quadro clínico e principalmente pelos exames de imagem cujo objetivo é estabelecer o tamanho, definir a anatomia e avaliar comorbidades (**Tabela 28.4.**).[2]

Tabela 28.4. Diagnóstico do AAT

Radiografia de tórax	• De fácil aquisição. Porém, com pouca especificidade e baixa sensibilidade. • Pode evidenciar alargamento do mediastino, borramento do botão aórtico e desvio de traqueia.
Ecocardiograma Transtorácico/ Transesofágico(*)	• O TE com sensibilidade e especificidade de 98% e 99% respectivamente. • Uso cada vez crescente na avaliação da valva aórtica, da anatomia da aorta, bem como na detecção de complicadores (DA e IAo) e avaliação da função do VE. • É um exame operador dependente.
Angiotomografia computadorizada de aorta torácica (angioTC)(*)	• Sensibilidade de 96-100% e 99% de especificidade. • Útil na avaliação do tamanho e extensão do AA e presença ou não de complicadores e permite também afastar outras doenças torácicas. • Importante para o planejamento de intervenção cirúrgica e/ou endovascular.
Angiorressonância magnética de aorta torácica (angioR-NM)(*)	• Com 100% de especificidade e sensibilidade. • Permite uma avaliação semelhante à da angioTC. Imagens dinâmicas permitem avaliar a valva aórtica e a função do VE

TT) Transtorácico. TE) Transesofágico. DA) Dissecção aórtica. IAo) Insuficiência aórtica. VE) Ventrículo esquerdo. AA) Aneurisma de aorta. (*): São de particular importância nos diâmetros limítrofes para a decisão de tomada de conduta e avaliar as taxas de aumento durante o acompanhamento.

Conduta (Abordagem)

Depende de vários fatores, como o tamanho do AA, localização e estado geral do paciente.

Neste quesito, podemos dividir em:

- **Abordagem clínica (farmacológica):** cujo principal objetivo é reduzir o crescimento dos aneurismas e diminuir o risco de complicações (ruptura, dissecção e morte). O risco anual em AAT é de 5-6% para aneurismas de 5,0-5,9cm e de 10-15% para aneurismas maiores que 6cm. Portanto, é fundamental realizar um monitoramento regular e rigoroso do controle da hipertensão arterial, hipercolesterolemia e cessação do tabagismo.

- A indicação de abordagem cirúrgica é baseada no diâmetro aórtico e depende de cada condição clínica-etiológica do paciente, conforme mostrado na tabela 5.[3,6,7]

Tabela 28.5. Quando indicar abordagem cirúrgica em pacientes com AAT ascendente e arco aórtico?

Condições
• **Todos os Sintomáticos**
• **Assintomáticos**, pacientes com:
· **Aorta ascendente** ou **arco aórtico** ≥5,5cm.
· **Aorta ascendente** <5,5cm, mas com crescimento aórtico rápido (≥0,5cm em 1 ano ou ≥0,3cm/ano em 2 anos consecutivos); história familiar de dissecção aórtica com diâmetro aórtico <5,0cm ou história familiar de morte súbita inexplicável em idade <50 anos.
• **Indicação de cirurgia da valva aórtica e AA** com diâmetro ≥4,5cm.
• **Síndrome de Marfan e AA** ≥5,0cm.
· Quando ≥4,5cm considerar operar quando houver rápida expansão (≥0,3cm/ano) ou dilatação difusa da raiz aórtica e da aorta ascendente levando a IAo associada; em paciente que pretende engravidar e história familiar de dissecção aórtica.
• **Valva aórtica bicúspide:** ≥5,5cm.
· Quando entre 5,0-5,4cm considerar operar quando associado a fatores de risco para dissecção de aorta (hipertensão arterial, Coartação da aorta, história familiar de dissecção aórtica ou taxa de crescimento aórtico ≥0,3cm/ano).
• **Síndromes genéticas familiares:** ≥5,0cm.
· **Síndrome de Loeys-Dietz** sem fatores de risco: ≥4,5cm. Quando em presença de fatores de risco considerar operar com diâmetro ≥4,0cm.

Adaptado da 2022 ACC/AHA Guideline for the Diagnosis and Management of Aortic Disease.

Técnicas cirúrgicas e suas indicações

O tratamento cirúrgico visa promover a integridade da parede da aorta e prevenir o risco de dissecção ou ruptura. A cirurgia é realizada por meio de esternotomia mediana com circulação extracorpórea (CEC), incluindo cardioplegia e durante o procedimento, resseca-se o segmento dilatado substituindo-o por um enxerto sintético e em alguns casos requer reparação ou troca da valva aórtica, ou reimplante da artéria coronária, dependendo da localização e extensão do aneurisma como nos mostra a **Tabela 28.6**.[1,6]

Tabela 28.6. Escolha do procedimento

N	Tipos de procedimentos técnicos e suas indicações	
	Substituição Total da Raiz (STR) é preferido	Preservação da Valva na Substituição da Raiz (PVSR) é preferido
1	Dilatação anular severa.	Dilatação anular leve ou ausente.
2	Insuficiência aórtica importante.	Insuficiência aórtica leve ou moderada.
3	Fenestração de estresse, cúspides degeneradas afinadas.	Cúspides normais.
4	Cúspides esclerosadas e retraídas.	Cúspide normal/prolapso.
5	Anticoagulação aceitável.	Anticoagulação não desejável.
6	Disfunção ventricular esquerda grave.	Função ventricular normal.
7	Forma familiar grave de Marfan sugerindo envolvimento de cúspides.	-
8	Experiência cirúrgica para preservação da valva na substituição da raiz não disponível.	Experiência cirúrgica disponível.

A decisão sobre a técnica cirúrgica específica e a escolha do enxerto dependem da avaliação detalhada do cirurgião, considerando fatores como o tamanho do aneurisma, anatomia do conjunto (valva aórtica, seios de valsalva, junção sinotubular (JST), risco de anticoagulação e a presença de outras complicações (ver **Tabela 28.7.**).[6,8]

Estratégias de Canulação, Hipotermia com Parada Cardiocirculatória (PCC) e Perfusão Cerebral Anterógrada (PCA)

Diante de aneurisma que acomete a aorta torácica ascendente, o cirurgião precisa apenas escolher o melhor lugar "saudável" da aorta para a canulação arterial e de átrio direito para poder estabelecer a CEC, posteriormente a cardioplegia e o procedimento cirúrgico sem a necessidade de PCC com PCA. Quando envolve o arco aórtico, as questões a serem consideradas são:

Tabela 28.7. Técnicas cirúrgicas para correção da AA ascendente e arco aórtico.

Localização/Extensão do AA		Procedimento	Descrição	Mortalidade
Proximal	Abaixo da JST podendo acometer a valva aórtica e o anel	PVAo	Tirone David [2,9,10]	Consiste em reimplantar a valva aórtica nativa em enxerto tubular (tubo de Dacron), que é ancorado no anel aórtico esqueletizado, seguido de reimplante dos óstios coronários (fig. 1-B e 2-A).	Sustentado em grandes estudos, a **ESC Guidelines on the diagnosis and treatment of aortic diseases 2014** refere que:
			Yacoub [2,11]	Substitui apenas os seios aórticos, sendo suscetível a dilatação tardia do anel aórtico. A anuloplastia aórtica adicional ajuda a resolver essa complicação (fig. 2-B). Por fim os óstios coronários são reimplantados.	✓ A mortalidade cirúrgica para substituição eletiva isolada da aorta ascendente (incluindo a raiz da aorta) varia de 1,6-4,8% e depende de grande parte da idade e de outros fatores de risco cardiovascular bem conhecidos no momento da cirurgia.
			Florida Sleeve [12]	É uma técnica de substituição da raiz da aorta com preservação valvar, sem a necessidade de ressecção completa da parede da raiz da aorta e reconstrução da artéria coronária.[13]	✓ Taxas de mortalidade e acidente vascular cerebral para cirurgia eletiva para aneurismas ascendentes/arco estão na faixa de 2,4-3,0%.
		STR	Bentall e De Bono modificado (button Bentall) [13,14]	Consiste na substituição completa da raiz aórtica por enxerto tubular valvado, seguido de reimplante dos óstios coronários em forma de botões (fig. 2-C). Normalmente, uma valva mecânica é incorporada no tubo, porém existem opções para incorporar uma valva de tecido.	✓ Para pacientes com > 55 anos de idade, as taxas de mortalidade e acidente vascular cerebral são tão baixas quanto 1,2% e 0,6-1,2%, respectivamente.
			Cabrol Composite Graft [15]	Consiste em conectar 1 tubo de PTFE na porção ascendente do tubo de Dacron e em seguida anastomosar aos óstios coronários de modo término-terminal.	
	Acima da JST e abaixo do arco aórtico		Interposição de tubo supra coronariano [2]	É uma implantação supracomissural de um enxerto tubular realizada após a ressecção do AA (fig. 1-C).	
			Aortoplastia com PEARS [2,16] e/ou Aortorrafia longitudinal com suporte externo (ALSE) [17,18]	O PEARS (suporte externo personalizado da raiz da aorta) é uma malha usada para estabilizar a parede da aorta e prevenir a dilatação da raiz e/ou AA. Neste caso a aorta não é ressecada, mas é remodelada externamente. Em seu artigo, Petr Nemec cita as indicações clássicas do PEARS. A ALSE é realizada mediante aortotomia longitudinal com ressecção em losango da aorta ascendente com aproximadamente 10 mm de largura em sua maior porção e sutura aórtica em 2 planos com prolene 4.0. Após retirada do pinçamento aórtico, é realizado reforço externo com tela de nylon em formato de "asas de borboleta" para evitar distorção do óstio coronário esquerdo. Após cobrir completamente a aorta, é dado 3-4 pontos de fixação adicional com fio de prolene 4.0 na adventícia para evitar o deslocamento da tela.	
Distal	Arco aórtico proximal e/ou Arco aórtico total		Hemiarco e/ou Substituição total do arco [2]	Procedimento realizado para substituição parcial ou total do arco aórtico por um enxerto de tubo de Dacron (fig. 1-D e 2-D). Deve-se realizar anastomose distal aberta (open distal) com o arco aórtico ou substituição do hemiarco. Esta técnica permite a inspeção do arco aórtico e facilita uma anastomose muito distal, seguido de reimplante em bloco ou separado dos vasos supra-aórticos. Requer hipotermia profunda associado a PCA com PCC. O risco de paraplegia na cirurgia aórtica é altamente dependente da velocidade do reparo e do tempo de pinçamento cruzado.	

JST: Junção Sinotubular; **PVAo:** Preservação da valva aórtica; **STR:** Substituição total da raiz; **PTFE:** Politetrafluoretileno.

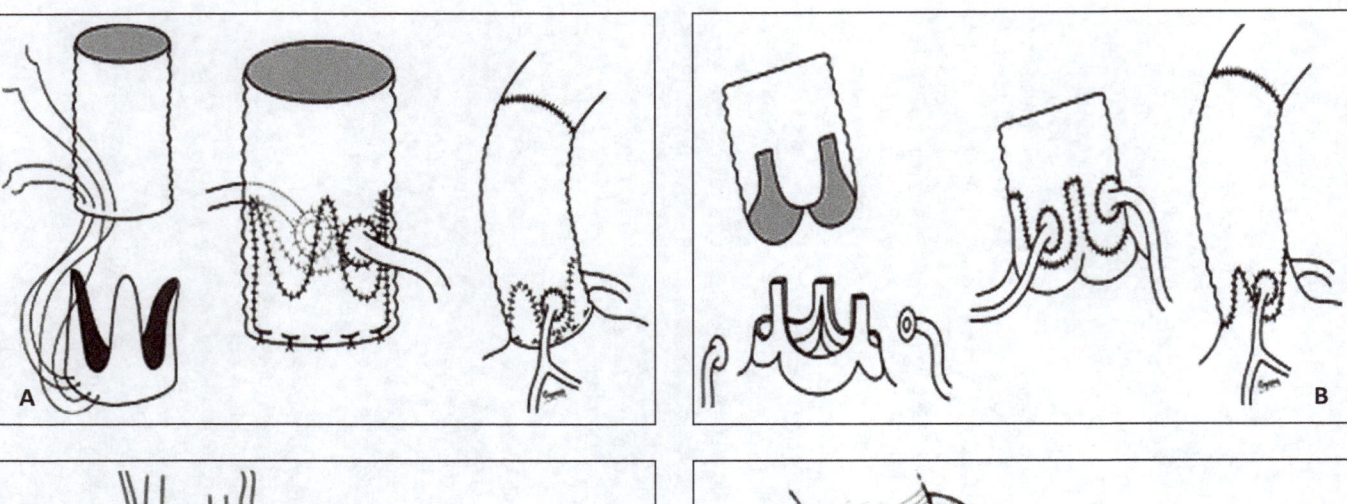

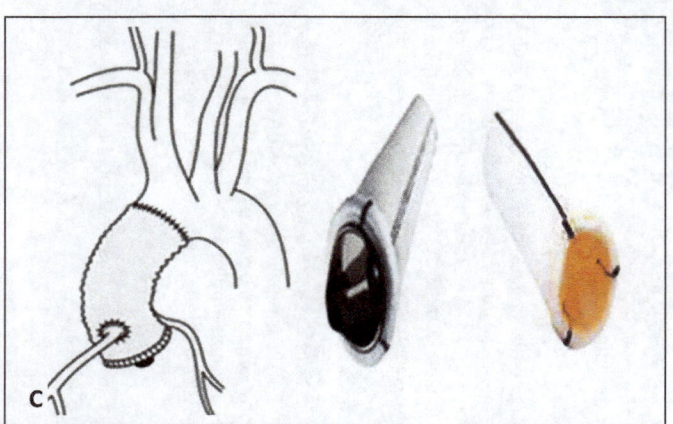

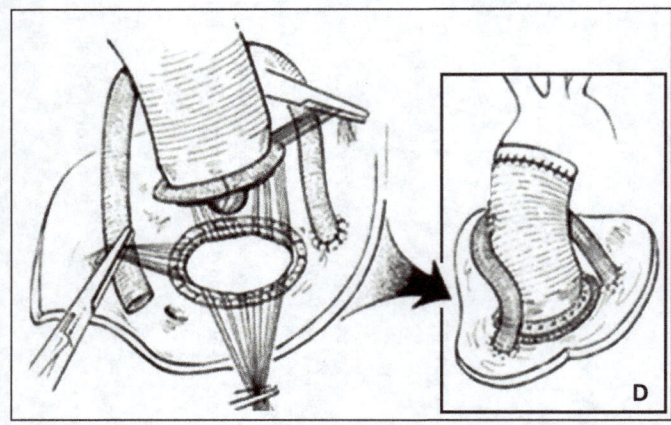

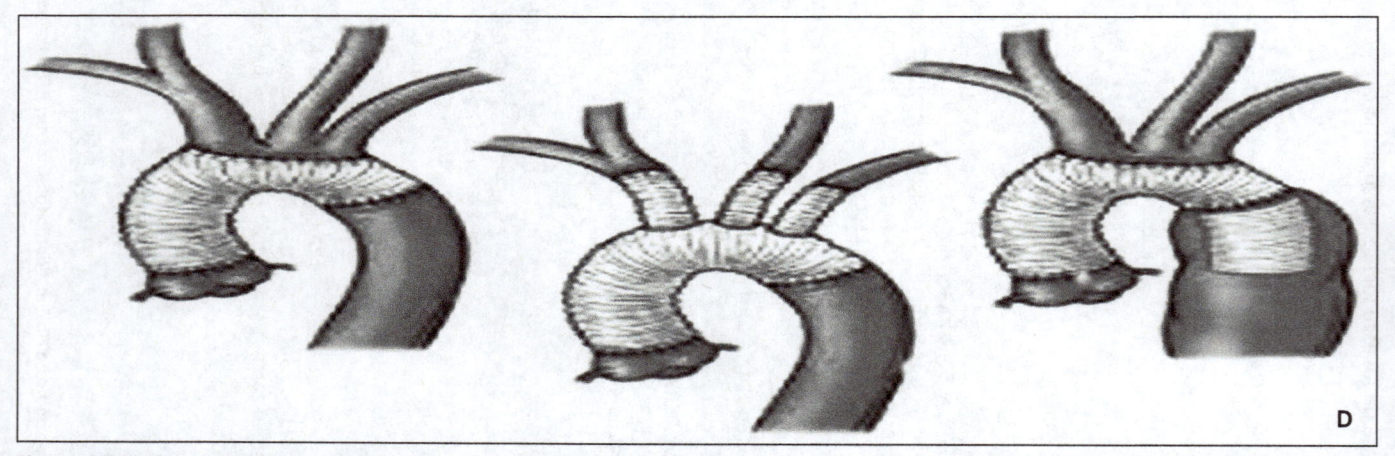

Figura 28.2. Figura 2 – A: Cirurgia de Tirone David; B: Cirurgia de Yacoub; C: Cirurgia de Bentall e De Bono; C: Cirurgia de Cabrol; D: Cirurgia de correção de arco total com reimplante dos vasos supra-aórtico em bloco e/ou separado.

Fontes: https://www.ncbi.nlm.nih.gov/pmc/articles/PMC7525511/; https://blog.bjcvs.org/single-post/2021/07/13/abordagens-cirurgicas-do-arco-aortico/; https://www.mahmutakyildiz.com/wp-content/uploads/2020/08/aort15.jpg.

- *Quando incluir o arco na cirurgia, como reconstruí-lo e qual o melhor método de proteção cerebral a ser utilizado?*

Essa tomada de decisão é desafiadora devido à maior morbimortalidade associada à intervenção no arco, que implica em um maior tempo de PCC e níveis mais profundos de hipotermia, resultando em um maior risco de dano cerebral permanente e sangramento.[1,2]

No transcurso dos anos 1980 e 1990, diferentes métodos de proteção cerebral foram utilizados durante as cirurgias no arco aórtico. Atualmente, tem-se usado a PCC hipotérmica com PCA realizado pela artéria carótida, eixo subclávio-axilar ou eixo carotídeo-subclávio (tronco braquiocefálico). Esse método mostrou-se seguro, mesmo em períodos prolongados de PCC, permitindo o uso de hipotermia moderada (26-28°C) em vez de profunda (20-22°C) em CEC.[1,2]

Quanto à canulação arterial, a artéria axilar é recomendada como primeira escolha para cirurgias do arco aórtico.[1,2] No entanto, outros autores apontam riscos de complicações graves, como lesão do plexo braquial e trombose.[9] Em nosso serviço, a canulação arterial através do tronco braquiocefálico tem sido a primeira opção, sem registros de complicações.

Complicações Cirúrgicas

Estas podem dividir-se em:

Tabela 28.8. Tipo de Complicações Cirúrgicas

Imediatas ou precoces (PO imediato)	Sangramento aumentado; Tamponamento; Choque (hemorrágico, vasoplégico); SIRS; Reoperação; Neurológicas (AVC, paraplegia(*) e/ou paraparesia(*)); Arritmia; Dissecção de aorta; Morte.
Mediatas (1º-7º PO)	Coágulo retido/Tamponamento; Coagulopatia; Disfunção renal aguda; VM prolongada; Pneumotórax; Pneumonia; ITU; Choque; Isquemia mesentérica e de membros inferiores; Lesão de nervos periféricos (rouquidão, paralisia de cordas vocais e paralisia diafragmática); paraplegia(*) e/ou paraparesia(*); Arritmia; Morte.
Tardias (8º PO ou mais)	Bacteremia relacionada ao cateter; Infecção de ferida operatória; Mediastinite; Choque; Reoperação tardia — Endocardite (prótese valvar ou enxerto tubular); Pseudoaneurisma para-anastomótico; Dissecção de aorta; Morte.

PO) Pós-Operatório. SIRS) Síndrome de resposta inflamatória sistêmica. AVC) Acidente vascular cerebral. VM) Ventilação mecânica. ITU) Infecção do trato urinário. (*) Daí a importância de monitorização da pressão liquórica no intra e pós-operatório (PO) de cirurgia cardíaca (P=7 à 18cm H₂0), e atentar-se ao sintoma de formigamento de membros inferiores referido pelo paciente no PO.

Seguimento Pós-operatório (PO)

É essencial para monitorar a recuperação e a eficácia de procedimentos cirúrgicos. Sua duração depende da extensão da cirurgia e das comorbidades do paciente. Para pacientes submetidos à substituição da aorta torácica, o período de internação geralmente é de 5-6 dias, desde que não haja complicações.

Em relação às imagens de acompanhamento, não há uma orientação formal para determinar a frequência desses exames. Geralmente, são obtidas por utilizando angioTC ou angioRMN antes da alta, depois de 1-6 meses, e depois anualmente se houver presença de doença aneurismática residual, dissecção aórtica ou aortopatia genética.[3]

PALAVRAS-CHAVE

Aneurisma de aorta. Aorta torácica. Hipotermia. Parada cardiocirculatória.

PONTOS-CHAVE

- Doenças da aorta continuam a ser desafios para os profissionais de saúde, apesar dos avanços na área médica.
- Existem debates sobre quando realizar a cirurgia em casos de dilatação assintomática da aorta ascendente.
- Há controvérsias sobre a melhor forma de proteção cerebral durante a cirurgia do arco aórtico.
- A aorta ascendente torácica é geralmente mais afetada pela necrose cística da camada média.
- O diagnóstico do AA é feito com base nos antecedentes, quadro clínico e exames de imagem, que são importantes para estabelecer o tamanho, definir a anatomia e avaliar comorbidades.
- A abordagem cirúrgica está indicada em todos os pacientes sintomáticos. Nos assintomáticos, é indicada para AA ascendente ou arco aórtico com diâmetro ≥5,5cm, ou com evidências de crescimento rápido ao ano. Esse número é ainda menor (4,5-5,0cm) em algumas situações especiais como síndrome de Marfan, valva aórtica bicúspide, história familiar de dissecção aórtica e/ou história de morte súbita, ou em casos de cirurgia de oportunidade.
- Durante o procedimento, o segmento dilatado da aorta é substituído por um enxerto sintético. Sendo por vezes necessário a reparação ou troca da valva aórtica, ou reimplante da artéria coronária.
- Para aneurismas no arco aórtico, é necessário considerar a reconstrução do arco fazendo uso da PCC com PCA durante a cirurgia. A canulação arterial através do tronco braquiocefálico é recomendada como primeira escolha em nosso hospital, mas existem outras artérias que podem ser utilizadas.
- As complicações cirúrgicas podem ser imediatas, mediatas ou tardias.
- O seguimento pós-operatório é essencial para monitorar a recuperação e a eficácia dos procedimentos cirúrgicos.

LEITURA SUGERIDA

Livro Texto

1. Kirklin JW, Kouchoukos NT, Al E. Kirklin/Barrat-Boyes cardiac surgery: morphology, diagnostic criteria, natural history, techniques, results, and indications. Philadelphia: Elsevier/Saunders, Cop; 2013.
2. Doty DB, Doty J. Cardiac surgery: operative technique. Philadelphia, Pa: Elsevier/Saunders; 2012.
3. Slavosh Khonsari. Cirurgia Cardíaca. 2011.
4. Coselli JS, LeMaire SA. Aortic Arch Surgery. John Wiley & Sons; 2009.
5. Fazel SS, David TE. Aortic valve-sparing operations for aortic root and ascending aortic aneurysms. Current Opinion in Cardiology. 2007 Nov;22(6):497-503.
6. Mazin A.I. Sarsam, Yacoub MH. Remodeling of the aortic valve anulus. The Journal of Thoracic and Cardiovascular Surgery. 1993 Mar 1;105(3):435-8.
7. Hess PJ, Klodell CT, Beaver TM, Martin TD. The Florida Sleeve: A New Technique for Aortic Root Remodeling With Preservation of the Aortic Valve and Sinuses. The Annals of Thoracic Surgery. 2005 Aug 1;80(2):748-50.
8. Kirsch M, Ooka T, Zannis K, Jean-François Deux, Loisance D. Bioprosthetic replacement of the ascending thoracic aorta: what are the options? European Journal of Cardio-Thoracic Surgery. 2009 Jan 1;35(1):77-82.
9. Nemec P, Pepper J, Fila P. Personalized external aortic root support. Interactive CardioVascular and Thoracic Surgery. 2020 Aug 6;31(3):342-5.
10. Carrel T, L von Segesser, Jenni R, Gallino A, Egloff L, Bauer E, et al. Dealing with dilated ascending aorta during aortic valve replacement: advantages of conservative surgical approach. European Journal of Cardio-Thoracic Surgery. 1991 Jan 1;5(3):137-43.
11. Haddad R, Fagundes WV, Pinheiro BB. Aortoplastia redutora com contenção externa associada à troca valvar aórtica em pacientes de alto risco. Brazilian Journal of Cardiovascular Surgery. 2009 Jun 1;24(2):194-9.

Artigos

1. Patel N, Weiss ES, Alejo D, Nwakanma LU, Williams JA, Dietz HC, et al. Aortic Root Operations for Marfan Syndrome: A Comparison of the Bentall and Valve-Sparing Procedures. The Annals of Thoracic Surgery. 2008 Jun 1;85(6):2003–11.
2. Harky A, Sokal PA, Hasan K, Papaleontiou A. The Aortic Pathologies: How Far We Understand It and Its Implications on Thoracic Aortic Surgery. Brazilian Journal of Cardiovascular Surgery [Internet]. 2021 Oct 15 [cited 2022 Nov 17];36:535–49. Available from: https://www.scielo.br/j/rbccv/a/kKJt4khp5HYZCcWR-84j8y6k/?lang=en&format=html
3. Baixar o aplicativo **Aortic Surgery Guidelines** a partir da loja do seu smartphone.
4. Bentall H, De Bono A. A technique for complete replacement of the ascending aorta. Thorax [Internet]. 1968 Jul 1;23(4):338-9. Available from: https://www.ncbi.nlm.nih.gov/pmc/articles/PMC471799/pdf/thorax00100-0008.pdf
5. Coady MA, Rizzo JA, Hammond GL, Mandapati D, Darr U, Kopf GS, et al. What is the appropriate size criterion for resection of thoracic aortic aneurysms? The Journal of Thoracic and Cardiovascular Surgery. 1997 Mar;113(3):476-91.
6. David TE, Feindel CM. An aortic valve-sparing operation for patients with aortic incompetence and aneurysm of the ascending aorta. The Journal of Thoracic and Cardiovascular Surgery [Internet]. 1992 Apr 1 [cited 2020 Apr 29];103(4):617-22. Available from: https://www.sciencedirect.com/science/article/pii/S0022522319349426
7. Cabrol C, Pavie A, Mesnildrey P, Gandjbakhch I, Laughlin L, Bors V, et al. Long-term results with total replacement of the ascending aorta and reimplantation of the coronary arteries. The Journal of Thoracic and Cardiovascular Surgery. 1986 Jan 1;91(1):17-25.

REFERÊNCIAS BIBLIOGRÁFICAS

1. Albuquerque LC, Braile DM, Palma JH, Saadi EK, Almeida RMS de, Gomes WJ, et al. Diretrizes para o tratamento cirúrgico das doenças da aorta da Sociedade Brasileira de Cirurgia Cardiovascular: atualização 2009. Revista Brasileira de Cirurgia Cardiovascular. 2009;24(2):7–33.
2. Erbel R, Aboyans V, Boileau C, Bossone E, Bartolomeo RD, Eggebrecht H, et al. 2014 ESC Guidelines on the diagnosis and treatment of aortic diseases: Document covering acute and chronic aortic diseases of the thoracic and abdominal aorta of the adult. The Task Force for the Diagnosis and Treatment of Aortic Diseases of the European Society of Cardiology (ESC). European heart journal [Internet]. 2014 [cited 2019 Feb 28];35(41):2873–926. Available from: https://www.ncbi.nlm.nih.gov/pubmed/25173340
3. Isselbacher EM, Preventza O, Black JH, Augoustides JG, Beck AW, Bolen MA, et al. 2022 ACC/AHA guideline for the diagnosis and management of aortic disease: A report of the american heart association/American college of cardiology joint committee on clinical practice guidelines. Circulation. 2022 Nov 2;146(24).
4. Thoracic Aneurysm: Background, Pathophysiology, Etiology. eMedicine [Internet]. 2022 Mar 8 [cited 2024 Feb 5]; Available from: https://emedicine.medscape.com/article/761627-overview#a5.
5. UpToDate [Internet]. www.uptodate.com. [cited 2024 Feb 5]. Available from: https://www.uptodate.com/contents/epidemiology-risk-factors-pathogenesis-and-natural-history-of-thoracic-aortic-aneurysm-and-dissection?source=history_widget.
6. UpToDate [Internet]. www.uptodate.com. [cited 2024 Feb 5]. Available from: https://www.uptodate.com/contents/management-of-thoracic-aortic-aneurysm-in-adults?source=history_widget.
7. Hiratzka LF, Creager MA, Isselbacher EM, Svensson LG, Nishimura RA, Bonow RO, et al. Surgery for Aortic Dilatation in Patients With Bicuspid Aortic Valves. Circulation. 2016 Feb 16;133(7):680–6........Tabela das indicações.
8. Choudhary SK, Goyal A. Aortic root surgery in Marfan syndrome. Indian Journal of Thoracic and Cardiovascular Surgery : Official Organ, Association of Thoracic and Cardiovascular Surgeons of India [Internet]. 2019 Jun 1 [cited 2021 Dec 10];35(Suppl 2):79–86. Available from: https://www.ncbi.nlm.nih.gov/pmc/articles/PMC7525511/
9. Schachner t, nagiller j, zimmer a, laufer g, bonatti j. Technical problems and complications of axillary artery cannulation. European Journal of Cardio-Thoracic Surgery. 2005 Apr;27(4):634–7.

29

DISSECÇÃO DE AORTA

RAFAEL GUIMARÃES VIANNA • DANIEL CHAGAS DANTAS • MÁRIO ISSA

INTRODUÇÃO

A aorta é a maior artéria do corpo humano, estendendo-se da base do coração às artérias ilíacas. Divide-se anatomicamente em cinco segmentos: raiz ou junção sinotubular; aorta ascendente; arco; descendente torácica; e abdominal. Histologicamente é composta por: camada íntima (formada por endotélio); camada média (mais espessa, formada por musculatura lisa); e camada adventícia (formada por tecido conjuntivo).[1] **Figura 29.1.**

De maneira clássica, define-se uma aorta dilatada quando esta se encontra 1,5x maior que o diâmetro normal. Contudo, há limitações nesta definição. Quando o assunto for raiz e aorta ascendente, poderão ocorrer variações no diâmetro considerado como normal, tais alterações poderão advir de acordo com alguns fatores, tais como: sexo, altura, peso e histórico familiar de doenças de aorta. Atualmente, recomenda-se utilizar alguns índices, como "*aortic height index*", que faz uma razão entre diâmetro da aorta e altura, e "*aortic size index*", que será o diâmetro da aorta com a área de superfície corporal.[1]

SÍNDROMES AÓRTICAS AGUDAS

As Síndromes Aórticas agudas são patologias graves que envolvem a aorta, sendo as três principais em ordem de prevalência e gravidade: dissecção aguda de aorta, hematoma intramural e úlcera penetrante, todas intimamente correlacionadas.[2] **Figura 29.2.**

Entre as três Síndromes Aórticas agudas, a dissecção aguda de aorta é a condição mais prevalente e a mais ameaçadora à vida, acometendo de 5 a 30 pacientes para cada 1 milhão de pessoas por ano. Ocorre mais comumente em homens com idade entre 50-70 anos e pacientes com síndromes que envolvam deficiência ou má formação de colágeno.[1]

DISSECÇÃO AGUDA DE AORTA

A dissecção aguda de aorta é definida como uma ruptura da camada íntima da aorta, originando um "*flap*" que se propaga delaminando a íntima das camadas média e adventícia. Classifica-se segundo o tempo do início dos sintomas, origem e extensão da dissecção.

Quanto ao tempo, é usual sua classificação apenas como aguda (quando diagnosticada com menos de 14 dias do início dos sintomas).[2]

Tabela 29.1. Classificação segundo a Diretriz de 2022 da AHA.

Hiperaguda	<24H
Aguda	2-7 dias
Subaguda	8-30 dias
Crônica	>30 dias

Quanto a origem do "*flap*" de reentrada e extensão, é classificada em: Stanford A e B e Bakey I, II e III. A classificação de Stanford leva em consideração o envolvimento

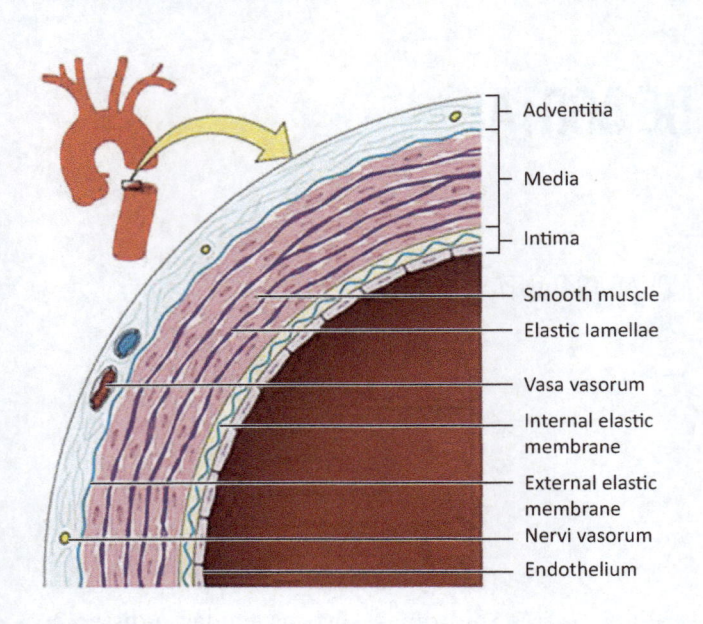

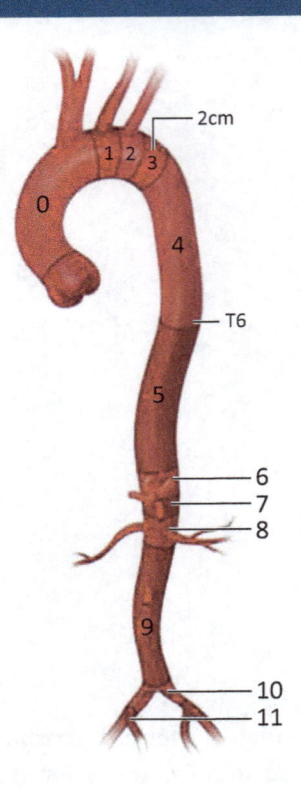

Figura 29.1. Diretriz para diagnóstico e tratamento de doenças da aorta.

Fonte: 2022 ACC/AHA Guideline for diagnosis and managment of aortic diseases. Recentemente, com avanços da terapia endovascular, tem-se dividido a aorta em zonas de ancoragem, a saber: zona 0, do anel aórtico ao segmento distal do tronco braquiocefálico; zona 1, do segmento distal do troncobraquiocefálico ao segmento distal da carótida esquerda; zona 2, do segmento distal da artéria carótida esquerda ao segmento distal da artéria subclávia esquerda; zona 3, estendendo-se da subclávia esquerda ao nível de t4; zona 4, de t4-t6; e zona 5, de t6 ao tronco celíaco.

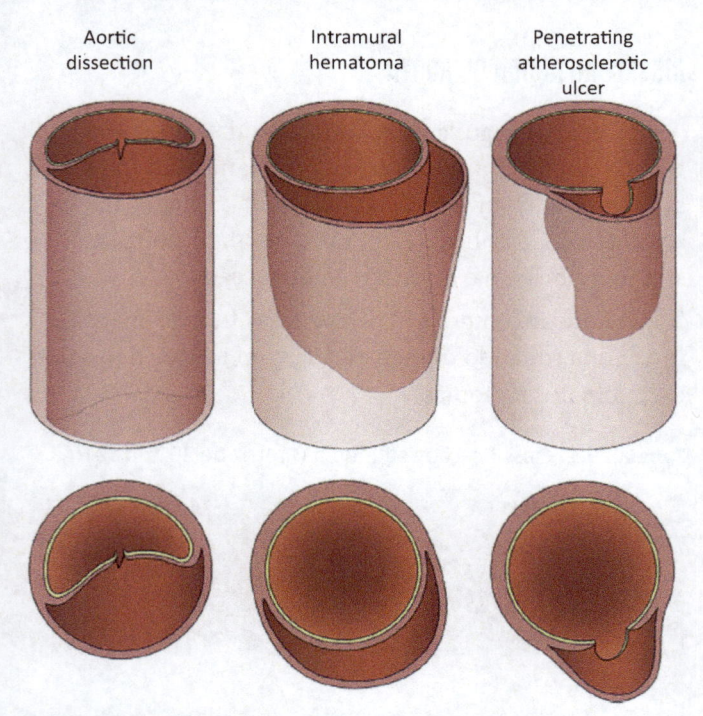

Figura 29.2. Guideline para diagnóstico e tratamento de doenças da aorta.

Fonte: 2022 ACC/AHA Guideline for diagnosis and managment of aortic diseases.

ou não da aorta ascendente. Será classificada em tipo A quando envolve a ascendente e tipo B quando não envolve a aorta ascendente.[1] **Figura 29.3.**

A classificação de Bakey leva em consideração a origem do segmento de entrada. Sendo tipo I quando a dissecção se origina na aorta ascendente e propaga-se distalmente; tipo II quando a origem da dissecção se origina na aorta ascendente, contudo a dissecção fica restrita ao mesmo segmento; e tipo III quando a origem do "*flap*" é na aorta descendente torácica, podendo se estender proximal ou distalmente. Recentemente, foi proposta uma classificação "Não A" e "Não B", na qual a origem da lâmina de dissecção se inicia no arco aórtico.

A dissecção aguda de aorta que envolve a aorta ascendente é uma emergência cirúrgica, podendo haver fatores complicadores, como: ruptura aórtica; tamponamento cardíaco; insuficiência aórtica aguda; isquemia miocárdica; acidente vascular encefálico; e má perfusão de órgãos esplâncnicos. Quando não tratada, incide um risco de 1 a 2% óbito a cada hora do início dos sintomas e, caso não

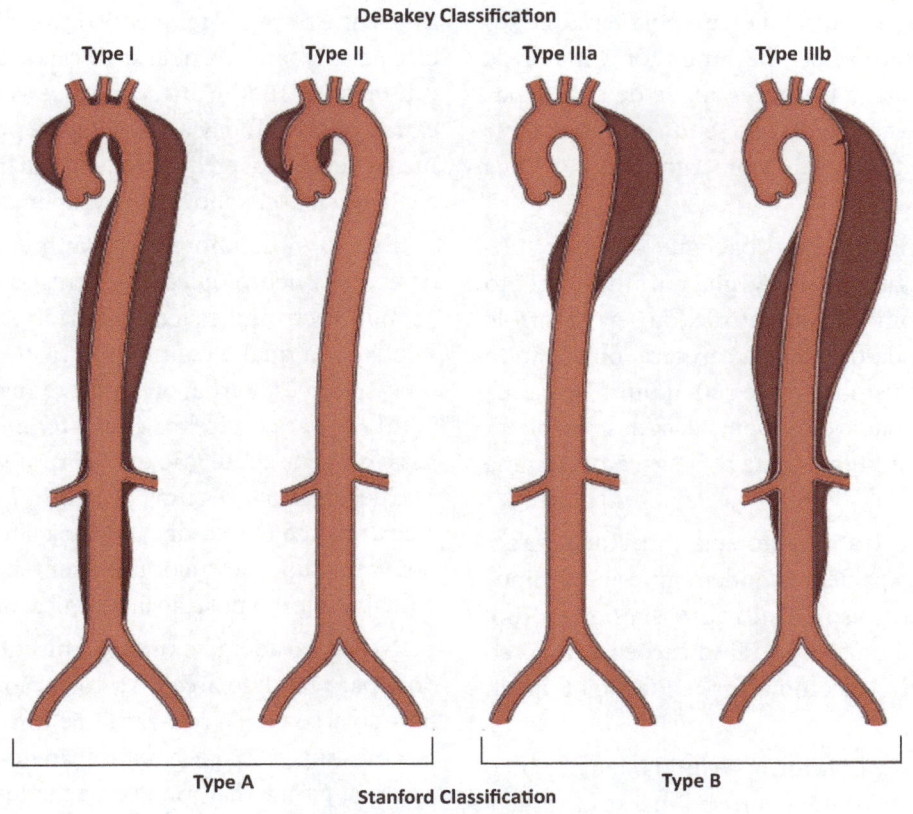

Figura 29.3. Guideline para diagnóstico e tratamento de doenças da aorta.

tratada cirurgicamente, pode chegar a uma mortalidade próxima aos 60%. Aproximadamente 2/3 das dissecções agudas de aorta envolvem a aorta ascendente.³

O sintoma clínico mais comum é dor de forte intensidade no precórdio que pode irradiar-se para o dorso, contudo pode apresentar sinais e sintomas de má perfusão de órgãos alvos, como acidente vascular encefálico, abdome agudo isquêmico e isquemia miocárdica. Em exame físico, é de fundamental importância pesquisar sinais de assimetria entre os pulsos, turgência jugular, abafamento de bulhas cardíacas e sopro diastólico em foco aórtico.

O diagnóstico é realizado pela angiotomografia, considerado como padrão-ouro. Na sua impossibilidade, poderá ser utilizado a ressonância nuclear magnética e o ecotransesofágico. Este será de fundamental importância para avaliação do acometimento da valva aórtica. A angiorressonância possui a limitação do tempo para aquisição das imagens, não sendo factível em pacientes que se apresentem instável hemodinamicamente.² **Figura 29.4.**

Em tais casos a avaliação pré-cirúrgica é fundamental, sendo importante analisar o sítio de canulação, extensão da cirurgia pela aorta doente e a necessidade ou não de perfusão cerebral seletiva. A decisão quanto a extensão da cirurgia vai depender da idade, status clínico do paciente,

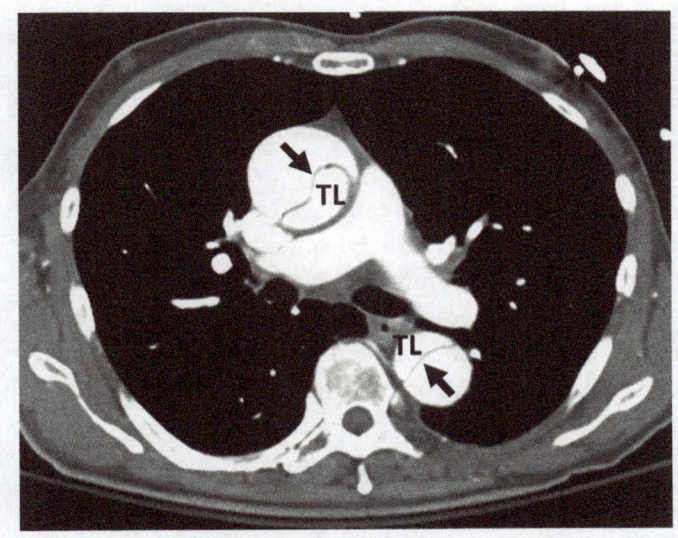

Figura 29.4. Angiotomografia de aorta evidenciando um Dissecção de aorta Stanford.

Fonte: Imagem extraída do artigo do site Circulation. 2010;122:184-188

extensão da doença e familiaridade do cirurgião quanto a cirurgia proposta. Todavia, o entendimento mais recente, recomenda ao médico ser o mais agressivo possível, pois com a história da doença, há uma tendência de progressão a longo prazo.

Contudo, a história natural da patologia tem que ser contrabalanceada com o risco perioperatório maior de uma cirurgia prolongada e a necessidade de tirar o paciente da emergência cirúrgica, não sendo errado esperar para abordar em um segundo momento caso a doença progrida.

Assim que diagnosticado, o paciente deve ser submetido, enquanto aguarda a cirurgia, a um tratamento clínico otimizado com duplo controle, ou seja, controle da pressão arterial e da frequência cardíaca, objetivando uma pressão arterial sistólica entre 120-100mmHg e uma frequência cardíaca abaixo de 60bpm, além de controle da dor, fatores esses contribuintes para propagação da lâmina de dissecção.[2]

É essencial que o tratamento seja individualizado, haja vista que alguns pacientes podem apresentar hipotensão, não tolerando uso de nitroprussiato de sódio, enquanto outros, podem ter contraindicações formais ao uso de betabloqueadores como asma, DPOC e bloqueio atrioventricular.[2]

A monitorização invasiva torna-se fundamental para o manejo desses pacientes durante procedimento cirúrgico, de preferência com obtenção de dois acessos de monitorização de pressão arterial invasiva, um no membro superior direito e outro, para medição da perfusão sistêmica, no membro superior ou inferior esquerdo. Também se faz necessário um acesso venoso central e um ou dois acessos venosos periféricos calibrosos para reposição rápida de fluidos.

A via de acesso para a canulação arterial deve levar em consideração alguns princípios, tais como: manutenção de um fluxo anterógrado; restauração do fluxo pela luz verdadeira; e correção de má perfusão dos órgãos alvos. Em algumas situações podem ser necessários dois sítios de canulação arterial ou mesmo mudanças dinâmicas do sítio de canulação com o progredir da cirurgia.[1]

Dentre os sítios de canulação arterial, os mais utilizados são: axilar, tronco braquiocefálico e arco distal. Estudos recentes têm demonstrado redução de mortalidade intraoperatória e de eventos neurológicos com a canulação axilar quando comparado com a canulação femoral. Esta deve ser utilizada como medida de exceção e com muito cuidado devido ao fluxo retrógrado e risco aumentado de nutrir a falsa luz. Em situações de instabilidade hemodinâmica e necessidade de rápido estabelecimento de circulação extracorpórea pode-se lançar mão da canulação femoral, restabelecendo o fluxo anterógrado assim que possível.

Dentre o arsenal terapêutico cirúrgico, tem-se a parada circulatória total, na qual se esfria o paciente até a temperatura de 14-18 °C e interrompe-se a bomba de circulação extracorpórea. Todavia, tal método é pouco utilizado atualmente devido aos efeitos colaterais da hipotermia profunda e tempo cirúrgico limitado, de apenas 40 minutos.

Esse tipo de abordagem, aumenta a probabilidade de eventos neurológicos e discrasias sanguíneas, por isso muitos cirurgiões têm preferido a circulação cerebral seletiva, na qual é canulado o tronco braquicefálico e/ou carótida esquerda, ou ambos e mante-se um fluxo de 20mL/kg para o cérebro a uma temperatura de 24-28°C. Essa forma de circulação extracorpórea é utilizada quando se é necessário fazer um *open distal*, na qual se estende a cirurgia até o arco distal. Nessa situação, o reimplante dos vasos supra-aórticos pode ser feito em bloco ou individualmente em posição anatômica, ou extra-anatômica.[2]

No seio acadêmico muito se discute sobre a realização do reparo total do arco ou a correção da pequena curvatura do arco com a realização de um hemi-arco. Estudos recentes sugerem que a realização do hemi-arco é segura e efetiva para a maioria dos pacientes, tendo como consequências a diminuição do tempo cirúrgico e do risco de complicações intraoperatórias. **Figuras 29.5 e 29.6.**

O consenso publicado em 2021, da Associação Americana de Cirurgia Torácica recomenda, em casos de síndromes

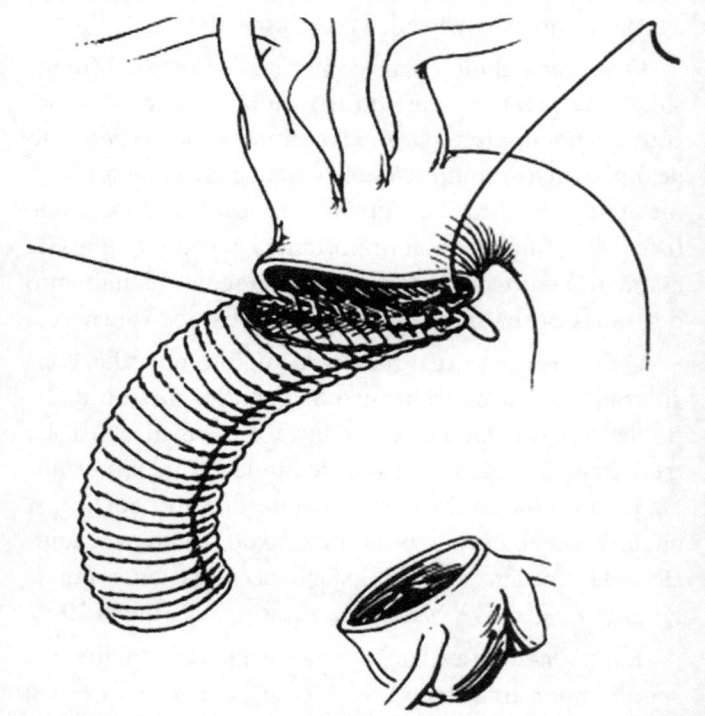

Figura 29.5. Confecção da sutura do tubo de Dacron em Técnica de Hemiarco.

Fonte: Ann Thorac Surg 2016;101:1251–4

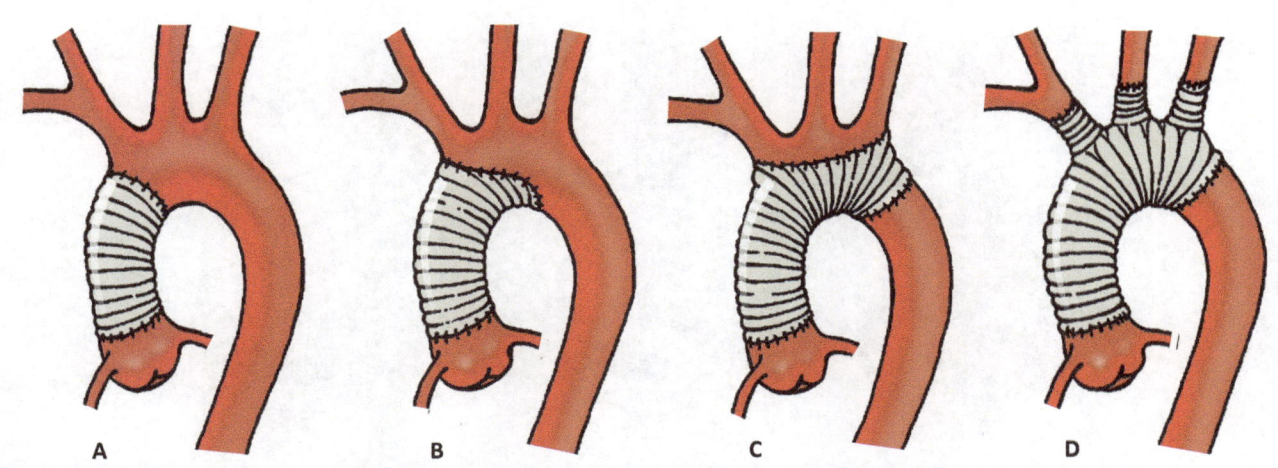

Figura 29.6. Diferentes estratégias para realização da correção da Dissecção de Aorta: A e B - Tubo supracoronariano, C - Hemiarco e D - Arco Total
Fonte: 10.4323/rjlm.2017.418.

de má perfusão esplâncnica, ser razoável a abordagem endovascular antes da abordagem cirúrgica corretiva da aorta proximal, podendo ser realizado em uma sala híbrida, objetivando uma melhora do resultado pós-cirúrgico.

Em cirurgias do tipo de Bakey I ou Stanford tipo A, com comprometimento da aorta descendente, pode-se aproveitar o "*open distal*" para colocação de *stent* cirúrgico sob visão direta da aorta descendente, conhecido na literatura como "*frozen elephant trunk*". No mercado brasileiro é possível encontrar o enxerto "*evitta open*", que consiste em um tubo de Dacron contínuo com um *stent* para descendente, diminuindo o tempo cirúrgico. No mercado internacional, dispõe-se de outros modelos e outras marcas com tubos já ramificados para os vasos supra-aórticos. **Figura 29.7.**

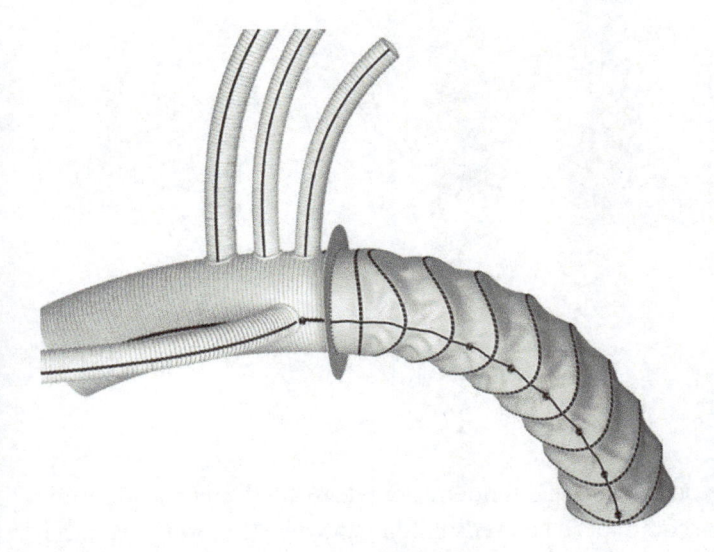

Figura 29.7. Modelo de tubo ramificado.

Fonte: Imagem extraída do Jornal of Vascular Surgery. https://doi.org/10.1016/j.jvs.2017.07.018

Durante o ato cirúrgico, além de avaliar a extensão distal da lâmina de dissecção, é extremamente importante a avaliação proximal, com avaliação da raiz da aorta, devendo-se avaliar o comprometimento valvar, e se possível preservar a valva nativa, além do comprometimento dos óstios coronarianos.

Em situações com comprometimento da raiz da aorta, pode-se realizar a cirurgia de "*bentall de bono*" ou a cirurgia de "*tirone*", nos casos em que a valva nativa se encontra preservada, sempre levando em consideração a experiência do cirurgião em relação à cirurgia proposta. A presença de valva aórtica bivalvar não contraindica a preservação da valva nativa. **Figura 29.8. e 29.9.**

Em determinadas situações, na qual a raiz aorta não se encontra dilatada (>45mm) e nem muito comprometida, pode-se realizar a preservação da raiz com reconstrução da parede da aorta com patch inorgânico, patch de pericárdio e cola biológica, devendo ser realizada a ressuspensão dos postes comissurais. Pacientes que apresentam histórico familiar ou doenças do colágeno, devem ter a raiz da aorta substituídos por tubo de Dacron. Quando não há comprometimento da raiz aórtica, a cirurgia preconizada é substituição da aorta ascendente por um tubo de Dacron em posição supra-coronariana.[1]

As dissecções do tipo B de Stanford são tratadas de forma clínica, a menos que existam fatores complicadores, tais como: dor refratária; hipertensão refratária; sinais de eminência de ruptura ou lesão de órgãos alvos. Atualmente, as dissecções Stanford B são tratadas com implante de *stent* endovascular, desde que haja colo favorável. Em situações não favoráveis ao implante de *stent* endovascular, a cirurgia aberta se faz necessária, contudo a mortalidade cirúrgica é elevada principalmente em situações de comprometimento toracoabdominal.

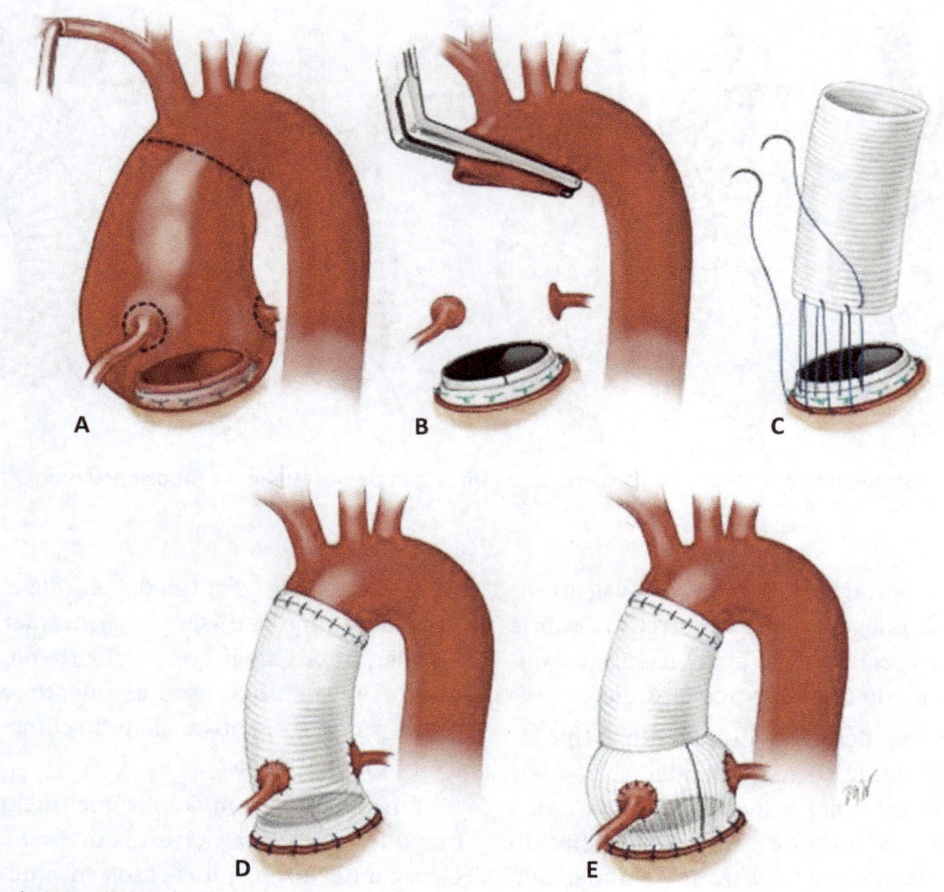

Figura 29.8. Cirurgia de Bentall de Bono.

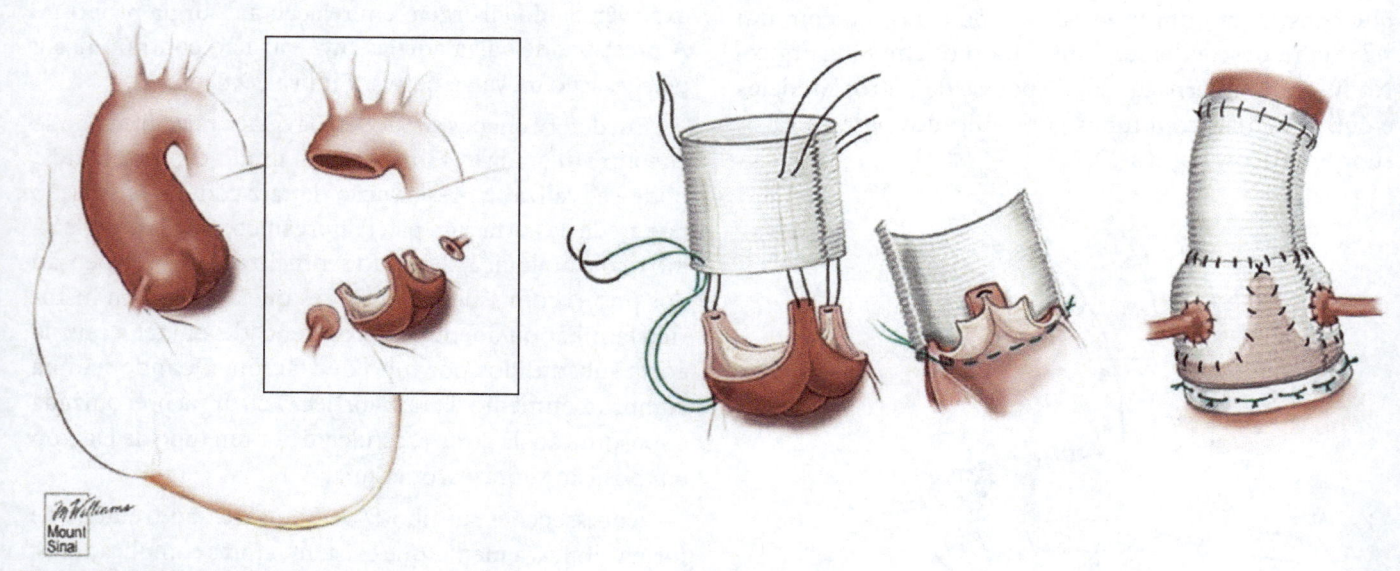

Figura 29.9. Cirurgia de Tirone.
Fonte: https://doi.org/10.1177/1089253213513842.

Será imprescindível o cuidado pós-operatório no implante de *stent* torácico com vigilância de sinais de isquemia medular, sendo o risco aumentado quanto maior a extensão do *stent* pela aorta torácica. Eleva-se o risco quando implantados stents com mais de 10cm de comprimento ou quando se estendem além de t6-t8. Pacientes que apresentam perda de sensibilidade ou déficit motor devem ser submetidas a descompressão liquórica por punção lombar.[2]

Não existe consenso quanto à forma de tratamento das dissecções do tipo "Não A" e "Não B" ou dissecções do tipo

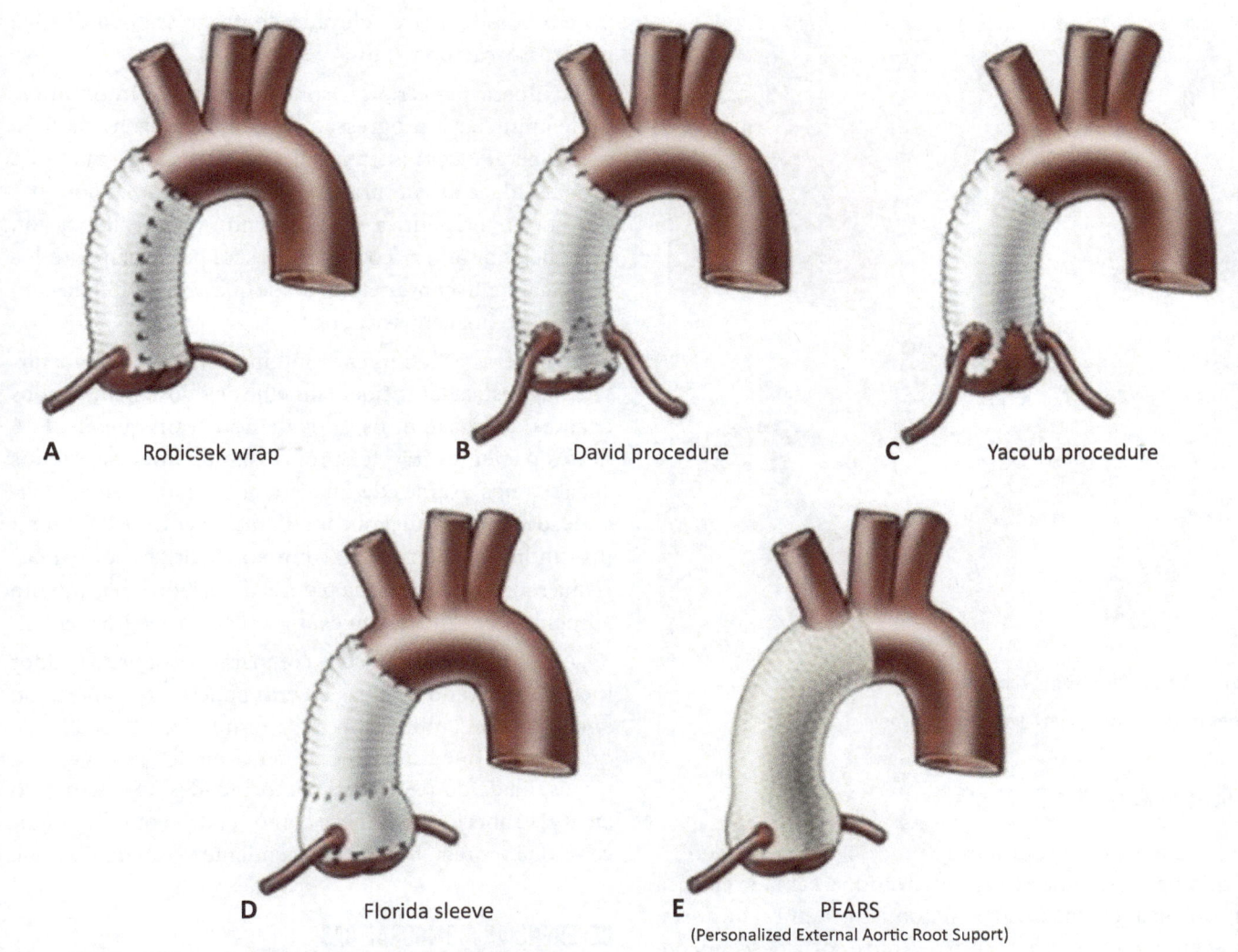

Figura 29.10. Diferentes técnicas para correção da raiz da aorta
Fonte: *J. Thorac. Cardiovasc. Surg. 2021, 162, 955-962.*

A — Robicsek wrap
B — David procedure
C — Yacoub procedure
D — Florida sleeve
E — PEARS (Personalized External Aortic Root Suport)

B que envolvam retrogradamente o arco aórtico. Algumas equipes tratam como dissecções do tipo A de Stanford e outras como dissecção do tipo B com colocação de *stent*. É possível a necessidade de tratamento híbrido com realização de um debranching dos vasos supra-aórticos e posterior implante de *stent* em arco ártico. **Figura 29.11.**

Dissecções iatrogênicas causadas por cateter que envolvam somente a raiz da aorta, podem ser tratadas clinicamente com controle da pressão e acompanhamento por exames de imagem, visto que a lâmina de entrada se encontra contrária ao fluxo e este tenderia a fechar a falsa luz. Situações em que haja progressão ou que tenham comprometimento da aorta ascendente devem ser submetidos ao reparo cirúrgico.[2]

HEMATOMA INTRAMURAL

O manejo terapêutico do HIM considera as comorbidades do paciente, as diferentes letalidades dos tipos A e B, mortalidade associada aos procedimentos cirúrgicos e endovasculares nos diferentes segmentos da aorta e o risco de complicações relacionadas ao tratamento conservador.

O tratamento de escolha para o hematoma intramural continua sendo cirúrgico, principalmente nos casos Stanford A. O tratamento conservador em hematoma intramural do tipo A está associado com risco de mortalidade de até 40%.[1]

O tratamento cirúrgico deve ser realizado dentro de 24-72 horas. Contudo, pode-se tratar de forma medicamentosa os casos selecionados que possuam alto risco cirúrgico, sempre tendo em mente que fatores como: aorta com mais 50mm de diâmetro, hematoma com mais de 11mmm de espessura, derrame pericárdico, insuficiência aórtica e imagem sugestiva de úlcera, aumentam a probabilidade de falha terapêutica medicamentosa.[2]

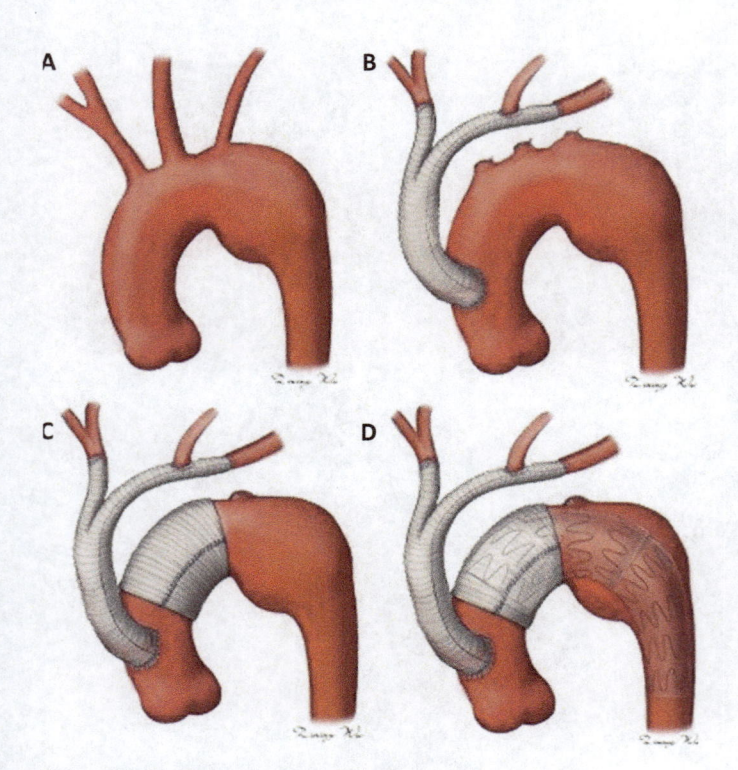

Figura 29.11. Stent em arco ártico.

Fonte: Imagem extraída do Chinese Medical Jornal. MedNexus

ÚLCERA PENETRANTE DE AORTA

Úlcera penetrante de aorta é uma doença aterosclerótica da aorta com uma úlcera penetrando a camada elástica e propicia a formação de hematoma intramural de aorta, acometendo mais o segmento de arco e aorta descendente e, raramente, a aorta ascendente.

Poderá progredir para hematoma intramural, dissecção ou ruptura. Os pacientes que apresentam úlcera em associação com hematoma intramural em aorta ascendente devem ser submetidos a cirurgia, haverá alto risco de mortalidade, caso não sejam abordados. Os casos de úlcera associada com hematoma intramural em aorta descendente, podem ser tratados de forma conservadora, porém possuem risco elevado de progressão da doença para dissecção ou ruptura.

A úlcera penetrante isolada, quando sintomática, pode anunciar a progressão da doença para hematoma peri-úlcera, úlcera intramural ou ambos, aumentando a probabilidade de ruptura. Os pacientes sintomáticos, mas que com a terapêutica medicamentosa controlem a dor, ou aqueles de alto risco cirúrgico, será possível mantê-los em tratamento conservador, desde que acompanhado com exames de imagem seriados.[1]

As úlceras penetrantes assintomáticas, frequentemente, são diagnosticadas incidentalmente devido à melhoria dos exames de imagem. Estudos demonstram que até 30% destes pacientes irão ter progressão da doença. Alguns achados nos exames de imagem acarretam maior gravidade, dentre eles: úlcera com diâmetro entre 13 e 20mm; profundidade de mais de 10mm; associação com aneurisma sacular ou derrame pleural associado; crescimento aumentado da úlcera em exames seriados de imagem.[1]

Ainda não existem dados comparativos sobre o melhor método reparador para as úlceras penetrantes, aberto ou endovascular, ambos com bons resultados. A escolha de qual procedimento corretivo depende de fatores anatômicos, idade do paciente e comorbidades. O tratamento cirúrgico aberto permanece como "padrão ouro" para úlceras que acometem a aorta ascendente e o arco proximal.

REFERÊNCIAS BIBLIOGRÁFICAS

1. Isselbacher, E. M. *et al.* 2022 ACC/AHA Guideline for the Diagnosis and Management of Aortic Disease: A Report of the American Heart Association/American College of Cardiology Joint Committee on Clinical Practice Guidelines. *Circulation* **146**, (2022).
2. Malaisrie, S. C. *et al.* 2021 The American Association for Thoracic Surgery expert consensus document: Surgical treatment of acute type A aortic dissection. *J Thorac Cardiovasc Surg* **162**, 735-758.e2 (2021).

30

NOÇÕES DE TRANSPLANTE CARDÍACO

ALMIRO CARLOS FERRO JR • CAROLINA CASADEI • DANIEL CHAGAS DANTAS • RENATO TAMBELLINI ARNONI

INTRODUÇÃO

Histórico

O primeiro **Transplante Cardíaco** foi realizado em 1967, por Christian Barnard, na África do Sul, e após seis meses, Euryclides Zerbini realizou o primeiro no Brasil. Apesar de uma euforia inicial, os resultados foram insatisfatórios, com elevada mortalidade.

No final dos anos 1970, com o surgimento da ciclosporina, que possibilitava um melhor controle da rejeição, ocorreu um grande desenvolvimento na realização dos transplantes em geral, inclusive do cardíaco.

O TC é atualmente a abordagem cirúrgica definitiva padrão-ouro no tratamento da **insuficiência cardíaca** (IC) refratária, situação na qual o paciente apresenta grande limitação funcional e elevada mortalidade. No entanto, a escassez de doadores limita de forma expressiva a realização de um maior número de TC, situação que vem ampliando a indicação e a utilização de dispositivos de assistência circulatória mecânica.

Em 2023, no período de janeiro a setembro, foram realizados 319 TC, correspondendo a uma taxa de 2,1 transplante por milhão de população, uma taxa crescente, 5% acima da meta projetada pela ABTO. Mas ainda assim, temos 351 pacientes aguardando na fila por um coração ao término deste período.

INDICAÇÕES

O TC é opção terapêutica considerada em pacientes com IC avançada e refratária ao tratamento otimizado, de acordo com diretrizes nacionais e internacionais e com estimativa de prognóstico adverso. Na indicação do TC, deve-se contemplar a relação risco-benefício individual e, idealmente, populacional. A alocação de órgãos para transplante possui implicações éticas, pois são recursos escassos que devem ser preferencialmente ofertados para aqueles com maior probabilidade de sobrevida no longo prazo, a **Tabela 30.1.** abaixo reúne as principais indicações

A avaliação clínica deve incluir anamnese e exame clínico completo, com avaliação de comorbidades, avaliação de equipes especializadas, rastreamento de neoplasias, avaliação odontológica, vacinação, avaliação de fragilidade com escores prognósticos (HFSS: *Heart Failure Survival Score*; SHFM: *Seattle Heart Failure Model*) e teste cardiopulmonar, além da avaliação laboratorial.

Além disso, os pacientes deverão ser submetidos a avaliação da pressão pulmonar, através de cateter de Swan-ganz, com medidas ou cateterismo direito, ambas visam a cateterização da artéria pulmonar com avaliação das pressões pulmonares (PSAP: pressão sistólica da artéria pulmonar; GTP: gradiente transpulmonar; RVP: resistência vascular pulmonar; GDP: gradiente diastólico pulmonar).

A manometria cardiopulmonar pode ser de grande auxílio no manejo desses pacientes, já que muitos estão em dependência de drogas vasoativas e/ou de assistência

Tabela 30.1. Principais indicações de transplante cardíaco

CLASSE DE RECOMENDAÇÃO	INDICAÇÃO	NÍVEL DE EVIDÊNCIA
I	IC avançada na dependência de drogas inotrópicas e/ou suporte circulatório mecânico.	C
	IC avançada na classe funcional III persistente e IV com tratamento otimizado na presença de outros fatores de mau prognóstico.	
	IC avançada e VO_2 de pico $\leq$12mL/kg/min em pacientes em uso de betabloqueadores.	B
	IC avançada e VO_2 de pico $\leq$14mL/kg/min em pacientes intolerantes a betabloqueadores.	
	Arritmias ventriculares sintomáticas e refratárias ao manejo com fármacos, dispositivos elétricos e procedimentos de ablação.	C
II a	IC refratária e VO_2 de pico $\leq$50% do previsto em pacientes com $\leq$50 anos e mulheres.	B
	Doença isquêmica com angina refratária sem possibilidade de revascularização.	C
II b	IC refratária e VO_2 de pico ajustado para massa magra $\leq$19mL/kg/minuto em pacientes com índice de massa corporal >30.	B
	IC refratária e equivalente ventilatório de gás carbônico (relação VE/VCO_2) >35 particularmente se VO2 de pico <14 mL/kg/min e/ou teste cardiopulmonar submáximo (RER <1,05).	
III	Disfunção sistólica isolada.	C
	Prognóstico adverso estimado apenas por escores prognósticos ou VO2 de pico isoladamente.	
	IC classe funcional NYHA III-IV sem otimização terapêutica.	

IC: insuficiência cardíaca; VO_2: consumo de oxigênio; VE/VCO_2: equivalente ventilatório de gás carbônico; RER: coeficiente respiratório; NYHA: New York Heart Association

ventricular. Esta medida deve ser realizada antes da inclusão do paciente em fila de TC, periodicamente, segundo o protocolo de cada serviço, ou quando há mudança do quadro clínico do paciente.

A avaliação imunológica deve ser realizada em todos os potenciais receptores e consiste na detecção de anticorpos circulantes contra Antígenos Leucocitários Humanos (HLA, sigla do inglês *Human Leukocyte Antigen*), por meio do Painel Imunológico (PRA, do inglês *Panel-Reactive Antibodies*).

Outro ponto importante é o acompanhamento com assistência social, porque a avaliação psicológica do paciente e da família deverá ser considerado.

A Insuficiência Renal (IR) é comum nos pacientes com IC e tem importante papel prognóstico após o TC. Todo paciente em avaliação para transplante deve ter a função renal avaliada por meio da estimativa da taxa de filtração glomerular ou do Clearance de creatinina. Os pacientes com IR necessitam de rastreamento de doença glomerular (proteinúria de 24 horas) e doença parenquimatosa (ultrassonografia de rins). Na presença de doença renal estrutural, deve ser feita, se possível, uma avaliação em conjunto com transplante renal para definição de transplante único de coração ou duplo (coração-rim).

PACIENTE EM FILA DE TRANSPLANTE

Pacientes listados ambulatorialmente devem ser periodicamente reavaliados, com avaliação clínica e marcadores prognósticos (teste cardiopulmonar, escores de sobrevida e biomarcadores). Quando houver melhora significativa e sustentada do quadro clínico e da estimativa de sobrevida, a retirada do paciente da lista de transplante deve ser considerada.

Outra forma de avaliar o prognóstico de pacientes com IC é pela classificação *Interagency Registry for Mechanically Assisted Circulatory Support* (INTERMACS). Embora não tenha sido criada para definir critérios para TC, esta pode ser útil nas avaliações clínica e prognóstica, no momento de indicar terapias para IC avançada e/ou choque cardiogênico.

É dividida em sete categorias, sendo que os pacientes em estado crítico (INTERMACS 1 e 2) configuram situações em que o risco perioperatório para transplante é muito desfavorável, como demonstrado na **Tabela 30.2.** a seguir.

Os pacientes com maior probabilidade de morte na lista de espera para transplante têm prioridade para serem submetidos ao procedimento operatório. Nesta condição clínica, estão os pacientes que necessitam de assistência circulatória mecânica, suporte inotrópico ou ventilação mecânica. Existem outras condições clínicas, entretanto, que também estão associadas a maiores morbidade e mortalidade em fila de transplante, e que, embora ainda não figurem entre as indicações clássicas de priorização, merecem discussão mais aprofundada. Dentre estas condições, destacam-se as cardiomiopatias restritivas, o uso de dispositivo de longa permanência e as arritmias incessantes.

Recentemente a câmara técnica responsável pela elaboração dessas regras incluiu os pacientes com mais de 6 meses de internação com uso de drogas vasoativas como prioritários, na mesma categoria dos que estão com dispositivos.

AVALIAÇÃO PARA CANDIDATO A DOADOR

Definir a qualidade do enxerto cardíaco a ser aceito para o transplante é uma tarefa que frequentemente transcende a experiência clínica da equipe transplantadora, pelo fato de, muitas vezes, existir uma tênue separação entre o enxerto "ideal" e o enxerto dito "marginal", ou não utilizável. Por isto, escores de risco baseados em variáveis clínicas do potencial doador, capazes de predizer a sobrevida do receptor pós-procedimento, são ferramentas de fundamental importância na tomada de decisão. O *Heart Donor Score*, por meio de análise regressiva multivariada, comprova que os fatores idade, causa do óbito, hipertensão, parada cardíaca, fração de ejeção do ventrículo esquerdo, função valvar, Hipertrofia Ventricular Esquerda (HVE), cinecoronariografia, nível sérico de sódio e dose de noradrenalina/dopamina e dobutamina estão relacionados com o descarte do enxerto ofertado. A tabela abaixo coloca os critérios de inclusão e exclusão para avaliação de possíveis doadores.

Tabela 30.2. Critérios INTERMACS

Avaliação de fragilidade	Critérios	
INTERMACS 1	Grave choque cardiogênico	Choque cardiogênico persistente, apesar de progressivo aumento de suporte inotrópico.
INTERMACS 2	Piora progressiva, apesar de inotrópicos	Disfunções orgânicas paulatinamente progressivas, a despeito do aumento de inotrópicos.
INTERMACS 3	Estável, porém à custa de inotrópicos	Paciente estável hemodinamicamente, porém em uso contínuo de terapia inotrópica.
INTERMACS 4	Terapia oral domiciliar, porém sintomas em repouso	Sintomas diários aos esforços da rotina diária ou mesmo no repouso.
INTERMACS 5	Intolerante ao exercício	Paciente confortável no repouso ou nos esforços mínimos da rotina diária, porém incapaz para esforços um pouco maiores.
INTERMACS 6	Limitação ao exercício	Consegue fazer atividades um pouco mais intensas que as da vida diária, porém tem sintomas nos primeiros minutos de esforço.
INTERMACS 7	NYHA III avançado	Sem sintomas no repouso ou nas atividades básicas diárias, vindo a ter dispneia aos pequenos esforços extra-habituais.

NYHA: New York Heart Association

Tabela 30.3. Critérios de avaliação para candidato a doador

Critérios de inclusão	Critérios de exclusão
• Doador com morte encefálica e consentimento da família. • Idade inferior a 50 anos. • Compatibilidade ABO entre doador e receptor. • Ausência de doença cardíaca prévia. • Peso compatível. • Ausência de neoplasia maligna, exceto tumor cerebral primário.	• Malformação cardíaca significativa ao ecocardiograma. • Disfunção ventricular grave ao ecocardiograma. • Doença coronária significativa. • Septicemia ou SIRS (infecção localizada não é uma contraindicação). • Uso de catecolaminas em altas doses (dopamina >10 mcg/kg/min ou noradrenalina >2mcg/kg/min) por tempo prolongado (após correção da hipovolemia). • Infecção detectada à sorologia: HIV, hepatite B, hepatite C, HTLV I e II. • Alcoolismo acentuado ou uso de drogas endovenosas. • Paradas cardíacas sem causas circunstanciais. • Incompatibilidade imunológica.

O tempo máximo de isquemia geralmente aceito em um TC é de aproximadamente 4 horas. Se conseguíssemos obter um tempo de isquemia maior aceitável, na medida em que pudéssemos fazer uma melhor preservação do coração doado, isto permitiria uma expansão do número de doadores, assim como melhoraria a distribuição destes órgãos entre as diferentes centrais de transplante, sendo isto muito importante em países como o nosso, de extensão territorial praticamente continental e com distâncias muito grandes a transpor. No entanto, isquemias prolongadas, usando técnicas correntes de preservação dos órgãos, têm sido apresentadas como fator de risco independente para falência precoce do enxerto e morte. Ainda, um tempo de isquemia aumentado potencializa o peso de outros fatores de risco, como, por exemplo, doadores idosos ou doador com suporte inotrópico, resultando em diminuição da sobrevida pós-transplante.

CAPTAÇÃO

As OPO atuam por região, em parceria com as Comissões Intrahospitalares de Doação de Órgãos e Tecidos para Transplante (CIHDOTT), e têm como função a educação continuada na área da doação de órgãos, o auxílio aos hospitais para a identificação dos potenciais doadores, o auxílio no processo de diagnóstico de morte encefálica, bem como na conclusão do processo de doação e transplante, sendo constituídas por um ou mais hospitais de sua região de atuação. No Brasil, a maioria das OPO está vinculada originalmente a hospitais escola e recebe financiamento do Ministério da Saúde.

Com esta organização, há maior agilidade e segurança na abordagem familiar, aumentando o número de doações. Depois de obter o consentimento familiar, a OPO articula-se com o hospital e a CNCDO, a fim de organizar a captação dos órgãos e/ou tecidos a serem doados.

São coletados exames e transmitidas informações clínicas, laboratoriais e exames complementares para uma central de transplantes que passa a oferecer o órgão mais próximo à lista de prioridades, cada equipe possui seus doentes, mas a lista é única.

Cada equipe é responsável por organizar sua logística, incluindo transporte, divisão de seus integrantes e instrumentadora, contando com auxílio e suporte da central. Por tratar-se na maioria das vezes de hospitais distintos de onde ocorrerá o implante, é necessário estar preparados com os materiais utilizados no procedimento, instrumentais e insumos.

É rotina administração de antibiótico profilático e corticoide no início do procedimento. Mesmo o paciente apresentando quadro de morte cerebral, é importante a presença de anestesista oferecendo cuidados: o paciente precisa de monitorização e cuidados hemodinâmicos, além de apresentar resposta autonômica, e ajustes ventilatórios. É um paciente grave, e descompensação nesse momento pode levar a perder todos os órgãos.

Recomenda-se a coleta de amostra de hemocultura do doador, para identificação de possível infecção de corrente sanguínea. Também é rotina de algumas equipes a coleta de amostra de linfonodos para realização de Crossmatch real, que mesmo sendo posterior ao implante, pode agregar informações para guiar terapêutica imunossupressora.

Após abertura da cavidade, o processo de avaliação de viabilidade do órgão deve incluir inspeção, com anatomia e contratilidade, e palpação de frêmitos e calcificações de vasos e coronárias.

TÉCNICA DA CAPTAÇÃO

Para o preparo do coração, a dissecção envolve a veia cava superior, separação desta do ramo direito da artéria pulmonar e teto do átrio esquerdo. Também separação da aorta e tronco da artéria pulmonar. A dissecção da cava inferior da veia pulmonar inferior direita finaliza esses processos, e facilitará a exposição das estruturas para correta abordagem no momento crítico.

Após o preparo do coração e demais órgãos e heparinização plena, em sincronia com as demais equipes para permitir que não haja dano a nenhum órgão, deve-se iniciar a drenagem das cavidades cardíacas, para evitar que haja distensão das fibras. Como não há circulação extracorpórea instalada, e, ao mesmo tempo, haverá infusão de solução de preservação de órgãos abdominais, acontece uma importante sobrecarga de volume, que pode ser evitada com esse primeiro passo. O pinçamento aórtico, tanto abdominal como torácico, também gera uma sobrecarga de pressão para o ventrículo esquerdo, podendo gerar prejuízo ao músculo.

Pode ser optada por drenar as cavidades esquerdas pela auriculeta esquerda ou por alguma das veias pulmonares. O lado direito deve ser drenado seccionando alguma das cavas, preferencialmente a inferior, que trará continuamente soluções de drenagem hepática e renal.

A aorta é então prontamente clampeada e iniciada a infusão da solução cardioplégica (Custodiol) na raiz da aorta para garantir que o coração fique protegido pelas 4 horas e prosseguimos à cardiectomia com a secção dos vasos o mais distalmente possível em relação ao coração, objetivando cotos vasculares longos. Quando há captação concomitante dos pulmões, o remanescente de átrio esquerdo e artéria pulmonar são reduzidos. Nesta situação, deve-se ter cautela na escolha das técnicas de implante.

Após a retirada e preparo, o coração é condicionado em recipiente próprio para o transporte, envolto em gelo e numa caixa adequada.

TÉCNICA DO IMPLANTE

A monitoração básica necessária é similar àquela de qualquer cirurgia cardíaca, já descrita em outro capítulo. Um cuidado a mais é o implante de cateter de Swan-Ganz (pode ser posicionado ao término da cirurgia), auxiliando as medidas pressóricas e débito cardíaco no pós-operatório. O ecocardiograma transesofágico tem sido usado de rotina, agregando informações e ajustes para recuperação da função.

Preferencialmente, a canulação é feita na aorta e diretamente nas cavas. Casos de reoperações, ou pacientes que têm instalada assistência circulatória tipo ECMO periférico, podem se beneficiar de canulação periférica, o que dará segurança no preparo e espaço mais amplo para trabalhar. As cavas devem ser laçadas.

Pinça-se a aorta e já se segue a cardiotomia. A retirada do coração do receptor é feita seccionando-se ao nível da junção cavo-atrial superior; na cava inferior realizamos a secção deixando dois centímetros de parede do átrio direito para facilitar a linha de sutura que fica muito próxima ao diafragma. No átrio esquerdo podemos deixar a parede posterior do mesmo contendo as quatro veias pulmonares ou a retirada é feita separando-se as veias pulmonares direitas das esquerdas, sendo esta a técnica Bipulmonar e aquela a Unipulmonar. É descrita a técnica quadripulmonar, sendo feitas as anastomoses separadamente nas 4 veias, porém é de indicação restrita (tumores ou outras dificuldades técnicas).

Um cuidado essencial é o posicionamento do coração, para evitar que as suturas fiquem torcidas. Para isso, é passada uma fita no eixo das cavas e se atenta para os marcos anatômicos de cada vaso a ser anastomosado: a veia ázigos na cava superior, o seio coronário na inferior, a auriculeta esquerda no átrio esquerdo e as comissuras da valva pulmonar. É rotina a busca por um Forame Oval Patente, podendo ser rapidamente suturado.

O implante do enxerto é iniciado anastomosando a parede posterior do átrio esquerdo com o segmento correspondente do átrio remanescente do doador, em sutura contínua simples. No átrio direito, as veias cavas são anastomosadas de forma término-terminal, também em sutura contínua em plano único.

Finalmente a aorta e o tronco pulmonar são reconstituídos, estando terminado o implante e podendo seguir com os cuidados de retirada de ar e desmame da CEC.

COMPLICAÇÕES PRECOCES

Disfunção primária do enxerto

A disfunção primária do enxerto é a principal causa de mortalidade precoce após o transplante cardíaco, correspondendo a 36% dos óbitos nos primeiros 30 dias. Um consenso recente da *International Society for Heart and Lung Transplantation* (ISHLT) definiu a disfunção primária do enxerto acometendo o ventrículo esquerdo e/ou direito com alterações ecocardiográficas e hemodinâmicas, necessidade de suporte inotrópico/vasopressor e, comumente, o uso de dispositivos de assistência circulatória. A principal manifestação clínica é a instabilidade hemodinâmica com choque cardiogênico, resultado de um processo multifatorial, ao qual contribuem elementos do doador, do receptor e do procedimento cirúrgico. Sua fisiopatologia não está bem definida, porém sabe-se que a lesão de isquemia-reperfusão, as alterações metabólicas após a morte encefálica do doador e os cuidados com o órgão, previamente ao transplante, são fatores que contribuem para seu desenvolvimento. O tratamento baseia-se no suporte hemodinâmico intensivo com o uso de drogas vasoativas e inotrópicas e, nos casos mais graves, de dispositivos de assistência circulatória mecânica, sendo o resultado do retransplante neste contexto bastante limitado.

Disfunção de ventrículo direito

A disfunção de ventrículo direito (VD) secundária a hipertensão pulmonar é uma das situações mais preocupantes após o transplante cardíaco, sendo responsável por até 50% das complicações cardíacas e quase 20% dos óbitos no pós-operatório recente.

Receptores com resistência vascular pulmonar acima de 4 Wood, pressão sistólica na artéria pulmonar >60mmHg ou gradiente transpulmonar (diferença entre a pressão arterial pulmonar média e a pressão capilar pulmonar) >15mmHg apresentam alto risco de falência do VD, condição agravada pelo desenvolvimento de hipoxemia e acidose.

O preparo pré-operatório desses pacientes deve incluir a avaliação da presença e da responsividade da hipertensão pulmonar a vasodilatadores, e otimização do tratamento da IC com o uso de inotrópicos, vasodilatadores e, se necessário, dispositivos de assistência circulatória. No intraoperatório, são fundamentais afastar causas mecânicas, como torção ou angulação na anastomose da artéria pulmonar, e estar atento à saída de circulação extracorpórea, à possibilidade de reação à protamina com vasoconstrição pulmonar e de embolia gasosa. O tratamento tem como princípio a otimização da pré-carga do VD, buscando normovolemia, a redução da resistência vascular pulmonar com o uso de vasodilatadores (nitroprussiato, óxido nítrico, prostaciclina e sildenafil) e o aumento da contratilidade miocárdica. Os agentes inotrópicos que podem ser utilizados incluem a dobutamina, a adrenalina, o milrinone e o isoproterenol. A ventilação mecânica deve ser ajustada com o intuito de evitar hipóxia e pressões ventilatórias elevadas. Não havendo resposta adequada, deve-se considerar o uso de dispositivos de assistência circulatória.

Infecções

As complicações infecciosas, juntamente da disfunção primária do enxerto, estão entre as principais causas de mortalidade nos três primeiros anos após transplante, correspondendo a 12% dos óbitos nos primeiros 30 dias e 29% entre 1 mês e 1 ano (excetuando-se as infecções por citomegalovírus – CMV).

Dentre as principais etiologias, merecem destaque as infecções por agentes oportunistas, decorrentes da imunossupressão utilizada. No primeiro mês após o transplante, prevalecem as infecções hospitalares, em sua maioria de etiologia bacteriana e dependentes da flora hospitalar de cada instituição.

Também ocorrem algumas infecções oportunistas menos graves, como as reativações de herpes simples e a candidíase mucocutânea. As infecções de sítio cirúrgico também surgem nesse período e, apesar de raras (menos de 5%), possuem mortalidade elevada (até 14% nos casos de mediastinite).

A partir do segundo mês, prevalecem as principais infecções oportunistas, principalmente CMV, toxoplasmose, reativação de doença de Chagas, aspergilose, pneumonia por Pneumocystis jirovecii, dentre outros. Do sexto mês em diante, com a redução da intensidade da imunossupressão, tornam-se mais frequentes as infecções extra-hospitalares semelhantes às que ocorrem em imunocompetentes, porém com tendência a desenvolver quadro mais graves.

COMPLICAÇÕES TARDIAS

Doença vascular do enxerto (DVE)

A DVE está entre as principais causas de morte após o primeiro ano de transplante cardíaco e é o fator de limitação mais importante na sobrevida a longo prazo ao lado das neoplasias, sendo sua incidência de 8% no primeiro ano, 30% em 5 anos e 50% em 10 anos. Essa doença, de natureza aterosclerótica, é uma complicação insidiosa, de progressão acelerada, caracterizada por inflamação perivascular persistente e hiperplasia intimal, e tem manifestações clínicas semelhantes às da doença coronária, como arritmia, infarto do miocárdio, IC e morte súbita.

Apresenta tratamento clínico limitado, sendo o retransplante a única opção terapêutica definitiva. Na apresentação clínica, a angina pectoris está raramente presente, mas, apesar da sintomatologia discreta, ela apresenta todas as complicações clássicas da doença coronária. A patogênese é controversa e provavelmente multifatorial, sendo considerados como fatores de risco a idade do doador, a presença de anticorpos anti-HLA, a infecção por CMV, as dislipidemias, a hipertensão arterial sistêmica, o diabetes mellitus, a obesidade e o tabagismo. A perda de um endotélio intacto e funcionante, combinado com o ataque imunológico crônico, podem ser os deflagradores que resultam na migração e na proliferação de células musculares lisas.

Geralmente silenciosa pela denervação do enxerto, o infarto agudo do miocárdio e a morte súbita podem ser sua primeira manifestação, bem como o desenvolvimento e o aparecimento de sinais e sintomas de IC, dificultando sobremaneira o diagnóstico precoce. A cineangiocoronariografia é ainda o padrão de diagnóstico de DVE na maioria dos centros transplantadores, apesar de sua baixa sensibilidade, e a detecção angiográfica de estenose coronariana epicárdica significativa implica mau prognóstico.

Dentre os métodos diagnósticos não invasivos, o ecocardiograma de estresse com dobutamina tem sido utilizado tanto para o diagnóstico como para predizer eventos cardiovasculares no seguimento tardio, tendo um elevado valor preditivo negativo.

O ultrassom intravascular é a ferramenta mais sensível para o diagnóstico de DVE. Permite uma visão reprodutível tanto do diâmetro luminal real, quanto da aparência e da espessura das camadas íntima e média. Já se demonstrou que progressão da espessura intimal máxima ≥0,5mm no primeiro ano (mudança do basal para 1 ano) após o transplante parece ser um marcador confiável para mortalidade subsequente, eventos cardiovasculares maiores não fatais e desenvolvimento de DVE angiográfica até 5 anos após o transplante.

Uma vez instalada, por seu caráter obliterativo difuso, o tratamento da DVE permanece muito limitado e com pouco impacto.

Após o transplante, a prevenção primária deve incluir otimização da terapêutica imunossupressora, controle rigoroso dos fatores de risco cardiovasculares comuns (hipertensão, diabetes, obesidade, tabagismo e sedentarismo), e estratégias para prevenção da infecção pelo CMV.

Preconiza-se o uso de estatina e diltiazem já no transplante inicial como estratégia para redução de incidência e progressão de DVE. Os inibidores da mTOR (everolimus e sirolimus), devido ao potente efeito antiproliferativo, inclusive de células musculares lisas, demonstraram, em estudos randomizados, redução na incidência e evolução da DVE pós-TC e têm sido preconizados quando se estabelece o diagnóstico. O uso de antiagregante é feito de forma empírica com o diagnóstico de DVE.

As estratégias de revascularização (cirúrgica ou percutânea) são limitadas devido ao padrão difuso de acometimento da doença, com predomínio distal. O retransplante é o único tratamento definitivo para a DVE, porém a sobrevida é menor se comparada ao primeiro transplante.

Neoplasias

As neoplasias estão entre as principais causas de mortalidade tardia após TC, com risco aumentado de duas a quatro vezes comparado à população em geral. Esse risco tão aumentado está intimamente relacionado ao esquema imunossupressor e inclui os tumores malignos relacionados a infecções virais, como linfoma não Hodgkin e linfoma Hodgkin (fazendo parte da doença linfopoliferativa pós-transplante), ambos ligados à infecção pelo vírus Epstein-Barr, sarcoma de Kaposi (relacionado ao herpes-vírus humano 8), cânceres anogenitais (ligados ao papilomavírus humano) e câncer hepático (vírus das hepatites B e C).

Imunossupressão e rejeição

A terapia de indução consiste no tratamento imunossupressor usado de forma intensa durante o transplante ou em seu pós-operatório imediato. É baseada na observação empírica de que uma maior potência imunossupressora é necessária para prevenir a rejeição aguda precoce. Protege o enxerto do dano inflamatório, do alorreconhecimento e da resposta imune, além de permitir o uso de doses menores de corticosteroides, como também retardar o uso de doses maiores de inibidores da calcineurina, minimizando o dano renal.

Os medicamentos utilizados na indução padrão são imunoglobulinas antitimócitos policlonais (anticorpo policlonal – timoglobulina – ATS) e antagonistas dos receptores de IL-2 (anticorpo monoclonal IgG humanizado – basiliximab).

A terapia de manutenção visa inibir seletivamente a ativação e a proliferação dos linfócitos, levando à maior sobrevida dos pacientes transplantados com diminuição dos episódios de rejeição e das infecções oportunistas. A maioria dos esquemas de imunossupressão utiliza três fármacos, sendo um corticosteroide, um inibidor da calcineurina (ciclosporina ou tacrolimus) e um antiproliferativo (micofenolato ou azatioprina).

No seguimento após o transplante cardíaco, além da vigilância infecciosa e das profilaxias, é preciso monitorar a ocorrência de rejeição celular e humoral, mais frequente no primeiro ano, e buscar ativamente complicações tardias, como DVE.

A **Biópsia Endomiocárdica** é o exame padrão-ouro para o diagnóstico de rejeição celular e humoral após o transplante de coração. O procedimento pode ser realizado por punção de veia jugular ou femoral. Por ser um método invasivo, não é isenta de complicações, as quais incluem perfuração, tamponamento cardíaco, arritmias, pneumotórax, dano à valva tricúspide, dentre outros. Os riscos da biópsia estão relacionados ao operador, estado clínico do paciente, tipo de biótomo e local de acesso. Deve ser realizada retirando-se cinco a sete fragmentos do septo interventricular direito, aumentando a representatividade da amostra e melhorando a sensibilidade do exame.

LEITURA SUGERIDA

1. Bacal F, Marcondes-Braga FG, Rohde LEP, Xavier Júnior JL, Brito F de S, Moura LAZ, et al. 3ª Diretriz Brasileira de Transplante Cardíaco. Arquivos Brasileiros de Cardiologia [Internet]. 2018; Available from: https://www.scielo.br/pdf/abc/v111n2/0066-782X-abc-111-02-0230.pdf
2. Coutinho J, Jazbik JC. Técnica operatória em transplante cardíaco. Revista da SOCERJ - Vol XV No 3, Jul/Ago/Set 2002
3. Copeland J, Copeland H. Heterotopic Heart Transplantation: Technical Considerations. Operative Techniques in Thoracic and Cardiovascular Surgery. 2016;21(3):269–80.
4. Mangini S, Alves BR, Silvestre OM, Pires PV, Pires LJT, Curiati MNC, et al. Heart transplantation: review. Einstein (São Paulo) [Internet]. 2015 Jun 1 [cited 2020 Apr 22];13(2):310–8. Available from: http://www.scielo.br/scielo.php?script=sci_arttext&pid=S1679-45082015000200025

31

PRINCIPAIS CARDIOPATIAS CONGÊNITAS

DIEGO GAMARRA MOREIRA • JOSE CÍCERO STOCCO GUILHEN

INTRODUÇÃO

As cardiopatias congênitas compreendem uma das áreas mais desafiadoras da pediatria e da cirurgia cardiovascular. Sendo diversas as formas de apresentação clínica, desde uma urgência cirúrgica no período neonatal até o acompanhamento clínico na idade adulta. Cabe ao profissional sempre realizar um bom exame físico e solicitar exames pertinentes sempre que suspeite da presença de alguma delas. Teste do coraçãozinho, ultrassom morfológico, ecocardiograma, radiografia de tórax, eletrocardiograma são alguns dos principais exames a serem solicitados.[1,2]

A incidência das cardiopatias congênitas **é em torno de** 8 a 10 em cada 1000 nascidos vivos, podendo ser maior em pacientes com alterações cromossômicas ou mães que foram expostas a fatores externos, como vírus ou agentes teratógenos.[1-3]

As cardiopatias congênitas tem diversas formas de serem estudadas e analisadas, sendo a mais comum a divisão delas em cianogênicas e acianogênicas.

O objetivo do presente capítulo é abordar algumas das principais cardiopatias congênitas. **Tabela 31.1.**

CLASSIFICAÇÃO

Tabela 31.1. Classificação.

Acianogênicas	Com Fluxo Pulmonar Normal: Coartação da Aorta Estenose Aórtica Com fluxo Pulmonar Aumentado: Comunicação Interatrial Comunicação Interventricular Defeito de Septo atrioventricular Canal Arterial Persistente
Cianogênicas	Estenose Pulmonar Tetralogia de Fallot Transposição das grandes artérias

COM FLUXO PULMONAR NORMAL

Coartação de aorta

Devido principalmente a anomalia no desenvolvimento dos arcos braquiais ou do tecido aórtico entre eles.

Apresenta uma incidência de 5% dos pacientes portadores de malformações cardíacas e se caracteriza pela presença de um estreitamento na região da aorta descendente próxima à origem da artéria subclávia esquerda e canal arterial, conforme **Figura 31.1**.

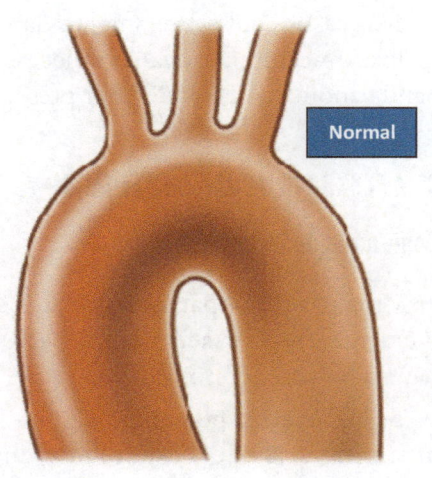

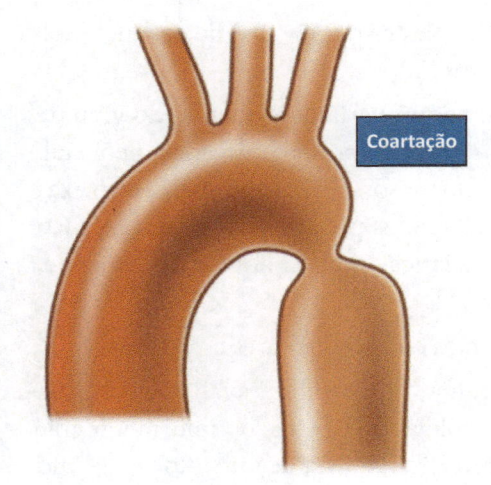

Figura 31.1. Coartação de aorta.
Fonte: http://www.rch.org.au/cardiology/parent_info/Coarctation_of_the_Aorta/

Ela pode variar clinicamente dependendo do grau de estreitamento da luz da artéria, sendo assim podemos ter crianças assintomáticas ou até crianças que evoluem com insuficiência cardíaca congestiva no período neonatal. Já nos adolescentes ou adultos podemos ter hipertensão arterial no segmento cefálico e membros superiores.[1,2,4]

Para realizar um diagnóstico é preciso exames de imagem, porém diante da suspeita devemos sempre aferir pulsos dos membros superiores e inferiores assim como também as pressões, esperando encontrar um padrão de diminuição das medidas aferidas nos membros inferiores.[1,3]

Os exames solicitados podem ser:

- Raios-x de tórax, onde podemos encontrar área cardíaca aumentada, sendo pouco específico.
- Eletrocardiograma, que pode mostrar a sobrecarga ventricular direita (lactentes), sobrecarga ventricular esquerda nas crianças maiores ou até ser normal.
- Ecocardiograma, um dos métodos mais utilizados para confirmar diagnóstico clínico. Avalia principalmente fluxo na aorta descendente, anatomia da aorta, gradiente na coartação e se temos anomalias associadas.
- Ressonância magnética ou Angiotomografia ajudam a avaliar melhor anatomia e planejamento cirúrgico.
- Cateterismo cardíaco, atualmente utilizado em alguns casos como método diagnóstico. Entretanto, também tem sido muito utilizado como método terapêutico mediante o uso de balão e implante de *stent*. Mostrando resultados muito bons e com o benefício de ser menos invasivo.[2]

Tratamento Cirúrgico

Idealmente é necessário corrigir com uma anastomose término-terminal, mediante incisão posterior esquerda no quarto espaço intercostal.

Nesses casos realizar hipotermia 34°C para ter uma boa proteção medular e tentar que o pinçamento da artéria durante a correção não ultrapasse os 30 minutos. Deve ser realizada secção e sutura do canal arterial.

Considerar que alguns casos com tecido de coartação extenso não serão possíveis corrigir sem ajuda de um retalho, seja da artéria subclávia esquerda ou através de tubo de material sintético.

Nos casos com defeitos associados deverá ser analisado realizar a cirúrgica com toracotomia medial e circulação extracorpórea.

Estenose aórtica

Se caracteriza por uma obstrução da via de saída do ventrículo esquerdo que pode ser:

- Parcial – Estenose.
- Total – Atresia.

Pode se apresentar obstrução ao nível valvar, subvalvar ou supravalvar.

A incidência oscila entre 3 a 8% das cardiopatias congênitas, com preferência no sexo masculino.

Devido à obstrução do fluxo, a pressão intracavitária do ventrículo esquerdo aumenta, além da pressão de perfusão coronariana, o que leva a uma disfunção do ventrículo esquerdo. Nestes pacientes o fluxo sanguíneo depende do canal arterial.

A apresentação clínica varia dependendo do grau de estenose, nos casos graves representa urgência neonatal. Porém, na maioria dos casos é menos agressiva e ao exame clínico se ausculta um sopro sistólico ejetivo em foco aórtico. Algumas crianças podem apresentar síncope, dispneia ou angina.[1,2,3]

Dentro dos exames complementares o principal é:

- Ecocardiograma, nos permite avaliar o grau de estenose, morfologia da válvula, permite medir gradiente, permite avaliar a via de saída do ventrículo esquerdo.
- Eletrocardiograma pode ter sinais de hipertrofia do ventrículo esquerdo.
- Ressonância magnética e angiotomografia, que ajudam a avaliar os casos de fração de ejeção reduzida, assim como também a morfologia da válvula.
- Cateterismo atualmente utilizado para valvuloplastia percutânea.

Tratamento Cirúrgico

A cirurgia poderá precisar de circulação extracorpórea com hipotermia moderada. A via de acesso preferencial será realizando incisão na aorta ascendente para poder ter visualização direta tanto do tecido valvar como subvalvar.

Deve-se preservar a válvula nativa realizando plastia sempre que possível. Se a estenose for subvalvar se deve ressecar a membrana inteira sempre com cuidado para manter a integridade dos folhetos.

Para aliviar a obstrução da via de saída do ventrículo esquerdo deve ser realizada miectomia.

Na estenose supravalvar deve-se ampliar os fundos de seio, podendo ser utilizado tecido de pericárdio bovino ou autólogo.

- Se o anel for bom e possuir fusão das comissuras se realizará comissurotomia dos folhetos.
- Se o anel for limítrofe, pode-se ampliar até os fundos de seio, de preferência utilizando pericárdio autólogo.
- Se o anel for muito pequeno deverá ser seccionado e ampliado, utilizando uma monocúspide que ampliará do teto da via de saída do ventrículo direito até o tronco pulmonar.

Nos casos com estreitamento da via de saída deve-se realizar miectomia e avaliar a necessidade de ressecar a banda anômala que pode estar presente.

COM FLUXO PULMONAR AUMENTADO

Comunicação interatrial

Uma das cardiopatias congênitas isoladas com maior incidência, está presente entre 7 a 10% e com predominância no sexo feminino.

Se caracteriza por uma falha na formação do septo interatrial, seja este o ostium primum ou ostium secundum. Esta causa uma comunicação entre os átrios que pela diferença de pressões irá gerar um *shunt* esquerda direita marcando assim hiper fluxo pulmonar e aumento de câmeras direitas.

Deve-se excluir o Forame oval patente como uma companhia verdadeira, levando em consideração que muitas pessoas chegam a idade adulta com o Forame oval patente aberto (até 30% da população) sem ter clínica ao longo da vida. Devido a este fato devemos entender que para uma comunicação interatrial ter repercussão hemodinâmica ela deve possuir uma relação de fluxo pulmonar (QP) maior que o Fluxo sistêmico (QS) em 2:1.[1,2,4,5]

Os tipos de comunicação interatrial são, segundo a **Figura 31.2.**:

- Ostium Primum – Ostium Secundum – Tipo seio venoso (superior ou inferior).
- Tipo seio coronário – Alguns autores consideram um tipo átrio único.

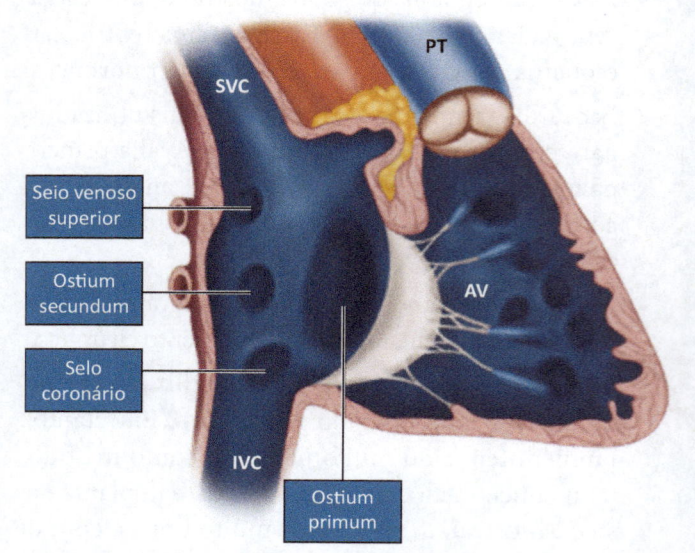

Figura 31.2. Tipos de comunicação interatrial.

O quadro clínico vai depender da diferença do fluxo pulmonar e sistêmico, então quanto maior o tamanho da comunicação maior será o shunt e maior o hiper fluxo pulmonar. Levando assim a uma clínica mais severa e precoce. Dificilmente evoluirá para uma insuficiência cardíaca congestiva.

Existirá dispneia a esforços, atraso no desenvolvimento pôndero-estatural.

Método diagnóstico:

- Ecocardiograma será o principal método, pois ele permite medir o tamanho do defeito, avaliar a relação QP:QS, permite avaliar o tamanho das cavidades e medir pressões.
- O Cateterismo cardíaco tem sido utilizado para fechamento de comunicações interatriais com bordas favoráveis para ancorar as próteses.

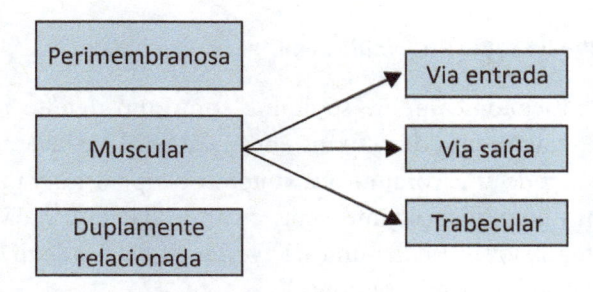

Quadro 31.1. Comunicação intraventricular.

Tratamento Cirúrgico

A técnica de abordagem clássica é mediante **toracotomia mediana**, com canulação bicaval. Utilizando a cardioplegia e em normotermia se realiza a abertura do átrio direito e uma vez identificado o defeito, o fechamento deverá ser feito preferencialmente com pericárdio autólogo. Entretanto, muitas equipes realizam o fechamento com pericárdio bovino.

Comunicação interventricular

Se define como uma falha na formação de um ou mais segmentos do septo interventricular ocasionando um *shunt* entre ambos ventrículos.

Como lesão isolada tem uma incidência de 20%, aumentando em nascidos prematuros.

Predomina no sexo feminino e a incidência também e maior em crianças com algumas alterações cromossômicas.

O tamanho e número de defeitos interventriculares serão responsáveis diretamente pela condição clínica do paciente e pela precocidade dos sintomas. Outro fator a ser considerado é a localização do defeito, ele pode comprometer o normal funcionamento de alguma válvula e piorar a clínica do paciente.[1,2,4,6]

Considerado isto, ela pode ser classificada em:

Podemos correlacionar também o defeito com a clínica do paciente, assim teremos:

- CIV PEQUENA: QP:QS <1,5:1 – Pouca ou nenhuma repercussão hemodinâmica.
- CIV MODERADA: QP:QS entre 1,5 e 2,5:1 – Dilatação leve VE e AE
- CIV GRANDE: QP:QS > 2,5:1 ICC. – Dilatação considerável AE e VE. Deve operar precoce

Método diagnóstico mais utilizado:

- **Ecocardiograma:** seja transtorácico ou transesofágico, ajudará a determinar o número e o tamanho dos defeitos, possibilitará medir a diferença de pressões, avaliar a relação do defeito para com as válvulas, permitindo um melhor planejamento cirúrgico.
- **Eletrocardiograma:** mostra sobrecarga de câmeras esquerdas
- **Cateterismo cardíaco:** ainda com limitações no uso como tratamento para fechar os defeitos com próteses parecidas as utilizadas nos defeitos interatriais. Porém, vem ganhando espaço com bons resultados, principalmente nos defeitos musculares.

Tratamento cirúrgico

Nas crianças de baixo peso e grandes defeitos, que evoluem com ICC precoce, podemos realizar uma bandagem do tronco pulmonar para esperar que ganhem peso e realizar a correção total em um segundo tempo cirúrgico com maior segurança.

A correção total se realiza mediante esternotomia mediana, canulação bicaval, normoterapia e cardioplegia. A via de acesso para corrigir o defeito na maioria das vezes e através do átrio direito, porém nos defeitos duplamente relacionados pode-se abordar de preferência o tronco pulmonar. Alguns defeitos poderão ser corrigidos também mediante ventriculotomia direita.

Defeito de septo atrioventricular.-

Embriologicamente se define como um defeito no desenvolvimento dos coxins endocárdicos que levará a presença de uma comunicação interatrial tipo ostium primum + comunicação interventricular de via de entrada + válvula atrioventricular única. Diversas alterações ao nível valvar podem estar presentes.[1-5]

É uma cardiopatia acianogênica com hiperfluxo pulmonar onde existe uma deficiência da septação atrioventricular mantendo concordância atrioventricular.

A incidência oscila entre 3 a 4% sendo elevada nos pacientes com Síndrome de Down.

Para poder classificar os diferentes tipos de Defeito de Septo atrioventricular (DSAV) total existe a classificação de Rastelli, conforme podemos ver na **Tabela 31.2**.

Tabela 31.2. Classificação de Rastelli

Classificação Rastelli	Característica
Tipo A	Cordoalhas do folheto Ponte Superior implantadas na porção superior do septo interventricular
Tipo B	Cordoalhas do folheto ponte Superior implantadas no corpo do ventrículo direito (menos comum)
Tipo C	Folheto ponte Superior é maior e não há implantação de cordoalhas no septo interventricular

Existe também uma apresentação de um DSAV em forma parcial que se caracteriza por ausência de Comunicação Interventricular (CIV)

A apresentação clínica será similar a uma criança com CIV ampla, levando a uma correção cirúrgica de preferência aos 6 meses de vida. Algumas crianças podem chegar a desenvolver insuficiência cardíaca, diminuição do ganho de peso e tamanho.[1,2,4]

Dentro dos exames complementares temos:

- **Eletrocardiograma:** apresentará bloqueio de primeiro grau e desvio de eixo a esquerda assim como também sobrecarga ventricular.
- **Radiografia de tórax:** mostrará aumento da área cardíaca em função as quatro câmaras.
- **Ecocardiograma:** será o exame mais utilizado que permite avaliar cavidades, tamanho dos defeitos e anatomia valvar, assim as pressões.
- **Cateterismo cardíaco:** será utilizado pouco e nesta patologia ajudará a medir hipertensão pulmonar e resposta da resistência vascular pulmonar.[1,2,3]

Tratamento cirúrgico

Se realiza aos 6 meses de vida. É realizado com o uso de circulação extracorpórea com canulação bicaval, cardioplegia e hipotermia leve.

Acessando através do átrio direito se corrige primeiro a CIV, permitindo assim ter duas cavidades ventriculares, depois o *cleft* da válvula atrioventricular esquerda será corrigido, sempre analisando o tamanho ideal do anel valvar.

Finalmente se avalia e se realiza a plastia a válvula atrioventricular direita e se fecha a Comunicação Interatrial. Para corrigir os defeitos sempre se recomenda utilizar pericárdio autólogo. Esta técnica é chamada de duplo patch

Persistência do canal arterial

Presente no período fetal de maneira fisiológica para permitir a passagem do fluxo de sangue da artéria pulmonar para a artéria aorta, fazendo parte do circuito de circulação placentária.

Se espera o fechamento natural dele após 72 horas de vida e se considera persistência do canal após esse prazo, principalmente se acompanhada de uma piora clínica do neonato ou da criança, conforme podemos conferir na **Figura 31.3**.

Podemos encontrar a persistência desse canal como uma doença isolada, principalmente nos prematuros. Entretanto, também é possível sua presença associada a outras cardiopatias congênitas, sendo em alguns casos essencial para manter a vida da criança.

A incidência oscila entre 8 a 10%. Porém, em crianças prematuras, com peso menor a 1.200kg, a incidência pode chegar até 70 ou 80%.

A apresentação clínica irá depender da magnitude do *shunt* que o canal gera.

Podemos encontrar: Irritabilidade, taquipneia, baixo peso, pouco desenvolvimento.

Nas crianças que passam o período neonatal, a persistência do canal pode ser um achado clínico. Sempre se deve investigar: Cansaço fácil, discreto retardo no desenvolvimento, pulsos periféricos cheios e amplos.[1-5]

Exames de imagem:

- Ecocardiograma é mandatório, sendo o plano para esternal de eixo curto modificado no espaço intercostal esquerdo alto, o melhor plano para estudá-lo.

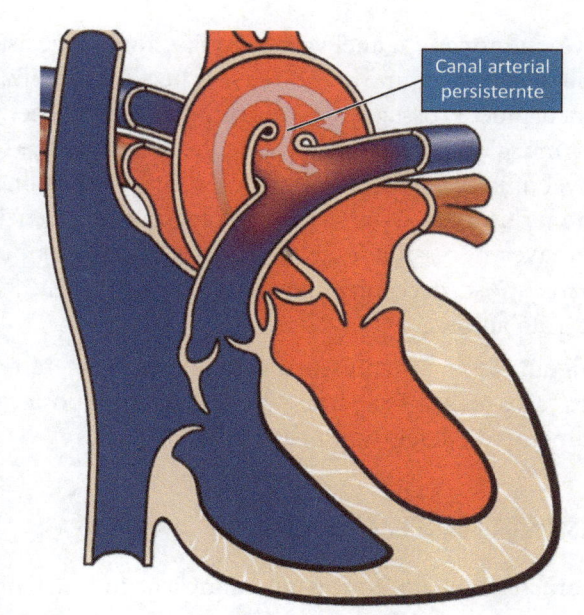

Figura 31.3. Persistência do canal arterial.

Permite analisar direção do fluxo, diâmetro do canal entre outros achados importantes.

- Cateterismo cardíaco não é necessário para o diagnóstico, porém é o método atual de escolha para o tratamento, mostrando excelentes resultados usando molas de Gian turco ou próteses de nitinol.

Tratamento Cirúrgico

Com o paciente em decúbito lateral direito, acessa-se no terceiro ou quarto espaço intercostal na região infra escapular esquerda.

A dissecção deve ser feita por planos, até visualizar bem o canal, com muito cuidado para não lesionar o nervo laríngeo recorrente nem o ducto torácico. Ligar o canal com fio de preferência do cirurgião, colocando clip ou inclusive realizando secção e sutura, evitando sangramentos dos cotos proximal e distal. Fechamento por planos e se for necessário deixar um dreno tubular por 24 horas.

Caso o canal arterial seja grande e a criança já for maior de dois ou três meses, uma opção mais segura pode ser realizar a ligadura do canal arterial por toracotomia mediana.

CIANOGÊNICAS

Estenose pulmonar

Caracteriza-se pela obstrução de fluxo na via de saída do ventrículo direito. Podendo ser em um plano valvar, subvalvar ou supravalvar como na estenose aórtica.

A valva pulmonar pode se encontrar com uma abertura em domo, fusão comissural ou folhetos displásicos. O anel valvar pode ser pequeno piorando a estenose.

No plano subvalvar podemos ter estreitamento do infundíbulo ou presença de banda anômala.

No plano supravalvar pode-se evidenciar estreitamento na luz do tronco pulmonar ou ramos pulmonares.

A incidência oscila entre um 8 a 10% das cardiopatias congênitas.

Clinicamente se caracteriza por um sopro sistólico em foco pulmonar, sendo a grande maioria dos pacientes assintomáticos durante a infância.

Os casos mais graves e descompensados podem evoluir para disfunção ventricular direita e inclusive cianose.[1-5]

Dentro dos exames complementares :

- Ecocardiograma, que permite ver o grau de estenose, abertura em domos da válvula, medir gradiente, avaliar a via de saída do ventrículo e a presença de banda anômala e desvio infundibular.
- Eletrocardiograma, que pode ter sinais de sobrecarga do ventrículo direito.
- Cateterismo, que atualmente é utilizado para valvuloplastia com balão, mostrando excelente resultado.

Tratamento cirúrgico

Nos casos de uma urgência neonatal pode-se realizar um *shunt* central ou Blalock-Taussig modificado. Ambas técnicas tem como objetivo levar maior fluxo de sangue arterial para os pulmões por meio de um tubo de preferência de PTFE (3 ou 4mm). Sob assistência circulatória em normotermia.

Nos casos eletivos utiliza-se a cardioplegia de preferência, assim é possível obter uma melhor exposição através de uma incisão longitudinal do tronco pulmonar.

Tetralogia de Fallot

Determinada pela presença de desvio anterior do septo infundibular que levará ao cavalgamento ou dextroposição da aorta, comunicação interventricular, hipertrofia do ventrículo direito como consequência da obstrução da via de saída.

A consequência direta do grau do desvio septal e hipertrofia ventricular será a presença de estenose pulmonar. Essa estenose pulmonar determinará o fluxo do shunt através da comunicação interventricular, sendo assim quanto mais estenótica a via de saída do ventrículo direito teremos maior shunt direita esquerda e maior cianose na criança.

Se apresenta com uma incidência de 10%.

É comum ver crise de cianose nessas crianças devido à inversão do *shunt* em diversas situações cotidianas como: Aumento de atividade física, choro, esforço para alimentasse.

Algumas situações clínicas também levarão a cianose: calor, hipotensão, anemia, infecção.[1,4,7]

Exames complementares:

- **Eletrocardiograma:** mostra sobrecarga do ventrículo direito.
- **Ressonância magnética:** muito útil para avaliar artérias pulmonares é fração de ejeção.
- **Tomografia:** evidenciará melhores referências anatômicas para programação cirúrgica.
- **Ecocardiograma:** o método mais importante no estudo da doença e no planejamento cirúrgico, permite avaliar diâmetro e localização da comunicação interventricular, assim como também tamanho da cavidade do ventrículo direito e grau de hipertrofia. Avalia diâmetro do anel valvar pulmonar e anatomia das valvas. Permite ver o desvio infundibular e o gradiente gerado.
- **Cateterismo cardíaco:** complementa dados anatômicos ajudando principalmente a estudar ramos pulmonares.[1,2,7]

Tratamento cirúrgico

Nas crianças com anatomia desfavorável, pode-se realizar um *shunt* sistêmico pulmonar com tubo de material sintético (PTFE).

A correção total é indicada quando a anatomia é favorável, a maioria dos livros preconiza os seis meses como idade para o procedimento cirúrgico, porém isso vem sofrendo alterações, gerando uma tendência atual de correção precoce a partir dos 3 meses de vida.

Mediante toracotomia medial e canulação bicaval se realiza cardioplegia. Hipotermia leve.

Deve-se ligar canal arterial de preferência antes de entrar em assistência. Uma vez realizada a cardioplegia pode-se abordar o paciente realizando ventriculotomia direita, assim se corrige a comunicação interventricular (patch pericárdio autólogo ou bovino) e se avalia a necessidade de ressecar tecido para ampliar a via de saída do ventrículo direito (miectomia). Posteriormente se avalia a valva pulmonar e o anel valvar, aqui se toma a decisão se é possível preservar o anel ou se será necessário utilizar monocúspide. Prossegue-se a correção do estreitamento conforme seja favorável para o paciente. Nos casos que for possível uma comissurotomia, pode-se ampliar o tronco pulmonar utilizando pericárdio autólogo de preferência. Pode haver necessidade de ampliação dos ramos pulmonares. Caso necessário sempre que possível utilizar pericárdio autólogo.

Algumas crianças apresentam comunicação interatrial, nesses casos realiza-se abertura do átrio direito e posterior fechamento do defeito com patch.[1,2,3,7]

TRANSPOSIÇÃO DAS GRANDES ARTÉRIAS

Caracterizada por uma concordância atrioventricular e discordância ventriculoarterial.

Tendo geralmente uma aorta interiorizada e a artéria pulmonar posterior. Sendo menos comum elas se encontrarem lado a lado.

A incidência oscila entre 5 a 7% no período neonatal, sendo predominante no sexo masculino.

Podemos chamar a transposição de simples quando não apresenta defeitos associados e de complexa quando apresenta defeitos associados, sendo mais comuns a presença de comunicação interatrial ou interventricular.[1,2,8]

Sendo assim podemos classificá-las quanto a fisiopatologia, conforme a **Tabela 31.3**.

Tabela 31.3. Transposição das grandes artérias

I-TGA	> Fluxo pulmonar – CIV pequena ou ausente
II-TGA	> Fluxo pulmonar > mistura circulatória – CIV grande
III-TGA	< Fluxo pulmonar – CIV com obstrução ao fluxo pulmonar
IV-TGA	< Fluxo pulmonar – CIV com doença vascular pulmonar

Clinicamente a criança apresenta sintomas precocemente de cianose e taquipneia, se a criança tiver evoluindo com insuficiência cardíaca, os sintomas podem aparecer mais tardiamente.

Exames complementares:

- **Eletrocardiograma:** mostrará sobrecarga ventricular.
- **Radiografia de tórax:** mostrará cardiomegalia e aumento da circulação pulmonar.
- **Tomografia:** será utilizada para avaliar origem de coronárias e anatomia dos vasos.

- **Ecocardiograma:** estudo de preferência, ajudará no período fetal a fazer diagnóstico e planejar o parto em um serviço especializado. Avaliará a condição de ambos ventrículos, o que ajudará a planejar o momento e a estratégia cirúrgica. Ajuda na avaliação das origens das artérias coronárias. Avalia a posição das artérias (aorta e pulmonar) assim como a relação anatômica entre elas.
- **Cateterismo cardíaco:** se utilizará no período neonatal para realizar septostomia por balão (rashkind) de urgência e estabilizar a criança.

Tratamento Cirúrgico.-

A cirurgia padrão-ouro na atualidade e a correção a nível arterial é a CIRURGIA DE JATENE, ilustrada pela **Figura 31.4**.

Para a cirurgia de Jatene deve ser analisada a anatomia das artérias coronárias e ver que seja possível uma reconstrução delas em posição anatômica favorável sem gerar obstrução da perfusão.

Realiza-se, então, a canulação o átrio direito e a cânula arterial na aorta ascendente bem distal para poder trabalhar com conforto.

Deve-se começar a circulação extracorpórea, para então liberar bem as estruturas anatômicas. Proceder ao pinçamento da aorta e realizar a cardioplegia em hipotermia moderada. Ligar e seccionar canal arterial

Proceder à liberação dos óstios coronarianos e inseri-los na neo-aorta. Em seguida, realizar a manobra de Lecompte, que consiste na anteriorização da artéria pulmonar em relação à aorta. Por fim, suturar a neo-aorta à aorta ascendente, posicionando-a posteriormente à neo-artéria pulmonar. Reconstruir a artéria neo-pulmonar utilizando pericárdio autólogo e fazer a anastomose término-terminal com a porção da confluência dos ramos pulmonares.

Nos casos em que houver comunicação interventricular ou interatrial a canulação deverá ser bicaval e se realizará a correção da comunicação interventricular através de apertura do átrio direito e utilizando pericárdio autólogo.

Entretanto, existem alguns casos que se pode realizar ainda a correção ao nível atrial utilizando a técnica de SENNING (**Figura 31.5.**) ou MUSTARD (**Figura 31.6.**).

Na cirurgia de Senning realiza-se a incisão no sulco interatrial, na linha acima das veias pulmonares direitas. Permitindo uma mobilidade do septo interatrial. Realiza-se, fechamento completo do septo interatrial acima das veias pulmonares. A aurícula será aberta em "T" em sua parede anterior. Criando assim o assoalho do átrio venoso.[9]

O teto do seio coronariano poderá ser aberto em alguns casos para que a drenagem do sangue seja redirecionada para a valva mitral.[9]

Redirecionamos o fluxo das cavas através da valva mitral, suturado abaixo da valva tricúspide. Na sequência se realiza anastomose das veias pulmonares com o remanescente do átrio direito. Poderá ser utilizado pericárdio do paciente para completar a sutura. Retalho é facilmente obtido através de duas incisões verticais, uma junto ao diafragma até a cava inferior e outra ao nível da cava superior. Sempre o nervo frênico será separado do pericárdio, dessa maneira será possível suturar a parede atrial esquerda com o retalho, logo acima da chegada das veias pulmonares. Os bordos superior e inferior são suturados sobre a parede lateral da cava superior e inferior, o bordo anterior ao remanescente da parede atrial, completando, assim, o túnel das veias pulmonares com a valva tricúspide.[9]

Na **técnica de Mustard**, como pode ser visto na **Figura 31.6**.

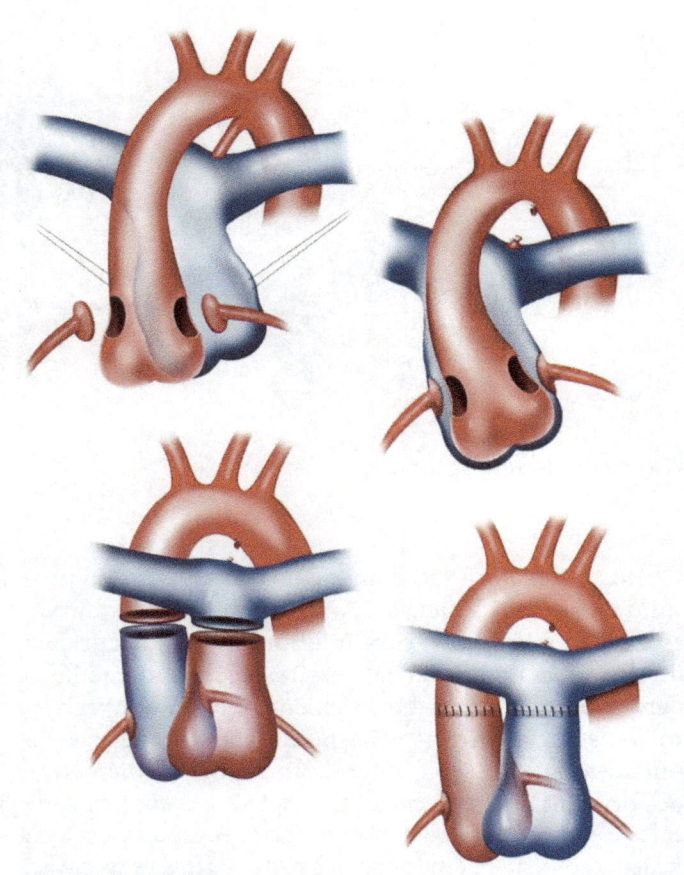

Figura 31.4. Tratamento cirúrgico da transposição das grandes artérias.

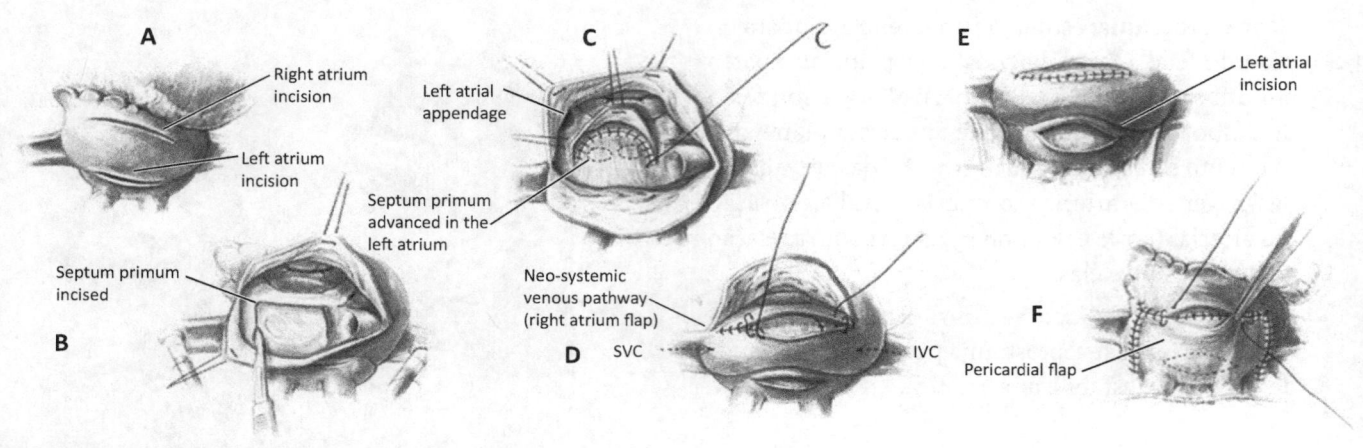

Figura 31.5. Técnica de Senning.

Realiza-se perfusão com auxílio de hipotermia profunda, canulação bicaval. A atriotomia direita curva, estendendo-se da veia cava inferior ao topo da aurícula direita. O septo interatrial será ressecado. As medidas para confecção do enxerto são, então, tomadas: primeiro, a distância entre as veias pulmonares esquerdas e o remanescente do septo interatrial, depois, os diâmetros dos orifícios das veias cavas. O enxerto será em forma de calça e suturado com a parte periférica (borda externa da "calça") colocada bem longe dos orifícios das veias cavas. Nas áreas mais próximas do orifício das cavas, o enxerto é incorporado às bordas da atriotomia. Se consegue evitar, assim, a lesão do nó sino atrial. O seio coronário ficará drenando ao átrio sistêmico. Se deverá estender ou ampliar o átrio sistêmico com enxerto, seja pericárdio autólogo ou bovino, conforme pode ser observado na **Figura 31.7**.[10]

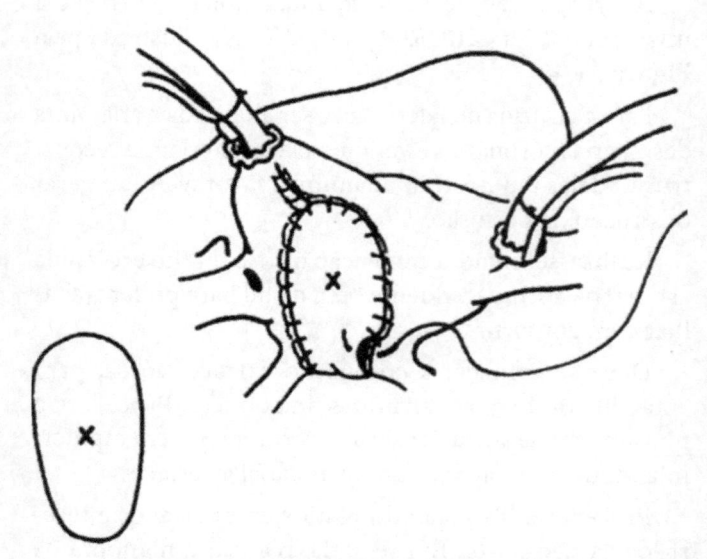

Figura 31.7. Operação de Mustard no tratamento cirúrgico da transposição simples das grandes artérias.

REFERÊNCIAS BIBLIOGRÁFICAS

1. Ramires JAF, Filho RK. Cardiopatias Congênitas: guia Prático de Diagnostico Tratamento e Conduta Geral. 1. Ed. São Paulo: Editora Atheneu, 2014
2. Herdy GVH. Cardiologia Pediátrica. 1. Ed. Rio de Janeiro: Editora Thieme Revinter, 2022
3. Schvartsman BGS, Junior PTM, Sampaio MC, Jatene MB, Wagenführ J, Foronda G. Pediatria: Instituto da Criança e do Adolescente Hospital Das Clínicas. 2. Ed. São Paulo: Editora Manole,2021
4. Perloff Jk. The Clinical Recognition of Congenital Disease. 1.ed. The United States Of America: W.B. Saunders Company, 1970
5. Taussig HB. Malformaciones Congenitas del Corazon Traducción de la primera edicion publicada por fundación Commonwealth. 1.ed. Buenos Aires,1947
6. Mladenova MK, Bakardzhiev IV, Hadji Lega M, Lingman G. Comunicación interventricular aparentemente aislada, diag-

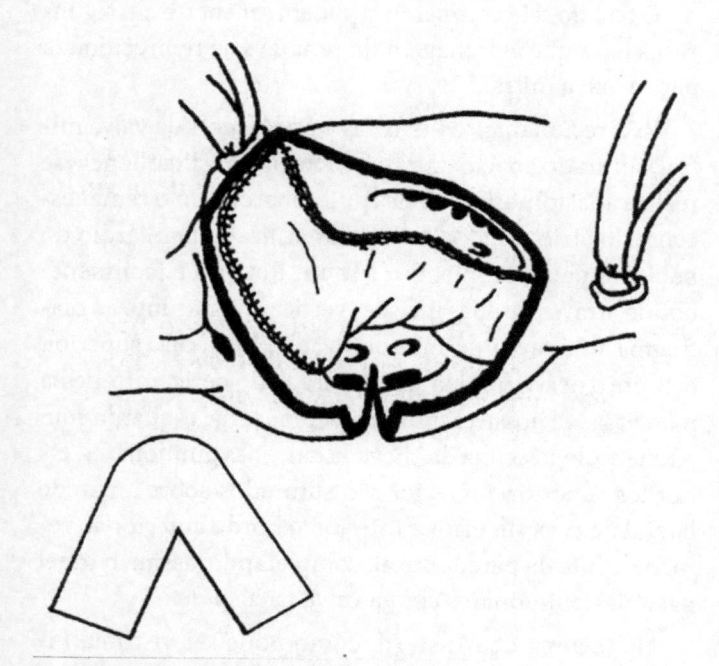

Figura 31.6. Técnica de Mustard.

nóstico prenatal, asociación con aberraciones cromosómicas, tasa de cierre espontáneo en el útero y durante el primer año de vida: una revisión sistemática. Folia Med (Plovdiv). 31 de diciembre de 2023; 65(6):871-878. doi: 10.3897/folmed.65.e103828. PMID: 38351774.

7. Kumar M, Turrentine MW, Rodefeld MD, Bell T, Brown JW. Right Ventricular Outflow Tract Reconstruction With a Polytetrafluoroethylene Monocusp Valve: A 20-Year Experience. Seminars in Thoracic and Cardiovascular Surgery. 2016 Jan 1;28(2):463–70.

8. Carrel T, Pfammatter JP. Transposición completa de las grandes artérias: conceptos quirúrgicos para pacientes con insuficiência sistémica del ventrículo derecho tras reparación intraauricular. Cirugía cardiovasca de tórax 2000 Agosto; 48(4):224-7. DOI: 10.1055/S-2000-6894. PMID: 11005597.

9. CANEO LF, LOURENÇO FILHO DD, ROCHA E SILVA R, FRANCHI SM, AFIUNE JY, AFIUNE CMC, et al. Operação de Senning com a utilização de tecidos do próprio paciente. Revista Brasileira de Cirurgia Cardiovascular. 1999 oct; 14(4):298-302

10. Gomes C, Vieira Rodrigues J, Moraes F, Cleuza Lapa N. Operação de Mustard no Tratamento Cirúrgico da Transposição Simples das Grandes Artérias [internet]. [cited 2024 Feb21]. Available from: https://www.scielo.br/j/rbccv/a/FF9kMzhfCXpWK4HtC-3c8X9q/?format=pdf

32

NOÇÕES BÁSICAS DE TAVI

ANTÔNIO AGOSTINHO MOURA FILHO • KARLOS JENNYSSON SOUSA SOARES • DIMYTRI ALEXANDRE DE ALVIM SIQUEIRA

INTRODUÇÃO

A estenose aórtica degenerativa apresenta aumento progressivo da prevalência associada ao aumento global da expectativa de vida e envelhecimento da população. Atualmente, estima-se que a estenose aórtica moderada a importante esteja presente em até 5% da população com mais de 75 anos. Trata-se de uma doença insidiosa que habitualmente apresenta um longo período de latência, entretanto o início dos sintomas marca uma rápida deterioração do quadro clínico. A sobrevida com o tratamento clínico após o início da sintomatologia é de aproximadamente 50% em dois anos e de 20% após cinco anos. A intervenção valvar, seja cirúrgica ou transcateter, é a única estratégia de tratamento associada à redução de mortalidade.[1-3]

Tendo em vista que a estenose aórtica é predominantemente diagnosticada em idosos, população na qual há maior probabilidade de comorbidades e fragilidade, até 30% dos pacientes são considerados de alto risco cirúrgico, fazendo com que se beneficiem de uma abordagem menos invasiva.[4]

O implante transcateter de prótese valvar aórtica surgiu como uma alternativa para os pacientes portadores de estenose aórtica calcificada de risco cirúrgico aumentado. Entretanto, atualmente, é a estratégia mais frequentemente usada para o tratamento da estenose aórtica em idosos. As indicações para o procedimento têm mudado rapidamente desde o primeiro implante em 2002, por Alain Cribie, na França.[5] Era Inicialmente indicado apenas para paciente inoperáveis e de alto risco cirúrgico, e atualmente abrange pacientes de baixo risco. Entretanto, a seleção dos pacientes para o implante valvar transcateter não se limita apenas à avaliação do risco cirúrgico. São considerados critérios clínicos, como fragilidade e condições médicas não contempladas nos escores, além de critérios anatômicos. Exames de imagem desempenham papel crucial na avaliação anatômica da válvula, aorta e seus ramos, sendo fundamentais na escolha da prótese, via de acesso e previsão de complicações. Ainda assim, todas decisões relativas à intervenção devem envolver uma equipe multiprofissional conhecida como *Heart Team*. A abordagem colaborativa permite uma análise abrangente, considerando os recursos disponíveis, experiência local, riscos e benefícios, além das preferências do paciente.[6,7]

SELEÇÃO DE PACIENTES

As diretrizes atuais são categóricas na indicação preferencial da TAVI em detrimento da cirurgia para pacientes inoperáveis, frágeis e/ou de alto risco cirúrgico. Pacientes de baixo risco e de risco intermediário, na faixa de etária de 70 anos, também se beneficiam do procedimento percutâneo. Essa categorização de risco é derivada de duas das principais ferramentas de avaliação, o STS (*Society of Thoracic Surgeons*) e o EuroSCORE II. Esses instrumentos permitem a estimativa do risco operatório classificando os pacientes em categorias de baixo, intermediário e alto risco operatório (definido como >8% pelo STS ou >10% pelo EuroSCORE II). É crucial utilizar essas ferramentas

Tabela 32.1. Tipo de intervenção:

Tipo:	Considerações:
Cirurgia de troca valvar aórtica	• Primeira escolha para pacientes com menos de 70 anos (sem contraindicações ou risco cirúrgico elevado). • Pode ser indicada em pacientes com risco intermediário ou idosos com baixo risco. • Condições clinicas e anatômicas que favorecem a escolha cirúrgica: endocardite, trombo no VE, DAC multiarterial ou outras valvopatias associadas, valva bicúspide, baixa altura das coronárias, via de saída do VE extremamente calcificada, pequeno seio de Valsava, acessos vasculares desfavoráveis para TAVI.
TAVI	• *Heart Team* necessário. • Via transfemoral é preferível. • Primeira escolha em pacientes com risco cirúrgico proibitivo, contraindicações à cirurgia convencional, fragilidade ou risco intermediário. • Ampliada indicação para pacientes de baixo risco cirúrgico com mais de 70 anos. • Contraindicada para pacientes com expectativa de vida estimada menor que 12 meses. • Condições que favorecem a escolha de TAVI: Aorta em porcelana, anéis valvares pequenos, enxertos coronários cruzando o mediastino, irradiação prévia.

Tabela modificada da Atualização das Diretrizes Brasileiras de Valvopatias – 2020[6] e ESC/EACTS Guidelines for management of valvular heart disease – 2021.[7]

Tabela 32.2. Escolha da intervenção e nível de evidência

Condição clínica	Tipo	SBC	AHA	ESC
Inoperável, risco proibitivo e/ou fragilidade	TAVI	I A	I A	I A
	Cirurgia	IIb A	-	-
Alto risco cirúrgico	TAVI	I A	I A	I A
	Cirurgia	IIa A	I A	
Risco Intermediário	TAVI	I A	IIa B	I A
	Cirurgia	IIa A	I B	I B
Baixo risco com mais de 70 anos (75 anos pela ESC)	TAVI	I A	-	I A
	Cirurgia	I A	I B	I B
Baixo risco com menos de 70 anos	TAVI	IIb C	-	-
	Cirurgia	I A	I B	I B

Tabela modificada da Atualização das Diretrizes Brasileiras de Valvopatias – 2020[6] e ESC/EACTS Guidelines for management of valvular heart disease – 2021.[7]

como recursos complementares, uma vez que apresentam limitações, que podem influenciar o risco cirúrgico.

Um dos estudos pioneiros, PARTNER A,[8] investigou pacientes com alto risco cirúrgico (mortalidade prevista pelo STS >8%) e comparou os resultados entre a cirurgia convencional e o TAVI. Os achados revelaram que o TAVI não foi inferior à cirurgia nesse grupo de pacientes, com taxas de mortalidade semelhantes em cinco anos. Esses resultados encorajadores conduziram aos estudos subsequentes, como o PARTNER 2[9] e o SURTAVI, que analisaram pacientes com risco cirúrgico intermediário, demonstrando a não inferioridade do TAVI. Nos ensaios clínicos Evolut Low-risk e PARTNER 3, que envolveram pacientes de baixo risco, as estratégias de tratamento com TAVI também foram consideradas não inferiores à cirurgia, até o momento atual de acompanhamento.[10]

Pacientes considerados inelegíveis para troca valvar cirúrgica são aqueles que apresentam contraindicações específicas à cirurgia, independentemente do risco cirúrgico associado. Essas contraindicações incluem condições como aorta em porcelana, doença hepática com coagulopatia, irradiação torácica prévia, deformidade torácica significativa ou enxerto coronários cruzando o mediastino, e Doença Pulmonar Obstrutiva Crônica (DPOC) grave dependente de 02. Devido à alta morbimortalidade associada ao tratamento cirúrgico em pacientes que apresentam fragilidade, o implante valvar percutâneo é considerado uma opção preferencial nesse grupo. Assim, a avaliação da fragilidade tornou-se um elemento crucial na avaliação de pacientes idosos. Diversos índices foram desenvolvidos para identificar pacientes frágeis, incluindo o Índice de Katz e a Escala de Fragilidade do Cardiovascular Health Study (EFCHS).[11] Além desses critérios deve-se avaliar futilidade de tratamento, quando pode determinar ausência de benefício com o TAVI. Condições clínicas como DPOC avançada, dependente de oxigênio, demência avançada, fragilidade extrema, neoplasia ativa, falência renal em estádio final, entre outras, reduzem a probabilidade de benefício com o implante valvar transcateter.

AVALIAÇÃO ANATÔMICA E ESTUDO DAS VIAS DE ACESSO

Durante a avaliação anatômica, o TAVI pode ser contraindicado a depender de diversos fatores. A angiotomografia é o exame de escolha para a avaliação da raiz da aorta e ânulo valvar, a aorta em sua totalidade, e seus ramos. É através dessa que escolhemos o tipo e tamanho de prótese a ser utilizada, prevemos complicações vasculares, e evitamos complicações graves, como obstrução coronariana, rotura de anel e regurgitação paravalvar.

Achados anatômicos adversos podem sugerir que SAVR é uma melhor opção de tratamento.

A **angiotomografia** avalia: anatomia da válvula, tamanho e ânulo valvar; extensão e distribuição de calcificação valvar e vascular; risco de obstrução ostial coronariana; dimensões da raiz aórtica; projeções fluoroscópicas ideais para implantação da válvula; viabilidade de acesso vascular (femoral, subclávia, axilar, carótida, transcaval ou transapical).

A **cineangiocoronariografia** deve ser realizada para descartar doença arterial coronariana que possa estar relacionada aos sintomas ou indicar tratamento cirúrgico, ou transcateter. Em algumas circunstâncias, a angiotomografia coronariana pode ser uma alternativa ao cateterismo.

A maior parte das contraindicações para TAVI se devem à ausência de acesso vascular adequado. O acesso preferencial é o transfemoral. A ausência de acesso vascular seguro normalmente se deve à calcificação importante das artérias ilíacas e femorais, diâmetro pequeno da luz da artéria, e tortuosidade extrema. A artéria femoral comum, assim como as artérias ilíacas, é considerada de calibre adequado quando >5,5-6,0mm, sendo que para alguns sistemas de entrega artérias femorais >5,0mm já podem ser consideradas adequadas. Caso o acesso femoral seja inadequado para o implante, alternativas de acesso podem ser utilizadas, como a transaxilar/subclávia esquerda por possuir um trajeto reto e curto até o anel valvar aórtico, e a carótida esquerda., além dos acessos transapical, transaórtico e transcaval.[12]

O anel valvar aórtico é um anel virtual, definido como o ponto de inserção mais baixo ou como a base de cada uma das três cúspides coronarianas. Deve ser avaliado o tipo valvar (bicúspide ou tricúspide), padrão de calcifi-

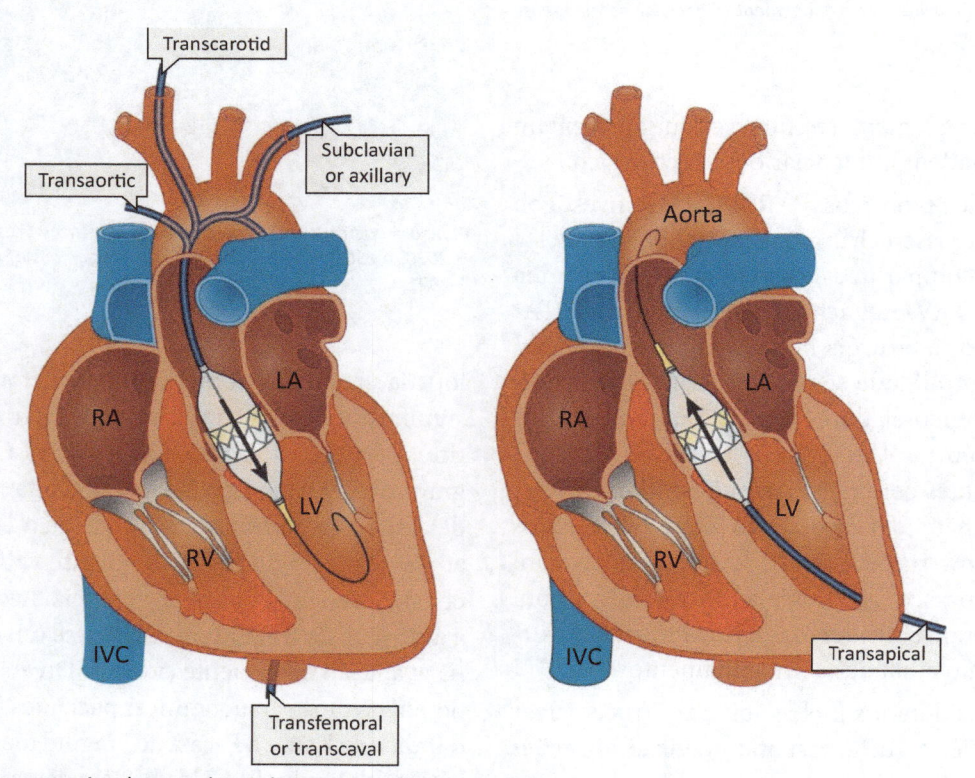

Figura 32.1. Acessos para o implante valvar aórtico transcateter.

Fonte: Imagem modificada de Jones, B. M. et al. (2017) Matching patients with the ever-expanding range of TAVI devices. Nat. Rev. Cardiol. doi:10.1038/nrcardio.2017.82

cação e sua distribuição no aparato valvar, pois interfere na decisão de pré-dilatação, e para a prever possíveis complicações, como BAV, ruptura de anel e regurgitação paravalvar. O seu perímetro e área definem o tamanho do dispositivo a ser implantando a fim de evitar desproporções prótese-paciente. As próteses auto-expansíveis são escolhidas pelo perímetro do anel aórtico, enquanto as próteses expansíveis por balão são escolhidas pela área do anel aórtico.[13]

A medida do diâmetro mínimo do anel é importante caso haja necessidade de pré-dilatação, e o diâmetro máximo caso haja necessidade de pós-dilatação. O seu perímetro e área definem o tamanho do dispositivo a ser implantado.

A altura das artérias coronárias e o diâmetro dos seios de Valsalva predizem o risco de obstrução coronariana. Se as coronárias forem baixas (<8-10mm) e os seios de Valsalva pequenos (<28-30mm), o risco de obstrução coronariana aumenta, e deve ser planejada alguma estratégia de proteção coronária.

PRÓTESES

As próteses podem ser divididas em duas principais categorias: **auto-expansíveis** e **balão-expansíveis**. Ambos os tipos de próteses têm suas próprias vantagens e considerações específicas em termos de implantação e seleção do paciente. A escolha entre uma prótese auto-expansível e uma balão-expansível muitas vezes depende das características anatômicas do paciente e da preferência do operador. Cada tipo de prótese tem suas próprias características em relação à conformação anatômica, perfil de entrega, e outros fatores que podem influenciar na escolha do dispositivo mais apropriado para cada caso.[14]

Próteses Valvares Transcateter Auto-expansíveis

- **Mecanismo de Expansão:** Essas próteses têm um design que permite que se expandam automaticamente após a liberação da bainha que a envolve; geralmente o seu tamanho é escolhido pelo perímetro do anel valvar, pois ela se expande se adequando ao contorno do mesmo. São associadas a maior taxa de necessidade de implante de marca-passo após o procedimento e, pelo seu formato, só podem ser utilizadas em posição aórtica, tanta para tratar válvula nativa quanto para valve-in-valve. Algumas das próteses auto-expansíveis possuem implante dos folhetos em posição supra-anular, aumentando assim o seu orifício efetivo, atingindo boa performance hemodinâmica em pacientes com anel pequeno e no valve-in-valve aórtico.
- **Material:** Geralmente, são feitas de nitinol, uma liga metálica de níquel e titânio, que tem a capacidade de expandir com o calor.
- **Exemplos:** A Navitor, da Abott®, a Evolut Pro+, da Medtronic® e a Acurate Neo 2, da Boston Scientific®, são exemplos de próteses valvares transcateter auto-expansíveis.

Próteses Valvares Transcateter Balão-expansíveis

- **Mecanismo de Expansão:** Essas próteses são expandidas usando um cateter-balão, que é inflado após o posicionamento da válvula no local desejado. O seu tamanho é escolhido pela área do anel valvar. Pelo seu formato, podem ser usadas tanto para válvula aórtica (nativa ou valve-in-valve) quanto para posição mitral ou tricúspide (valve-in-valve, valve-in-ring e valve-in-MAC).
- **Material:** Geralmente a sua armação metálica é feita de cromo-cobalto, outra liga metálica que possui boa biocompatibilidade e são usadas também em outras áreas biomédicas, como próteses ortopédicas e implantes dentários.
- **Exemplos:** A Sapien 3 Ultra, da Edwards Lifesciensses®, a MyVal da Meril® e a Safesync da BRAILE® são exemplos de próteses valvares transcateter balão-expansíveis.

Implante

A preparação da sala de operação é fundamental, podendo ser realizada em uma sala de hemodinâmica ou em uma sala híbrida, garantindo equipamentos adequados para emergências cardíacas e vasculares. Dependendo da escolha da anestesia, o tipo de ecocardiograma utilizado varia entre o transesofágico e o transtorácico, quando é decidido por abordagem minimalista.

O acesso principal deve ser obtido na melhor via de acesso do paciente. Se possível, o acesso transfemoral é preferível, e é crucial identificar o local ideal para a punção, na femoral comum, a evitando após sua bifurcação. A maioria dos dispositivos necessita de introdutores de 14 a 18F, necessitando de um diâmetro vascular de 5 a 6mm. Dispositivos de fechamento percutâneo (Percloses/ProGlide®) devem ser carregados.

Tabela 32.3. Próteses disponíveis no mercado brasileiro:

Tipo:	Sapien 3	Evolut	Acurate neo	MyVal	Portico/Navitor	Braile Inovare
Sizes	(20, 23, 26, 29mm)	(23, 26, 29, 34mm)	(S, M, L)	(20-32mm)	(23, 25, 27, 29mm)	(20, 22, 24, 26, 28, 30mm)
Mecanismo	Balão expansível	Auto-expansível	Auto-expansível	Balão expansível	Auto-expansível	Balão expansível
Material	Pericárdio bovino; Stent cromo cobalto.	Pericárdio porcino; Nitinol.	Pericárdio porcino; Nitinol.	Pericárdio bovino; Cobalto.	Pericárdio bovino; Nitinol.	Pericárdio bovino Stent cromo cobalto.
Diâmetro mínimo/ Diâmetro Máximo	16/28mm	18/30mm	20/26,3mm	18,5/32,7mm	19/27 mm	--
Acesso vascular	>5,5mm	>5mm	>6mm	>6mm	>5mm	>6,5mm

Um acesso arterial acessório, quando necessário, será utilizado para a passagem de um cateter pigtail, o qual ficará posicionado no seio não coronariano, para injeção de contraste e guiar o posicionamento da prótese. Um acesso venoso é obtido para passagem de um marcapasso temporário.

Após as punções, é realizado heparinização sistêmica, com HNF, na dose de 100 UI/kg (dose máxima 10000 UI), com alvo do TCA entre 250-300 segundos.

O uso de guias rígidas é essencial para fornecer o suporte dos sistemas de entrega do dispositivo. As guias rígidas mais utilizadas para o sistema de entrega dos TAVIs são a guia Safari Extra Small – Boston Scientific®, Confida – Medtronic® e Lunderquist dupla curva – Cook®.

A pré-dilatação com balão pode ser necessária em determinadas situações, como em casos de valvas extremamente calcificadas ou valva bicúspides. A estimulação ventricular rápida é realizada para controlar a pressão arterial sistólica durante a dilatação, reduzindo o risco de complicações. O implante da prótese é realizado com cuidado, evitando o implante profundo ou muito alto, utilizando o sistema de entrega apropriado para cada tipo de válvula. Para as válvulas expansíveis por balão, é necessário usar *pacing* ventricular rápido durante o implante.

No entanto, nas válvulas auto-expansíveis, o *pacing* rápido não é obrigatório, embora possa ser usado para melhorar a estabilidade durante a liberação.

Após o implante da prótese em uma posição adequada, é crucial avaliar se a pós-dilatação é necessária. O diâmetro do balão utilizado na pós-dilatação não deve exceder o tamanho máximo do anel valvar aórtico. Além disso, deve-se avaliar, por meio do ecocardiograma, a presença de regurgitação, gradiente residual e a área valvar final. Dependendo da gravidade, intervenções adicionais, como pós-dilatação ou implante de uma nova prótese, podem ser necessárias para garantir um resultado satisfatório. É importante avaliar ainda possíveis complicações vasculares por meio arteriografia periférica.

MANEJO ANTITROMBÓTICO PÓS-TAVI:

A inclinação atual é para uma simplificação na terapia, optando por uma abordagem antiplaquetária única contínua, caso não existam condições que justifiquem o uso de dupla antiagregação ou de anticoagulação oral. Situações que indiquem anticoagulação contínua, pode-se fazer o acompanhamento apenas com o anticoagulante oral, sem a necessidade da terapia antiplaquetária associada. Entretanto, é crucial realizar reavaliações periódicas do risco de sangramento. Se o TAVI é realizado dentro de 3 meses do implante de *stent* coronário, deve-se considerar continuar com terapia antiplaquetária dupla ou anticoagulação associada a terapia antiplaquetária simples, com clopidogrel ou AAS, por até 6 meses.[14]

COMPLICAÇÕES

Apesar de ser considerado menos invasivo, o procedimento do TAVI acarreta uma série de complicações potenciais. Estas incluem a oclusão dos óstios coronários, ruptura anular, perfuração ventricular, regurgitação paravalvar, bloqueio atrioventricular, mau posicionamento ou embolização do dispositivo, ruptura anular, hemorragia severa, lesão vascular, como dissecção toracoabdominal ou lesão periférica, além de acidente vascular cerebral e insuficiência renal aguda por ateroembolismo.[15]

- **Bloqueio atrioventricular**

Com os avanços em dispositivos e técnicas de implante, a incidência de bloqueio atrioventricular avançado após TAVI tem diminuído notavelmente, minimizando a interferência com o septo membranoso e o sistema de condução. As taxas de implante de marcapasso definitivos pós TAVI variam de 3,4 a 25,9%. O bloqueio de ramo direito prévio é o principal preditor para a necessidade de implante de MP definitivo. Outros fatores incluem histórico de bloqueio de ramo direito, intervalo PR prolongado, sexo masculino, calcificação intensa do anel valvar e da via de saída do ventrículo esquerdo, próteses auto-expansíveis, implante profundo e necessidade de pós-dilatação. Embora o bloqueio de ramo esquerdo seja comum após TAVI devido à proximidade anatômica, apenas uma minoria requer marcapasso definitivo. O monitoramento sério com eletrocardiograma, e estudo eletrofisiológico são opções se ocorrer alargamento do QRS ou prolongamento do intervalo PR.[16]

- **Oclusão coronária**

A oclusão coronariana é uma complicação grave durante o implante de TAVI, causada principalmente pelo folheto nativo do paciente ou pela bioprótese implantada anteriormente, no caso de valve-in-valve, sendo esmagado contra a parede da aorta e bloqueando a artéria coronária. Para prevenir essa complicação, é crucial identificar pacientes com alto risco de oclusão coronariana antes da operação: coronárias baixas (<8-10mm) em relação ao anel, e seios de valsavas curtos (<28mm). Existem duas principais abordagens de proteção coronariana para esses pacientes: cateterização prévia da coronária e posicionamento de um *stent* no óstio, criando uma passagem para a coronária, ou a técnica de BASILICA (*Bioprosthetic or native Aortic Scallop Intentional Laceration to prevent iatrogenic Coronary Artery obstruction*), que envolve rasgar o folheto prévio para evitar a obstrução da artéria.

Tabela 32.4. Manejo dos distúrbios de condução pós-TAVI:

Distúrbio:	Considerar:	Nível de evidência
BAVT ou BAV de alto grau que persiste por 24-48h.	MP definitivo.	I B
BRD prévio com novo distúrbio (BAV de alto grau transitório. Prolongamento de PR, mudança de eixo).	MP definitivo.	IIa B
BRE persistente com QRS >150ms ou PR >240ms (sem novo prolongamento em 48h).	Monitoramento ambulatorial ou Estudo eletrofisiológico.	IIa C
Prolongamento intervalo PR >20ms ou QRS >20ms.	Monitoramento ambulatorial ou estudo eletrofisiológico.	IIb C

Tabela modificada da ESC Guidelines on cardiac pacing and cardiac resynchronization therapy – 2021

- **Expansão inadequada, implante profundo e embolização da prótese**

A regurgitação paravalvar pode ocorrer devido à expansão inadequada da prótese. Em pacientes com a valva aórtica extremamente calcificadas, pode haver dificuldade de expansão adequada do TAVI para se ajustar à anatomia. Nessas situações, a pós-dilatação com balão é uma opção.

Implantar o dispositivo TAVI muito profundamente pode resultar em regurgitação aórtica sobre os folhetos da prótese ou interferir no funcionamento da válvula mitral.

O fenômeno de "pop-up" do dispositivo pode ocorrer em duas fases do procedimento TAVI: durante a abertura da prótese ou durante a pós-dilatação. Se isso acontecer, é ideal laçar a prótese e tracioná-la em direção à aorta torácica descendente para evitar obstruções na perfusão dos vasos coronarianos e supra-aórticos. Um novo dispositivo pode ser implantado na posição correta

- **Complicações cirúrgicas**

A ruptura do anel aórtico é uma complicação grave com alta taxa de mortalidade, especialmente quando ocorre no seio coronariano esquerdo, devido à sua localização na parede livre do ventrículo. Se a ruptura ocorrer durante a pré-dilatação, o implante da válvula pode selar o local da ruptura. Equipe cirúrgica e circulação extracorpórea devem estar disponíveis.

O tamponamento cardíaco pode ocorrer em várias etapas do procedimento e por diferentes razões, como perfuração do ventrículo direito pelo marcapasso temporário ou ruptura do anel valvar. Sangramentos do ventrículo direito geralmente param por conta própria, enquanto sangramentos maiores, como da aorta e do ventrículo esquerdo requerem abordagem cirúrgica.

A dissecção iatrogênica da aorta é rara e geralmente tem um prognóstico melhor do que a dissecção espontânea. O implante da prótese pode selar o local da dissecção. O implante de um *stent* aórtico é uma opção, dependendo da localização da dissecção e da disponibilidade. A cirurgia cardíaca de emergência não deve ser adiada se o paciente estiver instável e a resolução endovascular não for possível. Para pacientes estáveis, a abordagem expectante é uma alternativa adequada quando a resolução endovascular não é viável.

REFERÊNCIAS BIBLIOGRÁFICAS

1. Lindroos M, Kupari M, Heikkila J, Tilvis R. Prevalence of aortic valve abnormalities in the elderly: an echocardiographic study of a random population sample. J Am Coll Cardiol. 1993;21(5):1220-5.
2. Freeman RV, Otto CM. Spectrum of calcific aortic valve disease: pathogenesis, disease progression, and treatment strategies. Circulation. 2005;111(24):3316-26
3. Ross J Jr, Braunwald E. Aortic Stenosis. Circulation. 1968;38(1 Suppl):61-7.
4. Iung B, Cachier A, Baron G, Messika-Zeitoun D, Delahaye F, Tornos P, et al. Decision-making in elderly patients with severe aortic stenosis: why are so many denied surgery? Eur Heart J. 2005;26(24):2714–20
5. Cribier A, Eltchaninoff H, Bash A, Borenstein N, Tron C, Bauer F, et al. Percutaneous transcatheter implantation of an aortic valve prosthesis for calcific aortic stenosis: first human case description. Circulation. 2002;106(24):3006-8
6. Tarasoutchi F, Montera MW, Ramos AI de O, Sampaio RO, Rosa VEE, Accorsi TAD, et al.. Atualização das Diretrizes Brasileiras de Valvopatias – 2020. Arq Bras Cardiol [Internet]. 2020Oct;115(4):720–75. Available from: https://doi.org/10.36660/abc.20201047
7. Alec Vahanian, et al. ESC/EACTS Scientific Document Group , ESC National Cardiac Societies , 2021 ESC/EACTS Guidelines for the management of valvular heart disease: Developed by the Task Force for the management of valvular heart disease of the European Society of Cardiology (ESC) and the European Association for Cardio-Thoracic Surgery (EACTS), European Heart Journal, Volume 43, Issue 7, 14 February 2022, Pages 561–632, https://doi.org/10.1093/eurheartj/ehab395
8. Smith CR, Leon MB, Mack MJ, Miller DC, Moses JW, Svensson LG, et al. Transcatheter versus Surgical Aortic-Valve Replacement in High-Risk Patients. N Engl J Med. 2011 Jun 9;364(23):2187-98
9. Reardon MJ, Van Mieghem NM, Popma JJ, Kleiman NS, Sondergaard L, Mumtaz M, et al. Surgical or Transcatheter Aortic-Valve Replacement in Intermediate-Risk Patients. N Engl J Med. 2017 Apr 6;376(14):1321-31
10. Mack MJ, Leon MB, Thourani VH, Makkar R, Kodali S, Russo M, et al. Transcatheter Aortic-Valve Replacement with a Balloon-Expandable Valve in Low-Risk Patients. N Engl J Med. 2019;380(18):1695-705
11. Schoenenberger AW, Stortecky S, Neumann S, Moser A, Jüni P, Carrel T, et al. Predictors of functional decline in elderly patients undergoing transcatheter aortic valve implantation (TAVI). Eur Heart J 2013;34:684–92.
12. Jones, B., Krishnaswamy, A., Tuzcu, E. *et al*. Matching patients with the ever-expanding range of TAVI devices. *Nat Rev Cardiol* 14, 615–626 (2017). https://doi.org/10.1038/nrcardio.2017.82
13. Litmanovich DE, Ghersin E, Burke DA, Popma J, Shahrzad M, Bankier AA. Imaging in Transcatheter Aortic Valve Replacement (TAVR): role of the radiologist. Insights Imaging. 2014;5(1):123-45
14. Zeppenfeld K, Tfelt-Hansen J, de Riva M, Winkel BG, Behr ER, Blom NA, Charron P, Corrado D, Dagres N, de Chillou C, Eckardt L, Friede T, Haugaa KH, Hocini M, Lambiase PD, Marijon E, Merino JL, Peichl P, Priori SG, Reichlin T, Schulz-Menger J, Sticherling C, Tzeis S, Verstrael A, Volterrani M; ESC Scientific Document Group. 2022 ESC Guidelines for the management of patients with ventricular arrhythmias and the prevention of sudden cardiac death. Eur Heart J. 2022 Oct 21;43(40):3997-4126. doi: 10.1093/eurheartj/ehac262. PMID: 36017572.
15. Holmes DR Jr, Mack MJ, Kaul S, Agnihotri A, Alexander KP, Bailey SR, et al. 2012 ACCF/AATS/SCAI/STS expert consensus document on transcatheter aortic valve replacement. J Am Coll Cardiol. 2012;59(13):1200-54.

33

NOÇÕES BÁSICAS DE CIRURGIA CARDÍACA MINIMAMENTE INVASIVA

RAFAEL DIB DE PAULO TAJRA • LEONARDO ALBUQUERQUE

INTRODUÇÃO

As cirurgias cardíacas classicamente são realizadas através de esternotomia mediana total com ótimos resultados ao longo de décadas. Através desta técnica, consegue-se um rápido acesso e facilidade de exposição do coração e das estruturas associadas as baixas taxas de complicações, sendo o acesso preferido dos cirurgiões durante décadas. Porém, essa realidade tem mudado com a realização da **cirurgia cardíaca minimamente invasiva** (MICS) definida como a cirurgia sem a realização de esternotomia total. São realizados acessos alternativos como minitoracotomia esquerda ou direita e miniesternotomia mediana.

Neste capítulo será discutido sobre a seleção do procedimento minimamente invasivo e a abordagem das cirurgias de aorta ascendente e valva aórtica, valva mitral e revascularização do miocárdio.

A ESCOLHA DA CIRURGIA CARDÍACA MINIMAMENTE INVASIVA

A MICS foi vista com certa resistência por muitos anos por grande parte dos cirurgiões cardíacos, pois se acreditava que um campo cirúrgico mais limitado poderia gerar maiores dificuldades técnicas e maiores riscos ao paciente, levando ao cirurgião uma grande insegurança, porém essa realidade vem mudando rapidamente com passar do tempo, onde cada vez mais, os cirurgiões estão aderindo às técnicas cirúrgicas minimamente invasivas e desenvolvendo novas técnicas e abrangendo novos procedimentos.

Através das técnicas minimamente invasivas pode-se realizar cirurgias valvares, da aorta, revascularização do miocárdio ou mesmo congênitas.

Estudos têm comparado a abordagem convencional versus a minimamente invasiva e demonstrado ser a MICS um procedimento seguro e factível, quando realizado em pacientes selecionados adequadamente.

Diversas análises têm mostrado que a abordagem minimamente invasiva apresenta vantagens frente a abordagem convencional quanto a uma redução da dor no pós-operatório,[1-4] resultado mais estético, recuperação mais precoce e uma melhor qualidade de vida imediata.[3]

Alguns pontos ainda carecem de observação, conforme mostrado na metanálise feita pelos G. Dieberg *et al.*, e estão relacionados ao tempo de cirurgia, circulação extracorpórea (CEC) e anóxia, que apesar de terem diminuído conforme se aumenta a expertise das equipes ainda serem significativamente maiores naqueles pacientes submetidos aos acessos alternativos.

Contudo, os estudos têm demonstrado que apesar de tempos cirúrgicos maiores quando comparados a abordagem convencional, o tempo de ventilação mecânica, infarto perioperatório, acidente vascular encefálico e outras complicações neurológicas não tiveram diferenças entre os grupos e ainda não houve aumento de resposta inflamatória e distúrbios de coagulação.[2,5] Com a cirurgia minimamente invasiva associada a um menor tempo de internação em terapia intensiva.[1]

Por fim, nenhum dos estudos demonstrou maior mortalidade nos paciente submetidos a MICS. A maior parte da literatura é decorrente de estudos observacionais de centros especializados que tem demonstrado segurança e qualidade nos resultados.[6]

CONTRAINDICAÇÕES À MICS

A seleção dos pacientes que serão submetidos a MICS é muito importante, sendo contraindicações ao procedimento:[7]

- **Absolutas:**
    - Dissecção de aorta.
    - Tortuosidades dos vasos.
    - Calcificação de aorta ou ramos.
    - Calcificação de anel.
    - Doença Pulmonar Obstrutiva Crônica.
- **Relativas:**
    - Obesidade (IMC >40).
    - Mamas grandes.
    - Tórax grande.

A CIRURGIA

Canulação e preparo para circulação extracorpórea

O conhecimento e expertise nos diferentes métodos de canulação são essenciais para um bom resultado cirúrgico em um campo operatório, muitas vezes limitados pela técnica de mini-incisões.

Na esternotomia mediana, a **canulações centrais** na aorta ascendente, átrio direito ou dupla cava são as mais utilizadas em todos os centros. Ao contrário, nas abordagens minimamente invasivas, quando canulações periféricas são necessárias.

Para realização da MICS é mandatório o estudo dos vasos periféricos no pré-operatório através de realização de angiotomografia computadorizada de tórax, abdome e pelve, onde são avaliados tortuosidades, calcificações e diâmetros dos vasos e com esses dados definir a melhor estratégia de canulação.[8] O auxílio intraoperatório de ecocardiograma transesofágico, recurso cada vez mais presente no dia a dia nos grandes centros, tem papel importante no posicionamento adequado das cânulas.

Os sítios de canulações mais frequentes nas mini-incisões são citados a seguir:

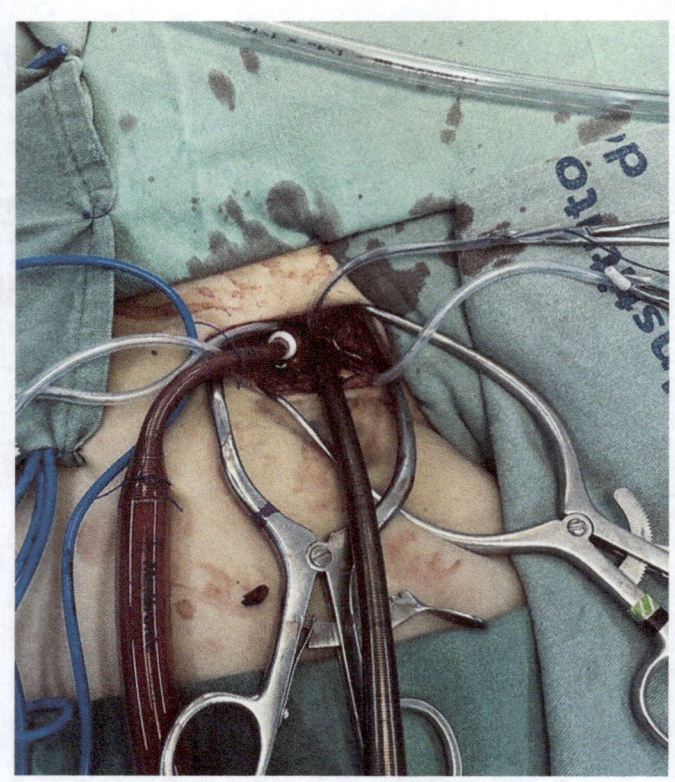

Figura 33.1. Canulação de artéria e veia femoral direita.
Fonte: acervo pessoal.

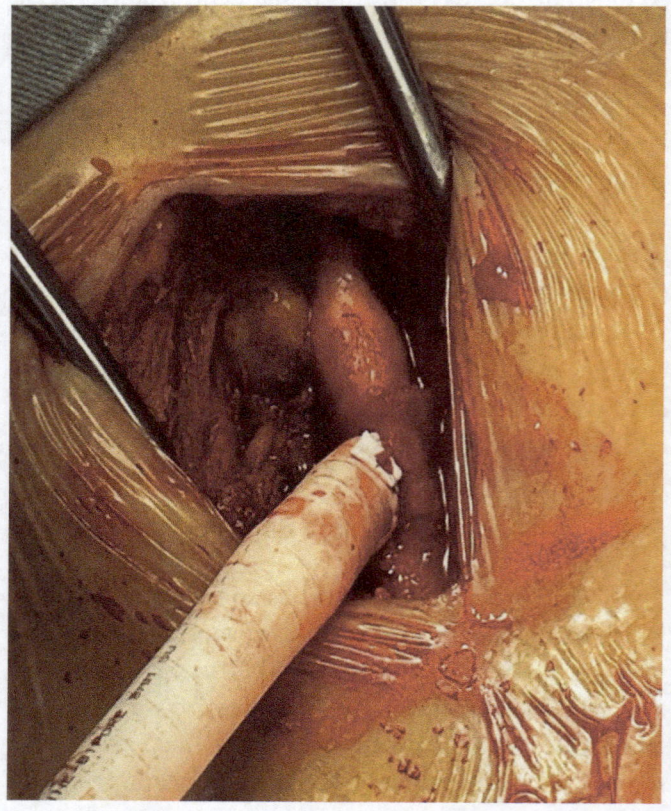

Figura 33.2. Tubo de PTFE 8mm suturado em artéria carótida direita para auxílio de CEC.
Fonte: acervo pessoal.

- **Canulação arterial**
  - Artéria femoral.
  - Artéria subclávia.
  - Artéria carótida.
  - Aorta ascendente.
- **Canulação venosa**
  - Veia femoral.
  - Veia jugular interna e subclávia.
  - Veia Inominada.
  - Venosa central.

CIRURGIA DA VALVA AÓRTICA E/OU AORTA ASCENDENTE

MIVAR (Minimally Invasive Aortic Valve Replecemnet)

- **Miniesternotomia Mediana Superior**

A incisão é realizada da fúrcula até o 3 ou 4 espaço intercostal (EIC). Tem sido preferido a utilização do 4 espaço intercostal devido melhor exposição das estruturas cardíacas.[7]

A esternotomia pode ser feita em J ou em T. A abertura do esterno deve ser feita de forma simétrica, na linha mediana, com o objetivo de evitar complicações na cicatrização e instabilidade óssea no pós-operatório. Não há necessidade de ligar as artérias torácicas internas direita e esquerda nesta abordagem. Podem ser realizadas canulações arterial e venosa centrais e requer menor curva de aprendizado.

- **RAT (Toracotomia Anterior Direita)**

Para este tipo de abordagem é necessário um instrumental cirúrgico específico, uma curva de aprendizado

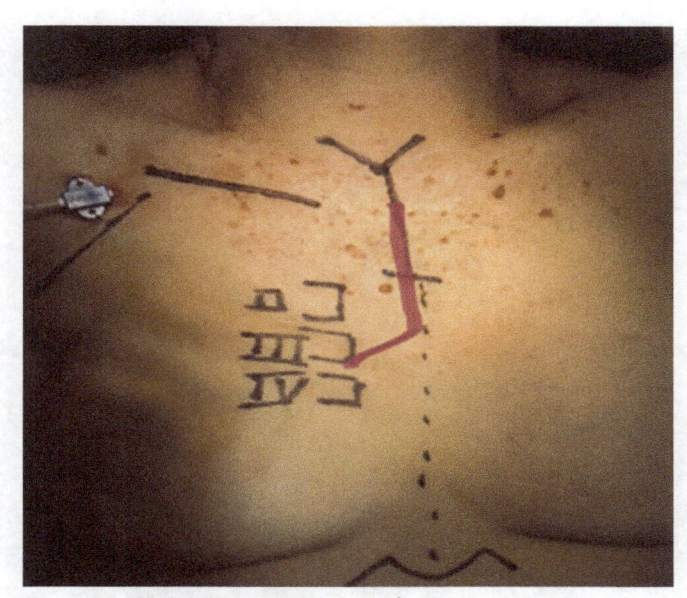

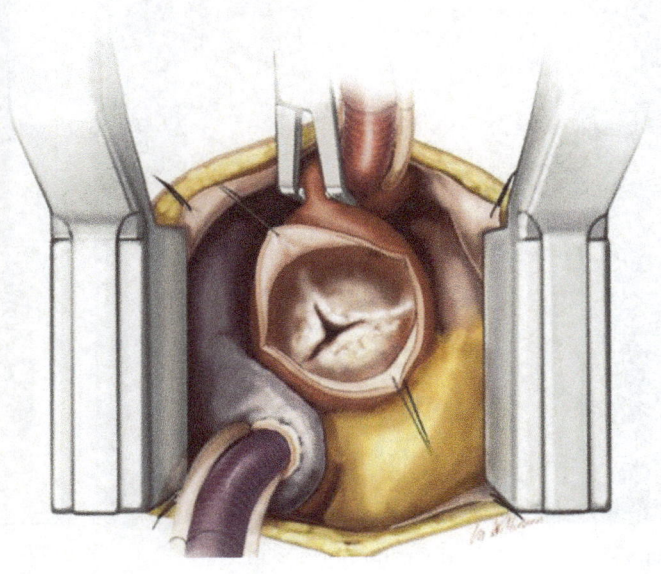

Figura 33.3. Miniesternotomia superior em J
Fonte: acervo pessoal.

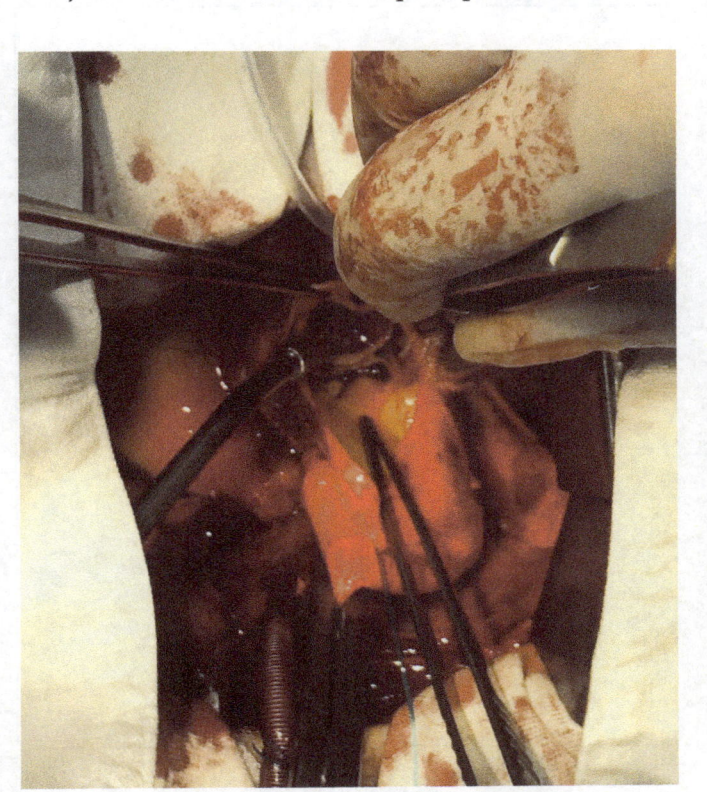

Figura 33.4. Exposição das estruturas cardíacas.
Fonte: Cohn LH, Adams DH. Cardiac surgery in the adult. 5th ed. mc graw hill education; 2018.

maior, sempre uma canulação periférica e avaliação das estruturas cardíacas por tomografia de tórax. A aorta deve estar a menos de 10cm do esterno e localizada mais de 50% do lado esquerdo do tórax.

- o *Técnica cirúrgica:*
  - Incisão 2 EIC direito paraesternal.
  - Ligar a artéria torácica interna direita.
  - Desinserir 3ª costela.

Troca de valva mitral (MIMVR)

A **Cirurgia Minimamente Invasiva da Mitral Vídeo assistida** foi realizada pela primeira vez por Carpentier, em 1996. Desde então, tem se tornado cada vez mais frequente, principalmente nos grandes centros americanos e europeus.

O primeiro passo para realização dessa cirurgia deve ser uma seleção adequada do paciente, devendo-se evitar reoperações, obesos (IMC >40), com deformidades torácicas, doença pulmonar obstrutiva crônica, pacientes femininas com mamas grandes. Os melhores candidatos a esse tipo cirúrgico são os com insuficiência mitral im-

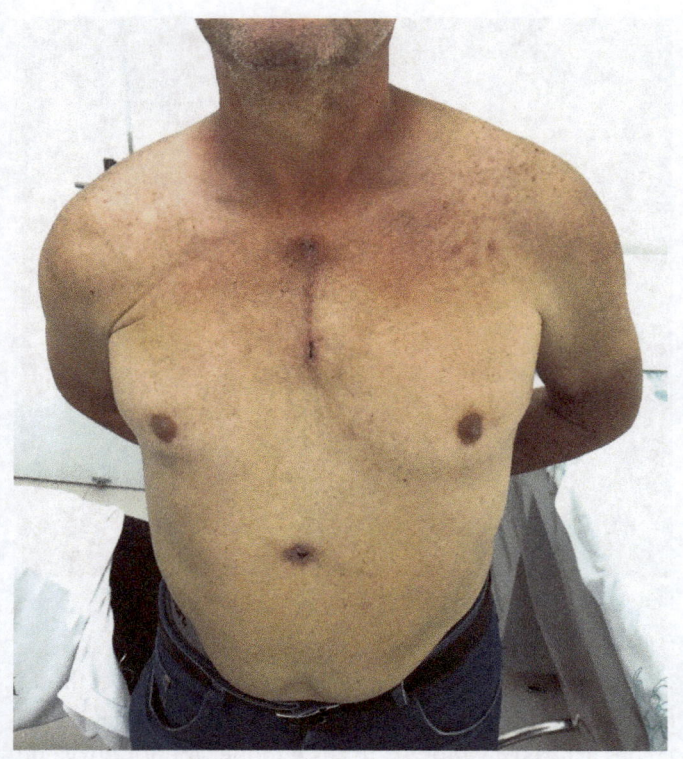

Figura 33.5. Resultado em pós-operatório imediato e precoce.
Fonte:.Imagens do autor.

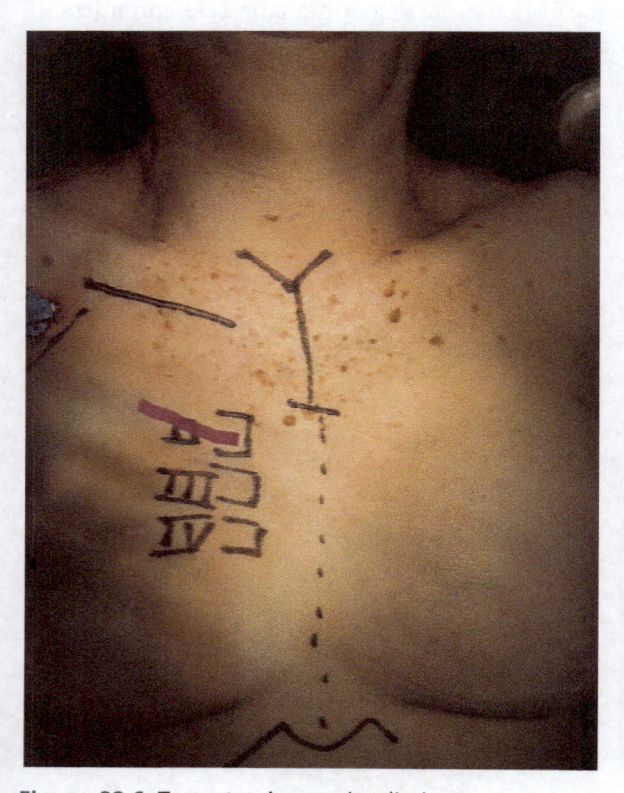

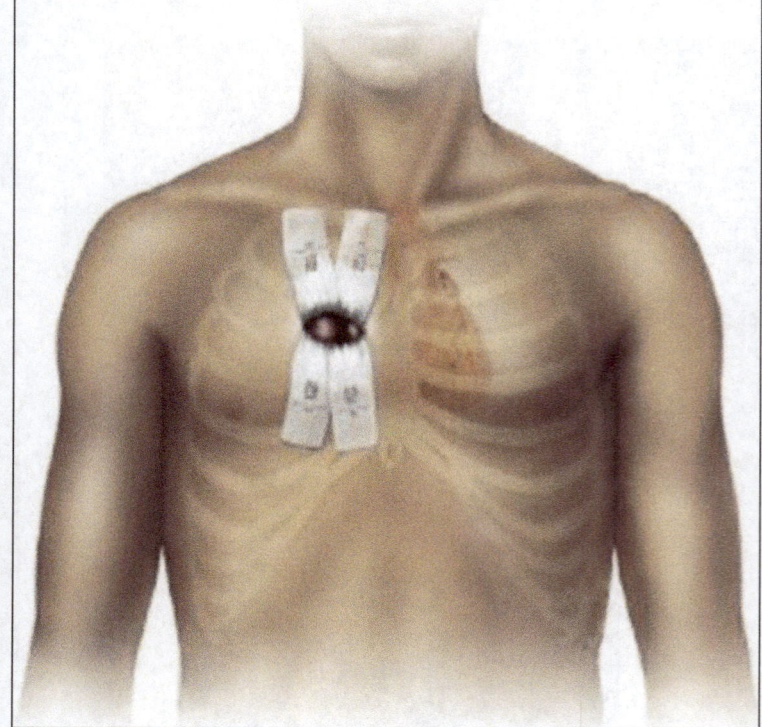

Figuras 33.6. Toracotomia anterior direita.

Fonte: Imagem da direita. Keyhole Aortic Valve Surgery Explained [Internet]. [place unknown]; 2024 Feb 04 [cited 2024 Feb 4]. Available from: https://www.cardiothoracic-surgeon.co.uk/treatments/keyhole-aortic-valve-surgery/. Imagem à esquerda do autor.

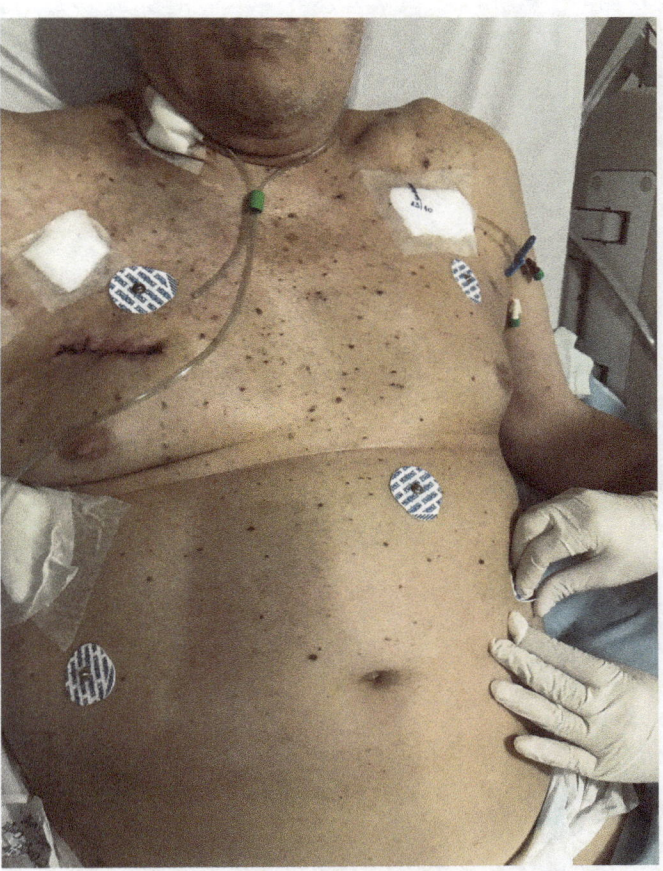

Figura 33.7. Resultado em pós-operatório imediato pela técnica RAT.
Fonte: Imagem do autor.

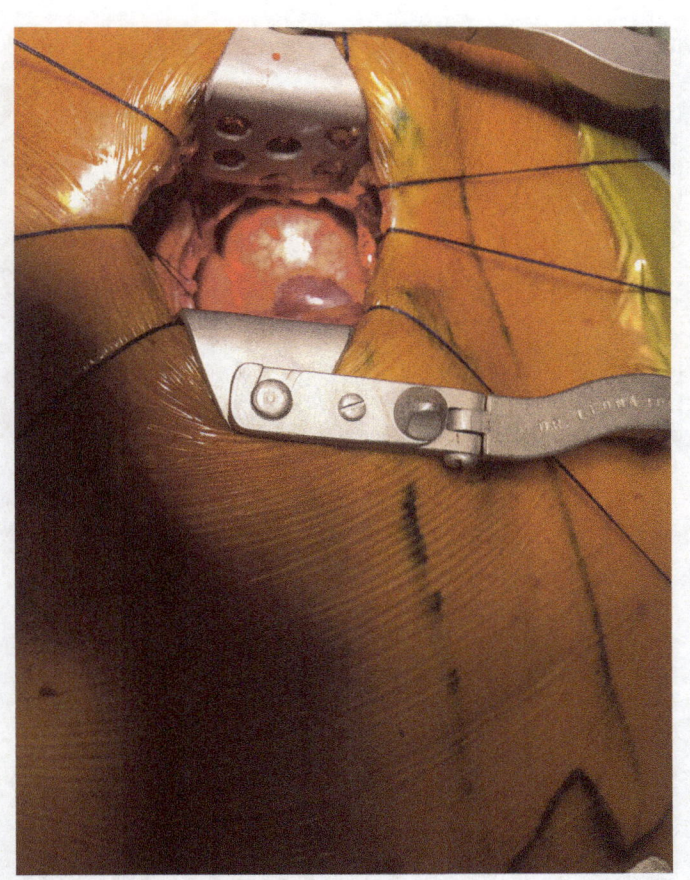

Figura 33.8. Exposição das estruturas cardíacas pela técnica RAT.
Fonte: Imagem do autor.

portante por doença degenerativa, função biventricular preservada e boas condições clínicas.[7]

Este tipo de cirurgia requer uma expertise maior em cirurgias vídeo assistidas e uma utilização de instrumentais cirúrgicos específicos, necessitando também de uma curva de aprendizado maior.

- **Técnica cirúrgica:**
  - Decúbito dorsal.
  - Lateralização leve (30 graus) + leve pronação.
  - Incisão de 5-7cm 3 ou 4 EIC direito, em linha axilar média/anterior.
  - Canulação periférica.
  - Acesso superior, se necessário.

Um adequado posicionamento do hemitórax direito permite uma melhor exposição das estruturas e a colocação de coxins laterais ajudam na lateralização. O uso da ventilação seletiva e de canulações periféricas são mandatórias, sendo os acessos mais utilizados a artéria femoral e da veia femoral direita associada. A canulação da veia jugular direita ajuda muito na drenagem, se tornando essencial nos pacientes maiores (superfície corporal >2m^2).[8] O uso de vácuo para o auxílio da drenagem tem sido recomendada.

O acesso mais utilizado da cirurgia da valva mitral minimamente invasiva tem sido a minitoracotomia direita entre a linha axilar média e anterior no 3 ou 4 EIC. Uma câmera de alta resolução é introduzida no tórax através do mesmo espaço intercostal ou pelo espaço acima. Com o rebatimento do pulmão direito é possível identificar o nervo frênico, sendo o saco pericárdico incisado superiormente e longitudinalmente ao nervo.[7]

A pinça da aorta é posicionada através de uma nova incisão mais lateral no espaço intercostal acima ao da incisão e a cardioplegia é realizada de forma anterógrada na aorta ascendente para a proteção miocárdica.[7]

A atriotomia esquerda longitudinalmente ao sulco interatrial é a mais utilizada. A exposição da valva mitral através da suspensão do septo interatrial é realizada através do afastador atrial específico, que é inserido através da pa-

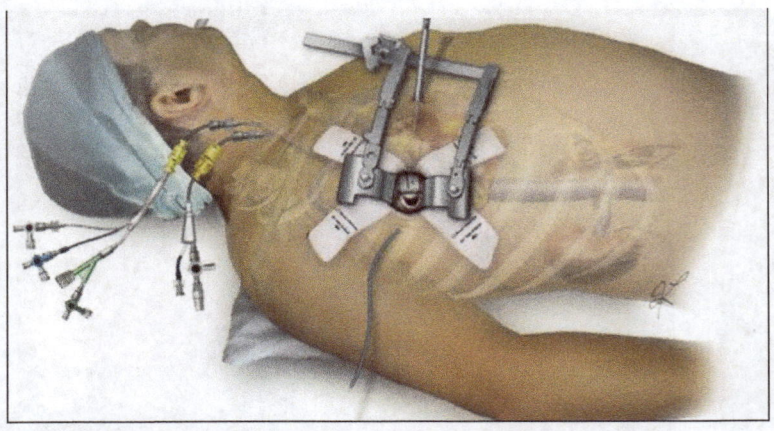

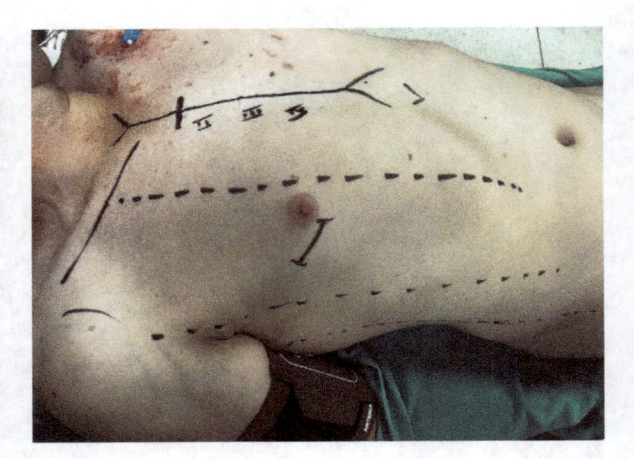

Figura 33.9. Posicionamento e localização da incisão na MIMVR.

Fonte: Imagem da direita do autor. Imagem a esquerda: Minimally Invasive Mitral Valve Surgery: Repair & Replacement [Internet]. [place unknown]; 2024 Feb 04 [cited 2024 Feb 4]. Available from: https://www.micsheart.com/article/minimally-invasive-mitral-valve-surgery-repair-replacement/.

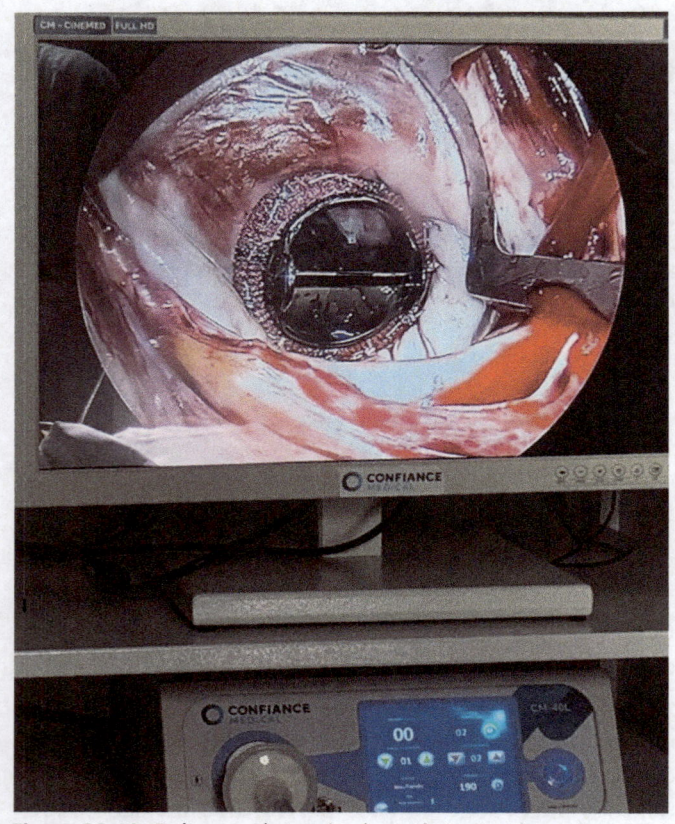

Figura 33.10. Prótese valvar mitral mecânica implantada sob visualização vídeo assistida.

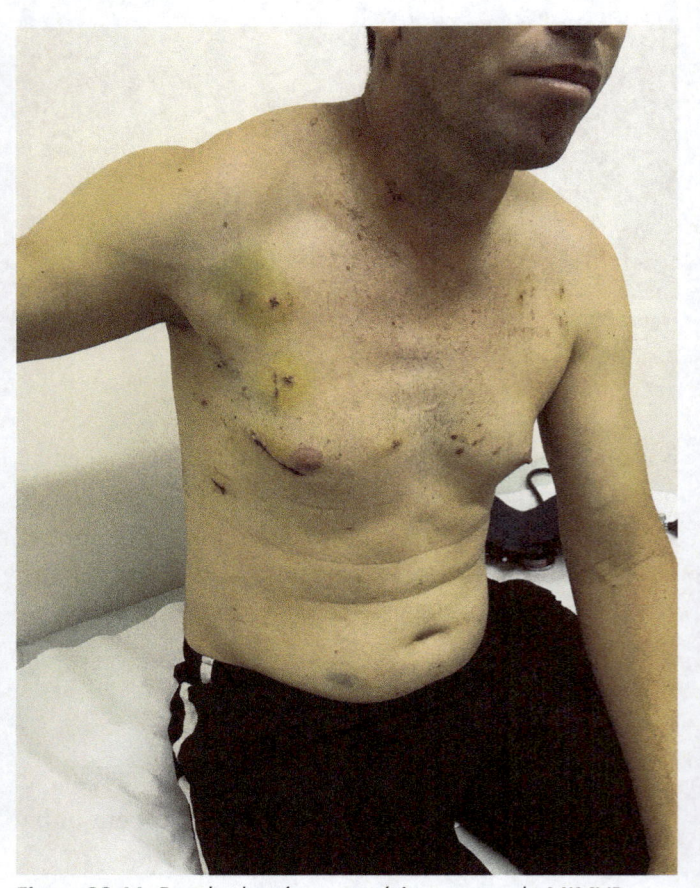

Figura 33.11. Resultado pós-operatório precoce de MIMVR.

rede torácica, medialmente ao esterno, no mesmo espaço da abertura e fixado a um suporte na mesa cirúrgica.[7]

Instrumentos de longa haste, abaixadores de nó e cortadores especializados facilitam muito a cirurgia da valva mitral por mini-incisões.

A retirada de ar é facilitada pelo uso de gás CO_2 injetado dentro da cavidade torácica.

A drenagem do hemitórax esquerda com drenos tubulares é realizada para vigilância de sangramento e evitar pneumotórax.

Cirurgia de revascularização do miocárdio (MICS CABG)

A **cirurgia de revascularização do miocárdio** também pode ser realizada usando-se a técnica minimamente invasiva, porém nestes casos a abordagem através de pequena incisão no hemitórax esquerdo em 5 EIC na linha axilar anterior, através do orifício é realizada a dissecção da artéria torácica interna esquerda esqueletizada ou pediculada, podendo ser vídeo assistida.[7]

Apesar desta técnica poder ser realizada com a utilização de circulação extracorpórea e com confecção de múltiplas pontes através de enxertos compostos, muitos centros tem direcionado tal opção cirúrgica para o tratamento de lesões de artéria descendente isoladas sem o auxílio da circulação extracorpórea.

- **Técnica cirúrgica:**
    - Decúbito dorsal.
    - Levemente lateralizado (30 graus) + leve pronação.
    - Incisão de 5-7cm em 5 EIC esquerdo.
    - Canulação periférica, caso seja utilizada a CEC.
    - Uso de estabilizadores cardíacos, nos casos sem CEC.

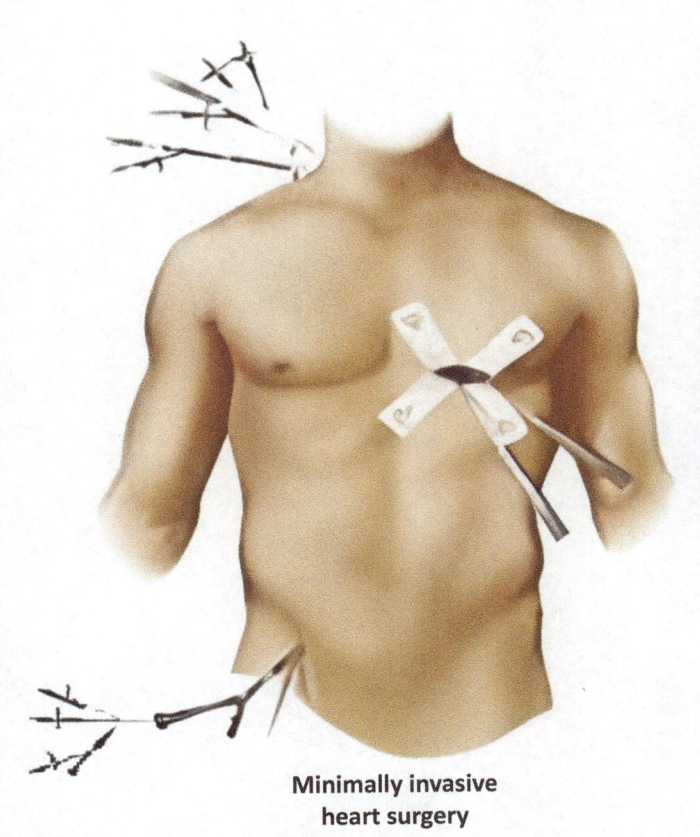

Figura 33.12. Acesso para MICS CABG.

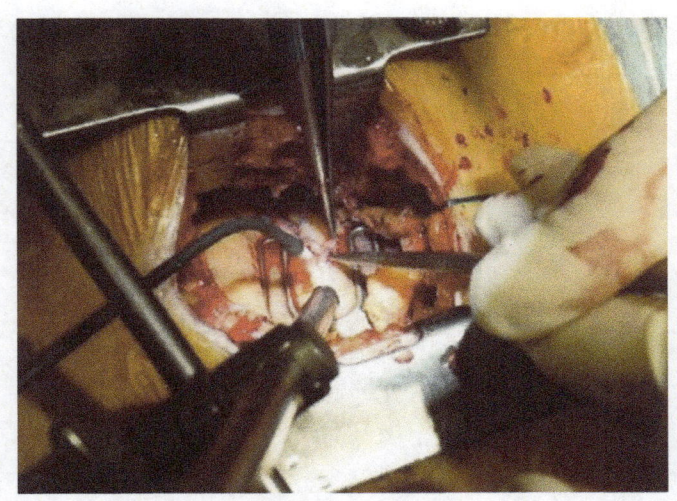

Figura 33.13. Exposição das estruturas cardíacas na MICS CABG.
Fonte: acervo pessoal.

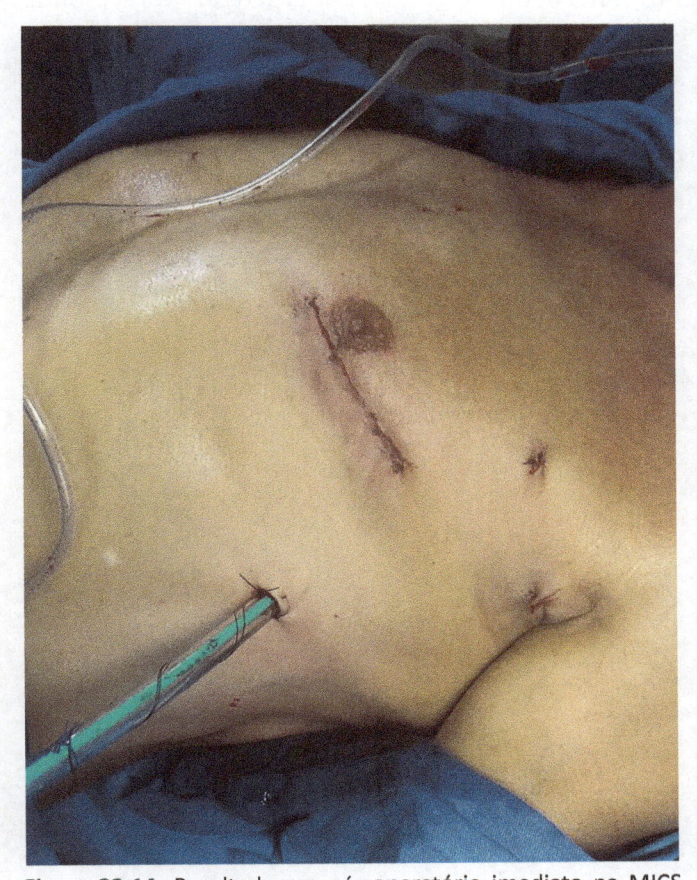

Figura 33.14. Resultado em pós-operatório imediato na MICS CABG.
Fonte: acervo pessoal.

PONTOS-CHAVE

- A utilização de técnicas minimamente invasivas em cirurgia cardíaca tem se tornado cada vez mais frequente. A seleção de pacientes favoráveis juntamente com a realização estudos de imagem pré-operatórias são essenciais para um resultado cirúrgico satisfatório.

- O domínio de canulações periféricas são essenciais, assim como instrumentais cirúrgicos específicos são necessários.
- Mesmo não mostrando diferenças em mortalidade, os resultados cirúrgicos são vantajosos quanto ao melhor resultado estético, menor tempo de recuperação no pós-operatório e menor tempo de internação em terapia intensiva e hospitalar.

PALAVRAS-CHAVE

Cirurgia cardíaca minimamente invasiva. MICS. Miniesternotomia. Toracotomia lateral. Toracotomia Anterior. MIMVR. RAT. Valva mitral. Valva aórtica. Revascularização do miocárdio. Cirurgia vídeo assistida.

REFERÊNCIAS BIBLIOGRÁFICAS

1. Dieberg G, Smart NA, King N. Minimally invasive cardiac surgery: A systematic review and meta-analysis. Int J Cardiol. 2016 Nov 15;223:554-560. doi: 10.1016/j.ijcard.2016.08.227. Epub 2016 Aug 16. PMID: 27557486.
2. Fenelon, M. P. M., Zica, M. C. R., Alves, L. J. S. R., Pereira, C. D., Alfama, G. F., Silva, I. A., & de Souza, H. J. B. (2022). Cirurgia cardíaca convencional X minimamente invasiva: uma análise comparativa em hospitais terciários do distrito federal/Conventional X minimally invasive cardiac surgery: a comparative analysis in hospitals in the federal district. Brazilian Journal of Development, 8(6), 48442–48451. https://doi.org/10.34117/bjdv8n6-379
3. Claessens, J., Rottiers, R., Vandenbrande, J. et al. Quality of life in patients undergoing minimally invasive cardiac surgery: a systematic review. Indian J Thorac Cardiovasc Surg 39, 367-380 (2023). https://doi.org/10.1007/s12055-023-01501-y
4. Silva JF, Cavalcante MP, Montenegro RB, Lira R, Melo EC, Castro JV. Minimally Invasive Cardiac Surgery versus Sternotomy - Pain Investigation. Int J Cardiovasc Sci. 2019;33(1):24-33.
5. Barbero C, Marchetto G, Ricci D, Cura Stura E, Clerici A, El Qarra S, Filippini C, Boffini M, Rinaldi M. Steps Forward in Minimally Invasive Cardiac Surgery: 10-Year Experience. Ann Thorac Surg. 2019 Dec;108(6):1822-1829. doi: 10.1016/j.athoracsur.2019.04.109. Epub 2019 Jun 21. PMID: 31233725.
6. Ali JM, Abu-Omar Y. Minimally invasive cardiac surgery—a Fad or the Future?. J Thorac Dis 2021;13(3):1882-1885. doi: 10.21037/jtd-2020-mics-12.
7. Cohn LH, Adams DH. Cardiac surgery in the adult. 5th ed. [place unknown]: mc graw hill education; 2018. 1433 p. ISBN: 9780071846028.
8. Lamelas J, Aberle C, Macias AE, Alnajar A. Cannulation Strategies for Minimally Invasive Cardiac Surgery. Innovations (Phila). 2020 May/Jun;15(3):261-269. doi: 10.1177/1556984520911917. Epub 2020 May 21. PMID: 32437215.

34

MANEJO E CUIDADOS NO PÓS-OPERATÓRIO DE CIRURGIA CARDÍACA

AMINY RAMPINELLI LOUREIRO • BARBARA DALTRO MARQUES PACKER

INTRODUÇÃO

Admissão na Unidade de Terapia Intensiva

A chegada do paciente ao leito na **Unidade de Terapia Intensiva**, oriundo do centro cirúrgico após a cirurgia cardíaca imediata, sempre tem que ser realizada com muita cautela. Tanto pela transferência do paciente, como pelo entendimento do perfil do paciente que está sendo admitido com todas as usas particularidades.[1]

Este é o momento das primeiras informações fornecidas pelas equipes de anestesia e cirurgia cardíaca. E alguns dados são mais importantes como:

- **Dados do paciente:** nome, idade, peso, alergias, antecedentes, medicamentos de uso contínuo e exames de imagem já realizados como ECG (eletrocardiograma deve ser comparado com ECG prévio a cirurgia), ecocardiograma e cateterismo cardíaco prévio; indicação do procedimento; condição clínica no pré-operatório.
- **Tempo de perfusão** (tempo de circulação extracorpórea).
- **Tempo de anóxia** (tempo de clampeamento aórtico).
- **Hematócrito final**, tempo de coagulação ativa inicial e final, potássio final, balanço sanguíneo (sangramentos e administração de hemoderivados) e balanço hídrico.
- **Drenos e localização**; dispositivos como fio de marcapasso (quantidades e câmaras), uso e doses de fármacos vasoativos.
- **Intercorrências**, tipo de proteção miocárdica e anestesia realizada.

É imprescindível que todas as informações acima e intercorrências no intraoperatório sejam relatadas. E que seja realizado exame físico com checagem de acessos e dispositivos.

Rotina nas primeiras 48h na Unidade de Terapia Intensiva

- Manter jejum inicial, considerar descontinuação da ventilação mecânica (a depender do padrão neurológico), ventilatórios e hemodinâmicos; se atentar para sangramentos, diurese adequada e perfil do paciente para melhor momento para extubação.
- Antibioticoprofilaxia (definida junto a equipe de infectologia do serviço).
- Manter controle glicêmico de 2/2h objetivar glicemia entre 140-180mg/dL.
- Controle pressórico contínuo.
- A coleta de exames laboratoriais e de imagem, segundo **Tabela 34.1.**:
- Após extubação iniciar dieta oral 6h depois.
- No 2PO (segundo dia de pós-operatório) sacar drenos (avaliar sangramentos) e fio de marcapasso (avaliar ritmo e intercorrências até o momento).

Tabela 34.1. Rotina com os exames pré-operatórios

	POI	1PO	2PO
Gasometria arterial com lactato*	Admissão/5 hora/noite	manhã	manhã
Gasometria venosa	Admissão/5 hora/noite	Se necessário	Se necessário
Coagulograma	Admissão	manhã	manhã
Eletrocardiograma[1]*	Admissão	manhã	manhã
Raio X de tórax[2]*	Admissão	manhã	manhã
Hemograma/ sódio/potássio/ ureia/creatinina	Não é necessário	manhã	manhã

Considerar:

- Pós-operatório de revascularização do miocárdio: Iniciar ácido acetilsalicílico após a 6ª hora da extubação, estatina no 1PO (primeiro dia de pós-operatório).
- Se houver indicação de anticoagulação plena, iniciar no 2PO, em caso de ausência de sangramentos; preferencialmente após retirada de drenos, mas o início de enoxaparina plena não deve ser postergado (se necessário iniciar e suspender enoxaparina 12h antes de sacar dreno)

Complicações

A cirurgia cardíaca tem algumas peculiaridades que requerem um direcionamento mais específico para esse perfil de paciente e as possíveis complicações mais comuns. Considerar a resposta inflamatória sistêmica, muitas vezes exacerbada, desequilíbrio dos diversos órgãos provocando alterações circulatórias e desfecho como PCR (parada cardiocirculatória).[2]

A presença de hipotensão precisa de uma avaliação criteriosa quanto a fluido-responsividade através de sinais e sintomas. Assim, todos os parâmetros disponíveis devem ser usados para a adequação de volemia: exame físico, delta PP>13%, *raising legs positivo,* macro hemodinâmica (PAM <65mmHg; PVC<8; diurese <0,5mL/kg/h) e micro hemodinâmica (SVO_2<70%, lactato >14mg/dL), aumento da diferença arteriovenosa CO_2. Considerar usar USG *point of care*.

Se considerar hipovolemia, avaliar reposição volêmica com cristaloide até 30mL/kg nas primeiras horas de pós-operatório.

Se houver manutenção de hipotensão é necessária uma reavaliação para possíveis complicações como:

- **Síndrome do baixo débito**

Para entendermos de forma adequada a síndrome do baixo débito, primeiro temos que entender o que o compõe e qual a sua finalidade no contexto do pós-operatório. Um débito cardíaco adequado se propõe a oferecer uma oferta adequada de oxigênio, promovendo assim o bom funcionamento de todos os órgãos e tecidos.

O débito cardíaco se compõe da multiplicação da frequência cardíaca pelo volume sistólico (VS), este por sua vez depende de outros três componentes: pré-carga, pós-carga e contratilidade.

Controlar arritmias é de fundamental importância, tanto as bradicardias, que geram redução do débito por não compensação do VS, tanto as taquicardias, que podem não permitir o relaxamento diastólico adequado e impedir o enchimento ventricular. Sempre que possível, preservar a contração atrial em sincronismo com a ventricular, pois ela pode ser responsável por até 20-30% do débito cardíaco.

Já a pré-carga e a pós-carga vão depender de volemia adequada (lembrando que hipervolemia também pode ser deletéria ao coração, por aumentar as pressões intracavitárias e consumo de oxigênio) e bom controle de resistências vasculares. Agentes vasopressores (noradrenalina, vasopressina) são fundamentais em situações de resistência vascular reduzida, como no choque vasoplégico. Vasodilatadores podem ser usados em situações de alta resistência vascular sistêmica que aumenta, portanto, o trabalho cardíaco.

A cardioplegia, apesar de recentes aperfeiçoamentos da sua técnica, nem sempre é perfeita, podendo ser esperado um grau de disfunção ventricular até mesmo em corações previamente normais, essa disfunção se resolve em aproximadamente 24 horas de pós-operatório, sendo que dentre esse período pode ser necessário uso de inotrópicos para adequar o débito.

O baixo débito é reconhecido facilmente pelas situações de baixa oferta de oxigênio: má perfusão tecidual, hiperlactatemia, baixa saturação venosa central, oligúria, disfunção neurológica, etc., mesmo em situações onde a pressão arterial aparentemente é normal, e deve sempre ser corrigido o mais rápido possível.

- **Choque vasoplégico**

O choque vasoplégico no pós-operatório tem fisiopatologia múltipla e não totalmente esclarecida, sendo causado principalmente por uma resposta inflamatória exacerbada e desproporcional ao ato cirúrgico. Por definição, o choque vasoplégico se caracteriza por uma disfunção orgânica com redução da oferta de oxigênio causada por um aumento anormal da resistência vascular periférica com débito cardíaco normal. Uma característica importante que o paciente pode apresentar são sinais de baixo débito com perfusão periférica preservada pela vasodilatação. Está relacionada a alguns fatores de risco principais, como tempo de circulação extracorpórea prolongada ou uso de vasopressores no intraoperatório, disfunção ventricular ou infarto do miocárdico prévio, além de uso prévio de inibidores da angiotensina, betabloqueadores ou bloqueadores do canal de cálcio.

Antes do tratamento direcionado para o choque vasoplégico é importante excluir outras causas como choque obstrutivo, hipovolêmico e cardiogênico. A otimização volêmica é o primeiro passo, devendo sempre ser guiada por testes de fluido-responsividade para minimizar a sobrecarga hídrica. O uso de drogas vasopressores é a pedra chave do tratamento para manutenção da pressão arterial e pressão de perfusão sistêmica. Em teoria, nenhum vasopressor foi capaz de se mostrar superior a outro, sendo os mais usados a noradrenalina e vasopressina. A corticoterapia pode ser usada nos pacientes com choque refratário (usualmente já com duas drogas). Algumas outras opções terapêuticas já foram testadas, porém, com menor evidência ou que ainda necessitam de mais estudos, como o azul de metileno.

- **Sangramento**

O débito de drenos deve ser vigorosamente avaliado para sangramento aumentado; embora não tenha um consenso em relação ao valor, mas parâmetros que podem ser utilizados são de não exceder 500mL nas primeiras 24h

Na presença de sangramento aumentado pensar em revisão de hemostasia; checar coagulopatia do paciente, tromboelastograma (quando disponível) e comunicar a equipe cirúrgica.[3] Se atentar a necessidade de abordagem cirúrgica na presença de:

> REABORDAGEM CIRÚRGICA
> SANGRAMENTO
> \> 400mL/h na 1ª hora
> \> 300mL/h nas primeiras 2 horas
> \> 200mL/h nas primeiras 3 a 4 horas
> \> 1.500mL/h em 24h
> Aumento súbito no débito dos drenos (300 a 500mL)

Manter normotermia/avaliar distúrbios metabólicos.

Considerar administrar:

> - Protamina (efeito residual da heparina).
> - Terapia antifibrinolítica: Ácido aminocapróico/Ácido tranexâmico.
> - Transfusão de plaquetas se plaquetas <100mil.
> - Transfusão de plasma fresco congelado/complexo protrombínico. Se INR <1,5.
> - Transfusão de crioprecipitado/concentrado de fibrinogênio. Se fibrinogênio <100.
> Transfusão de hemácias de hemoglobina <7.

- **Tamponamento cardíaco**

O tamponamento cardíaco ocorre quando há acúmulo de líquido no saco pericárdico no pós-operatório, usualmente sangue, causando restrição ao enchimento diastólico, baixo débito cardíaco e choque hemodinâmico. O acúmulo súbito pode gerar sintomas com uma quantidade pequena de líquido, enquanto o acúmulo lento pode acomodar até um litro sem gerar repercussão. A tríade clássica de Beck (hipotensão, estase jugular e abafamento de bulhas) nem sempre está presente no pós-operatório, portanto, é necessário um nível alto de suspeição para o diagnóstico precoce. Elevação das pressões venosas (PVC), equalização das pressões (quando monitorizado com Swan-Ganz), sinais clínicos de choque hemodinâmico como hipotensão, má perfusão, oligúria e confusão mental, além de uma drenagem cardíaca aumentada que para abruptamente devem sempre gerar a suspeita de tamponamento cardíaco. Devemos lembrar que embora a área cardíaca aumentada possa ser um sinal de tamponamento à radiografia de tórax, normalmente devido à abertura do saco pericárdico na cirurgia, está já está aumentada no pós-operatório imediato, devendo ser usada a sua análise comparativa evolutiva principalmente.

A prevenção do tamponamento cardíaco faz-se com a vigilância dos drenos e ordenha quando necessário, ou idealmente, deixá-los sob sistema de aspiração. O tratamento consiste em reabordagem cirúrgica, sendo melhor quanto mais precoce, o que permite identificação e correção de possíveis focos de sangramento, remoção de coágulos que podem gerar o que chamamos de Síndrome do coágulo retido, com aumento do consumo dos fatores de coagulação e perpetuação do sangramento, e limpeza da cavidade.

- **Arritmia**

A presença de arritmia no pós-operatório de cirurgia cardíaca é comum. A fibrilação atrial é predominante com incidência de 20% a 35%.

A etiologia das arritmias muitas vezes é multifatorial, incluindo alterações cardíacas e respiratórias, distúrbio eletrolítico, medicamentos utilizados, trauma cirúrgico, febre, dor e ansiedade. Por isso, deve ser avaliado exame físico, checar posicionamento de eletrodos, de cânula endotraqueal, raio X de tórax, eletrólitos séricos (manter potássio >4mmol/L e magnésio >2mg/dL) e ritmo no eletrocardiograma de 12 derivações se possível.

Segue o manejo das principais arritmias:

Tabela 34.2. Manejo de arritmias

ARRITMIA	TRATAMENTO
Bradicardia sinusal	• Marcapasso: comando Atrial ou Átrio ventricular (AV)>ventricular. • Uso de catecolaminas: epinefrina/dobutamina/isoproterenol (considerar atropina).
Bloqueios AV	• Marcapasso: comando AV >ventricular. • Uso de catecolaminas.
Taquicardia sinusal	• Corrigir fatores desencadeantes. • Considerar uso de esmolol/metoprolol/atenolol.
Extra-sístole atrial	• Não precisam tratar. • Marcapasso: estimulo atrial. • Sulfato magnésio. • Beta bloqueador. • Amiodarona. • Bloqueador do canal do cálcio.
Fibrilação atrial	• Cardioversão elétrica: se repercussão hemodinâmica. • Controle de frequência cardíaca (FC): beta-bloqueador, diltiazem, amiodarona. • Controle de ritmo: amiodarona, propafenona/ibutilida, cardioversão elétrica. • FA baixa resposta: uso de marcapasso.
Flutter atrial	• Cardioversão elétrica: se repercussão hemodinâmica. • Marcapasso: overdrive atrial rápido. • Ver fibrilação atrial.
Outras Taquicardias supraventriculares paroxísticas	• Cardioversão elétrica: se repercussão hemodinâmica. • Marcapasso: Overdrive atrial. • Adenosina. • Verapamil/Diltiazem/Beta-bloqueador/digoxina.
Ritmo juncional lento	• Marcapasso: comando atrial > AV > ventricular. • Medicamento cronotrópico.
Taquicardia juncional	• Sem uso de digoxina: beta-bloqueador/diltiazem/verapamil. • Com uso de digoxina: suspender digoxina/correção de potássio/fenitoína.
Extras-sístoles ventriculares	• Correção de potássio. • Marcapasso: estímulo com Overdrive atrial. • Lidocaína. • Amioadorna.
Taquicardia ventricular/ Fibrilação ventricular	• Desfibrilação. • Amiodarona. • Lidocaína.

- **Infarto agudo do miocárdio**

O infarto do miocárdio perioperatório tem impacto importante na mortalidade e morbidade dos pacientes submetidos a cirurgia cardíaca. Algumas causas principais incluem desde cardioplegia ineficaz, instrumentação do coração, isquemia de reperfusão, oclusão precoce ou espasmo de enxertos (arteriais, principalmente radial), revascularizações incompletas, até estados de hipotensão e hipóxia. O diagnóstico nem sempre é fácil, sintomas típicos de dor torácica normalmente são confundidos por dor na ferida operatória ou pela manutenção de drenos torácicos. A suspeita deve ser feita sempre que houver instabilidade hemodinâmica, alterações eletrocardiográficas como supra desnivelamento de ST ou onda Q nova, ou ecocardiográficas, como nova disfunção ventricular ou alterações de contratilidade segmentar. A associação de dor, alterações eletrocardiográficas ou ecocardiográficas com o aumento da troponina quando comparada a pré-operatória diagnostica o infarto. O valor significativo do aumento de troponina previamente dado como 10x o valor basal aplica-se as troponinas T ou I comumente usadas, já com as novas troponinas ultrassensíveis ainda não dispomos de um valor estabelecido, sendo necessário o discernimento e interpretação dos valores segundo a reverência dos kits usados. Na maioria das vezes, o tratamento é de suporte clínico, evitar anemia, dor, hipoxemia, controlar arritmias ou fatores que aumentem a demanda cardíaca. O grande desafio é identificar os pacientes que realmente necessitam de intervenção invasiva e nova terapia de reperfusão. Choque cardiogênico inexplicado, sintomas persistentes de baixo débito, alterações regionais associados a quadro clínico em deterioração, taquiarritmias persistentes e parada cardíaca por arritmia levantam a suspeita de uma oclusão de enxerto ou artéria nativa e devem ser encaminhadas ao cateterismo. A revascularização sempre deve ser guiada ao vaso que irriga a parede isquêmica, seja ele nativo ou enxerto. Algumas diretrizes não recomendam a angioplastia de enxertos venosos. A reabordagem cirúrgica fica reservada para aqueles casos de anatomia não passível de angioplastia, grande área isquêmica ou problemas nas anastomoses. Em todos os casos, sempre devemos considerar o suporte com inotrópicos ou dispositivos de assistência ventricular mecânica, como balão intra-aórtico e ECMO em pacientes graves.

Critérios de alta da UTI

- Alta da UTI no 2PO de evolução se ausência de intercorrências.
- Checar eletrocardiograma (avaliar dependência de marcapasso), raio X de tórax e exames laboratoriais da rotina.
- Sacar drenos e acesso centrais para alta.

REFERÊNCIAS BIBLIOGRÁFICAS

1. Guia prático de assistência do Perioperatório de Cirurgia cardíaca Feldman A., Bianco Antonio Carlos Mugayar; Arruda Guilherme D' Andrea Saba Ed. Rubio, 2023. (5) 31- 85
2. Manual de perioperatório de cirurgia cardíaca da AMIB. Associação de medicicina intensiva brasileira. Tallo S Fernando, Guimaraes P. Helio, Bianco Anrtonio Carlos Mugayar Ed Atheneu, 2012. (7) 81-94
3. Medicina Intensiva: abordagem prática. Azevedo Luciano Cesar Pontes de (et al) Ed Manole, 2022. 5.ed1069-1070
4. Manual of perioperative care in adult cardiac surgery. Bojar Robert M. 2021. 6.ed

35

MANEJO DE INFECÇÕES DE SÍTIO CIRÚRGICO APÓS CIRURGIA CARDÍACA

JANAYNA THAINA RABELATO • CELLY ABOUD • JAIME ANGER

INFECÇÃO DE FERIDA OPERATÓRIA PÓS-CIRURGIA CARDÍACA

A **infecção de sítio cirúrgico** no pós-operatório de cirurgia cardíaca ocorre entre 2 e 5% dos pacientes submetidos às cirurgias de grande porte (revascularização do miocárdio, troca de válvula ou cardiopatia congênita). É classificada como superficial (pele e subcutâneo), profunda (partes moles, fáscia e tecido muscular) ou órgão-espaço (mediastinite ou endocardite).[1]

A **mediastinite** é uma complicação grave, pois acomete o espaço mediastinal, podendo ocorrer instabilidade óssea e osteomielite de esterno. É uma infecção de difícil tratamento, aumentando o tempo de internação e os custos hospitalares, além de apresentar mortalidade alta, de 14 a 32%. A taxa de mortalidade pode variar dependendo da gravidade da infecção e das comorbidades associadas.[1,2]

Os fatores de risco para infecção profunda ou mediastinite em pós-operatório de cirurgia cardíaca têm sido amplamente estudados. Diabetes, obesidade, a condição clínica da cardiopatia de base, infarto do miocárdio prévio e complicações cirúrgicas como, por exemplo, choque cardiogênico e sangramento, podem também estar envolvidos.[1,3]

O período de incubação, entre o procedimento cirúrgico e o aparecimento da infecção, varia entre duas e três semanas.[1,3]

O quadro clínico é variável, podendo o paciente apresentar apenas drenagem de secreção purulenta pela ferida operatória, sem febre, ou casos mais dramáticos onde ocorre a febre, alterações sistêmicas, toxemia, incisão com saída de secreção purulenta, deiscência de sutura e mobilidade esternal.[1,4]

Abordagem inicial de paciente com infecção de sítio cirúrgico pós-cirurgia cardíaca

1. **Avaliação clínica**
   o Sinais ou sintomas sistêmicos (febre, calafrios, delirium, diaforese, anorexia, instabilidade hemodinâmica, alterações metabólicas, alterações laboratoriais).
   o Avaliar se houve uso prévio de antibióticos em domicílio para tratamento.[1,4]
2. **Avaliação da ferida operatória**
   o Sinais de infecção
   - Eritema e hiperemia da ferida operatória.
   - Dor e edema no local da incisão.
   - Presença de secreção purulenta (esbranquiçada, amarelada, esverdeada ou opaca com, ou sem sangue) em ferida operatória ou em orifício prévio de dreno.[1,4]
   o Sinais locais de complicações
   - Eritema e hiperemia em um halo maior que 2cm da ferida operatória.
   - Acometimento de camadas mais profundas em relação ao tecido subcutâneo (osteomielite, mediastinite).

- Instabilidade external.
- Presença de tunelização, deiscência da sutura ou necrose tecidual em ferida operatória.[1,4]

3. **Avaliação laboratorial**
   o Hemograma, bioquímica, VHS e Proteína C Reativa (PCR).
   - Cultura de secreção da lesão (seguir protocolo de coleta da SCIH em anexo).
   o Se sinais de gravidade, coletar hemoculturas periféricas.[1,4]

4. **Avaliação com exames de imagem:** Deverá ser solicitada tomografia ou cintilografia nos casos de estabilidade óssea, com complicadores locais.

Terapia empírica inicial da Infecção da ferida operatória em cirurgia cardíaca

Após coleta dos exames, iniciar a antibioticoterapia empírica conforme os agentes mais prevalentes em cada topografia.

1. **Infecção** de esterno
   - Principais agentes: *S.aureus*, Staphylococcus coagulase negativa, *Enterobacter spp*, *Serratia marcescens*, *Klebsiella pneumoniae*.[1,4]
   - Antibioticoterapia
     o Paciente sem sinais de gravidade/complicações com secreção sero-hemática ou purulenta em pequena quantidade:

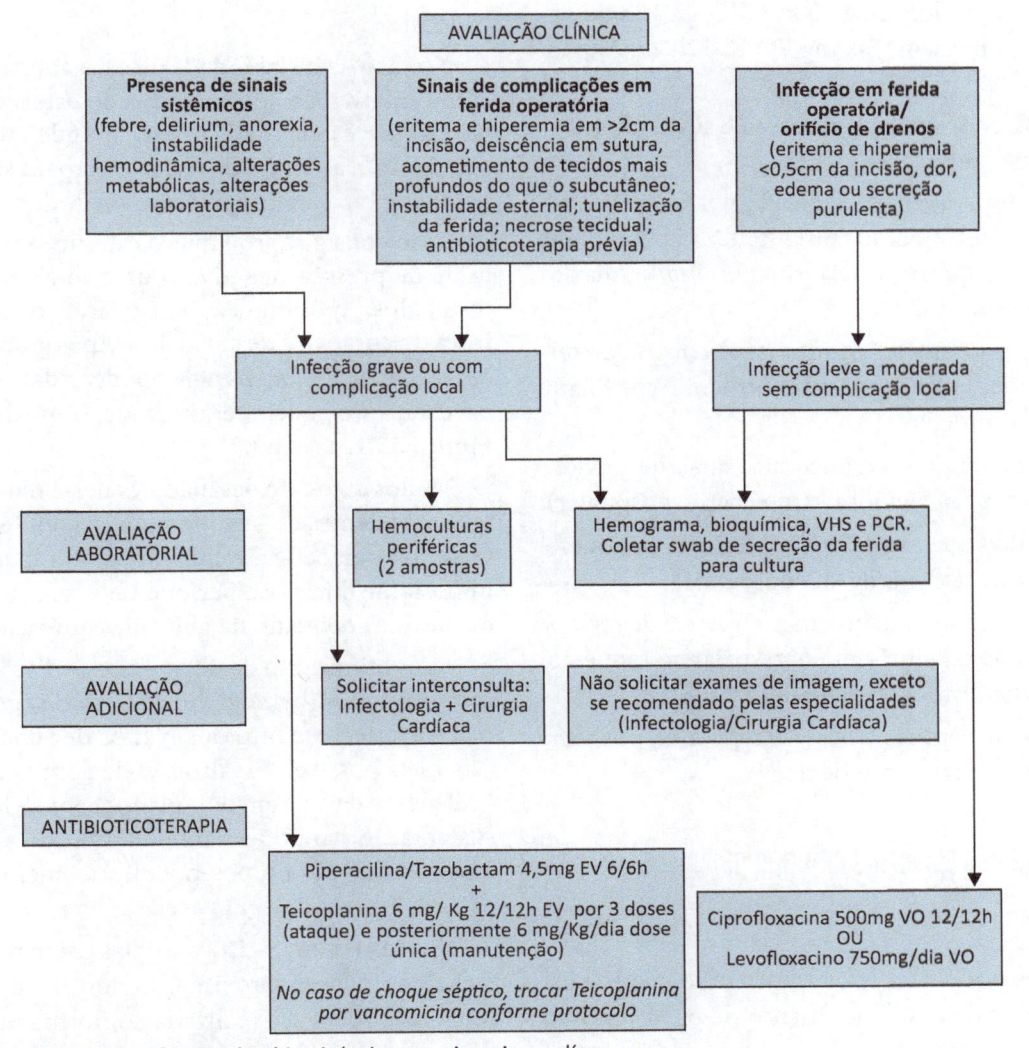

Fluxograma 35.1. Manejo de infecção de sítio cirúrgico em cirurgia cardíaca.

- Ciprofloxacina 500mg VO 12/12 h ou Levofloxacino 500mg VO 12/12h, ou 750mg/dia.
o Paciente com sinais de gravidade ou complicações locais (internação hospitalar):
- Piperacilina/Tazobactam 4,5mg IV 6/6h + Teicoplanina 6mg/kg 12/12h por 3 doses (ataque) e posteriormente 6 mg/kg/dia dose única.
- No caso de choque séptico, trocar teicoplanina por vancomicina conforme protocolo.[1,4]

2. **Infecção de Safena**
- Principais agentes: Polimicrobiana (Gram-positivos e Gram-negativos).
- Antibioticoterapia:
o Sem sinais de gravidade/complicações, com sinais de infecção e com secreção sero-hemática ou purulenta em pequena quantidade:
- Ciprofloxacina 500mg VO 12/12h ou Levofloxacino 500mg VO 12/12h, ou 750mg/dia.[1,4]
o Paciente com sinais de infecção e sinais de gravidade ou complicações locais:
- Piperacilina/Tazobactam 4,5mg IV 6/6h + Teicoplanina 6mg/kg 12/12 por 3 doses (ataque) e posteriormente 6mg/kg/dia dose única.[1,4]
- No caso de choque séptico: trocar teicoplanina por vancomicina conforme protocolo.
o Paciente com sinais de infecção e sinais de gravidade ou complicações locais (internação hospitalar):
- Teicoplanina 6mg/kg 12/12 por 3 doses (ataque) e posteriormente 6 mg/kg/dia dose única.
- Se infecção em incisão inguinal; ausência de melhora em 48h ou choque séptico, associar ao esquema: Piperacilina/Tazobactam 4,5mg IV 6/6h
- Caso choque séptico: trocar teicoplanina por vancomicina conforme protocolo.[1,4]

PRINCIPAIS INFECÇÕES EM SÍTIOS CIRÚRGICOS

Safenectomia

As infecções podem se apresentar como celulite localizada até um franco acometimento de partes moles, com drenagem de secreções e áreas de necrose extensa.

As infecções ocorrem em 1% a 5% das safenectomias e os processos de má cicatrização podem chegar a 10%.[5]

O tratamento da infecção de ferida com presença de exsudação consiste na abertura da incisão cirúrgica e drenagem de secreções. É importante a retirada manual dos tecidos necrosados, fios cirúrgicos, hematomas e coágulos. Nos processos de celulite, o tratamento é basicamente a elevação do membro, aplicação de calor local que tem o objetivo de aumentar o aporte de oxigênio para a área acometida, além do uso de antimicrobianos de largo espectro que deve ser individualizado segundo o perfil de isolamento e resistência.[5]

Infecções profundas: como manejar?

O manejo de um paciente com infecção profunda de ferida operatória é necessário para garantir um resultado satisfatório, visto o grande risco que representa tal condição. Após internação e coleta de swab de ferida operatória, o paciente deve receber imediatamente a antibioticoterapia proposta.[6]

No caso de instabilidade óssea, a abordagem cirúrgica com tentativa de aproximação do esterno é necessária. No caso de estabilidade óssea e grande saída de material purulento, a abertura da ferida e limpeza são primordiais antes que o paciente apresente sinais de sepse.[6,7]

Caso consiga aproximar o esterno, a utilização de terapia de pressão negativo (curativo a vácuo) traz bons resultados. Após limpeza e instalação, o tempo médio de troca do curativo é de cinco dias. Após granulação do subcutâneo e melhor aparência por debridamento e limpeza, o fechamento poderá ser realizado, como demonstrado na **Figura 35.1.** a seguir.

Muitos casos são desafiadores nesse momento, por tratar de pacientes do sexo feminino, com tecido mamário volumoso, diabéticas e com hipoalbuminemia. Por isso, é importante durante o período de terapia a vácuo realizar o controle adequado da glicemia e nutricional.[6,7]

Após otimização desses quesitos e níveis hematimétricos adequados (hemoglobina acima de 8g/dL), podemos realizar o fechamento dos planos de subcutâneo e pele. Caso seja possível, a realização de pontos separados com Prolene 0 e da pele em dois planos com Nylon 4.0, garante sustentação para o fechamento. O uso da faixa torácica é primordial para o pós-operatório, além de sessões de câmara hiperbárica para acelerar o processo cicatricial.

Nos casos com incisões amplas e sem possibilidade de fechamento com aproximação dos planos, a rotação de retalhos poderá ser realizada conforme na **Figura 35.2.** ilustrada abaixo.[8]

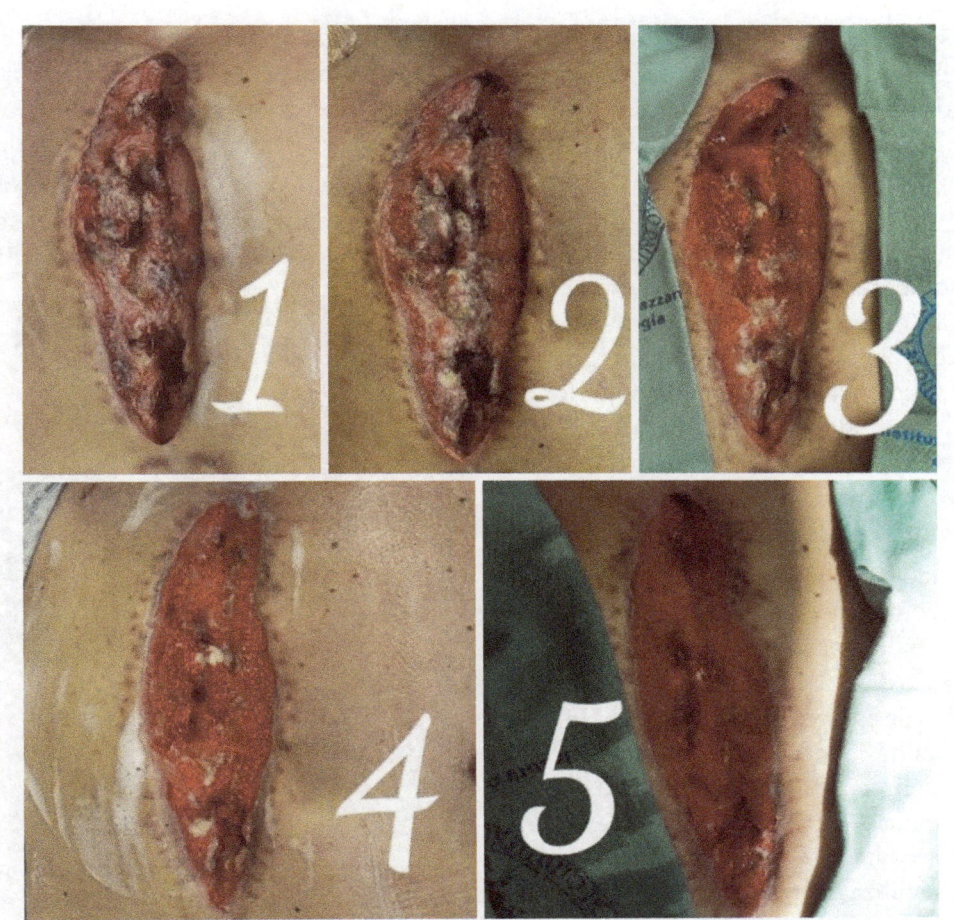

Figura 35.1. Evolução de mediastinite e colocação de curativo a vácuo após cinco semanas com melhora do tecido de granulação.

Fonte: Acervo pessoal.

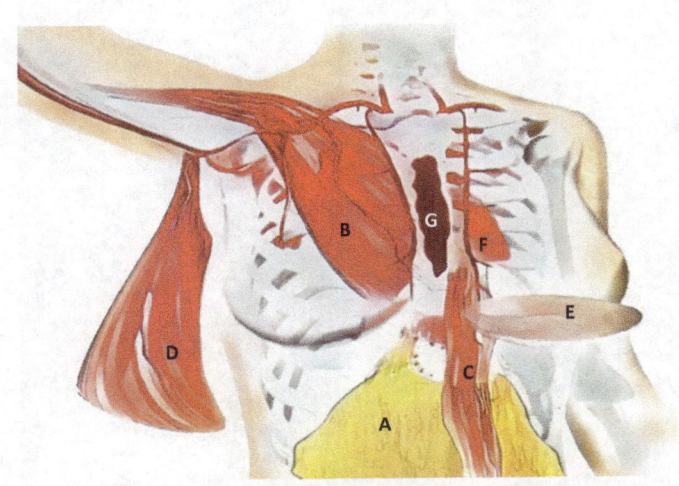

Figura 35.2. Opções de rotação de retalhos que podem ser realizados como reconstrução de ferida esternal após infecção profunda. Orientações de possíveis locais para realização das reconstruções: A) omento. B) músculo peitoral maior. C) músculo reto abdominal. D) músculo latíssimo do dorso. E) músculo epigástrico superior. F) músculo após descolamento. G) região acometida pela infecção.

Fonte: Figura retirada de Song et al., 2023.

Geralmente, nesses casos utilizamos a rotação do peitoral maior na tentativa de fechamento e reforço do esterno. Esta técnica quando utilizada é replicável, relativamente simples e promove sustentação antes do fechamento do subcutâneo.[8,9]

A escolha do tipo de retalho a ser empregado está relacionada ao tipo de alteração presente. A indicação mais importante é a quantidade de perda de tecidos. A discussão sobre a preferência entre um retalho muscular ou musculocutâneo e um retalho cutâneo está baseada na quantidade de tecido doador e no nível de vascularização de cada um, uma vez que um tecido bastante irrigado poderia favorecer a erradicação da infecção e aumentar a vitalidade dos tecidos envolvidos, favorecendo uma estabilização muito mais rápida do quadro clínico, além de proporcionar a confecção de retalhos de dimensões maiores. O uso da fáscia do músculo peitoral maior tem sido descrito nos últimos tempos em procedimentos de cirurgia plástica. Essa fáscia tem boa vascularização e apresenta espessura adequada e resistente.[10]

A técnica consiste em uma etapa inicial com a incisão na pele e tecido subcutâneo em tecido considerado normal nas bordas da ferida, até atingir a margem da fáscia do músculo peitoral maior. Foi feita uma incisão vertical ao longo da fáscia, o mais próximo possível de sua inserção medial, até atingir o músculo peitoral maior. A fáscia foi descolada do músculo com cautela em toda sua extensão vertical, no sentido lateral. A extensão dessa dissecção dependeu de avaliação gradativa do grau de avanço do retalho. Completada a liberação da fáscia na margem inferior do músculo peitoral, a borda medial e superior da fáscia do músculo reto abdominal foi identificada. Foi feita uma incisão vertical a 2mm da inserção medial dessa fáscia, continuando com outra, horizontalmente, com extensão também a 2mm da margem superior dessa fáscia.[10]

A fáscia do músculo reto abdominal foi, então, descolada do músculo, para complementar o retalho fasciocutâneo do músculo peitoral maior, mantendo a pele a ela aderida. A extensão da liberação dependeu da avaliação e do ganho de retalho, à medida que esse retalho foi liberado (**Figura 35.3.**). Quando os retalhos puderam atingir a linha média, toda a área cruenta, com seu tecido de granulação e fibrose adjacente, foi retirada e, se necessário, deve ser feita a revisão do tecido ósseo alterado, com a retirada de tecido desvitalizado, e a estabilização óssea com fios de aço. A seguir, pontos de fio absorvível n.º 0 foram utilizados para a fixação da fáscia da base do retalho, na superfície cruenta do defeito. São utilizadas duas a três carreiras verticais de pontos, com distanciamento de 1cm, com a finalidade de preencher ao máximo o defeito esternal e diminuir a tração na sutura final das bordas da pele[10] (**Figura 35.4.**).

A pele e o subcutâneo foram aproximados em três planos, o mais profundo com fio absorvível 2-0 aproximando a borda da fáscia (**Figura 35.5.**). A segunda

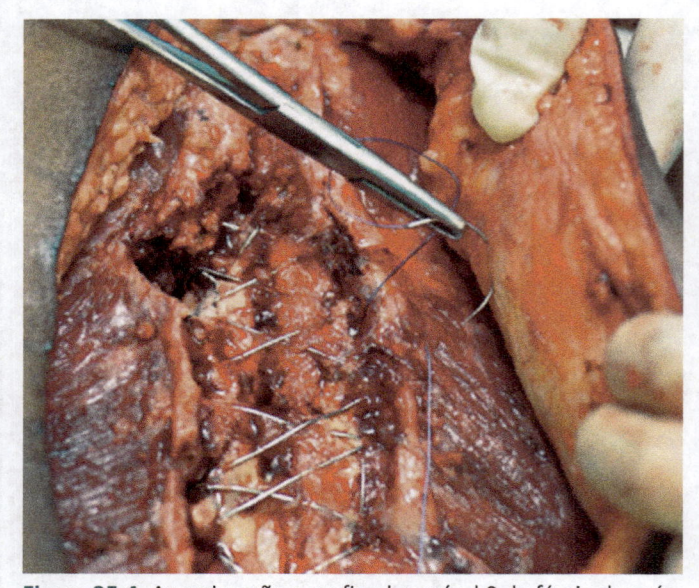

Figura 35.4. Aproximação com fio absorvível 0 da fáscia do músculo peitoral maior ao tecido fibrótico da área cruenta.

Fonte: acervo pessoal.

Figura 35.3. Dissecção da fáscia do músculo reto abdominal, mantendo-a aderida ao tecido subcutâneo.

Fonte: Acervo pessoal.

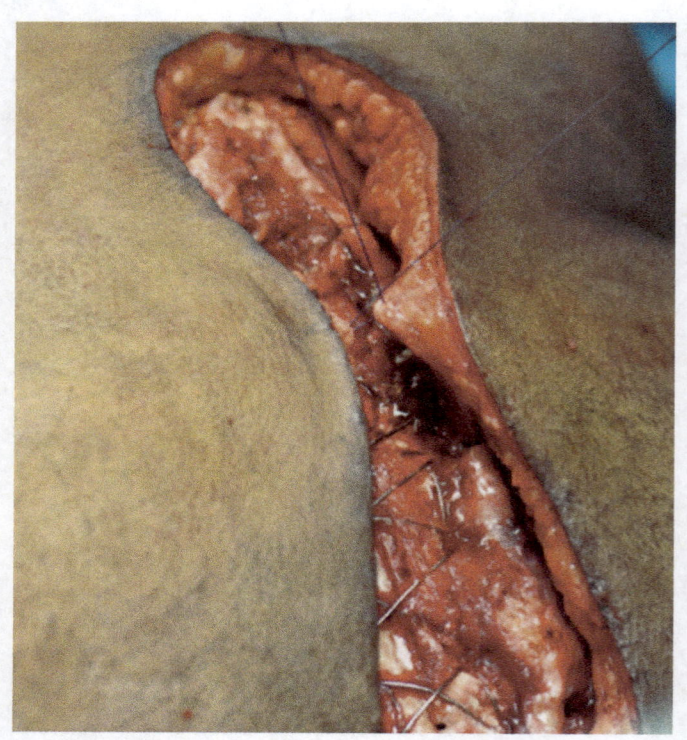

Figura 35.5. Aproximação das bordas da fáscia com fio inabsorvível.

Fonte: Acervo pessoal.

carreira foi composta de fios inabsorvíveis de mononylon 3-0, atravessando a derme profunda em pontos em forma de U invertidos. A pele foi, então, aproximada com pontos separados com fio inabsorvível de nylon monofilamentar 4-0.[10]

PONTOS-CHAVE

- Em caso de infecção, o tratamento antibioticoterápico associado à limpeza precoce garantem resultados mais satisfatórios.
- A correta antissepsia e assepsia no ambiente cirúrgico e os cuidados com as feridas operatórios no pós-operatório imediato são cruciais para adequada cicatrização.

PALAVRAS-CHAVE

Infecção de ferida operatória. Mediastinite. Reconstrução. Retalho do peitoral.

LEITURA SUGERIDA

1. Anger J., Dantas DC., Arnoni RT., Farsky PF. A new classification of post-sternotomy dehiscence. Braz J Cardiovasc Surg 2015;30(1):114-8.
2. Farsky PS, Graner H, Duccini P, Zandonadi Eda C, Amato VL, Anger J, Sanches AF, Abboud CS. Risk factors for sternal wound infections and application of the STS score in coronary artery bypass graft surgery. Rev Bras Cir Cardiovasc. 2011 Oct-Dec;26(4):624-9.
3. Anger J, Farsky OS, Amato VL, Abboud CS, Almeida AFS, Arnoni RT, Dinkhuysen JJ, Paulista PP. A utilização de retalho composto de tecido mamário na reparação de área cruenta resultante de deiscência de esternotomia em cirurgia cardíaca. Arq Bras Cardiol 2004;83:43-5.

REFERÊNCIAS BIBLIOGRÁFICAS

1. Abboud CS, Wey SB, Baltar V. Risk factors for mediastinitis after cardiac surgery. Ann Thorac Surg. 2004 Feb; 77(2):676-83.
2. Anderson DJ, Podgorny K, Berríos-Torres SI, Bratzler DW, Dellinger EP, Greene L, Nyquist AC, Saiman L, Yokoe DS, Lisa L, Maragakis LL, Kaye KS. Strategies to prevent surgical site infections in acute care hospitals: 2014 update. Infect Control Hosp Epidemiol. 2014 Jun; 35(6):605-27.
3. Chen LF, Arduino JM, Sheng S, Muhlbaier LH, Kanafani ZA, Harris AD, Fraser TG, Allen K, Corey GR, Fowler VG Jr. Epidemiology and outcome of major postoperative infections following cardiac surgery: risk factors and impact of pathogen type. Am J Infect Control. 2012 Dec;40(10):963-8.
4. Coordenadoria de Controle de Doenças. Vigilância das Infecções Hospitalares do Estado de São Paulo: dados 2004 – 2012 [Internet]. São Paulo: CCD. Secretaria de Estado da Saúde de São Paulo. Boletim Epidemiológico Paulista – BEPA especial. 2014 Mar/Apr; vol 11, nº 123 e 124. Available from: http://www.saude.sp.gov.br/coordenadoria-de-controle-de-doencas/publicacoes/edicoes-em-pdf/edicoes-2014
5. Lepelletier D, Poupelin L, Corvec S, Bourigault C, Bizouarn P, Blanloeil Y, Reynaud A, Duveau D, Despins P. Risk factors for mortality in patients with mediastinitis after cardiac surgery. Archives of Cardiovascular Disease. 2009 Feb;102(2):119-25.
6. Filsoufi F, Castillo JG, Rahmanian PB, Broumand SR, Silvay G, Carpentier A, Adams DH. Epidemiology of deep sternal wound infection in cardiac surgery. J Cardiothorac Vasc Anesth. 2009 Aug;23(4):488-94.
7. Zukowska A, Zukowski M. Surgical Site Infection in Cardiac Surgery. J Clin Med. 2022 Nov 26;11(23):6991. doi: 10.3390/jcm11236991. PMID: 36498567; PMCID: PMC9738257.
8. Song, Y., Chu, W., Sun, J. et al. Review on risk factors, classification, and treatment of sternal wound infection. 2023;J Cardiothorac Surg 18, 184. .
9. Suelo-Calanao, R.L., Thomson, R., Read, M. et al. The impact of closed incision negative pressure therapy on prevention of median sternotomy infection for high-risk cases: a single centre retrospective study.2020; J Cardiothorac Surg 15, 222.
10. Anger J, Farsky PS, Sanchez Almeida AF, Arnoni RT, Dantas DC. Utilização do retalho fasciocutâneo do músculo peitoral maior na deiscência de esternotomia: uma nova abordagem. Revista Einstein. 2012;10(4):449-54.